Cuidado Multiprofissional em Cirurgias Ortopédicas de Alta Complexidade

Cuidado Multiprofissional em Cirurgias Ortopédicas de Alta Complexidade

Juliane de Macedo Antunes
e Colaboradores

Thieme
Rio de Janeiro • Stuttgart • New York • Delhi

Dados Internacionais de Catalogação na Publicação (CIP)
(eDOC BRASIL, Belo Horizonte/MG)

A636c

Antunes, Juliane de Macedo

Cuidado multiprofissional em cirurgias ortopédicas de alta complexidade/Juliane de Macedo Antunes. – Rio de Janeiro, RJ: Thieme Revinter, 2025
16 x 23 cm

Inclui bibliografia.

ISBN 978-65-5572-344-1
eISBN 978-65-5572-345-8

1. Enfermagem. 2. Ortopedia. I. Título.

CDD: 617.47

Elaborado por Maurício Amormino Júnior – CRB6/2422

Contato com a autora:
jantunes@into.saude.gov.br

© 2025 Thieme. All rights reserved.

Thieme Revinter Publicações Ltda.
Rua do Matoso, 170
Rio de Janeiro, RJ
CEP 20270-135, Brasil
http://www.thieme.com.br

Thieme USA
http://www.thieme.com

Design de Capa: © Thieme

Impresso no Brasil por Forma Certa Gráfica Digital Ltda.
5 4 3 2 1
ISBN 978-65-5572-344-1

Também disponível como eBook:
eISBN 978-65-5572-345-8

Nota: O conhecimento médico está em constante evolução. À medida que a pesquisa e a experiência clínica ampliam o nosso saber, pode ser necessário alterar os métodos de tratamento e medicação. Os autores e editores deste material consultaram fontes tidas como confiáveis, a fim de fornecer informações completas e de acordo com os padrões aceitos no momento da publicação. No entanto, em vista da possibilidade de erro humano por parte dos autores, dos editores ou da casa editorial que traz à luz este trabalho, ou ainda de alterações no conhecimento médico, nem os autores, nem os editores, nem a casa editorial, nem qualquer outra parte que se tenha envolvido na elaboração deste material garantem que as informações aqui contidas sejam totalmente precisas ou completas; tampouco se responsabilizam por quaisquer erros ou omissões ou pelos resultados obtidos em consequência do uso de tais informações. É aconselhável que os leitores confirmem em outras fontes as informações aqui contidas. Sugere-se, por exemplo, que verifiquem a bula de cada medicamento que pretendam administrar, a fim de certificar-se de que as informações contidas nesta publicação são precisas e de que não houve mudanças na dose recomendada ou nas contraindicações. Esta recomendação é especialmente importante no caso de medicamentos novos ou pouco utilizados. Alguns dos nomes de produtos, patentes e design a que nos referimos neste livro são, na verdade, marcas registradas ou nomes protegidos pela legislação referente à propriedade intelectual, ainda que nem sempre o texto faça menção específica a esse fato. Portanto, a ocorrência de um nome sem a designação de sua propriedade não deve ser interpretada como uma indicação, por parte da editora, de que ele se encontra em domínio público.

Todos os direitos reservados. Nenhuma parte desta publicação poderá ser reproduzida ou transmitida por nenhum meio, impresso, eletrônico ou mecânico, incluindo fotocópia, gravação ou qualquer outro tipo de sistema de armazenamento e transmissão de informação, sem prévia autorização por escrito.

AGRADECIMENTOS

É com imensa gratidão que registro aqui meu reconhecimento a todos que colaboraram para concretização desta obra.

Ao Dr. Marcus Vinícius Amaral, pelo honroso convite para organizar este livro e pela confiança depositada. À Dra. Germana Bahr, Diretora-Geral do INTO, ao Dr. Geraldo Motta e ao João Matheus, pelo compromisso com o avanço do conhecimento na área da ortopedia. À Dra. Sandra Minamoto, presidente da ARTUS, pelo incentivo constante e apoio inestimável. Ao Dr. José Leonardo Rocha, coordenador de ensino e pesquisa, por sua dedicação à produção científica e ao aprimoramento profissional. À Luciana Carvalho, chefe substituta durante a organização deste livro, pela colaboração e apoio essencial nesse processo. À Alana Caroline da Silva, secretária da Divisão de Enfermagem, pelo suporte fundamental na organização desta obra.

Aos autores, que com generosidade e compromisso científico dedicaram seu tempo e expertise para compartilhar conhecimentos valiosos. Aos profissionais de saúde do INTO, cuja assistência diária inspira e fortalece o cuidado multiprofissional. E, sobretudo, aos pacientes, que dão sentido e propósito a este trabalho.

À Editora Thieme, pelo profissionalismo e dedicação na publicação desta obra, possibilitando que este conhecimento seja divulgado e contribua para a qualificação do atendimento multiprofissional em cirurgias ortopédicas de alta complexidade.

Por fim, à minha família, pelo apoio incondicional e compreensão nos momentos de ausência, essenciais para que esta jornada se torne realidade.

Meu sincero agradecimento a todos!

PREFÁCIO

A ortopedia moderna combina inovação e avanços tecnológicos para o tratamento de doenças, lesões e deformidades do sistema musculoesquelético. Além disso, se beneficia de uma abordagem multidisciplinar, integrando profissionais de saúde a fim de promover a recuperação funcional dos pacientes, melhorando significativamente sua qualidade de vida.

Este livro tem por objetivo abordar o cuidado multidisciplinar com foco nas artroplastia, visando cobrir o percurso terapêutico até a reabilitação dos pacientes, destacando a importância das práticas assistenciais integradas entre profissionais de saúde para uma recuperação eficaz e segura. É destinado a um público diversificado de profissionais de saúde que desempenham papéis cruciais no cuidado de pacientes submetidos a cirurgias ortopédicas complexas, sendo essencial para aperfeiçoar os resultados e garantir uma recuperação adequada. Cada profissional de saúde traz uma perspectiva única e conhecimentos especializados que, quando combinados, proporcionam um cuidado mais abrangente e eficiente.

Ao longo desta obra, mergulharemos no mundo da ortopedia explorando os princípios fundamentais da gestão do cuidado, com melhores práticas, focado em um modelo centrado no paciente, na valorização do percurso terapêutico, do planejamento cirúrgico onde inicia a desospitalização à reabilitação. Além disso, exploraremos as principais técnicas cirúrgicas em artroplastias complexas; o cuidado no gerenciamento da dor; estratégias para prevenção de lesões por pressão, assim como manejo de lesões complexas; além da terapia infusional, sendo mais uma prática avançada em benefício do paciente, sem contar com o cuidado ofertado no transplante ósseo e de tecidos, no banco de maior referência do Brasil.

Que este livro sirva como um guia e uma fonte de inspiração para todos os profissionais envolvidos no cuidado ortopédico, reconhecendo o valor de cada especialidade no processo terapêutico, promovendo práticas assistenciais integradas que beneficiem a todos os pacientes.

Juliane de Macedo Antunes

COLABORADORES

ADRIANA MATOS PEREIRA
Mestre em Ensino da Saúde pela Escola de Enfermagem Aurora de Afonso Costa (EEAAC) da Universidade Federal Fluminense (UFF)
Especialista em Gestão da Clínica nas Regiões de Saúde pelo Instituto Sírio-Libanês de Ensino e Pesquisa
Enfermeira do Instituto Nacional de Traumatologia e Ortopedia (INTO)

ALAN DE PAULA MOZELLA
Chefe do Centro de Cirurgia do Joelho do Instituto Nacional de Traumatologia e Ortopedia (INTO) – Gestão: 2018-2024
Presidente da Sociedade Brasileira de Cirurgia do Joelho (SBCJ) – Gestão: 2023
Doutor em Ciências da Saúde Aplicadas ao Aparelho Locomotor da Universidade de São Paulo (USP)

ALESSANDRA CABRAL DE LACERDA
Doutora em Enfermagem pela Escola de Enfermagem Anna Nery (EEAN) da Universidade Federal do Rio de Janeiro (UFRJ)
Mestre em Enfermagem pela Escola de Enfermagem Alfredo Pinto (EEAP) da Universidade Federal do Estado do Rio de Janeiro (Unirio)
Enfermeira do Instituto Nacional de Traumatologia e Ortopedia (INTO)

ALEXANDRE PRIETO VALENTE
Especialista em Fisioterapia em Terapia Intensiva pelo Conselho Federal de Fisioterapia e Terapia Ocupacional (COFFITO)
Especialista em Fisioterapia Geriátrica pelo Programa de Residência do Hospital Universitário Pedro Ernesto da Universidade do Estado do Rio de Janeiro (HUPE-UERJ)
Fisioterapeuta do CTI e do Serviço de Visita Domiciliar do Instituto Nacional de Traumatologia e Ortopedia Jamil Haddad, MS

ALINE ANTÔNIO
Enfermeira da Qualidade do Instituto Nacional de Traumatologia e Ortopedia (INTO)
Enfermeira Vice-Presidente do Núcleo de Segurança do Paciente do INTO
Especialista em Qualidade e Acreditação Hospitalar CBA/PUC, RJ

ALINE TEIXEIRA DE OLIVEIRA CÔRTES
Membro Titular da Sociedade Brasileira de Ortopedia e Traumatologia (SBOT)
Membro Titular da Associação Brasileira de Medicina e Cirurgia do Tornozelo e Pé (ABTPE)
Médica do Centro de Atenção Especializada do Pé e Tornozelo do Instituto Nacional de Traumatologia e Ortopedia (INTO)

AMANDA CAMPOS MACEDO RAMOS
Pós-Graduação em Estomaterapia pela Seiton Cursos – Faculdade Souza Marques
Estomaterapeuta do Instituto Nacional de Traumatologia e Ortopedia (INTO)
Membro Efetivo da Comissão de Cuidados com a Pele – INTO-MS

ANA CRISTINA SILVA DE CARVALHO
Enfermeira
Doutora em Enfermagem
Chefe de Área de Enfermagem em Gestão de Pacientes Externos do Instituto Nacional de Traumatologia e Ortopedia (INTO)
Professora Titular da Unigranrio Afya

ANA PAULA COSTA ALVES
Mestre em Enfermagem pela Universidade Federal do Estado do Rio de Janeiro (Unirio)
Enfermeira Especialista em Centro de Material e Esterilização
Gestora da Unidade de Material e Esterilização do Instituto Nacional de Traumatologia e Ortopedia (INTO-MS)

COLABORADORES

ANA THEREZINHA MARTINS DOS SANTOS
Fisioterapeuta
Coordenadora da Fisioterapia nas Enfermarias do Instituto Nacional de Traumatologia e Ortopedia (INTO-MS)
Pós-Graduada em Docência Superior pela IBMR
Mestre em Atenção Integral à Saúde da Criança e do Adolescente pela Universidade Federal Fluminense (UFF)

BÁRBARA VENTURA FONTES
Mestre em Enfermagem Assistencial pela Universidade Federal Fluminense (UFF)
Especialista em Segurança do Paciente pela Fundação Oswaldo Cruz (Fiocruz)
Enfermeira da Clínica da Dor do Instituto Nacional de Traumatologia e Ortopedia (INTO)

BRÁULIO RODRIGUES FRANÇA DE OLIVEIRA
Fisioterapeuta e Chefe Substituto da Área de Fisioterapia do Instituto Nacional de Traumatologia e Ortopedia (INTO-MS)
Mestre em Engenharia Biomédica pela Universidade Federal do Rio de Janeiro (UFRJ)

BRENDA GASPARINI
Doutor em Ciências pela Escola Nacional de Saúde Pública Sergio Arouca da Fundação Oswaldo Cruz (ENSP-Fiocruz)
Responsável pela Área de Tecnovigilância na Gerência de Risco do Instituto Nacional de Traumatologia e Ortopedia (INTO-MS)
Membro Efetivo do Núcleo de Segurança do Paciente do INTO-MS

BRUNA MARTINS BENCARDINO
Especialista em Enfermagem na Saúde Pública com Ênfase em Vigilância em Saúde pela Faculdade Holística (FAHOL)
Enfermeira do Instituto Nacional de Traumatologia e Ortopedia (INTO)

CARLOS ALEXANDRE FARIAS
Mestre em Enfermagem pela Universidade Federal do Estado do Rio de Janeiro (Unirio)
MBA em Gestão Estratégica nas Organizações pela Fundação Getúlio Vargas
Enfermeiro Intensivista no Centro de Terapia Intensiva do Instituto Nacional de Traumatologia e Ortopedia (INTO)

CLÁUDIA CHRISTINA SOBRINHO DO NASCIMENTO
Nutricionista Clínica do Instituto de Traumatologia e Ortopedia (INTO) e da Prefeitura da Cidade do Rio de Janeiro (SMSRJ)
Tutora no Programa de Residência Multiprofissional do INTO
Mestre e Doutora em Saúde Coletiva
Residência em Terapia Nutricional

CLAUDIA MENDES DE ARAÚJO
Mestre em Política e Gestão de Ciência, Tecnologia e Inovação em Saúde pela Escola Nacional de Saúde Pública Sergio Arouca da Fundação Oswaldo Cruz (ENSP-Fiocruz)
Chefe da Área de Atendimento Domiciliar do Instituto de Traumatologia e Ortopedia (INTO-MS)
Professora EBTT do Curso Técnico em Segurança do Trabalho no Centro Federal de Educação Tecnológica do Rio de Janeiro (CEFET-RJ – MEC)

CRISTIANE ROCHA DE OLIVEIRA
Doutora em Biociências
Mestre em Saúde Pública – Política e Gestão em Ciência, Tecnologia e Inovação em Saúde
Especialista em Economia e Avaliação de Tecnologias em Saúde
Enfermeira Médico-Cirúrgica

DÂNGELO JOSÉ DE ANDRADE ALEXANDRE
Fisioterapeuta e Chefe da Área de Fisioterapia do Instituto Nacional de Traumatologia e Ortopedia (INTO-MS)
Doutor em Ciências Médicas pela Universidade Federal do Rio de Janeiro (UFRJ)
Especialista em Fisioterapia em Traumatologia e Ortopedia – COFFITO-ABRAFITO

DANIELE DE AMORIM PIRES MORETH
Mestranda em Educação em Saúde pela Universidade Federal Fluminense (UFF)
Especialista em Processos Educacionais em Saúde
Gestão em Saúde Pública
Gestão da Atenção em Saúde e Qualidade

DANIELE FERREIRA PORTO
Mestre em Ciências Farmacêuticas para Produtos para a Saúde pela Universidade Federal Fluminense (UFF)
Especialista em Farmácia Hospitalar pela UFF
Farmacêutica Diretora Técnica da Área de Farmácia Clínica do INTO

DANIELLE CRISTINE CARVALHO MUNIZ E SILVA
Mestre em Ciências da Reabilitação pela Unisuam, RJ
Especializada em Ortopedia e Traumatologia com Ênfase em Terapia Manual pela UCP, RJ
Fisioterapeuta, Docente e Preceptora da Residência Multiprofissional do Instituto Nacional de Traumatologia e Ortopedia (INTO-RJ)

DANIELLE SORAYA LOURENÇO FERNANDES GOMES
Mestre em Saúde e Tecnologia no Espaço Hospitalar pelo Programa de Pós-Graduação em Saúde e Tecnologia no Espaço Hospitalar da Estado do Rio de Janeiro (PPGSTEH-UNIRIO)
Estomaterapeuta pelo Instituto Nacional de Traumatologia e Ortopedia (INTO-RJ)
Membro Efetivo da Comissão de Cuidados com a pele do INTO-MS

DORALICE DAS GRAÇAS DE MELO CALVO
Terapeuta Ocupacional e Chefe Substituta da Área de Reabilitação do Instituto Nacional de Traumatologia e Ortopedia (INTO-MS)
Mestre em Educação em Saúde
Formação docente Interdisciplinar para o SUS – UFF
Especialização em Reabilitação do Membro Superior e Mão – Tratamento e Confecção de Órteses pela Universidade Estácio (UNESA)

EDUARDA MISSICK GUARANÁ MUREB DE AZEVEDO
Terapeuta Ocupacional do Instituto Nacional de Traumatologia e Ortopedia (INTO-MS)
Coautora da cartilha de Pós-Operatório em Cirurgias do Ombro do INTO
Supervisora de Estágio e Residência – COREMU-INTO na área de Terapia Ocupacional

ELAINE MANOEL DOS SANTOS DA COSTA
Mestranda em Ciência e Saúde PACCS pela Universidade Federal Fluminense (UFF)
MBI Gestão em Saúde – Faculdade Metropolitana
Enfermeira Bacharel-Licenciada pela UFF

ELIANA ANTUNES
Enfermeira do Centro de Atenção Especializada do Grupo do Quadril
Preceptora da Residência Multiprofissional
Pós-Graduação de Enfermagem Médico-Cirúrgica nos Moldes de Residência pela Universidade Federal do Estado do Rio de Janeiro (Unirio)

ELIANE AUGUSTA DA SILVEIRA
Mestre em Enfermagem pela Universidade Federal do Estado do Rio de Janeiro (Unirio)
Especialista em Gestão de Saúde pela FGV e em Gestão de Pessoas: Carreiras, Liderança e *Coaching* pela Pontifícia Universidade Católica do Rio Grande do Sul (PUCRS)
Enfermeira do Instituto Nacional de Traumatologia e Ortopedia (INTO)

ELIZANDRA HELENA DUARTE DA SILVA
Enfermeira MSc

EMIR GUIMARÃES DE OLIVEIRA SILVA
Médico-Chefe de Área da Terapia Intensiva do Instituto Nacional de Traumatologia e Ortopedia
Médico-Especialista em Terapia Intensiva-AMIB
Mestre em Gestão dos Serviços de Saúde pelo Instituto Universitário de Lisboa (ISCTE), Portugal

EVANY PEREIRA MATIAS
Graduação em Enfermagem e Obstetrícia pela Universidade Federal do Rio de Janeiro (UFRJ)
Especialização em Instrumentação Cirúrgica, Centro Cirúrgico – Central de Material e Esterilização pela Faculdade Futura
Enfermeira Coordenadora do Centro Cirúrgico do Hospital Dia do Instituto Nacional de Traumatologia e Ortopedia

FELIPE DIAS LEAL
Farmacêutico dSc

FERNANDA HELENA ALVES
Enfermeira da Educação Permanente do Instituto Nacional de Traumatologia e Ortopedia (INTO)
Especialista em Terapia Intensiva pela Universidade Estadual do Rio de Janeiro (UERJ)
Especialista em Circulação Extracorpórea pelo Instituto Nacional de Cardiologia

FERNANDA MELLO ARAUJO DA SILVA
Residência em Enfermagem Neonatal na Fundação Oswaldo Cruz (IFF-Fiocruz)
Especialista em Enfermagem do Trabalho
Enfermeira de Rotina da Unidade de Enfermagem de Pediatria do Instituto Nacional de Traumatologia e Ortopedia (INTO)

FERNANDA PELEGRINI TORRES
Chefe da Unidade de Enfermagem do Transporte do Instituto Nacional de Traumatologia e Ortopedia (INTO)
Pós-Graduação em Gestão de Saúde pela Universidade do Estado do Rio de Janeiro (IMS-UERJ)
Mestre em Saúde Pública na Área de Epidemiologia – IMS-UERJ

FLAVIA MIGUELOTE
Médica da Área de Qualidade pelo Instituto Nacional de Traumatologia e Ortopedia (ARQUA/INTO)
Membro do Núcleo de Segurança do Paciente do INTO
Mestre em Saúde Pública pela Fundação Oswaldo Cruz (ENSP-Fiocruz)

GABRIELA CINTRA ROSA
Chefe da Unidade de Enfermagem em Terapia Intensiva do Adulto e Pediátrico do Instituto Nacional de Traumatologia e Ortopedia (INTO)
Especialista em Enfermagem em Clínica Médica pelo Hospital Universitário Pedro Ernesto da Universidade do Estado do Rio de Janeiro (HUPE-UERJ)
Especialista em Enfermagem em Terapia Intensiva pela UERJ

GERALDO DA ROCHA MOTTA FILHO
Chefe Honorário do Centro de Cirurgia do Ombro e Cotovelo (CCOC) do Instituto Nacional de Traumatologia e Ortopedia (INTO)
Editor-Chefe da Revista Brasileira de Ortopedia (RBO)
Ex-Presidente da Sociedade Brasileira de Ortopedia e Traumatologia (SBOT)

GERMANA LYRA BAHR
Diretora Geral do Instituto Nacional de Traumatologia e Ortopedia (INTO)
Médica Pediatra

GRASIELA MARTINS DA SILVA
Mestre em Avaliação de Tecnologias em Saúde
Enfermeira de Unidade Terapia Intensiva
Engenheira de Produção

HUGO ALEXANDRE DE ARAUJO BARROS COBRA
Doutor em Ciências da Saúde Aplicadas ao Aparelho Locomotor pela Universidade de São Paulo (USP)
Mestre em Ciências Aplicadas ao Sistema Musculoesquelético pelo Instituto Nacional de Traumatologia e Ortopedia (INTO)
Presidente 2013/14 da Sociedade Brasileira de Cirurgia do Joelho (SBCJ)

ILMEIRE RAMOS ROSEMBACH DE VASCONCELLOS
Doutora em Epidemiologia em Saúde Pública pela Fundação Oswaldo Cruz (ENSP-Fiocruz)
Sanitarista pela Fundação Oswaldo Cruz (ENSP-Fiocruz)
Enfermeira da Área de Atendimento Domiciliar

ISABELA GASPARELLI BARBOSA
Enfermeira da Unidade de Pesquisa e Desenvolvimento Tecnológico da Área de Transplantes de Multitecidos do Instituto Nacional de Traumatologia e Ortopedia (INTO)
Oficial do Corpo de Bombeiros Militar do Estado do Rio de Janeiro
Mestre pela Escola de Enfermagem Anna Nery

ISIS NAVEGA TRAVISCO DA SILVA
Especialista em Enfermagem Neonatal pela Fundação Oswaldo Cruz (IFF-Fiocruz)
Enfermeira-Chefe da Unidade de Enfermagem de Pediatria do Instituto Nacional de Traumatologia e Ortopedia (INTO)

JOÃO ANTÔNIO MATHEUS GUIMARÃES
Doutor em Ciências Médicas pela Universidade Federal Fluminense (UFF)
Coordenador de Pós-Graduação do Instituto Nacional de Traumatologia e Ortopedia – INTO/Ministério da Saúde
Presidente da Sociedade Brasileira de Ortopedia e Traumatologia (SBOT) – Gestão: 2023

JOSÉ LEONARDO ROCHA DE FARIA
Cirurgião de Joelho
Mestre em Ciências Aplicadas ao Sistema Musculoesquelético pelo Instituto Nacional de Traumatologia e Ortopedia (INTO)
PhD em Ciências do Aparelho Locomotor pela Universidade de São Paulo (USP)

JOSÉ PAULO GABBI
Médico Ortopedista
Ex-Presidente da Sociedade Brasileira de Ortopedia e Traumatologia (SBOT-RJ)
Membro Titular da SBOT e da Sociedade Brasileira de Cirurgia de Joelho (SBCJ)
Coordenador Assistencial do Instituto Nacional de Traumatologia e Ortopedia (INTO)

JULIANA ARRUDA DE MATOS
Infectologista pela Universidade Federal do Rio de Janeiro (UFRJ)
Doutora em Medicina, Área de Concentração em doenças Infecciosas e Parasitárias pela UFRJ
Chefe Substituta da Área de Infecção do Instituto Nacional de Traumatologia e Ortopedia (INTO)

JULIANA DE CASTRO BRASIL
Mestre em Planejamento e Controle de Gestão pela Universidade Federal de Santa Catarina (UFSC)
Especialista em Gestão da Assistência Farmacêutica pela UFSC
Farmacêutica do Instituto Nacional de Traumatologia e Ortopedia (INTO)

JULIANE DE MACEDO ANTUNES
Doutora em Ciências do Cuidado em Saúde pela Universidade Federal Fluminense (UFF)
Diretora de Enfermagem do Instituto Nacional de Traumatologia e Ortopedia (INTO)
Enfermeira *Expert* em Gerenciamento da Dor

KARLA DA SILVA BAPTISTA
Enfermeira-Chefe Substituta da Unidade de Enfermagem em Terapia Infusional do Instituto Nacional de Traumatologia e Ortopedia (INTO)
Graduada em Enfermagem e Obstetrícia pela Universidade Federal do Estado do Rio de Janeiro (Unirio)
Pós-Graduação em Enfermagem de Alta Complexidade pela Universidade Gama Filho, RJ

KÊNIA LEITE
Doutora em Enfermagem pelo Programa de Pós-Graduação *Stricto Sensu* da Escola de Enfermagem Anna Nery da Universidade Federal do Rio de Janeiro (UFRJ)
Mestre em Enfermagem pela Escola de Enfermagem Alfredo Pinto pela Universidade Federal do Estado do Rio de Janeiro (Unirio)
Professor Adjunto da Escola de Enfermagem Aurora de Afonso Costa da Universidade Federal Fluminense (UFF)

KYARA LIGIA DE SOUZA E SILVA
Mestre em Enfermagem pela Universidade Federal do Estado do Rio de Janeiro (Unirio)
MBA em Gestão em Qualidade em Saúde pela Pontifícia Universidade (PUC)
Especialista em Controle de Infecções Hospitalares pela Universidade Gama Filho (UGF), RJ

LEONARDO ZUNA VASQUEZ
Graduação pela Faculdade Medicina Unipac
Residência Médica no Instituto Nacional de Traumatologia e Ortopedia (INTO)
Estágio em Cirurgia do Quadril no Instituto Nacional de Traumatologia e Ortopedia (INTO)

LOURENÇO PINTO PEIXOTO
Mestre Profissional pelo Instituto Nacional de Traumatologia e Ortopedia (INTO)
Chefe do Grupo de Cirurgia do Quadril do INTO
Fellowship Steadman Philippon Research Institute

LUANA ARMINI
Responsável pela Qualidade do Instituto Nacional de Traumatologia e Ortopedia (INTO)
Especialista em Qualidade e Segurança pela Fundação Oswaldo Cruz (Fiocruz)
Mestre em Liderança pela UNIRIO

LUCIA HELENA DIAS DE OLIVEIRA BASTOS
Fisioterapeuta do Instituto Nacional de Traumatologia e Ortopedia (INTO-MS)
Mestre em Psicologia da Saúde pela Universidade Gama Filho (UGF), RJ
Especialista em Fisioterapia em Traumatologia e Ortopedia (COFFITO-ABRAFITO)

LUCIANA DE ALMEIDA MARQUES OLIVEIRA
Especialista em Enfermagem do Trabalho pela Universidade Federal Fluminense (UFF)
Enfermeira da Área de Atendimento Domiciliar do Instituto Nacional de Traumatologia e Ortopedia Jamil Haddad – MS

LUCIANA SANTOS DE CARVALHO
Mestre em Ciências Aplicadas ao Sistema Musculoesquelético pelo Instituto Nacional de Traumatologia e Ortopedia (INTO)
MBA em Gestão de Acreditação – Faculdade Paraíso-CBA
Especialista em Auditoria de Sistemas de Saúde – Faculdade São Camilo

MARCELO F. MONTEIRO DE ALMEIDA
Mestrado Profissional pelo Instituto Nacional de Traumatologia e Ortopedia (INTO)
Chefe Substituto do Grupo Cirurgia do Quadril pelo INTO
Graduação em Medicina pela Universidade Federal Fluminense (UFRJ)

MARCUS VINÍCIUS GALVÃO AMARAL
Residência médica em Ortopedia e Traumatologia pelo Instituto Nacional de Traumatologia e Ortopedia (INTO)
Mestre em Ciências Biológicas Aplicadas ao Sistema Musculoesquelético pelo INTO
Chefe do Centro de Cirurgia do Ombro e Cotovelo do INTO

MARIA CRISTINA ALCÂNTARA DE FREITAS
Especialista em Gestão de Saúde e Administração Hospitalar pela Universidade Estácio (UNESA)
Enfermeira-Chefe da Unidade de Enfermagem da Admissão no Instituto Nacional de Traumatologia e Ortopedia (INTO)

MARIA DA CONCEIÇÃO SOARES DE OLIVEIRA
Mestre em Ciências Aplicadas ao Sistema Musculoesquelético pelo Instituto Nacional de Traumatologia e Ortopedia (INTO-RJ)
Chefe da Área de Reabilitação do Instituto Nacional de Traumatologia e Ortopedia (INTO)
Terapeuta Ocupacional, Preceptora da Residência Multiprofissional do INTO

MARIA FERNANDA MUNIZ FERRARI
Doutora em Ciências do Cuidado em Saúde, pela Universidade Federal Fluminense (UFF)
Mestre em Ensino na Saúde pela UFF
Chefe da Equipe de Enfermagem da Clínica da Dor do Instituto Nacional de Traumatologia e Ortopedia (INTO)

MARIANA MUSAUER
Anestesiologista com área de atuação em dor AMB
Certified Interventional Pain Sonologist – WIP

MARINA DE ALMEIDA GERALDO
Enfermeira da Clínica da Dor do Instituto Nacional de Traumatologia e Ortopedia (INTO)
Formação em Aromaterapia
Formação em Terapia Cognitivo-Comportamental

MARTHA CRISTINA PAULA DE MENEZES LUCAS
Especialista em Gestão da Qualidade em Saúde e Acreditação
Terapeuta Ocupacional no Instituto Nacional de Traumatologia e Ortopedia, atuando junto aos pacientes dos Centros de Atenção Especializada em Coluna, Microcirurgia, Trauma Adulto e Trauma do Idoso
Coautora do Projeto Escola de Coluna do INTO e Elaboração da Cartilha de Terapia Ocupacional para Portadores de Doenças Degenerativas da Coluna Vertebral

MILENA MOTA BRASIL
Graduação em Enfermagem e Obstetrícia pela Universidade do Estado do Rio de Janeiro (UERJ)
Especialização em Pós-Operatório em Cirurgia Cardiovascular nos Moldes da Residência pela UERJ
Enfermeira Coordenadora do Hospital Dia do Instituto Nacional de Traumatologia e Ortopedia (INTO)

NATÁLIA MARTINS MOTTA
Especialista em Serviço Social em Oncologia pelo Instituto Nacional de Câncer (INCA)
Especialista em Gestão em Saúde Pública pela Universidade Estácio de Sá (UNESA), RJ
Mestre em Educação Profissional em Saúde pela Escola Politécnica de Saúde Joaquim Venâncio pela Fundação Oswaldo Cruz (Fiocruz)

PATRÍCIA DE SOUZA NOGUEIRA
Enfermeira Graduada pela Universidade do Estado do Rio de Janeiro (UERJ)
Especialização em Estomaterapia pela Seiton Cursos – Souza Marques
Coordenadora da Unidade de Enfermagem em Estomaterapia do Instituto Nacional de Traumatologia e Ortopedia (INTO)

PATRICIA MENDES CAMPOS
Psicóloga do Instituto Nacional de Traumatologia e Ortopedia (INTO)
Especialista em Psicologia Hospitalar e da Saúde

QUENIA CRISTINA DIAS MORAIS
Doutoranda em Saúde Coletiva na Universidade do Estado do Rio de Janeiro (IMS-UERJ)
Mestre em Avaliação de Tecnologia em Saúde – ATS-INC
Bacharel e Licenciada em Enfermagem pela Universidade Federal Fluminense (UFF)

RAFAEL AUGUSTO DANTAS PRINZ
Médico-Ortopedista
Mestre em Ciências Morfológicas pela Universidade Federal do Rio de Janeiro (UFRJ)
Chefe da Área de Transplantes de Multitecidos do Instituto Nacional de Traumatologia e Ortopedia (INTO)
Responsável Técnico do Banco de Multitecidos do INTO

RAFAEL SANTOS DA CUNHA
Bacharel em Direito
Pós-Graduado em Direito Previdenciário
Técnico Administrativo da Área de Transplantes de Multitecidos do Instituto Nacional de Traumatologia e Ortopedia (INTO)

RAPHAEL BATISTA DE REZENDE
Mestre em Saúde Pública pela Escola Nacional de Saúde Pública da Fundação Oswaldo Cruz (ENSP-Fiocruz)
Fisioterapeuta do Instituto Nacional de Traumatologia e Ortopedia (INTO)
Coordenador de Disciplinas de Fisioterapia no Programa de Residência Multiprofissional do INTO

RAQUEL DE SOUZA DANTAS
Enfermeira Chefe da Unidade de Enfermagem em Terapia Infusional do Instituto Nacional de Traumatologia e Ortopedia (INTO)
Presidente da Comissão de Terapia Infusional do INTO
Pós-Graduação em Qualidade em Saúde e Segurança do Paciente – ENSP-FIOCRUZ

RAQUEL MARTINS DE SOUZA
Mestre em Ciências pela Universidade Federal do Rio de Janeiro (UFRJ)
Especialista em Farmácia Industrial pela UFRJ
Farmacêutica Presidente da Comissão de Farmácia e Terapêutica do INTO

REGINA GAROFALO
Mestranda do Mestrado Profissional de Ensino e Saúde – MPES-EEAC-UFF
Especialista em Enfermagem em Traumatologia e Ortopedia nos Moldes de Residência pela Universidade Federal do Estado do Rio de Janeiro (Unirio)
Graduação em Enfermagem pela Unirio

RENATA ALVES TEIXEIRA DA COSTA
Pós-Graduação em Estomaterapia pela Seiton Cursos – Faculdade Souza Marques
Estomaterapeuta pelo Instituto Nacional de Traumatologia e Ortopedia (INTO-MS)
Membro Efetivo da Comissão de Cuidados com a pele do INTO-MS

RICARDO DURAN SOBRAL
Membro da Sociedade Brasileira de Cirurgia do Joelho (SBCJ)
Membro do Grupo de Cirurgia do Joelho Hospital São Lucas, RJ

ROBSON LOPES DA CUNHA
Bacharelado e Licenciatura em Enfermagem pela Universidade Federal Fluminense (UFF)
Especialista em Enfermagem e Obstetrícia pela Universidade Federal do Rio de Janeiro (UFRJ)
Chefe de Área do Centro Cirúrgico do Instituto Nacional de Traumatologia e Ortopedia (INTO)

ROSILENE CLAUDIO VELLASCO LOBÃO
Enfermeira pela Universidade do Estado do Rio de Janeiro (UERJ)
Chefe da Área de Controle de Infecção Hospitalar do Instituto Nacional de Traumatologia e Ortopedia (INTO)
MBA Gestão em Saúde e Controle de Infecção

RYANY SOUZA MATEUS DE OLIVEIRA
Mestre em Epidemiologia pelo IMS pela Universidade do Estado do Rio de Janeiro (UERJ)
Residência em Enfermagem Neonatal do Hospital Universitário Pedro Ernesto da UERJ
Especialista em Gestão em Saúde – IMS – UERJ

SANDRA ELENA CARDOSO MONTEIRO DOS SANTOS
Especialização em Qualidade e Segurança do Paciente – Escola Nacional de Saúde Pública Sérgio Arouca da Fundação Oswaldo Cruz (ENSP-Fiocruz)
Chefe da Gerência de Risco do Instituto Nacional de Traumatologia e Ortopedia (INTO-MS)
Coordenadora do Núcleo de Segurança do Paciente do INTO-MS

SANDRA TIE NISHIBE MINAMOTO
Ortopedista Especialista em Cirurgia do Joelho
Médica do Grupo de Cirurgia do Joelho do Hospital Estadual da Criança, Copa D'Or e Glória D'Or
Presidente da Associação de Apoio ao Ensino e à Pesquisa do Instituto Nacional de Traumatologia e Ortopedia

SÉRGIO ROBERTO MARTINS DE SOUZA
Enfermeiro
Especialista em Metodologia e Didática do Ensino Superior
Chefe Substituto da Área de Transplantes de Multitecidos do Instituto Nacional de Traumatologia e Ortopedia (INTO)

SILVIA CRISTINA SANTOS DE VASCONCELOS SOUSA
Especialização em Farmácia Hospitalar pela Universidade Federal Fluminense (UFF)
Responsável pela Área de Farmacovigilância na Gerência de Risco do Instituto Nacional de Traumatologia e Ortopedia (INTO-MS)
Membro Efetivo do Núcleo de Segurança do Paciente do INTO-MS

SINIZE MENDES DE SOUZA
Chefe Substituta da Unidade de Enfermagem em Terapia Intensiva Adulta e Pediátrica do Instituto Nacional de Traumatologia e Ortopedia (INTO)
Especialista em Enfermagem Dermatológica com Ênfase em Feridas – UNIMAIS
Gestão em Enfermagem em UTI – Facuminas

TATIANA GARGANO
Enfermeira
Chefe da Unidade de Manejo Tecidual da Área de Transplantes de Multitecidos do INTO
Bacharel em Direito

TATIANA MARIA ARAÚJO DA FONSECA
Assistente Social da Área de Assistência Domiciliar do Instituto Nacional de Traumatologia e Ortopedia (INTO)
Mestre e Doutora em Política Social pela Universidade Federal Fluminense (UFF)
Pós-Doutora em Saúde Pública pela ENSP-FIOCRUZ

VERÔNICA CLEMENTE
Mestre em Ciências Aplicadas ao Sistema Musculoesquelético
Pós-Graduação em Saúde Pública e Administração Hospitalar
Curso Avançado de Tecnologia em Saúde pelo Hospital Alemão Oswaldo Cruz – HAOC-Brasil

VIVIANE RAMOS CAGIDO
Fisioterapeuta do CTI Adulto do Instituto Nacional de Traumatologia e Ortopedia (INTO)
Mestre e Doutora em Ciências Biológicas pela Universidade Federal do Rio de Janeiro (UFRJ)
Especialista em Fisioterapia em Terapia Intensiva do Adulto – ASSOBRAFIR

WALESKA DE CASTRO SAMPAIO
Médica Anestesiologista com Área de Atuação em Dor
Clínica da Dor do Instituto Nacional de Traumatologia e Ortopedia

WEISE DE OLIVEIRA CARNEIRO MARQUES MONTEIRO
Enfermeira pela Faculdade de Enfermagem e Obstetrícia pela Universidade Gama Filho (UGF), RJ
Pós-Graduada em Saúde do Trabalhador pela UGF, RJ
Pós-Graduada em Qualidade em Saúde Gestão e Acreditação pela Pontífícia Universidade Católica do Rio de Janeiro (PUC-Rio)

SUMÁRIO

PARTE I
FUNDAMENTOS DA ORTOPEDIA

1 CONCEITOS E PRINCÍPIOS EM ORTOPEDIA 3

Seção 1.1 ▪ Definição e Escopo das Cirurgias Ortopédicas de Alta Complexidade 3
Geraldo da Rocha Motta Filho

Seção 1.2 ▪ Princípios de Anatomia e Fisiologia Relevantes para a Especialidade 7
João Antônio Matheus Guimarães

PARTE II
FASE PRÉ-OPERATÓRIA

2 CENTROS DE ATENÇÃO ESPECIALIZADA 23

Seção 2.1 ▪ Contextualizando o Centro de Atendimento Especializado 23
Alessandra Cabral de Lacerda

Seção 2.2 ▪ Avaliação e Preparação do Paciente para Cirurgia 27
Bruna Martins Bencardino

Seção 2.3 ▪ Planejamento Cirúrgico: Abordagem Médica e Multidisciplinar 31
Eliane Augusta da Silveira ▪ *José Paulo Gabbi*

Seção 2.4 ▪ Gerenciamento do Cuidado pelo Enfermeiro 35
Eliane Augusta da Silveira

Seção 2.5 ▪ Telessaúde como Ferramenta para o Cuidado 40
Adriana Matos Pereira

3 PREPARAÇÃO DO PACIENTE PARA CIRURGIA ORTOPÉDICA DE ALTA COMPLEXIDADE 45

Seção 3.1 ▪ Orientações Pré-Operatórias ao Paciente, do Ponto de Vista Médico Relacionado com a Artroplastia 45
José Leonardo Rocha de Faria ▪ Sandra Tie Nishibe Minamoto

Seção 3.2 ▪ Cuidados de Enfermagem no Pré-Operatório Imediato: Vista Pré-Operatória 55
Juliane de Macedo Antunes ▪ Kênia Leite

Seção 3.3 ▪ Avaliação Nutricional, Social e Suporte Psicológico no Preparo do Paciente para Artroplastia 60
Cláudia Christina Sobrinho do Nascimento ▪ Natália Martins Motta ▪ Patricia Mendes Campos

Seção 3.4 ▪ Gestão de Hemocomponentes no Planejamento Cirúrgico 68
Elizandra Helena Duarte da Silva ▪ Felipe Dias Leal

Seção 3.5 ▪ Prevenção de Infecções em Cirurgias Ortopédicas de Alta Complexidade 74
Juliana Arruda de Matos ▪ Rosilene Claudio Vellasco Lobão

Seção 3.6 ▪ Profilaxia do Tromboembolismo Venoso com Evidência Científica em Cirurgias Ortopédicas 84
Quenia Cristina Dias Morais ▪ Verônica Clemente

4 EDUCAÇÃO E TREINAMENTO AO PACIENTE E SUA FAMÍLIA – REDES DE APOIO 89

Seção 4.1 ▪ A Importância da Família e das Redes de Apoio ao Paciente Ortopédico 89
Tatiana Maria Araújo da Fonseca

Seção 4.2 ▪ Programas de Educação para Pacientes 92
Ana Cristina Silva de Carvalho ▪ Fernanda Pelegrini Torres

Seção 4.3 ▪ Educação e Treinamento Fisioterapêutico Pré-Operatório 98
Ana Therezinha Martins dos Santos

5 UTILIZAÇÃO DO BANCO DE OSSOS E TECIDOS 103
Rafael Augusto Dantas Prinz ▪ Sérgio Roberto Martins de Souza ▪ Isabela Gasparelli Barbosa Tatiana GarganoRafael Santos da Cunha

PARTE III
TÉCNICAS E PROCEDIMENTOS CIRÚRGICOS

6 DINÂMICA DO CENTRO DE MATERIAL E ESTERILIZAÇÃO NO CONTEXTO DAS CIRURGIAS ORTOPÉDICAS DE ALTA COMPLEXIDADE 119

Ana Paula Costa Alves

7 PRINCIPAIS TÉCNICAS CIRÚRGICAS EM ARTROPLASTIAS COMPLEXAS 125

Seção 7.1 ▪ Artroplastia Total de Quadril 125

Lourenço Pinto Peixoto ▪ Marcelo F. Monteiro de Almeida ▪ Leonardo Zuna Vasquez

Seção 7.2 ▪ Técnicas Cirúrgicas de Artroplastias Primárias de Joelho 132

José Leonardo Rocha de Faria ▪ Sandra Tie Nishibe Minamoto

Seção 7.3 ▪ Artroplastia Total de Ombro 145

Marcus Vinícius Galvão Amaral

Seção 7.4 ▪ Artroplastia Total de Pé e Tornozelo 154

Aline Teixeira de Oliveira Côrtes

Seção 7.5 ▪ Revisões em Artroplastias Complexas 160

Alan de Paula Mozella ▪ Ricardo Duran Sobral ▪ Hugo Alexandre de Araujo Barros Cobra

8 A ENFERMAGEM NA SALA CIRÚRGICA 167

Seção 8.1 ▪ Preparação da Sala e Instrumentação 167

Robson Lopes da Cunha

Seção 8.2 ▪ Cuidados Intraoperatórios na Artroplastia 171

Evany Pereira Matias ▪ Milena Mota Brasil

Seção 8.3 ▪ Posicionamento Cirúrgico na Prevenção de Lesões por Pressão 175

Patrícia de Souza Nogueira

PARTE IV
CUIDADOS PÓS-OPERATÓRIOS IMEDIATOS

9 MONITORAMENTO PÓS-OPERATÓRIO IMEDIATO DE ARTROPLASTIAS 181

Seção 9.1 ▪ Cuidados Médicos, Fisioterápicos e de Enfermagem nas Primeiras 24 Horas ... 181

Emir Guimarães de Oliveira Silva ▪ Gabriela Cintra Rosa ▪ Sinize Mendes de Souza
Viviane Ramos Cagido

Seção 9.2 ▪ Monitoramento Pós-Operatório Imediato de Artroplastia – Identificação e Manejo de Complicações Imediatas 187
Carlos Alexandre Farias ▪ Fernanda Helena Alves

10 MANEJO DA DOR 193

Seção 10.1 ▪ Avaliação e Mensuração da Dor em Pacientes Ortopédicos de Alta Complexidade 193
Maria Fernanda Muniz Ferrari ▪ Bárbara Ventura Fontes

Seção 10.2 ▪ Medidas Terapêuticas Farmacológicas e Não Farmacológicas para Alívio da Dor 205
Waleska de Castro Sampaio ▪ Marina de Almeida Geraldo

Seção 10.3 ▪ Medicina Intervencionista da Dor 221
Mariana Musauer

11 CUIDADOS COM A PELE 225

Seção 11.1 ▪ Manejo de Feridas Cirúrgicas 225
Amanda Campos Macedo Ramos

Seção 11.2 ▪ Prevenção e Tratamento de Lesões por Pressão em Ortopedia 230
Renata Alves Teixeira da Costa

Seção 11.3 ▪ Enfermagem Regenerativa em Pacientes Ortopédicos 234
Danielle Soraya Lourenço Fernandes Gomes

12 USO DA TERAPIA INFUSIONAL NO PERCURSO TERAPÊUTICO DO PACIENTE ORTOPÉDICO 239

Raquel de Souza Dantas ▪ Karla da Silva Baptista

PARTE V
DESOSPITALIZAÇÃO

13 PLANEJAMENTO DA ALTA E REABILITAÇÃO 245

Seção 13.1 ▪ Atuação de Enfermagem na Alta Hospitalar 245
Elaine Manoel dos Santos da Costa ▪ Regina Garofalo

Seção 13.2 ▪ Atuação da Fisioterapia e da Terapia Ocupacional na Alta Hospitalar 251
Raphael Batista de Rezende ▪ Martha Cristina Paula de Menezes Lucas

Seção 13.3 ▪ Educação do Paciente para o Autocuidado em Casa 258
Weise de Oliveira Carneiro Marques Monteiro

14 REABILITAÇÃO FUNCIONAL E MOBILIZAÇÃO.. 261

Seção 14.1 ▪ Mobilização e Ortostase Precoce 261
Bráulio Rodrigues França de Oliveira ▪ Dângelo José de Andrade Alexandre

Seção 14.2 ▪ Exercícios Fisioterapêuticos e Atividades da Terapia Ocupacional para Recuperação Funcional em Artroplastias 271
*Dângelo José de Andrade Alexandre ▪ Doralice das Graças de Melo Calvo
Eduarda Missick Guaraná Mureb de Azevedo ▪ Lucia Helena Dias de Oliveira Bastos*

Seção 14.3 ▪ Acompanhamento e Ajustes no Plano de Reabilitação 278
Danielle Cristine Carvalho Muniz e Silva ▪ Maria da Conceição Soares de Oliveira

15 ACOMPANHAMENTO DOMICILIAR APÓS ARTROPLASTIA... 291

Seção 15.1 ▪ Cuidados Clínicos e de Enfermagem no Domicílio ao Paciente em Pós-Artroplastia 291
Ilmeire Ramos Rosembach de Vasconcellos ▪ Luciana de Almeida Marques Oliveira

Seção 15.2 ▪ Reabilitação e Mobilidade em Domicílio 297
Alexandre Prieto Valente

Seção 15.3 ▪ Educação e Suporte à Família 302
Claudia Mendes de Araújo

Seção 15.4 ▪ Acompanhamento e Continuidade do Cuidado em Domicílio 307
Ilmeire Ramos Rosembach de Vasconcellos ▪ Claudia Mendes de Araújo ▪ Alexandre Prieto Valente

16 EXPECTATIVA DA QUALIDADE DE VIDA APÓS ARTROPLASTIA................................. 311
Juliane de Macedo Antunes ▪ Eliana Antunes ▪ Sandra Tie Nishibe Minamoto

PARTE VI
SEGURANÇA DO PACIENTE

17 CONTEXTUALIZANDO A SEGURANÇA DO PACIENTE... 317
Luciana Santos de Carvalho ▪ Germana Lyra Bahr

18 AVALIAÇÃO DE RISCO NA INTERNAÇÃO DO PACIENTE ORTOPÉDICO CIRÚRGICO 323
Kyara Ligia de Souza e Silva ▪ Daniele de Amorim Pires Moreth ▪ Maria Cristina Alcântara de Freitas

19 METAS INTERNACIONAIS DE SEGURANÇA DO PACIENTE E SUA APLICABILIDADE 327
Luana Armini ▪ Aline Antônio ▪ Flavia Miguelote

20 NOTIFICAÇÃO DE INCIDENTES EM SAÚDE – ESTRATÉGIA DE PROMOÇÃO DA SEGURANÇA DO PACIENTE 333

Brenda Gasparini ▪ *Sandra Elena Cardoso Monteiro dos Santos*
Silvia Cristina Santos de Vasconcelos Sousa

PARTE VII
HUMANIZAÇÃO NO CUIDADO

21 HUMANIZAÇÃO NO CUIDADO A PACIENTES ORTOPÉDICOS DE ALTA COMPLEXIDADE 339

Ryany Souza Mateus de Oliveira ▪ *Fernanda Mello Araujo da Silva* ▪ *Isis Navega Travisco da Silva*

PARTE VIII
INCORPORAÇÃO DE NOVAS TECNOLOGIAS DE SAÚDE

22 INCORPORAÇÃO DE NOVAS TECNOLOGIAS PARA CIRURGIAS ORTOPÉDICAS DE ALTA COMPLEXIDADE ORTOPÉDICA 347

Cristiane Rocha de Oliveira ▪ *Grasiela Martins da Silva*

23 CONCILIAÇÃO MEDICAMENTOSA EM PACIENTES ORTOPÉDICOS 353

Juliana de Castro Brasil ▪ *Raquel Martins de Souza* ▪ *Daniele Ferreira Porto*

ÍNDICE REMISSIVO 357

Cuidado Multiprofissional em Cirurgias Ortopédicas de Alta Complexidade

Thieme Revinter

Parte I   FUNDAMENTOS DA ORTOPEDIA

CONCEITOS E PRINCÍPIOS EM ORTOPEDIA

Seção 1.1 ▪ Definição e Escopo das Cirurgias Ortopédicas de Alta Complexidade

Geraldo da Rocha Motta Filho

INTRODUÇÃO

A alta complexidade é um conjunto de procedimentos que, no contexto do Sistema Único de Saúde (SUS), envolvem alta tecnologia e alto custo.

As cirurgias de alta complexidade demandam recursos técnicos sofisticados, técnicas cirúrgicas específicas, infraestrutura especializada e equipes multidisciplinares. Essas intervenções exigem elevado grau de precisão para minimizar riscos e garantir a recuperação funcional do paciente. Os profissionais envolvidos necessitam de treinamento prolongado e experiência específica em suas áreas.

Os procedimentos geralmente são realizados em hospitais de alta complexidade ou centros de referência, equipados com tecnologias avançadas, como tomografias computadorizadas e ressonâncias magnéticas para planejamento pré-operatório, além de recursos como:

- Manguitos pneumáticos.
- Mesas cirúrgicas especializadas.
- Imagens de raios X para realização de imagens intraoperatórias.
- Implantes ortopédicos de alto custo.
- Microscópios para técnicas microcirúrgicas.
- Equipamentos para videoartroscopia.
- Sistemas de monitoramento neurológico intraoperatório para cirurgias da coluna.
- Robótica para artroplastias.

Em resumo, os procedimentos de alta complexidade em ortopedia e traumatologia envolvem:

A) *Complexidade técnica e riscos elevados:* os procedimentos são realizados próximos a estruturas vitais ou regiões anatômicas complexas, exigindo alto grau de treinamento.
B) *Duração prolongada e recursos especializados:* são procedimentos que podem levar várias horas e necessitam de uma equipe preparada para emergências intraoperatórias e

tecnologias de suporte intensivo, como anestesia avançada, enfermagem especializada e monitoramento contínuo.
C) *Reabilitação pós-operatória especializada:* muitos destes procedimentos exigem longos períodos de reabilitação, incluindo fisioterapia e acompanhamento multidisciplinar.

TIPOS DE PROCEDIMENTOS DE ALTA COMPLEXIDADE

A seguir serão descritos alguns dos procedimentos de alta complexidade com maior demanda na especialidade de ortopedia e traumatologia.

- *Reconstruções articulares complexas:* incluem artroplastias de quadril, joelho, ombro, cotovelo e tornozelo em casos de osteoartrite grave, artrite reumatoide avançada, fraturas multifragmentadas e sequelas de trauma. Estes procedimentos incluem a substituição da articulação por implantes (próteses), demandando precisão para garantir estabilidade, funcionalidade e longevidade.
- *Cirurgias da coluna vertebral:* correção de escolioses graves, descompressão e fusão vertebral com proximidade a estruturas nobres com a medula espinal e nervos, necessitando de planejamento rigoroso e técnicas avançadas.
- *Doenças da infância:* Tratamento de deformidades da coluna vertebral, escoliose congênita, dentre outras, as doenças do quadril que necessitam, muitas vezes, de osteotomias pélvicas.
- *Tratamento de fraturas expostas e multifragmentadas:* em traumas graves, como em acidentes automobilísticos, onde o osso está fragmentado e há exposição ao ambiente externo, aumentando o risco de infecção e complicações, o tratamento cirúrgico envolve fixação da fratura, procedimentos complementares para tratamento das lesões de partes moles, como a realização de retalhos, além de enxertos ósseos em casos selecionados.
- *Correções de deformidades ósseas:* realização de osteotomias e utilização de fixadores externos, especialmente em casos de displasias ósseas, fraturas consolidadas viciosamente, falhas da consolidação ou deformidades congênitas. Esses procedimentos requerem planejamento preciso para realinhamento dos ossos e para minimizar a chance de deformidades residuais.
- *Microcirurgias reconstrutivas:* cirurgias realizadas para reparar ou substituir tecidos moles, vasos sanguíneos ou nervos, particularmente após traumas de alta energia. São procedimentos tecnicamente complexos, requerendo, muitas vezes, o uso de microscópios para reconstrução de pequenos vasos e nervos, incluindo o tratamento de lesões do plexo braquial.
- *Cirurgias de tumores ósseos:* procedimentos de ressecção de tumores primários ou metastáticos, especialmente em ossos como o fêmur ou a pelve. Estas cirurgias podem demandar próteses customizadas para substituir estruturas ósseas removidas, além de transplantes ósseos, exigindo acesso a banco de tecidos musculoesqueléticos.

Vale destacar que pacientes submetidos à artroplastia total de quadril (ATQ) ou de joelho (ATJ) necessitam de cuidados de enfermagem especializados para recuperação da cirurgia no pós-operatório, incluindo:

- Mobilização precoce.
- Prevenção de luxação de prótese.
- Monitoramento de trombose venosa profunda (TVP)
- Prevenção de falhas por infecção ou afrouxamento da prótese.

A literatura destaca os benefícios do modelo de cuidado integrado médico-enfermeiro aliado à educação em saúde para melhorar a recuperação funcional, enfrentamento psicológico, autoeficácia e satisfação dos pacientes submetidos e cirurgias ortopédicas de alta complexidade.

RESULTADOS

Os procedimentos de substituição total do quadril e do joelho visam aliviar a dor, recuperar a função e melhorar a qualidade de vida (QoL) dos pacientes. Nas últimas décadas houve um aumento na idade média dos pacientes que necessitaram desses procedimentos e de suas comorbidades, o que resultou no aumento da complexidade dos casos, mas os resultados continuam significativamente positivos. Os desfechos desfavoráveis são mais comuns em pacientes com maior número de comorbidades.

O *status* funcional é avaliado por medidas de resultados relatados pelos pacientes (PROMs), que ajudam a identificar déficits e a monitorar melhorias no manejo pré e pós-operatório. Essas medidas, obtidas por meio de questionários, oferecem percepção sobre como fatores como idade e gravidade da doença pré-operatória influenciam os resultados cirúrgicos. Embora tradicionalmente usadas para governança e pesquisa, as PROMs são ferramentas relevantes na avaliação de desfechos, na tomada de decisões e na formulação de políticas de saúde.

PROMs pré-operatórios são bons preditores de resultados funcionais pós-cirúrgicos; já que valores piores estão associados a maiores riscos de reoperações, percepção negativa de sucesso cirúrgico e insatisfação. Também há associação entre escores pré-operatórios, como Oxford Hip/Knee Scores (OHS e OKS), e custos e qualidade de vida relacionados com a substituição articular são relatados, assim como o impacto negativo das comorbidades e fatores sociais nos desfechos pós-operatórios.

Embora PROMs tradicionais foquem em QoL e *status* funcional, reconhece-se que a percepção de sucesso cirúrgico varia entre pacientes e cirurgiões, sendo importante a medida de satisfação e a percepção de melhorias. Estudos futuros buscam desenvolver escores de risco para avaliar esses fatores e aperfeiçoar os resultados pós-operatórios.

IMPACTO NA QUALIDADE DE VIDA E REABILITAÇÃO

As cirurgias ortopédicas de alta complexidade têm impacto significativo na qualidade de vida e na recuperação funcional de pacientes com lesões graves ou doenças degenerativas que comprometem mobilidade e conforto.

Antes da intervenção, esses pacientes frequentemente enfrentam dor crônica, limitação funcional e perda de autonomia. Estudos demonstram que as artroplastias de quadril e joelho melhoram significativamente a dor e a funcionalidade, permitindo o retorno a atividades diárias e recreativas. Além disso, correções de deformidades espinhais oferecem benefícios estéticos, funcionais e psicológicos, como recuperação da autoestima e bem-estar emocional.

A reabilitação pós-operatória é essencial para maximizar os benefícios dessas cirurgias. Estratégias de fisioterapia e programas de reabilitação personalizados ajudam a restaurar a força, a amplitude de movimento e a coordenação. Fixações estáveis permitem mobilização precoce, reduzindo complicações como rigidez articular, atrofia muscular e trombose venosa profunda. No entanto, a adesão do paciente ao programa de reabilitação é fundamental para o sucesso do tratamento.

Apesar dos benefícios, essas cirurgias apresentam desafios significativos, como risco de complicações (infecções, falha de implantes ou tromboembolismo) e altos custos. A avaliação criteriosa dos pacientes, o planejamento cirúrgico detalhado e o acompanhamento multidisciplinar são indispensáveis para minimizar riscos e otimizar os resultados.

CONCLUSÃO

As cirurgias ortopédicas de alta complexidade desempenham papel vital na restauração funcional e na melhora da qualidade de vida de pacientes com condições incapacitantes. Para garantir o sucesso, é fundamental contar com infraestrutura adequada, profissionais capacitados e programas de reabilitação eficazes. Essas intervenções proporcionam aos pacientes a oportunidade de recuperar a independência, a mobilidade e a qualidade de vida.

BIBLIOGRAFIA

Karen OB, Kamlesh Khunti FM, Benjamin MK et al. Patient-rated satisfaction and improvement following hip and kneereplacements: development of prediction models. J Eval Clin Pract. 2023;29:300-11.

CONFFITO. Portaria nº 95 de 14 de fevereiro de 2005, define e dá atribuições às Unidades de Assistência de Alta Complexidade em Traumato-Ortopedia; [internet]. 2005.

Ministério da Saúde. Portaria nº 554, de 19 de março de 2002, 1º - Definir e dar atribuições às Unidades de Assistência de Alta Complexidade em Traumato-Ortopedia. §1º - Entende-se por Unidade de Assistência de Alta Complexidade em Traumato-Ortopedia o estabelecimento de saúde que possua condições técnicas, instalações físicas, equipamentos e recursos humanos adequados para prestar assistência especializada a doentes de afecções do sistema musculoesquelético. Atribuem competência à Agência Nacional de Vigilância Sanitária do Ministério da Saúde para estabelecer normas para as ações de vigilância sanitária a respeito de instalações e ambientes de serviços de saúde; [internet]. 2002.

Gabbert T, Filson R, Bodden J, Coppola C. Summary: NAON's Best Practice Guideline, Total Hip Replacement (Arthroplasty). Orthop Nurs. 2019;38(1):4-5.

Wang Y, Zhu Y, Yang B. Effects of doctor-nurse integrated care combined with health education on hip function, incidence of deep vein thrombosis and nursing satisfaction in patients with hip arthroplasty. Altern Ther Health Med. 2023;29(6):254-9.

Cousins HC, Joshua TS, Segovia NA, et al. Influence of team composition on turnover and efficiency of total hip and knee arthroplasty. Bone Joint J. 2021;103-B(2):347-52.

Lucas B. Total hip and total knee replacement: preoperative nursing management. Br J Nurs. 2008;17(21):1346-51.

Seção 1.2 ▪ Princípios de Anatomia e Fisiologia Relevantes para a Especialidade

João Antônio Matheus Guimarães

INTRODUÇÃO

A especialidade de ortopedia e traumatologia se baseia em diversos princípios de anatomia e fisiologia para entender e tratar doenças e lesões do sistema musculoesquelético.

PRINCÍPIOS DE ANATOMIA
Estrutura dos Ossos

A) Classificação dos ossos pela forma:
- *Ossos longos*: têm comprimento maior do que largura. Exemplos incluem o fêmur, a tíbia e o úmero.
- *Ossos curtos*: têm comprimento e largura aproximadamente iguais, como os ossos do carpo (punho) e do tarso (tornozelo).
- *Ossos planos*: são finos e largos, como o esterno, as escápulas e os ossos do crânio.
- *Ossos irregulares*: têm formas complexas que não se encaixam nas categorias anteriores, como as vértebras e alguns ossos da face.
- *Ossos sesamoides*: desenvolvem-se dentro de tendões e ajudam a proteger tendões e melhorar a eficiência dos músculos. Como principal exemplo temos a patela.

B) Classificação por função:
- *Ossos de suporte*: fornecem suporte estrutural ao corpo, como os ossos da bacia, pernas e da coluna vertebral.
- *Ossos de proteção*: protegem órgãos internos vitais, como o crânio (protege o cérebro) e as costelas (protegem os pulmões e o coração).
- *Ossos de movimento*: servem como alavancas para os músculos, facilitando o movimento. A maioria dos ossos longos desempenha esse papel.
- *Ossos de armazenamento*: armazenam minerais, como cálcio e fósforo, e atuam como reservas de gordura na medula óssea. São exemplos de ossos que possuem essas funções de armazenamento: o fêmur, a tíbia, o ilíaco, a escápula, o esterno, o úmero e as vértebras. Além disso, atuam na regulação do nível de cálcio no sangue, liberando cálcio quando necessário e o absorvendo quando os níveis estão altos. Essas funções de armazenamento são essenciais para a homeostase mineral e energética do corpo, além de contribuir para a saúde óssea e a capacidade de resposta metabólica.
- *Ossos de formação de células sanguíneas*: a medula óssea nos ossos é responsável pela produção de células sanguíneas, hematopoiese, que inclui glóbulos vermelhos, glóbulos brancos e plaquetas.

C) Classificação por estrutura interna:
- *Ossos compactos*: têm uma estrutura densa e sólida, formada por *osteons* (unidades estruturais), e formam a parte externa dos ossos conhecida como cortical. São compostos por lamelas, camadas concêntricas de matriz óssea mineralizada, com um canal central, conhecido por Canal de Havers, que contém vasos sanguíneos e nervos, fornecendo

nutrição e inervação ao osso. Canais de Volkmann, que são transversais e conectam os canais de Havers entre si e à superfície do osso, permitindo a comunicação e o fornecimento de sangue entre os diferentes *osteons*. Dentro dess pequeno sistema encontramos os osteócitos, células ósseas situadas nos espaços entre as lamelas, que são chamadas de lacunas. Eles mantêm a matriz óssea e comunicam-se através de pequenos canais chamados canalículos. A matriz óssea possui três componentes principais: 25% de matriz orgânica (osteoide), 50% de conteúdo mineral inorgânico (sais minerais) e 25% de água. A parte orgânica consiste em colágeno tipo I, que confere flexibilidade e força ao osso. A parte inorgânica é composta, principalmente, por cristais de hidroxiapatita (fosfato de cálcio), que conferem rigidez e dureza.

- *Ossos esponjosos*: também conhecidos como ossos trabeculares, têm uma estrutura interna mais porosa e leve, composta por trabéculas, e encontram-se, principalmente, nas extremidades dos ossos longos e no interior dos ossos planos. Compostos por trabéculas, estruturas em forma de rede que formam uma malha tridimensional, e organizadas de maneira a suportar forças e distribuir o peso, aumentando a resistência do osso sem adicionar peso desnecessário. A medula óssea, que pode ser vermelha (para produção de células sanguíneas) ou amarela (para armazenamento de gordura), preenche os espaços entre as trabéculas.

D) Periósteo e endósteo:
- *Periósteo*: é uma membrana densa de tecido conjuntivo que cobre a superfície externa dos ossos (exceto nas áreas cobertas por cartilagem articular), está firmemente ligado à superfície cortical por fibras colágenas espessas, chamadas fibras de Sharpey, que se estendem ao tecido ósseo subjacente. O periósteo contém células osteogênicas, nervos e vasos sanguíneos, e está envolvido no crescimento e reparo ósseo.
- *Endósteo*: é uma fina camada de tecido conjuntivo que reveste a superfície interna dos ossos, incluindo as cavidades medulares e as trabéculas do osso esponjoso. O endósteo contém vasos sanguíneos e células osteogênicas, estando envolvido na remodelação óssea.

E) Cavidade medular:
- A cavidade medular óssea, também conhecida como canal medular, é o espaço dentro dos ossos longos onde se encontra a medula óssea. A medula óssea é um tecido mole e esponjoso que desempenha um papel crucial na produção de células sanguíneas, incluindo glóbulos vermelhos, glóbulos brancos e plaquetas. Além da medula óssea vermelha, responsável pela produção de células sanguíneas, nesta área do osso encontramos também a medula óssea amarela, composta, principalmente, por tecido adiposo (Fig. 1.2-1)

Articulações

As articulações são estruturas essenciais para o movimento do corpo humano, permitindo a conexão entre os ossos e possibilitando ampla gama de movimentos. Elas podem ser classificadas com base em vários critérios, como a estrutura, a função e a mobilidade.

Classificação das Articulações

A) *Classificação estrutural*: as articulações podem ser classificadas estruturalmente com base no tipo de tecido que une os ossos:
- *Articulações fibrosas*:
  • *Sindesmoses*: ossos conectados por ligamentos ou membranas interósseas. Exemplo: articulação entre a tíbia e a fíbula.

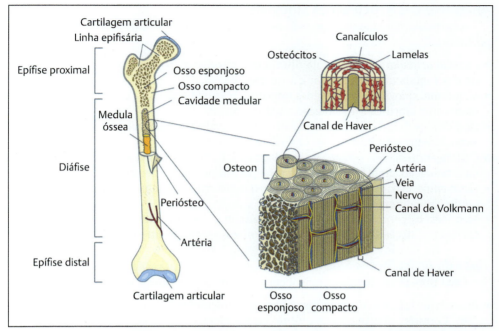

Fig. 1.2-1. Anatomia óssea: imagem esquemática apresentando a anatomia de um osso longo, como detalhe a unidade óssea estrutural, o chamado ósteon. (Adaptada de Rüegg BG et al., 2018.)

- *Suturas*: ossos unidos por tecido fibroso denso, encontrados no crânio. Exemplo: sutura coronal entre o osso frontal e os ossos parietais.
- *Gonfoses*: articulação onde um dente se encaixa em uma cavidade do osso alveolar. Exemplo: a articulação dos dentes com o maxilar e a mandíbula.
- Articulações cartilaginosas:
  - *Sincondroses*: ossos unidos por cartilagem hialina. Exemplo: a articulação entre as costelas e o esterno, e as placas epifisárias em ossos em crescimento.
  - *Sínfises*: ossos unidos por cartilagem fibrocartilaginosa. Exemplo: a sínfise púbica e o disco intervertebral entre as vértebras.
- Articulações sinoviais:
  - *Características*: possuem uma cavidade sinovial preenchida com líquido sinovial, permitindo grande grau de movimento. São as articulações mais comuns no corpo humano.
B) *Classificação funcional*: com base na amplitude de movimento que as articulações permitem:
  - *Sinartroses*: articulações imóveis. Exemplo: suturas do crânio.
  - *Anfiartroses*: articulações semimóveis. Exemplo: sínfise púbica e articulações entre as vértebras.
  - *Diartroses*: articulações móveis. Exemplo: ombro, joelho e cotovelo.

Anatomia das Articulações Sinoviais

As articulações sinoviais são as mais móveis e complexas e incluem várias partes importantes:

- *Cápsula articular*: uma cápsula fibrosa que envolve a articulação, mantendo os ossos unidos e ajudando a estabilizar a articulação.
- *Membrana sinovial*: revestimento interno da cápsula articular que secreta o líquido sinovial, que lubrifica a articulação e reduz o atrito.
- *Líquido sinovial*: fluido viscoso dentro da cavidade articular que facilita o movimento suave e reduz o atrito entre as superfícies articulares.
- *Cartilagem articular*: camada de cartilagem hialina que cobre as extremidades dos ossos na articulação, amortecendo impactos e permitindo movimentos suaves.
- *Ligamentos*: estruturas de tecido fibroso que reforçam e estabilizam a articulação, limitando o movimento excessivo.
- *Meniscos*: estruturas cartilaginosas que atuam como almofadas e estabilizadores dentro da articulação, melhorando o ajuste entre os ossos. Exemplo: meniscos do joelho.

Tipos de Articulações Sinoviais

Cada tipo de articulação sinovial permite diferentes tipos de movimento:

- *Articulação esférica (ou enartrose)*: permite movimentos em múltiplas direções e rotações. Exemplo: articulação do ombro (glenoumeral) e do quadril (coxofemoral).
- *Articulação Condiloide (ou elipsoide)*: permite movimentos de flexão, extensão, abdução e adução, mas não rotação. Exemplo: articulação do punho (radiocarpal).
- *Articulação sinovial em Hinge (ou dobradiça)*: permite movimento em um único plano, semelhante a uma dobradiça. Exemplo: articulação do cotovelo e do joelho.
- *Articulação planar (ou deslizante)*: permite movimentos de deslizamento e rotação limitada. Exemplo: articulações entre os ossos do carpo e do tarso.
- *Articulação em sela (ou selar)*: permite movimentos em dois planos, semelhante a uma sela. Exemplo: articulação carpo metacarpiana do polegar.
- *Articulação em Pivot (ou trocartrose)*: permite rotação em torno de um eixo. Exemplo: articulação entre a primeira e a segunda vértebra cervical (atlantoaxial).

Cada tipo de articulação sinovial é projetado para atender às necessidades específicas de movimento e estabilidade, contribuindo para a função geral e a mobilidade do corpo humano. Sua cartilagem articular é um tecido conjuntivo especializado em que sua principal função é fornecer uma superfície lisa e lubrificada para a articulação e facilitar a transmissão de cargas com baixo coeficiente de atrito. A cartilagem articular é desprovida de vasos sanguíneos, linfáticos e nervos e está sujeita a um ambiente biomecânico severo, com uma capacidade limitada de cura e reparo intrínsecos.

Anatomia da Cartilagem Articular
Composição Celular

- *Condrócitos*: são as células responsáveis pela manutenção e renovação da matriz cartilaginosa. Eles se encontram em lacunas dentro da matriz e são menos numerosos em comparação com outros tipos de células em tecidos conjuntivos.

Matriz Extracelular
- *Colágeno*: principalmente do tipo II, que confere resistência à tração e estrutura à cartilagem.
- *Proteoglicanos*: como a agrecan, que é um proteoglicano agregante mais abundante na matriz da cartilagem. Ligado ao ácido hialurônico, proporciona resiliência e a capacidade de suportar compressão e carga constante.
- *Água*: a matriz extracelular contém cerca de 70-80% de água, essencial para a resistência ao impacto e lubrificação articular.

Estratificação da Cartilagem
- *Zona superficial (tangencial)*: contém fibras de colágeno alinhadas paralelamente à superfície, proporcionando resistência ao cisalhamento.
- *Zona média (transicional)*: fibras de colágeno começam a se organizar em uma direção mais perpendicular à superfície, ajudando na transição entre as zonas superficial e profunda.
- *Zona profunda (radial)*: fibras de colágeno perpendiculares à superfície, ancorando a cartilagem ao osso subjacente.
- *Zona de calcificação*: a camada mais próxima do osso subcondral, onde a matriz começa a se mineralizar (Fig. 1.2-2)

Fisiologia da Cartilagem Articular
Função Mecânica
- *Absorção de choque*: a cartilagem articular distribui as forças mecânicas, reduzindo o estresse da carga sobre os ossos subjacentes.
- *Lubrificação*: a interação entre os proteoglicanos e a água na matriz cria um efeito de amortecimento e uma superfície quase sem atrito para o movimento articular.

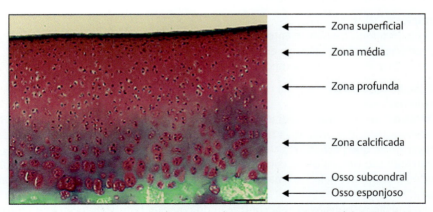

Fig. 1.2-2. Corte histológico de uma cartilagem articular em que a matriz e condrócitos estão organizados em cada zona. A zona superficial não apresenta condrócitos. Na zona do meio as células são arredondadas ou ovoides e parecem ter distribuição aleatória, em contraste, na zona profunda, onde as células estão dispostas em colunas curtas. (Adaptada de Carballo CB, et al., 2017.)

Nutrição
- A cartilagem articular é avascular, recebendo nutrientes por difusão do líquido sinovial, que banha a articulação. A compressão e a descompressão durante o movimento ajuda a bombear nutrientes para dentro e para fora da matriz.

Manutenção e Reparação
- A capacidade de regeneração da cartilagem é limitada devido à sua característica avascular, sem inervação e à especialização dos condrócitos. Sabemos que quanto mais uma célula se especializa em uma função, menor são suas chances de proliferação. Lesões ou desgastes podem levar a doenças degenerativas como a osteoartrite degenerativa.

Músculos e Tendões
Grupos Musculares e Funções

Entender a origem, inserção, ação e inervação dos músculos ajuda a identificar padrões de lesões e suas implicações funcionais. Os músculos do corpo humano estão organizados em grupos que trabalham em conjunto para executar uma variedade de funções motoras e de suporte. Cada grupo muscular desempenha funções específicas e colabora com outros músculos para garantir movimentos coordenados e eficientes. Os músculos do corpo humano podem ser classificados em três tipos principais:

A) Músculos Esqueléticos:
- Características:
  - *Estrutura*: os músculos esqueléticos têm uma estrutura estriada, com fibras musculares longas e multinucleadas. Eles são conectados aos ossos por tendões.
  - *Controle*: são músculos de controle voluntário, ou seja, sua contração é controlada conscientemente pelo sistema nervoso central.
  - *Função*: são responsáveis pelo movimento dos ossos e articulações, permitindo ações como caminhar, levantar-se, saltar e correr. Também ajudam na manutenção da postura e do equilíbrio do corpo humano.
- Exemplos:
  - *Bíceps braquial*: flexiona o cotovelo e supina o antebraço.
  - *Quadríceps femoral*: realiza a extensão do joelho e auxilia na flexão do quadril.
  - *Peitoral maior*: aduz e rota medialmente o braço.

B) Músculos Cardíacos:
- Características:
  - *Estrutura*: os músculos cardíacos têm uma estrutura estriada semelhante aos músculos esqueléticos, mas suas fibras são curtas, ramificadas e conectadas por discos intercalares que permitem a comunicação rápida entre as células.
  - *Controle*: são músculos de controle involuntário, ou seja, sua contração é regulada automaticamente pelo sistema nervoso autônomo e pelos marca-passos naturais do coração.
  - *Função*: são responsáveis pela contração do coração, bombeando sangue através do sistema circulatório.
- Exemplo:
  - *Músculo cardíaco*: componente principal do miocárdio, a camada muscular do coração.

C) Músculos lisos:
- Características:
  - *Estrutura:* os músculos lisos não têm estrias visíveis ao microscópio e suas fibras são fusiformes (em forma de fuso), com um único núcleo central por célula.
  - *Controle:* são músculos de controle involuntário, regulados pelo sistema nervoso autônomo e por hormônios. Eles trabalham sem a necessidade de controle consciente.
  - *Função:* são encontrados em estruturas como os vasos sanguíneos, o trato gastrointestinal e os órgãos internos. Eles ajudam na movimentação de substâncias através dos sistemas corporais, como o impulso de alimentos pelo trato digestivo e a regulação do diâmetro dos vasos sanguíneos.
- Exemplos:
  - *Músculo liso do trato gastrointestinal*: facilita o peristaltismo e a movimentação dos alimentos através do sistema digestivo.
  - *Músculo liso das paredes dos vasos sanguíneos:* regula o diâmetro dos vasos e controla a pressão arterial.

Estrutura e Função dos Músculos

Os músculos são tecidos que desempenham um papel fundamental no movimento, na manutenção da postura e na produção de calor no corpo. São compostos por fibras musculares que têm a capacidade de contrair e gerar força. As fibras musculares são as células musculares alongadas que compõem os músculos. Cada fibra muscular é formada por miofibrilas, que são unidades contráteis compostas de proteínas. Dentro das fibras musculares, as miofibrilas são formadas por sarcômeros, a unidade básica de contração. O sarcômero é a unidade funcional do músculo; são compostos de filamentos de actina (finos) e miosina (grossos). Durante a contração, os filamentos de actina deslizam sobre os filamentos de miosina, encurtando o sarcômero e, consequentemente, a fibra muscular. O sarcoplasma é o citoplasma das células musculares, que contém organelas, glicogênio, mioglobina e outras substâncias necessárias para a produção de energia. O endomísio, perimísio e o epimísio são camadas de tecido conjuntivo que envolvem as fibras musculares, os feixes de fibras (fascículos) e todo o músculo, respectivamente, proporcionando proteção e suporte. Os músculos esqueléticos são responsáveis pelos movimentos voluntários, enquanto os músculos lisos e cardíacos controlam os movimentos involuntários dos órgãos internos. Os músculos esqueléticos mantêm a postura do corpo, contrabalançando a gravidade. A contração muscular gera calor, ajudando a manter a temperatura corporal. Os músculos ajudam a estabilizar as articulações, garantindo que os ossos se movam de maneira controlada. Em resumo, os músculos desempenham um papel essencial no funcionamento do corpo, desde a realização de movimentos voluntários e involuntários até a regulação de funções vitais e a proteção do organismo.

Estrutura e Função dos Tendões

Os tendões são estruturas fibrosas que conectam os músculos aos ossos, desempenhando um papel crucial na movimentação do corpo. São compostos principalmente por uma proteína resistente e flexível que dá aos tendões sua força e elasticidade, o colágeno do tipo 1, sendo organizadas em feixes paralelos, proporcionando grande resistência à tração. As principais células que compõem o tendão são os tenoblastos, células jovens que produzem colágeno, enquanto os tenócitos são células maduras que mantêm a matriz extracelular. A matriz extracelular, além de colágeno, contém proteoglicanos, que ajudam a reter água e a amortecer forças; e elastina, que contribui para a elasticidade. Cada feixe de colágeno é envolto por uma camada fina de tecido conjuntivo chamada de endotendão, que contém vasos sanguíneos e nervos. Vários feixes de colágeno juntos formam fascículos, que são revestidos por uma camada chamada peritendão. Todo o tendão é envolto por uma camada externa chamada epitendão, que protege e delimita o tendão. A principal função dos tendões é transmitir a força gerada pelos músculos para os ossos, permitindo o movimento das articulações. Os tendões ajudam a absorver e dissipar as forças geradas durante a contração muscular e o impacto com o solo, protegendo os músculos e ossos de lesões. Atuam também contribuindo para a estabilidade das articulações, mantendo os ossos corretamente alinhados durante o movimento. Durante movimentos como correr ou saltar, os tendões podem armazenar energia elástica que é liberada quando o tendão retorna à sua forma original, aumentando a eficiência do movimento. Os tendões são, portanto, essenciais para a função locomotora, oferecendo uma combinação de força, elasticidade e durabilidade que permite ao corpo realizar ampla gama de movimentos (Fig. 1.2-3)

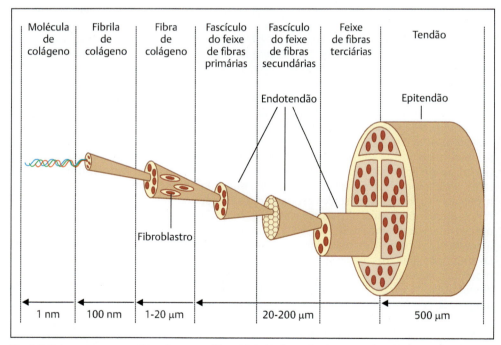

Fig. 1.2-3. Imagem esquemática de um tendão evidenciando as diversas camadas. O paratendão é considerado a primeira camada, mais externa, que é composta de fibrilas elásticas de colágeno tipos I e III que causam movimento livre do tendão contra o tecido circundante. Abaixo dele fica a segunda camada, epitendão, que consiste em uma densa rede fibrilar de colágeno que abriga múltiplos feixes de fibrilas compactas de colágeno embutidas com os tenoblastos e tenócitos e, juntos, eles formam o feixe de fibras primárias (subfascículos). Coleções desses subfascículos serão envoltas por uma camada de tecido conjuntivo chamada endotendão e formam o feixe de fibras secundárias. Esses feixes secundários são, então, agrupados e formam feixes de fibras terciárias. (Adaptada de Lim WL *et al.*, 2019.)

Estrutura e Função dos Ligamentos

Conectam ossos a ossos e fornecem estabilidade às articulações, limitando movimentos excessivos. São compostos, principalmente, por fibras de colágeno tipo I, organizadas em uma matriz densa e paralela, o que lhes confere resistência à tração. No entanto, os ligamentos são ligeiramente mais elásticos que os tendões, permitindo uma pequena amplitude de movimento para absorver choques e proteger as articulações. Os ligamentos, juntamente com a cápsula articular, propiciam a estabilidade necessária ao movimento desejado. Além da estabilidade mecânica, estas estruturas possuem terminações nervosas que quando são estiradas enviam mensagens proprioceptivas para que o conjunto de tendões e músculos sejam ativados para que, através da contração, consigam proteger a articulação de um movimento indesejável que possa causar dano à sua estrutura articular (Fig. 1.2-4).

Mecanismo de Contração Muscular

- *Contração isotônica*: o músculo muda de comprimento enquanto gera força. Pode ser:
  - *Concêntrica*: o músculo se encurta (p. ex., levantar um peso).
  - *Excêntrica*: o músculo se alonga enquanto gera força (p. ex., abaixar um peso).
- *Contração isométrica*: o músculo gera força sem mudar de comprimento (p. ex., manter uma posição de prancha).

PRINCÍPIOS DE FISIOLOGIA OSTEOARTICULAR
Biomecânica
- *Leis do movimento*: aplicação das leis de Newton e princípios de alavancas são fundamentais para entender o movimento e a carga nas articulações e ossos.
- *Força e tensão*: a relação entre força, tensão e carga é fundamental para a compreensão das lesões e o desenvolvimento de técnicas de tratamento.

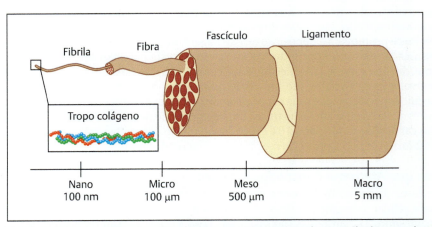

Fig. 1.2-4. Imagem esquemática de um ligamento que está caracterizado por múltiplas camadas de tecidos conjuntivos que contêm a matriz extracelular e células residentes em arquitetura hierárquica. As fibrilas de colágeno são formadas por meio da polimerização do tropocolágeno que é constituído por três cadeias polipeptídicas que estão organizadas em tríplice hélice. (Adaptada de Lim WL et al., 2019).

- *Propriedades mecânicas*: ossos são capazes de suportar grandes forças de compressão, principalmente devido à matriz mineralizada (principalmente hidroxiapatita). A resistência à tração é garantida pela presença de colágeno na matriz óssea. Além disso, o osso é um material viscoelástico, que pode deformar-se sob carga e retornar à sua forma original quando a carga é removida.

Processos de Regeneração Tecidual

Adaptação do Osso à Carga

A remodelação óssea é o processo pelo qual o osso é renovado para manter a resistência óssea e a homeostase mineral. A remodelação envolve a remoção contínua de osso velho, a substituição desses por uma matriz proteica recém-sintetizada e a mineralização subsequente para formar um novo osso. Esse processo reabsorve o osso velho e forma um novo osso, evitando o acúmulo de microdanos no tecido ósseo. A remodelação começa antes do nascimento e continua até a morte. A unidade de remodelação óssea é composta por um grupo fortemente acoplado de osteoclastos e osteoblastos que realizam, sequencialmente, a reabsorção do osso velho e a formação de um novo osso.

Consolidação Óssea

A compreensão dos processos inflamatório, proliferativo e de remodelação é fundamental para um tratamento de uma fratura, seja conservador ou cirúrgico, sendo que o osso, neste processo, em vez de cicatrizar, ou seja, produzir fibrose, ele se regenera com nova formação de tecido ósseo, idêntico ao lesionado inicialmente. Osteoclastos reabsorvem o tecido ósseo excedente, enquanto osteoblastos depositam novo osso para adaptar-se às cargas mecânicas normais. Este processo é guiado pela Lei de Wolff, onde o osso se remodela em resposta às forças que suportam. O reparo ósseo é um evento em cascata, em que a partir do hematoma inicial decorrente da fratura começa a se organizar, servindo de molde para o futuro calo ósseo. Este hematoma vai, gradativamente, tornando-se um tecido de granulação que serve de base para a proliferação de fibroblastos e vasos sanguíneos, gerando o calo mole, que é basicamente de matriz colágena, um tecido fibrótico que abraça as extremidades fraturadas do osso. Então, células mesenquimais se diferenciam em condrócitos e promovem a deposição de cartilagem, que posteriormente será substituída pela ossificação do tipo endocondral. Lembrando que este processo necessita, fundamentalmente, de uma estabilidade mecânica suficiente para que cada um destes tecidos possa se desenvolver sequencialmente, até a fase final de remodelação do calo ósseo formado. Cada tecido formado possui uma capacidade de deformação de acordo com sua constituição, assim o tecido de granulação tolera uma deformação de 100%, já o tecido fibroso 20%, o tecido cartilaginoso formado 10% e, por fim, o tecido ósseo apenas 2%, cada um destes tecidos é formado sob a proteção mecânica de seu predecessor.

Fatores que Afetam a Consolidação Óssea

Ossos de pacientes mais jovens tendem a se curar mais rapidamente devido à maior atividade celular. O estado nutricional influi na medida em que nutrientes como cálcio, fósforo, vitamina D e proteínas são essenciais para o processo. Um bom suprimento sanguíneo é crucial para fornecer oxigênio e nutrientes às células em proliferação, sem esquecer que a mobilidade articular e a estabilidade da fratura são fundamentais para uma eficiente regeneração tecidual.

Reparo da Cartilagem Articular

As lesões da cartilagem articular têm capacidade muito limitada de autorreparo e capacidade limitada de os condrócitos maduros produzirem uma quantidade suficiente de matriz extracelular. Lesões de cartilagem não tratadas, portanto, levam ao desenvolvimento de osteoartrite. As principais razões para a capacidade limitada de autorreparo e regeneração estão na natureza avascular do tecido da cartilagem e a incapacidade de formação de coágulos, que é a etapa básica na cascata de regeneração tecidual. É por isso que as células progenitoras no sangue e na medula óssea e os condrócitos residentes são incapazes de migrar para os locais da lesão da cartilagem articular. Geralmente o reparo intrínseco da cartilagem não segue as principais etapas que geralmente ocorrem após uma lesão em outros tecidos: necrose, inflamação e reparo ou remodelação. Além disso, os condrócitos maduros têm potencial proliferativo limitado e capacidade limitada de produzir uma quantidade suficiente de matriz extracelular para preencher um defeito. No entanto, vários tipos diferentes de células são mobilizados para a cartilagem articular após uma lesão e podem produzir uma nova matriz, embora essa matriz seja morfológica e mecanicamente inferior ao tecido original da cartilagem articular nativa. Lesões da cartilagem articular podem ser divididas em defeitos de espessura parcial, que não penetram no osso subcondral e não se reparam espontaneamente, e defeitos de espessura total, que penetram no osso subcondral e têm potencial de reparo parcial, dependendo do tamanho e da localização do defeito.

Homeostase Mineral
Regulação do Cálcio e Fósforo

Os ossos servem como o principal reservatório de cálcio e fósforo no corpo. Cerca de 99% do cálcio e 85% do fósforo do corpo estão armazenados no esqueleto na forma de cristais de hidroxiapatita, que conferem rigidez e resistência ao tecido ósseo. A regulação desses minerais envolve processos dinâmicos de deposição e reabsorção óssea, mediados por células ósseas especializadas e controlados por hormônios específicos. Os osteoblastos são as células responsáveis pela formação óssea. Eles sintetizam e secretam a matriz óssea, que posteriormente se mineraliza com cálcio e fósforo para formar o osso duro. Os osteoclastos são responsáveis pela reabsorção óssea, liberando cálcio e fósforo para a circulação sanguínea. Os osteócitos são osteoblastos que ficaram aprisionados na matriz óssea e agora agem como sensores mecânicos, regulando a atividade dos osteoblastos e osteoclastos. A remodelação óssea é um processo contínuo que envolve a reabsorção de ossos antigos ou danificados pelos osteoclastos e a formação de novos ossos pelos osteoblastos. Esse processo é fundamental para a regulação dos níveis de cálcio e fósforo no sangue.

Processos de Regulação

A regulação desta homeostase é realizada pelo paratormônio (PTH), secretado pelas glândulas paratireoides, sendo o principal regulador do cálcio no sangue. Ele aumenta os níveis de cálcio ao estimular a reabsorção óssea pelos osteoclastos, aumentando a liberação de cálcio e fósforo dos ossos para o sangue. Embora o PTH aumente a liberação de fósforo dos ossos, ele também reduz os níveis de fósforo no sangue ao aumentar a excreção renal de fósforo. A calcitonina é outro hormônio secretado pela glândula tireoide e que age de forma oposta ao PTH, diminuindo os níveis de cálcio no sangue. Inibe a atividade dos osteoclastos, reduzindo a reabsorção óssea e promovendo o depósito de cálcio e fósforo nos ossos. A vitamina D (calcitriol) aumenta a absorção de cálcio e fósforo no intestino e, em menor grau, promove a reabsorção óssea. Ela é essencial para a mineralização óssea e para manter níveis adequados de cálcio e fósforo no sangue, sendo que é convertida em sua forma ativa (calcitriol) nos rins, sob o estímulo do PTH. Manter os níveis de cálcio no sangue dentro de uma faixa estreita (aproximadamente 8,5 a 10,5 mg/dL) é fundamental para várias funções fisiológicas. O PTH aumenta os níveis de cálcio quando estão baixos, enquanto a calcitonina ajuda a reduzir os níveis quando estão altos. O fósforo circula, principalmente, na forma de fosfato no sangue. Seus níveis são regulados principalmente pela dieta, função renal e pela ação dos hormônios como o PTH e a vitamina D. O equilíbrio entre a reabsorção e a excreção renal de fósforo é fundamental para manter a homeostase.

Estabilidade e Mobilidade

Os princípios de estabilidade e mobilidade do sistema musculoesquelético são fundamentais para a compreensão de como o corpo humano se move de maneira eficiente, segura e eficaz. Esses dois aspectos, embora aparentemente opostos, são interdependentes e essenciais para o funcionamento adequado do corpo. As articulações precisam dosar o grau de estabilidade e mobilidade para um funcionamento eficaz. Articulações como a do quadril proporcionam alta estabilidade, enquanto outras, como a do ombro, oferecem maior amplitude de movimento.

Estabilidade refere-se à capacidade de uma articulação manter uma posição segura e controlada, resistindo a movimentos indesejados. A estabilidade é crucial para proteger as articulações de lesões e garantir que os movimentos sejam executados de maneira controlada e eficiente, e esta depende da ação dos ligamentos que conectam os ossos entre si e contribuem para a estabilidade passiva das articulações; da cápsula articular, que desempenha um papel importante, envolvendo a articulação e fornecendo suporte; das formas das superfícies ósseas articulares, articulações mais congruentes tendem a ser mais estáveis; e, por fim, dos músculos que atravessam a articulação e ajudam a estabilizá-la através da contração ativa.

A estabilidade dinâmica é outro ponto fundamental que depende da ativação muscular durante o movimento, por meio do sistema nervoso central que coordena a ativação de músculos para manter a estabilidade, e isso inclui a antecipação de movimentos e a correção rápida de perturbações que podem causar desequilíbrio.

A estabilidade global do corpo é mantida através do equilíbrio e da postura, que envolvem a coordenação de múltiplos grupos musculares e articulações. Uma postura adequada distribui o peso de forma equilibrada e reduz o estresse nas articulações. No corpo, as articulações e os músculos trabalham em cadeias cinéticas, onde a estabilidade de uma articulação pode afetar a mobilidade de outra. Por exemplo, uma pelve estável é essencial para a mobilidade eficiente dos quadris. Quando ocorre um desequilíbrio entre estabilidade e mobilidade, o corpo tende a compensar, o que pode levar a padrões de movimento disfuncionais e, eventualmente, a lesões por sobrecarga de outras articulações. Por exemplo, se o quadril não tiver mobilidade suficiente, o joelho pode compensar, aumentando o risco de lesões no joelho.

Em termos gerais, articulações alternam-se em termos de necessidade de estabilidade ou mobilidade. Articulações como o tornozelo e o quadril são primariamente móveis, enquanto o joelho e a coluna lombar são principalmente estáveis. No entanto, cada articulação precisa de certo grau de ambas as funções para um desempenho adequado.

Conexão entre Sistema Nervoso e Musculoesquelético

O sistema nervoso central controla os movimentos dos músculos esqueléticos e, por consequência, o movimento das articulações. As informações sensoriais enviadas pelos proprioceptores ajudam na coordenação e no ajuste dos movimentos. O princípio da conexão entre o sistema nervoso e o sistema musculoesquelético é fundamental para a compreensão de como o corpo humano realiza movimentos, mantém a postura e responde a estímulos do ambiente. Essa interconexão, muitas vezes referida como controle neuromuscular, envolve uma comunicação contínua entre o cérebro, a medula espinal, os nervos periféricos e os músculos esqueléticos.

A unidade motora é a unidade funcional básica da conexão entre o sistema nervoso e o sistema musculoesquelético. Consiste em um neurônio motor (ou motoneurônio) e todas as fibras musculares que ele inerva. Quando um impulso nervoso (potencial de ação) viaja ao longo do axônio do neurônio motor, ele atinge as terminações nervosas nas fibras musculares, desencadeando a liberação de neurotransmissores (principalmente acetilcolina) na junção neuromuscular. Isso leva à contração das fibras musculares associadas. A quantidade de força gerada por um músculo é controlada pela ativação de diferentes números de unidades motoras. Pequenos ajustes finos envolvem a ativação de poucas unidades motoras, enquanto movimentos poderosos requerem a ativação de muitas.

A propriocepção é a capacidade do corpo em perceber sua própria posição e movimento no espaço. Esta percepção é importante para o controle motor. Receptores especializados, como os fusos musculares, órgãos tendinosos de Golgi e receptores articulares fornecem *feedback* contínuo ao sistema nervoso central sobre o comprimento do músculo, a tensão e a posição das articulações. As informações proprioceptivas são processadas pelo SNC para ajustar o tônus muscular, a postura e a coordenação, permitindo movimentos precisos e adaptados às demandas do ambiente. O *feedback* sensorial é crucial para ajustar o movimento e evitar lesões. Proprioceptores em músculos, tendões e articulações fornecem informações sobre a posição e o movimento das partes do corpo.

BIBLIOGRAFIA

Buckwalter JA, Mow VC, Ratcliffe A. Restoration of injured or degenerated articular cartilage. J Am Acad Orthop Surg. 1994;2:192-201.

Burr DB. Anatomy and physiology of the mineralized tissues: Role in the pathogenesis of osteoarthrosis. OsteoArthritis and Cartilage. 2004;12:S20-S30.

Carballo CB, Nakagawa Y, Sekiya I, Rodeo SA. Basic science of articular cartilage. Clin Sports Med. 2017;36(3):413-25.

Elliott DS, Newman KJ, Forward DP, et al. A unified theory of bone healing and nonunion. Bone Joint J. 2016;98-B(7):884-91.

Fabio Galbusera, Bernardo Innocenti. Ligament and tendon biomechanics, Chapter 8. In Human Orthopaedic Biomechanics Fundamentals, Devices and Applications. 2022:137-49.

Fox AJS, Bedi A, Rodeo AS. The basic science of articular cartilage: structure, composition, and function. Sports Health. 2009;1(6):461-8.

Hart NH, Newton RU, Tan J, et al. Biological basis of bone strength: anatomy, physiology and measurement. J Musculoskelet Neuronal Interact. 2020;20(3):347-37.

Lim WL, Liau LL, Ng MH, et al. Current progress in tendon and ligament tissue engineering. Tissue Eng Regen Med. 2019;16(6):549-71.

Thompson JC, Netter FH. Netter's concise orthopaedic anatomy. 2nd ed. Philadelphia: Saunders; 2010.

Rüegg BG, Stoddart M. AO principles of fracture management. Buckley RE, Moran CG, Apivatthakakul T. 3rd ed. Thieme [Online]; 2018.

Parte II FASE PRÉ-OPERATÓRIA

CENTROS DE ATENÇÃO ESPECIALIZADA

CAPÍTULO 2

Seção 2.1 ▪ Contextualizando o Centro de Atendimento Especializado

Alessandra Cabral de Lacerda

ATUAÇÃO MULTIDISCIPLINAR NO CUIDADO ORTOPÉDICO

Entende-se que o trauma ortopédico é considerado uma das condições de maior complexidade existente no contexto contemporâneo, comprometendo a função do ser humano, bem como sua participação econômica na sociedade. Em conjunto com a ortopedia que visa tratar as doenças do aparelho locomotor, compõe a especialidade que mais assiste, no Brasil, aos enfermos que necessitam de cuidados musculoesqueléticos.

Os traumas decorrentes de causas externas continuam a ser o principal motivo de morte e incapacidades em pessoas de 5 a 29 anos,[1] embora o envelhecimento possa estar influenciando o aumento das taxas de internação por trauma em idosos de acordo.[2]

Se considerarmos as enfermidades totais do sistema musculoesquelético, essas são a principal causa de incapacidade relacionada com a diminuição da mobilidade, principalmente, na faixa etária de 65 anos ou mais. Elas podem comprometer a realização de atividades da vida diária de acordo com Curtis *et al.*,[3] bem como, eventualmente, ocasionar dependência e institucionalização, influenciar na autopercepção de saúde e qualidade de vida, e implicar aumento de custos para os serviços.[4]

Os profissionais de saúde que atendem estes pacientes necessitam receber não apenas a formação básica em ortopedia e traumatologia, mas também treinamento complementar para a tomada de decisões nas diversas situações que podem aparecer no seu cotidiano de trabalho.[5]

A perspectiva multidisciplinar amplifica a possibilidade de que o cuidado possa ser efetivo considerando a singularidade de cada paciente, bem como sua inserção no planejamento de sua assistência. Para se realizar uma linha de cuidado é fundamental promover a elaboração das articulações e dos conhecimentos dos membros da equipe multiprofissional, buscando a melhoria de uma assistência fragmentada.[6]

GERENCIAMENTO DE CONDIÇÕES ORTOPÉDICAS CRÔNICAS

É fundamental a compreensão das especialidades para o gerenciamento da assistência ao paciente com ênfase em nosso caso nas condições ortopédicas crônicas. A condição ortopédica refere-se a uma ampla gama de problemas que afetam o sistema musculoesquelético.

A Organização Mundial da Saúde (World Health Organization[1] afirma que as doenças crônicas são as principais causas de morte, sendo responsáveis por 60% dos óbitos ocorridos no mundo.[7]

De acordo com Pinto e Quintal,[8] ao considerarmos as doenças crônicas não transmissíveis (DCNT) nas últimas décadas, estas passaram a determinar a maioria das causas de morte e incapacidade prematura, ultrapassando as taxas de mortalidade por doenças infecciosas e parasitárias, e a representar uma grande parcela das despesas com assistência hospitalar no Sistema Único de Saúde (SUS) e no setor suplementar.

As doenças crônicas se desenvolvem lentamente, apresentam efeitos em longo prazo, são difíceis de prever e não têm chance de cura. A terapêutica oferecida possibilita apenas desacelerar ou impedir seu progresso. Contudo, algumas podem ser prevenidas ou controladas por meio de diagnóstico precoce, mudanças no estilo de vida e acesso a tratamento adequado recomendado por profissional da saúde.[7]

As afecções do sistema musculoesquelético podem ter etiologias variadas como lesões, acometimentos degenerativos, infecciosos e congênitos. O impacto na vida dos pacientes é variável e o manejo do cuidado é fundamental para garantir a qualidade de vida dos pacientes.

Dentre as estratégias para o sucesso neste gerenciamento, destacamos o monitoramento contínuo do paciente, a educação em saúde e o plano de cuidados individualizado.

Quanto ao monitoramento contínuo do paciente, deve-se reforçar a importância de avaliações regulares e possibilidades de ajuste e redefinição de tratamentos propostos, além de medidas para prevenção de complicações.

Este monitoramento requer profissionais especializados que consigam obter, de forma segura e correta, a coleta e a análise constante dos dados de saúde do paciente para acompanhamento preciso. O telemonitoramento, por exemplo, pode ser uma ferramenta útil neste processo permitindo ajustes no tratamento sem necessidade de visitas frequentes do paciente ao hospital.

Além de prevenir complicações, este acompanhamento permite detectar precocemente possíveis situações que requeiram intervenção precoce, além de fortalecer o vínculo dos pacientes com a equipe multidisciplinar.

O contexto de atenção à saúde das pessoas acometidas pelas DCNT requer um conjunto de fatores que integram o sistema de atenção à saúde, os profissionais de saúde e as pessoas usuárias, na tentativa de ter o controle efetivo, eficiente e de qualidade dessas doenças.[9] Complementa Morais, em 2018,[10] que isso acontece porque os impactos gerados pelas incapacidades e pelas limitações exigem mudanças que necessitam de gastos com a doença e com serviço.

Outro aspecto fundamental a ser considerado é a educação do paciente que possibilita aumento da adesão ao tratamento e a melhora dos resultados em longo prazo, o que é reforçado por Straub,[9] sobre o manejo individual da doença e a necessidade de educação quando afirma que, quando diagnosticado com doença crônica, o paciente se depara com uma nova realidade e precisa mudar seus hábitos de vida, ou seja, incorporar e manter novos comportamentos, como uma alimentação saudável, atividade física regular e uso contínuo de medicamentos.

Sobre as dificuldades de compreensão ao tratamento e possíveis falhas do processo, cabe salientar que as alterações na rotina do paciente geram grande impacto em sua vida cotidiana e podem resultar em baixos níveis de adesão. Isso é agravado pelo fato de as consequências potencialmente negativas dos comportamentos de risco serem, geralmente, distantes e obscurecidas pelos prazeres imediatos que tais comportamentos proporcionam.[11]

A adesão ao tratamento é fundamental para o gerenciamento de uma doença crônica. Dessa forma, para seu efetivo controle, é preciso que o indivíduo siga as orientações da equipe multidisciplinar. A Organização Mundial da Saúde reconhece que muitos indivíduos têm dificuldade em seguir o tratamento recomendado e aponta que a baixa adesão é um problema mundial.[7]

Outra ferramenta a ser elaborada no gerenciamento das afecções ortopédicas é o plano de cuidado personalizado elencando, do ponto de vista biopsicossocial, as necessidades específicas de cada paciente. Essa abordagem é fundamental no manejo de doenças crônicas, pois promove uma série de benefícios significativos como o empoderamento do paciente e até mesmo seus familiares à medida que aumenta a participação nas decisões sobre o tratamento a ser seguido além de fortalecer comunicação, segurança e confiança na equipe multidisciplinar e, por fim, na satisfação do paciente e seus familiares.

O contexto da realidade brasileira é complexo e contempla desde as condições e recursos disponíveis à disponibilidade de estudos empíricos sobre o cuidado centrado no paciente. Em estudos realizados em países como a Suécia, por exemplo, foram identificados desafios para a prática do cuidado centrado no paciente: baixo incentivo à participação dos pacientes; priorização de aspectos objetivos em detrimento do subjetivo; conflitos de poder nas relações profissionais; infraestrutura inadequada dos serviços de saúde; profissionais que acreditam já realizar práticas centradas no paciente; diversidade cultural; e ausência de registros do cuidado de saúde.[12]

Assim, reconhecer, em nosso contexto, possíveis situações que podem possibilitar a plena capacidade de realizar essas estratégias é fundamental para o sucesso do gerenciamento pela equipe multidisciplinar.

Além disso, é importante destacar que a composição da equipe multidisciplinar deve conter profissionais de saúde como médicos ortopedistas, enfermeiros, fisioterapeutas, terapeutas ocupacionais, assistentes sociais e psicólogos especialistas em traumatologia ortopédica e ortopedia.

Neste contexto de lidar com doenças que possuem impacto significativo na qualidade de vida dos pacientes, de caráter incapacitante e que podem ter desfechos complexos e crônicos, a equipe multidisciplinar deve ser especializada e possuir diversidade de profissionais de saúde, conforme mencionado, pois permite uma visão mais completa do paciente, considerando não apenas os aspectos físicos, mas também emocionais, sociais e espirituais.

COORDENAÇÃO DO CUIDADO: PAPEL DO ENFERMEIRO COMO FACILITADOR ENTRE DIFERENTES DISCIPLINAS

Neste aspecto da multidisciplinaridade destaco a atuação de coordenação do cuidado pelos enfermeiros ao desempenharem um papel central garantindo que todas as necessidades do paciente sejam atendidas de forma integrada. A possibilidade de trabalharem em estreita colaboração com outros profissionais favorece que os enfermeiros atuem desta maneira.

Em muitos casos, os enfermeiros assumem papéis de liderança na coordenação e planejamento dos cuidados, especialmente em contextos de atenção primária e cuidados domiciliares. Expandir esta atuação no contexto de cuidado em ortopedia e traumatologia ortopédica e requer, inevitavelmente, que o enfermeiro aplique suas habilidades de liderança e esteja apto a resolver problemas e propor mudanças, apontando soluções para pacientes e equipe.

Dessa forma, a colaboração multidisciplinar, impulsionada pela liderança dos enfermeiros, promove um ambiente de cuidado centrado no paciente, onde cada profissional contribui com sua *expertise* para alcançar os melhores resultados possíveis. Assim, a atuação interdisciplinar melhora a qualidade do cuidado além de fortalecer a equipe de saúde, promovendo um atendimento das necessidades biopsicossociais do paciente.

REFERÊNCIAS BIBLIOGRÁFICAS

1. World Health Organization. Global status report on road safety 2018: supporting a decade of action. Geneva: WHO; 2018.
2. Lentsck MH, et al. Panorama epidemiológico de dezoito anos de internações por trauma em UTI no Brasil. Rev Saude Publica; 2019;53:83.
3. Curtis E, Litwic A, et al. Determinants of muscle and bone aging. J Cell Physiol; 2015;230(11):2618-25.
4. Fritz JM, et al. Utilization and clinical outcomes of outpatient physical therapy for medicare beneficiaries with musculoskeletal conditions. Phys Ther. 2011;91(3):330-45.
5. Santos SMF, et al. Assistência de enfermagem quanto ao paciente ortopédico em um hospital público do oeste do Pará. Research, Society and Development; 2021;10(17):e180101724536.
6. Almeida DA, et al. Contribuições da enfermagem na reestruturação do serviço de cirurgia de joelho de um ambulatório escola. Revista de Enfermagem e Atenção à Saúde; 2021;10(2).
7. World Health Organization (WHO). Adherence to long-term therapies: evidence for; (2003).
8. Pinto SMVRA, Quintal CMM. Os custos da não adesão ao tratamento da hipertensão arterial: uma revisão sistemática da literatura [Dissertação de mestrado]. Universidade de Coimbra; 2021.
9. Malta DC, et al. Noncommunicable diseases and the use of health services: analysis of the national health survey in brazil.: analysis of the National Health Survey in Brazil. Revista de Saúde Pública. 2017;51(1):1-10.
10. Morais HCC, et al. Modifiable risk factors for chronic non-communicable diseases among university students. Revista da Rede de Enfermagem do Nordeste. 2018;19:1-5.
11. Straub RO. Psicologia da saúde: uma abordagem biopsicossocial (3. ed.). Artmed; 2014.
12. Moore L, et al. Barriers and facilitators to the implementation of person-centred care in different healthcare context. Scand J Caring Sci. 2017;31(4):662-73.

Seção 2.2 ▪ Avaliação e Preparação do Paciente para Cirurgia

Bruna Martins Bencardino

INTRODUÇÃO

No perfil do paciente com afecções ortopédicas, a avaliação e o preparo para a cirurgia devem basear-se na busca de aspectos que envolvam sua saúde e qualidade de vida, dentro de um cenário indissociável.

Para a Organização Mundial da Saúde (OMS), a qualidade de vida é um conceito amplo, ou seja, a percepção que o indivíduo tem de sua posição na vida, no contexto da cultura e dos sistemas de valores nos quais vive, e em relação aos seus objetivos, expectativas, padrões e preocupações. Esse contexto engloba múltiplos aspectos, como, bem-estar físico, psicológico, social, nível de independência, relação social, meio ambiente e crenças pessoais.[1]

A qualidade de vida de um paciente ortopédico pode, então, ser significativamente afetada pelas condições que envolvem o sistema musculoesquelético, como fraturas, artroses, lesões de ligamentos, lesões esportivas e lesões de esforço repetitivo. Tais condições tendem a influenciar a mobilidade, o nível de dor, a capacidade de realizar atividades diárias e o bem-estar físico e psicológico do paciente, evoluindo para um estilo de vida limitante.

Frente à maior expectativa de vida da população brasileira, entre 76,1 anos, dados do Instituto Brasileiro de Geografia e Estatística (IBGE), e do aumento do quantitativo de pessoas idosas ativas e independentes, o déficit de mobilidade e a dor do paciente ortopédico influenciam diretamente na sua qualidade de vida, pois limitam sua autonomia.[2]

AVALIAÇÃO DO PACIENTE PARA CIRURGIA

No que tange ao paciente ortopédico que necessita de intervenção cirúrgica, boa avaliação e bom preparo para a cirurgia são de suma importância frente aos riscos que tal ato pode resultar. Toda cirurgia, independente de sua complexidade, acarreta algum nível de risco, que podem ser categorizados em diferentes tipos como riscos anestésicos, infecciosos, hemorrágicos e complicações específicas ao tipo de intervenção cirúrgica.

Para minimizar tais riscos são necessárias algumas etapas importantes, que envolvem uma abordagem multidisciplinar, com o enfoque no indivíduo como um ser único e protagonista do seu cuidado. Na avaliação pré-operatória deve-se observar o paciente em sua totalidade e dentro do seu universo próprio, excluindo-se o olhar imparcial e generalista. Diversas áreas da saúde possuem papel importante na avaliação e preparo do paciente para garantir que este esteja em condições ideais para o procedimento, não só fisicamente, mas biopsicossocialmente.

A avaliação do paciente tem início com uma anamnese detalhada pelo ortopedista, onde se deve identificar a queixa principal, como dor, limitação de movimentos, deformidades ou fraqueza no membro. Deve-se investigar o início dos sintomas (aguda ou crônica) e sua evolução. É importante considerar fatores como a história de saúde, alergias, medicações em uso, condições preexistentes, hábitos de vida, histórico cirúrgico e função e integridade tissular do membro afetado. Exames físicos e testes ortopédicos são essenciais para confirmar a indicação cirúrgica, avaliando-se mobilidade, força, dor, deformidades e função do membro a ser operado.

Exames de imagem como ultrassonografia, radiografia, tomografia e ressonância magnética podem ser necessários para uma avaliação mais precisa das lesões ósseas e articulares e para um bom planejamento cirúrgico.

Para melhor avaliação funcional, questionários e escalas podem ser aplicados para determinar a capacidade funcional e a qualidade de vida do paciente e para a classificação da dor que se apresenta de forma subjetiva.

Exames complementares devem ser realizados a fim de detectar possíveis contraindicações ao ato cirúrgico. A avaliação laboratorial, que pode incluir hemograma, testes de função hepática e renal e exames de coagulação, é fundamental para identificar riscos potenciais, assim como a presença de infecções locais ou sistêmicas. Tais exames auxiliam na avaliação do risco anestésico e preparo para a cirurgia, levando-se em conta, principalmente, as comorbidades e o histórico de saúde do paciente.

Exames cardiológicos como eletrocardiograma e ecocardiograma podem ser necessários, a depender da idade e do histórico cardiológico do paciente.

Os exames complementares de sangue e cardiológicos citados são necessários para estratificar o risco para a cirurgia utilizando-se a classificação de estado físico ASA (American Society of Anesthesiologists), escala utilizada mundialmente para avaliar o estado de saúde do paciente, levando-se em conta idade e comorbidades como hipertensão, diabetes, obesidade, entre outras que, se descompensadas, podem elevar o risco de complicações cirúrgicas.[3]

Outra etapa importante é a avaliação do paciente pelo enfermeiro especialista em ortopedia, pois permite uma visão holística da condição não só musculoesquelética, bem como suas necessidades físicas, emocionais e sociais. O enfermeiro especialista desempenha papel fundamental na identificação precoce de complicações, na educação e na promoção de cuidados integrados com o intuito de melhorar a recuperação e a qualidade de vida do paciente, visto que é o profissional que acompanha o paciente durante todo o seu processo desde a pré-internação até o pós-operatório.

A avaliação prévia de um fisioterapeuta especialista permite a identificação precisa das disfunções musculoesqueléticas e limitações funcionais permitindo, desta forma, intervenções terapêuticas personalizadas, com o objetivo de rápida recuperação pós-operatória e prevenindo novas lesões.

A avaliação social de um paciente ortopédico que irá se submeter à cirurgia desempenha papel fundamental no planejamento do cuidado integral e da reabilitação. O assistente social avalia se o paciente terá suporte familiar e/ou rede de apoio, principalmente, no período de internação e pós-operatório, sendo um elo crucial entre o paciente, sua família e a equipe de saúde.

Sobretudo, é essencial considerar aspectos psicológicos do paciente. A ansiedade e o medo relacionados com a cirurgia podem impactar a recuperação. A avaliação psicológica ou psiquiátrica, em alguns casos, é fundamental para garantir que o paciente esteja emocionalmente preparado para enfrentar não somente o procedimento em si quanto o processo de recuperação que, em alguns casos, pode ser de longa duração. O medo, a ansiedade e o estresse podem afetar os resultados, principalmente, no período pós-operatório. Pacientes com transtornos psicológicos ou psiquiátricos preexistentes podem necessitar de acompanhamento mais intensivo antes e após o procedimento.

PREPARO DO PACIENTE PARA CIRURGIA

Após uma avaliação acurada sobre as condições que o paciente apresenta para o ato cirúrgico, e sobretudo o que o permeia, faz-se necessário um bom preparo pré-operatório, pois este é um processo essencial para garantir a segurança do procedimento e uma recuperação adequada. Ele envolve diferentes etapas que podem variar de acordo com o tipo de cirurgia e com as condições de saúde do paciente.

A maioria das cirurgias requer jejum antes do procedimento. O principal objetivo é evitar que alimentos ou líquidos presentes no estômago sejam aspirados para os pulmões durante a indução anestésica, o que pode causar complicações graves como pneumonia por aspiração. Desta forma o paciente deve ser informado sobre a importância de seguir essas orientações a fim de evitar complicações durante ou após o ato cirúrgico.

Normalmente se recomenda jejum de 6 a 8 horas de sólidos antes da cirurgia. Alimentos pesados, gordurosos ou de difícil digestão podem exigir tempo maior.[3]

Líquidos claros, como água, chá ou suco de frutas sem polpa requerem um período de jejum menor, entre 2 a 3 horas, com base em evidências de que estes líquidos são rapidamente esvaziados pelo estômago, minimizando assim o risco de aspiração pelos pulmões.[3]

Para leites e fórmulas infantis, em geral, recomenda-se jejum de 4 horas para leite materno e 6 horas para fórmulas infantis, visto que sua digestão é mais lenta comparada aos líquidos claros.[3]

O ajuste medicamentoso também tem grande papel de destaque, pois evita complicações, como por exemplo, a possível suspensão de anticoagulantes e anti-inflamatórios que têm por finalidade evitar o risco de sangramento durante a cirurgia e manter a função renal, esta principalmente em decorrência do uso de anestésicos.

A dor pode apresentar-se como um sofrimento sensitivo e emocional. O tratamento da dor é considerado como direito formalizado legalmente em 2001 junto às Nações Unidas por intermédio da Comissão dos Direitos Humanos. O diagnóstico de enfermagem de mobilidade física prejudicada contida na taxonomia II da NANDA – I Internacional, Inc. (NANDA – I) se alia à avaliação da dor do paciente ortopédico que, em suma, tem forte relação com este diagnóstico. Contudo, para o manejo da dor é necessário que haja uma abordagem multidisciplinar e o uso de diversos métodos, incluindo farmacológicos ou não farmacológicos.[4,5]

A profilaxia antibiótica é uma prática comum em cirurgias de risco elevado e a administração deve ser cuidadosamente planejada para prevenir infecções. Além disso, a tromboprofilaxia é crucial para pacientes com risco elevado de tromboembolismo pulmonar e trombose venosa profunda, especialmente em cirurgias ortopédicas de alta complexidade ou com tempo cirúrgico elevado.

Além desses aspectos, é importante afirmar que a educação do paciente se mostra a cada dia como um pilar de grande auxílio no preparo do paciente para o ato cirúrgico, inclusive durante sua internação e pós-operatório, em todos os seus períodos. O processo saúde-doença e o ato cirúrgico em si podem apresentar alterações por um curto período de tempo ou permanentes, além de se apresentar como algo desconhecido, algo novo dentro do seu cotidiano, culminando com o aparecimento de estresse e ansiedade. A educação do paciente é um tema essencial na área da saúde, uma vez que promove a autonomia, melhora a adesão ao tratamento e contribui para a saúde e bem-estar do indivíduo.

Para isso faz-se necessária a inclusão do paciente e seus familiares em todo o seu processo de cuidado por meio de educação em saúde, respeitando a cultura e crenças de cada um, auxiliando, desta forma, na sua recuperação, minimizando o medo e incentivando o otimismo. Contudo, o profissional que presta a educação em saúde deve entender cada paciente como um ser único, incentivando-o a assumir o papel de protagonista do seu cuidado, fornecendo-lhe informações e ferramentas necessárias para tomar decisões e adotar comportamentos saudáveis antes e após seu processo de internação, contribuindo com o seu autocuidado e autonomia, reduzindo assim o seu papel de dependência, seja da equipe de saúde e/ou familiares.

Seguindo nesse contexto, conclui-se que todos esses aspectos unidos são pilares de suma importância para uma avaliação cirúrgica de excelência e preparo do paciente para a cirurgia ortopédica. São aspectos cruciais para garantir a segurança e o sucesso do procedimento, além de abreviar a recuperação pós-operatória. A colaboração entre cirurgiões, anestesistas, enfermeiros e demais profissionais de saúde é essencial para otimizar a experiêna do paciente e minimizar possíveis riscos.

REFERÊNCIAS BIBLIOGRÁFICAS

1. Whoqol Group. The World Health Organization Quality of Life assessment (WHOQOL): position paper from the World Health Organization. Social Science & Medicine. 1995;41(10):1403-9.
2. Instituto Brasileiro de Geografia e Estatística (IBGE). Tábuas de Mortalidade; 2022/2023.
3. American Society of Anesthesiologists. Practice Guidelines for Preoperative Fasting and the Use of Pharmacologic Agents to Reduce the Risk of Pulmonary Aspiration: Application to Healthy Patients Undergoing Elective Procedures. Anesthesiology. 2017;126(3):376-93.
4. Nanda International. Diagnósticos de Enfermagem da NANDA: Definições e Classificação 2021-2023. 12. ed. Porto Alegre: Artmed; 2021.
5. Queiroz C. Direitos fundamentais: funções, âmbito, conteúdo, questões interpretativas e justiciabilidade. Coimbra: Coimbra; 2006:25-8.

Seção 2.3 ▪ Planejamento Cirúrgico: Abordagem Médica e Multidisciplinar

Eliane Augusta da Silveira ▪ *José Paulo Gabbi*

INTRODUÇÃO

A ortopedia moderna exige uma abordagem complexa, integrando diversos profissionais e tecnologias para garantir o sucesso dos procedimentos cirúrgicos. O planejamento cirúrgico é um dos principais pilares para alcançar bons resultados e envolve desde a avaliação inicial do paciente até o acompanhamento pós-operatório.

Este capítulo explora as etapas fundamentais do planejamento cirúrgico, com foco na abordagem multidisciplinar e no uso de tecnologias avançadas para a otimização do tratamento.

AVALIAÇÃO INICIAL

Anamnese e Exames Clínico e de Imagem

O primeiro passo em qualquer abordagem cirúrgica ortopédica é uma avaliação detalhada do paciente, que inclui tanto a anamnese quanto exames físicos e de imagem. A anamnese deve cobrir aspectos essenciais, como a história do trauma, sintomas atuais, limitações funcionais e possíveis comorbidades que possam influenciar o tratamento. É importante explorar o histórico familiar e ocupacional do paciente, uma vez que isso pode fornecer pistas sobre a predisposição a condições ortopédicas.

O exame clínico envolve a análise detalhada da área afetada, avaliando mobilidade, dor, estabilidade articular, deformidades e "sinais de alerta". É fundamental medir a intensidade da dor e a funcionalidade da articulação, considerando também os impactos centrados no paciente, como qualidade de vida, ocupação, sono, percepção de estresse, humor, relacionamentos e atividades de lazer. Para isso devem ser utilizadas escalas padronizadas de avaliação.

Paralelamente, os exames de imagem desempenham papel crucial. Radiografias são frequentemente o ponto de partida, permitindo uma visão geral da estrutura óssea e, na maioria das patologias, já definem um diagnóstico. Em casos mais complexos, tomografia computadorizada (TC) e ressonância magnética (RM) fornecem informações detalhadas sobre tecidos moles e estruturas tridimensionais, essenciais para um diagnóstico preciso e para o planejamento cirúrgico adequado.

Exames laboratoriais também devem ser solicitados tanto para diagnósticos diferenciais como para diagnósticos de patologias associadas ou sistêmicas como artrites reumáticas.

Diagnóstico/Classificação

Após a avaliação clínica e de imagem, o próximo passo é a formulação do diagnóstico. A precisão nessa etapa é fundamental para determinar a estratégia cirúrgica correta. As fraturas, por exemplo, devem ser classificadas de acordo com padrões estabelecidos, como a classificação de AO/OTA, que auxilia na padronização do tratamento e na escolha da técnica cirúrgica. Para patologias como deformidades ou condições degenerativas, o uso de escores e escalas, como a classificação de Kellgren-Lawrence para osteoartrite, contribui para a tomada de decisão clínica (Quadro 2.3-1).

Quadro 2.3-1. Classificação de Osteoartrite de Kellgren-Lawrence

Grau	Descrição
0	Ausência de OA
1	Descrição duvidosa do espaço articular e osteófitos incipientes
2	Osteófitos definidos e possível redução do espaço articular
3	- Múltiplos osteófitos moderados - Redução do espaço articular definido - Esclerose subcondral - Possível deformidade óssea
4	- Osteófitos proeminentes - Marcada redução do espaço articular - Esclerose subcondral evidente - Deformidade óssea definida

Fonte: https://www.mskrad.com.br/post/osteoartrite do joelho

INDICAÇÃO DE CIRUGIA – ESCOLHA DA TÉCNICA

A decisão de indicar uma cirurgia ortopédica é complexa e baseada em diversos fatores, como idade do paciente, gravidade da lesão, expectativa de recuperação e presença de comorbidades. É importante assegurar que todas as principais opções de tratamento não cirúrgico foram oferecidas ao paciente.[1] Uma vez indicada, o planejamento cirúrgico precisa ser detalhado, considerando aspectos como a escolha da técnica, o acesso cirúrgico adequado para a técnica desejada, a otimização pré-operatória e o uso de tecnologias, como o planejamento 3D.[2] Ferramentas de *software* e aplicativos para mensuração de deformidades e ângulos permitem simulações precisas e a previsibilidade de tamanhos adequados de implantes e posicionamento dos mesmos especialmente em cirurgias de alta complexidade, como correções de deformidades ou reconstruções articulares (Fig. 2.3-1).

O envolvimento e a preparação de toda a equipe cirúrgica são elementos críticos para o sucesso do procedimento e a segurança do paciente. É essencial que o cirurgião, auxiliares, instrumentadores e anestesistas estejam alinhados com a técnica cirúrgica escolhida e preparados para realizar a abordagem específica ao paciente. Uma etapa indispensável desse processo é a definição e a verificação prévias do posicionamento ideal do paciente na mesa cirúrgica, assegurando conforto e acesso adequado para a equipe (Fig. 2.3-2).

Além disso, o planejamento detalhado de OPME e dos instrumentos requeridos é fundamental para evitar atrasos e minimizar riscos. A escolha criteriosa dos materiais e implantes deve levar em consideração a variabilidade de tamanhos, que depende tanto da técnica cirúrgica quanto do tipo de lesão a ser tratada. A verificação minuciosa de todos os itens – incluindo a lateralidade da lesão e a disponibilidade dos instrumentos e implantes – deve ser realizada antes do início do procedimento, garantindo que nenhum material esteja faltando. A prática de uma conferência prévia pela equipe reduz significativamente o potencial para complicações intraoperatórias, promovendo um ambiente cirúrgico mais seguro e eficiente.

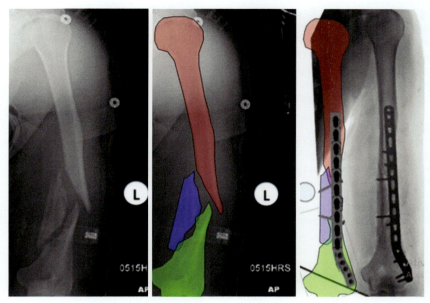

Fig. 2.3-1. Planejamento cirúrgico digital.

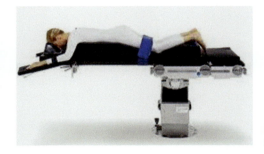

Fig. 2.3-2. Posicionamento do paciente na sala cirúrgica.

RELAÇÃO MÉDICO/PACIENTE (ORIENTAÇÃO E EXPECTATIVA)

A relação entre médico e paciente é um dos componentes centrais no planejamento cirúrgico. O diálogo franco e esclarecedor sobre a cirurgia, os riscos envolvidos e o prognóstico esperado é fundamental para alinhar expectativas e garantir a adesão ao tratamento.[3] O paciente deve ser orientado sobre o processo cirúrgico, a recuperação esperada e o papel da reabilitação no sucesso do procedimento.

É de fundamental importância o paciente estar informado de forma clara e objetiva dos riscos e benefícios que o procedimento cirúrgico trará ao mesmo.

A abordagem multidisciplinar envolvendo cirurgiões, fisioterapeutas, enfermeiros, psicólogos, assistentes sociais e outros especialistas, garante um suporte integral ao paciente. Esse modelo proporciona um acompanhamento contínuo, otimizando tanto a recuperação física quanto o bem-estar emocional do paciente durante todo o processo cirúrgico.

O planejamento cirúrgico em ortopedia é uma tarefa multifacetada, que requer a integração de diversas disciplinas, tecnologias avançadas e uma comunicação clara entre a equipe médica e o paciente. A precisão na avaliação inicial, a escolha da técnica cirúrgica e o manejo dos materiais e instrumentos são determinantes para o sucesso do procedimento. Ao mesmo tempo, o papel da relação médico/paciente não deve ser subestimado, pois essa relação garante uma abordagem mais humanizada e colaborativa, crucial para o sucesso terapêutico em longo prazo.

BIBLIOGRAFIA

Pires DPC, Monte FA, Monteiro LF, et al. Updates in the treatment of knee osteoarthritis. Revista Brasileira de Ortopedia. 2024;59(3):337-348.

Pires MEP, Bomfim VVBS, Alba DJM, et al. Impressão 3D na ortopedia: onde estamos e onde podemos chegar. Revista Ibero-Americana de Humanidades, Ciências e Educação. 2023;9(4):951-65.

Villar NPG, Stoco ALRC, Leporace AC, et al. A importância da relação médico-paciente na abordagem às doenças crônicas não transmissíveis. Revista Eletrônica Acervo Científico. 2021;27:e7103.

Seção 2.4 ▪ Gerenciamento do Cuidado pelo Enfermeiro

Eliane Augusta da Silveira

A IMPORTÂNCIA DE UMA GESTÃO EFICIENTE NO CUIDADO ORTOPÉDICO

Pacientes ortopédicos, que podem sofrer fraturas, traumas ou condições degenerativas, demandam uma abordagem sistemática e individualizada. A gestão do cuidado é essencial para melhorar os resultados clínicos e a qualidade de vida do paciente. O papel da equipe multidisciplinar é fundamental nesse processo, principalmente dos enfermeiros, já que são os principais pontos de contato entre os pacientes e os demais profissionais de saúde.

OBJETIVOS DA GESTÃO DO CUIDADO EM PACIENTES COM AGRAVOS ORTOPÉDICOS

- Promover a reabilitação física e funcional.
- Reduzir o tempo de internação hospitalar.
- Minimizar complicações pós-cirúrgicas e iatrogênicas.

A prática de uma gestão eficiente não se limita ao atendimento imediato de condições físicas. É necessária uma visão integral, que considere aspectos biopsicossociais, como o suporte emocional, o acompanhamento familiar e a educação em saúde para garantir a adesão ao tratamento. A enfermagem é essencial nos diferentes níveis de atenção, com o cuidado como seu foco principal. No entanto, o trabalho do enfermeiro vai além do cuidado direto, envolvendo também a gerência da assistência, o que é chamado de gestão do cuidado. Esta gestão envolve a coordenação de recursos e estratégias para garantir a qualidade do atendimento.[1]

TEORIAS DE GESTÃO DO CUIDADO APLICADAS À ORTOPEDIA

No contexto ortopédico, algumas teorias de gestão do cuidado fornecem as bases para uma prática clínica organizada e centrada no paciente. Duas delas são especialmente relevantes.

Teoria do Cuidado Transpessoal de Jean Watson

A teoria do cuidado transpessoal de Jean Watson enfatiza uma abordagem holística e humanizada, considerando o paciente como um ser integral, onde corpo, mente e espírito estão interligados. O cuidado transpessoal vai além das intervenções físicas, focando em estabelecer conexões profundas entre o cuidador e o paciente, promovendo cura em diversos níveis.[2]

Ao aplicar essa teoria no cuidado de pacientes ortopédicos, os enfermeiros podem utilizar práticas que não apenas tratam a lesão ou condição física, mas que também promovem o bem-estar emocional e psicológico do paciente. A recuperação ortopédica pode ser longa e dolorosa, o que, muitas vezes, gera ansiedade, medo e frustração. A aplicação dos princípios de Watson, a comunicação empática e a criação de um ambiente de confiança e segurança podem reduzir o estresse do paciente e melhorar sua experiência de recuperação.[1]

Modelo de Enfermagem Centrado no Paciente de Florence Nightingale

A relação entre a teoria de Florence Nightingale e o cuidado de pacientes ortopédicos reside em seus princípios de cuidado ambiental, que se mostram essenciais em diferentes contextos, incluindo a ortopedia. Nightingale defendia a importância de um ambiente limpo, bem ventilado e iluminado para promover a recuperação dos pacientes, além da observação cuidadosa do estado de saúde. Esses fatores são fundamentais no cuidado ortopédico, onde o controle de infecções, a mobilização e a promoção de um ambiente propício à recuperação são essenciais para o sucesso no tratamento de fraturas e cirurgias.[3]

Em ortopedia, práticas de prevenção de infecções em feridas cirúrgicas e o manejo da dor são alinhadas com a ênfase de Nightingale em higiene, controle ambiental e atenção integral ao paciente. Por exemplo, pacientes que passam por cirurgias ortopédicas, como artroplastias, precisam de ambientes cuidadosamente controlados, com o uso adequado de ventilação e limpeza para reduzir riscos de infecções, assim como o controle da dor e uma abordagem holística para a recuperação, o que reflete os ensinamentos de Nightingale sobre a centralidade do cuidado ao paciente.

Teoria da Adaptação de Callista Roy

Segundo Coelho e Mendes,[4] essa teoria é um modelo que foca na adaptação do indivíduo em resposta a mudanças internas e externas. A teoria é especialmente útil na prática de enfermagem para pacientes ortopédicos, pois enfatiza a importância do cuidado centrado no paciente e da promoção da adaptação em várias dimensões. Os macroconceitos da teoria incluem:

- *Indivíduo*: a teoria define o ser humano como um sistema que interage com o meio ambiente. No contexto ortopédico, isso envolve reconhecer as particularidades de cada paciente, considerando não apenas suas condições físicas, mas também emocionais e sociais. O enfermeiro deve abordar as preocupações do paciente sobre dor, mobilidade e a transição para a recuperação, visando um cuidado holístico.
- *Ambiente*: a teoria destaca a importância do ambiente como fator que influencia a adaptação do indivíduo. Para pacientes ortopédicos, isso significa criar um ambiente que facilite a mobilização, a segurança e a reabilitação. A implementação de um espaço seguro e acolhedor no hospital ou na residência do paciente é crucial para promover a adaptação e o bem-estar.
- *Saúde*: na visão de Roy, saúde é entendida como um estado de bem-estar que vai além da ausência de doença. Para pacientes ortopédicos, isso inclui a promoção da saúde física, emocional e social. Intervenções como educação sobre autocuidado, gerenciamento da dor e suporte psicológico são essenciais para promover a saúde integral do paciente.
- *Meta de enfermagem*: o papel do enfermeiro é facilitar a adaptação dos pacientes por meio do cuidado efetivo. Isso envolve avaliar as necessidades individuais, planejar intervenções personalizadas e monitorar a evolução do paciente. O cuidado deve ser direcionado não apenas para a recuperação física, mas também para o suporte emocional e a reintegração social do paciente ortopédico.

Ao aplicar a teoria de Callista Roy, os enfermeiros podem desenvolver estratégias eficazes de cuidado para pacientes ortopédicos, considerando a interação entre os fatores físicos, emocionais e sociais que afetam a adaptação e a recuperação. A promoção da saúde, a criação de um ambiente favorável e a atuação centrada no paciente são fundamentais para facilitar a adaptação e garantir uma experiência de cuidado de alta qualidade.

EDUCAÇÃO EM SAÚDE – IMPORTÂNCIA PARA O SUCESSO DO CUIDADO

A educação em saúde é fundamental para o cuidado de pacientes ortopédicos, pois capacita tanto os profissionais de saúde quanto os pacientes a entender melhor as condições ortopédicas, os tratamentos disponíveis e as práticas de reabilitação. Essa educação ajuda a promover a adesão ao tratamento, melhora a compreensão sobre as intervenções e fomenta um estilo de vida saudável, o que pode contribuir para melhores resultados clínicos e pós-cirúrgicos.[5,6]

Os programas de educação em saúde podem informar os pacientes sobre os fatores de risco relacionados com as lesões ortopédicas, incentivando a prevenção por meio de cuidados apropriados, assim como técnicas para manejo da dor, como práticas de relaxamento, que são cruciais para pacientes ortopédicos. Os pacientes devem ser educados sobre exercícios de reabilitação e vigilância para complicações, capacitando-os para sinais de alerta.

Segundo Koivisto et al.,[5] informar os pacientes sobre a importância da adesão a terapias e consultas de retorno pode melhorar os resultados do tratamento e a recuperação funcional.

VISÃO GERAL DO CUIDADO EM ORTOPEDIA

O cuidado ortopédico envolve uma abordagem multidisciplinar que abrange desde o diagnóstico e tratamento até a reabilitação de pacientes com doenças ou lesões no sistema musculoesquelético. O objetivo primário é restaurar a função e a mobilidade, promovendo uma recuperação segura e eficaz. O papel da enfermagem é central nesse processo, já que os enfermeiros são responsáveis por coordenar o cuidado, monitorar sinais vitais e implementar intervenções para prevenir complicações. A personalização do cuidado é fundamental, dado que as condições ortopédicas variam amplamente em complexidade e gravidade.

Estudos indicam que a integração da equipe de saúde, composta por enfermeiros, médicos, fisioterapeutas, farmacêuticos, nutricionista e assistentes sociais, resulta em melhores desfechos clínicos, uma vez que todos trabalham em sinergia para garantir a continuidade do cuidado.[7] Essa abordagem é particularmente relevante em ortopedia, onde o tempo de recuperação e a necessidade de acompanhamento a longo prazo podem ser significativos.

Protocolos de Atendimento em Ortopedia

Os protocolos de atendimento em ortopedia visam padronizar e otimizar as intervenções clínicas, garantindo que todos os pacientes recebam cuidados de alta qualidade e baseados em evidências. Estes protocolos incluem:

- *Protocolos pré-operatórios e pós-operatórios:* a avaliação pré-operatória de pacientes ortopédicos deve englobar exames laboratoriais, imagens diagnósticas e uma revisão detalhada do histórico de saúde, focando na identificação de doenças crônicas e fatores de risco para complicações, como tromboembolismo venoso (TEV) e infecções.[8] No período pós-operatório, a ênfase é dada à recuperação funcional do paciente, reduzindo o risco de complicações. A mobilização precoce, combinada com medidas profiláticas para TEV, como o uso de meias de compressão e anticoagulantes, é amplamente adotada para acelerar a recuperação e minimizar a morbidade.
Essa abordagem visa garantir uma transição segura e eficiente do pré para o pós-operatório, promovendo a reabilitação e prevenindo complicações graves.
- *Protocolos intraoperatórios:* durante a cirurgia ortopédica, é crucial seguir procedimentos de controle de infecção, como o uso de técnicas de assepsia rigorosa e a administração de profilaxia antibiótica. O monitoramento contínuo dos sinais vitais e da perfusão dos tecidos ajuda a prevenir complicações, como a síndrome compartimental,[9] e hemorragias.

COMUNICAÇÃO EFETIVA COM O PACIENTE E FAMILIARES

A comunicação eficaz entre a equipe de saúde, o paciente e seus familiares é uma parte vital da gestão do cuidado ortopédico. Segundo Sodré, Silva e Souza,[10,11] uma comunicação clara e empática garante que os pacientes compreendam seu diagnóstico, o plano de tratamento e os cuidados necessários durante a recuperação. Isso inclui explicar, de forma acessível, os riscos, benefícios e possíveis complicações de cirurgias e outros procedimentos, além de fornecer orientações sobre a reabilitação.

A equipe de enfermagem, muitas vezes o principal ponto de contato dos pacientes, desempenha um papel fundamental ao fornecer informações diárias sobre a evolução do tratamento e ao responder a dúvidas ou preocupações. O envolvimento dos familiares no processo de cuidados também é essencial, especialmente quando se trata de pacientes com mobilidade reduzida ou dependentes de suporte contínuo em casa. A comunicação transparente ajuda a reduzir a ansiedade do paciente e da família, aumentando a adesão ao tratamento e promovendo melhores desfechos clínicos (Fig. 2.4-1).

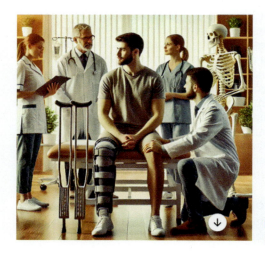

Fig. 2.4-1. Comunicação entre a equipe de saúde, paciente e seus familiares.

REFERÊNCIAS BIBLIOGRÁFICAS

1. Oliveira JLC, Toso BRGO, Matsuda LM. Advanced practices for care management: reflections on the Brazilian Nursing. Rev Bras Enferm [Internet]. 2018;71(4):2060-5.
2. Favero L, Meier MJ, Lacerda MR, et al. Aplicação da teoria do cuidado transpessoal de Jean Watson: uma década de produção brasileira. Revista Acta Paulista de Enfermagem; [online]. 2022.
3. Riegel F, Crossetti MGO, Martini JG, Nes AAG. Florence Nightingale's theory and her contributions to holistic critical thinking in nursing. Revista Brasileira de Enfermagem; [online]. 2021;74(2):e20200139.
4. Coelho SMS, Mendes IMDM. Da pesquisa à prática de enfermagem aplicando o modelo de adaptação de Roy. Escola Anna Nery; [online]. 2011;15(4):845-50.
5. Koivisto J-M, et al. Patient education in relation to informational needs and postoperative complications in surgical patients. International Journal for Quality in Health Care; [online]. 2020;32(1):35-40.
6. Goff AJ, et al. Patient education improves pain and function in people with knee osteoarthritis with better effects when combined with exercise therapy: a systematic review. Journal of Physiotherapy; [online]. 2021;67(3):177-89.
7. Ferreira NWG, Celia G, Boufleuer E, et al. Impacto do comanejo multidisciplinar em desfechos de pacientes com fratura de quadril. Revista Acta Paul Enferm. 2022;35.
8. Zambelli R, Bastos M, Rezende SM. Profilaxia do tromboembolismo venoso nas cirurgias do tornozelo e do pé. Rev Bras Ortop. 2021;56(06).
9. Lopes SG, et al. Manejo da síndrome compartimental aguda: relato de caso. Revista SOBECC; [online]. 2024;29.
10. Silva MJP. Comunicação tem remédio: a comunicação nas relações interpessoais em saúde. 10. ed. São Paulo: Loyola; 2018.
11. Sodré MV, Silva BAO, Souza DA. A comunicação entre a enfermagem e os pacientes em uma unidade de terapia intensiva: dilemas e conflitos. REVISA, [S. l.]; [online]. 2022;11(2):138-48.

Seção 2.5 ▪ Telessaúde como Ferramenta para o Cuidado

Adriana Matos Pereira

DEFINIÇÃO

Considerada uma prática de saúde abrangente e inclusiva, a telessaúde é uma ferramenta capaz de permitir a oferta de cuidados de saúde à distância, por meio de tecnologias de comunicação e informação. Esta prática favorece a conexão entre pacientes e profissionais de saúde de maneira remota, independente da distância física que possa haver entre os participantes. A telessaúde abrange uma grande quantidade de modalidades/serviços, variando desde a troca remota de informações entre os profissionais, até a oferta de consultas e o monitoramento de pacientes à distância.

HISTÓRIA DA TELESSAÚDE NO BRASIL

Na década de 1990, o conceito de telessaúde passou a ser discutido no Brasil a partir do uso de tecnologias de comunicação para apoio à assistência médica, em projetos e pesquisas.

Segundo Mendes *et al.* em 2011,[1] o Hospital de Clínicas de São Paulo foi um dos pioneiros no uso da telessaúde, com um projeto iniciado em 1995 que explorava o uso de tecnologias de comunicação para oferta de suporte médico a áreas remotas, tendo como principal objetivo deste projeto favorecer a comunicação entre especialistas do Hospital das Clínicas com profissionais de saúde de diversas regiões, por meio de videoconferências. Com esta iniciativa, a telessaúde passou a ser reconhecida como ferramenta potencial para melhoria dos acessos aos cuidados especializados, bem como estimulou o desenvolvimento de novos programas ainda mais abrangentes de telessaúde no país.

Em 2007 o Ministério da Saúde do Brasil apresentou o Projeto Telessaúde Brasil, que tinha como objetivo ampliar o acesso à saúde para áreas remotas do país, integrando tecnologias de comunicação e tecnologias de informação, para favorecer a troca de informações entre profissionais de saúde para resolução de casos clínicos que demandam saberes de especialistas e estes poderiam dar suporte à distância, contribuindo também para capacitação de trabalhadores de saúde das áreas remotas.

USO DA TELESSAÚDE PELOS CENTROS DE ESPECIALIDADE

Os centros de atenção especializada têm como objetivo oferecer uma assistência sistematizada, com foco em educação, cuidado e reabilitação. Na fase pré-operatória é de fundamental importância que os pacientes recebam orientações acerca de seu diagnóstico, propostas terapêuticas e autocuidado, com o intuito de preparo para a cirurgia e boa resposta no pós-operatório e reabilitação.

No contexto do atendimento pré-operatório, a telessaúde oferece diversas oportunidades de utilização, que favorecem aos pacientes e aos profissionais de saúde. Podemos citar como exemplos a avaliação inicial de triagem, orientações e educação em saúde, redução de custos com deslocamentos, monitoramento e suporte contínuos.

Em geral, os pacientes candidatos à cirurgia ortopédica eletiva pelo Sistema Único de Saúde (SUS) têm acesso aos atendimentos por meio do Sistema Estadual de Regulação (SER), ou pela Central Nacional de Regulação de Alta Complexidade (CNRAC). A partir do primeiro atendimento nas Unidades Especializadas e com a confirmação do diagnóstico com indicação de cirurgias, o paciente passa a compor a fila de espera de procedimentos eletivos, em um período variável, de acordo com a especialidade, com impacto das vertentes oferta *versus* procura.

Uma boa avaliação e acompanhamento pré-operatório são fundamentais para o sucesso de cirurgias eletivas. Com importância direta para a eficácia do tratamento proposto, para reabilitação e segurança do paciente, contribuindo para redução do risco de complicações, melhoria da recuperação, na comunicação entre equipe e paciente, otimização de recursos, personalização do cuidado e adesão ao tratamento,[2] descreve que compreensão satisfatória sobre o procedimento cirúrgico proposto é altamente relevante para melhor capacidade funcional e qualidade de vida no pós-operatório.

Por meio da telessaúde é possível esclarecer dúvidas dos pacientes, além da oportunidade de oferecer educação em saúde, com foco na orientação sobre o procedimento proposto, riscos e benefícios e autocuidado, sem a necessidade de deslocamentos, reduzindo custos tanto para os pacientes quanto para o sistema de saúde, fazendo com que a telessaúde seja uma ferramenta cada vez mais relevante no contexto de saúde e social para o atendimento pré-operatório.

Conforme descrito por Caetano R, *et al.*, em 2020,[3] a telessaúde, enquanto ferramenta tecnológica, aprimora a educação e a comunicação em saúde pública, sendo uma oportunidade para consolidação e aprimoramento para o SUS.

A revisão de literatura demonstra o potencial que a telessaúde tem para oferta de cuidado eficiente e personalizado, para melhoria de resultados clínicos e da comunicação entre profissionais de saúde e pacientes.

TELESSAÚDE NO ACOMPANHAMENTO PRÉ-OPERATÓRIO DE CIRURGIAS ELETIVAS

Os pacientes que se encontram no período pré-operatório recebem acompanhamento multiprofissional por meio de telessaúde, sendo possível, com este contato, investigar as condições de saúde do paciente, a adesão ao tratamento de doenças crônicas o uso regular de medicamentos, a adoção de alimentação saudável, a prática regular de atividades físicas, além da oportunidade de esclarecimento acerca de dúvidas sobre o procedimento proposto.

Em geral, os pacientes elegíveis à artroplastia total de joelhos são aqueles acima de 60 anos e, por sua vez, tendem a apresentar algumas comorbidades, como hipertensão, diabetes, dislipidemia, entre outras. Isto ressalta a importância de um acompanhamento regular de modo a evitar maiores complicações e favorecer o controle destas doenças, permitindo qe, ao chegar o momento da cirurgia, o paciente se encontre em condições favoráveis para ser submetido ao procedimento.

De acordo com Gonçalves, *et al.*, em 2019,[4] os principais objetivos da telessaúde no acompanhamento pré-operatório são favorecer a recuperação em menor tempo possível e oportunizar melhor qualidade de vida aos pacientes. Para o alcance destes objetivos, é importante que a assistência seja individualizada e que os contatos telefônicos possam, além de fornecer orientações básicas, ser motivadores da adesão ao tratamento.

Gonçalves, *et al.*, em 2019,[4] também ressaltam a importância de compreender que as cirurgias de grande porte demandam um preparo estratégico que direciona medidas de tratamento e prevenção de fatores de risco modificáveis. A telessaúde é uma metodologia leve-dura capaz de promover este preparo com baixo custo institucional e de longo alcance para a população assistida. Um exemplo de sucesso da utilização desta tecnologia é a consulta *online* realizada pela Clínica da Dor do Instituto Nacional de Traumatologia e Ortopedia/INTO, onde os pacientes recebem atendimento por celular ou computador, conforme demonstrado na Figura 2.5-1.

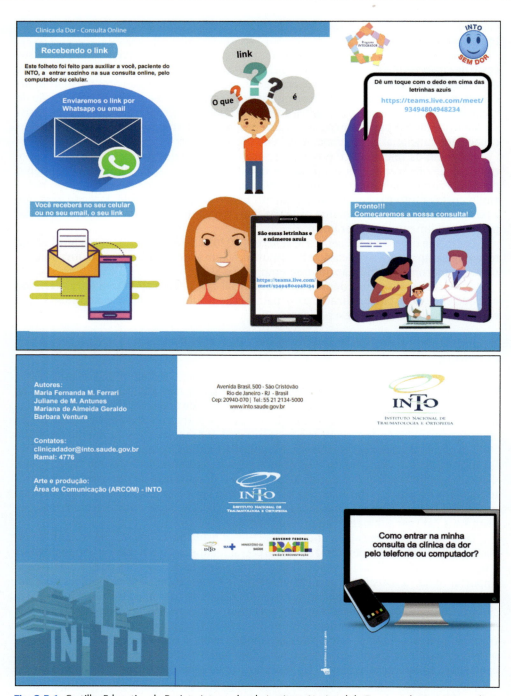

Fig. 2.5-1. Cartilha Educativa do Projeto Integrador do Instituto Nacional de Traumatologia e Ortopedia.

REFERÊNCIAS BIBLIOGRÁFICAS

1. Mendes EV. Brasília: Organização Pan-Americana da Saúde. 2011:549.
2. Dash SK, Palo N, Arora G, et al. Effects of preoperative walking ability and patient's surgical education on quality of life and functional outcomes after total knee arthroplasty. Revista Brasileira de Ortopedia [Internet]. 2017;52(4):435-41.
3. Caetano R, Silva AB, Guedes ACCM, et al. Desafios e oportunidades para telessaúde em tempos da pandemia pela COVID-19: uma reflexão sobre os espaços e iniciativas no contexto brasileiro. Cad Saúde Pública [Internet]. 2020;36(5):e00088920.
4. Gonçalves CG, Groth AK. Pré-habilitação: como preparar nossos pacientes para cirurgias abdominais eletivas de maior porte? Revista do Colégio Brasileiro de Cirurgiões. 2019;46(5):e20192267.

PREPARAÇÃO DO PACIENTE PARA CIRURGIA ORTOPÉDICA DE ALTA COMPLEXIDADE

CAPÍTULO 3

Seção 3.1 ▪ **Orientações Pré-Operatórias ao Paciente, do Ponto de Vista Médico Relacionado com a Artroplastia**

José Leonardo Rocha de Faria ▪ *Sandra Tie Nishibe Minamoto*

INTRODUÇÃO

As orientações pré-operatórias para pacientes submetidos à artroplastia são fundamentais para garantir o sucesso da cirurgia e uma recuperação adequada. A preparação correta do paciente ajuda a reduzir complicações, melhora a recuperação e aumenta a satisfação do paciente com os resultados cirúrgicos.[1]

AVALIAÇÃO PRÉ-OPERATÓRIA

Avaliação Clínica Completa

Antes de realizar a artroplastia, é essencial realizar uma avaliação clínica completa para identificar fatores de risco e comorbidades que podem influenciar os resultados cirúrgicos. A avaliação inclui a análise do histórico médico, exames laboratoriais e revisão das condições cardiovasculares e respiratórias.[1]

Importância do Histórico Médico e Comorbidades

O histórico médico do paciente desempenha um papel crucial na decisão sobre a viabilidade da cirurgia de artroplastia. Doenças preexistentes como diabetes, hipertensão, doenças cardíacas e obesidade, podem aumentar o risco de complicações durante e após a cirurgia. Portanto, a identificação e a gestão eficaz dessas comorbidades são essenciais para minimizar riscos. Estudos mostram que condições como diabetes e obesidade aumentam significativamente as chances de complicações pós-operatórias, incluindo infecções e a necessidade de revisões cirúrgicas.[2]

O uso de índices de comorbidades, como o Índice de Comorbidades de Charlson (CCI) ou o sistema de classificação física da Sociedade Americana de Anestesiologistas (ASA), pode ajudar a prever complicações perioperatórias e a mortalidade. Essas ferramentas fornecem uma avaliação padronizada da gravidade das doenças concomitantes e sua influência nos resultados cirúrgicos. O CCI, por exemplo, é amplamente utilizado para estimar a mortalidade a curto e longo prazo após a cirurgia de artroplastia.[3]

Exames Laboratoriais

Os exames laboratoriais pré-operatórios são essenciais para avaliar a saúde geral do paciente e identificar condições que possam aumentar o risco de complicações durante ou após a cirurgia. Alguns dos exames comuns incluem:

- *Hemograma completo*: avalia anemia, infecções e distúrbios da coagulação.
- *Função renal*: testes de creatinina e ureia são importantes, especialmente em pacientes com doenças renais crônicas.
- *Função hepática*: avaliada por testes de enzimas hepáticas, importante para garantir o organismo, irá metabolizar anestésicos e medicamentos per e pós-operatórios.
- *Coagulação sanguínea*: testes como o tempo de protrombina (TP) e o INR são utilizados para avaliar a coagulação e garantir que não há risco aumentado de sangramento durante e após a cirurgia.[4]

AVALIAÇÃO CARDIOVASCULAR E RESPIRATÓRIA

Pacientes com condições cardíacas ou respiratórias devem passar por uma avaliação mais rigorosa para minimizar o risco de complicações intra e pós-operatórias. O controle adequado dessas condições antes da cirurgia é crucial para prevenir complicações graves.[5]

Controle de Comorbidades
Hipertensão e Diabetes Melito

A hipertensão arterial é uma das comorbidades mais frequentes em pacientes submetidos à artroplastia. Um controle inadequado da pressão arterial no período perioperatório pode aumentar o risco de complicações cardíacas, como infarto do miocárdio e acidente vascular cerebral (AVC). É fundamental que os níveis de pressão arterial sejam otimizados antes da cirurgia, com o ajuste das medicações anti-hipertensivas, conforme orientação médica. O uso de inibidores da enzima conversora de angiotensina (IECA) ou bloqueadores dos receptores de angiotensina II (BRA) pode ser interrompido temporariamente no pré-operatório, uma vez que podem causar hipotensão durante a anestesia.[6]

O diabetes melito é outra comorbidade que requer controle rigoroso no pré-operatório. Pacientes com diabetes descontrolado têm um risco substancialmente maior de complicações pós-operatórias, como infecções da prótese, infarto do miocárdio e cicatrização inadequada de feridas. O controle glicêmico pré-operatório pode ser monitorado por meio da hemoglobina glicada (HbA1c), e os valores recomendados para minimizar os riscos de complicações são inferiores a 7%.[7]

Estudos mostram que pacientes com diabetes mal controlado têm um risco aumentado de infecção pós-operatória, além de complicações sistêmicas como trombose venosa profunda e eventos cardiovasculares. Em um estudo que comparou pacientes com diabetes controlado e descontrolado, foi observado que aqueles com controle glicêmico inadequado apresentaram maiores taxas de infecções, tempo prolongado de hospitalização e maior mortalidade.[8]

Além disso, a hiperglicemia perioperatória, seja em pacientes com diabetes ou em aqueles com hiperglicemia induzida por estresse, também está associada a maiores taxas de complicações, incluindo infecção de prótese e falha do implante. Um controle glicêmico rigoroso no período pós-operatório, com uso de regimes baseados em insulina, tem mostrado ser eficaz na redução dessas complicações.[9]

Uso de Anticoagulantes e Antiagregantes Plaquetários

A gestão adequada do uso de anticoagulantes e antiagregantes plaquetários é fundamental no contexto de cirurgias de artroplastia, uma vez que essas medicações podem aumentar o risco de complicações hemorrágicas durante o procedimento. A interrupção dessas medicações precisa ser bem planejada para equilibrar os riscos de sangramento com o risco de eventos tromboembólicos, como trombose venosa profunda ou embolia pulmonar.[10]

Interrupção de Anticoagulantes e Antiagregantes

Pacientes que utilizam anticoagulantes, como varfarina, heparina de baixo peso molecular ou os novos anticoagulantes orais (NOACs), como o rivaroxabana, frequentemente precisam suspender essas medicações no período pré-operatório. O tempo ideal de interrupção depende da meia-vida de cada medicação e do risco individual de trombose do paciente. De maneira geral, a interrupção deve ocorrer com tempo suficiente para permitir a normalização dos parâmetros de coagulação antes da cirurgia, mas sem expor o paciente a riscos excessivos de trombose.[11]

- *Varfarina*: normalmente interrompida 5 dias antes da cirurgia, com monitoramento do INR. Em pacientes de alto risco para eventos tromboembólicos, pode ser necessário o uso de terapia ponte com heparina de baixo peso molecular até o dia da cirurgia.
- *Antiagregantes plaquetários (p. ex. aspirina, clopidogrel)*: esses agentes, idealmente, devem ser suspensos com antecedência de 5 a 7 dias, especialmente se houver risco elevado de sangramento intraoperatório, como em cirurgias ortopédicas complexas, como artroplastia de revisão, por exemplo.[12]

Risco de Sangramento versus Risco Trombótico

A decisão de interromper ou manter os anticoagulantes e antiagregantes plaquetários envolve um cuidadoso equilíbrio entre o risco de sangramento e o risco tromboembólico. Para pacientes com alto risco de trombose, como aqueles com histórico de embolia pulmonar ou acidente vascular cerebral, a interrupção pode ser arriscada. Nesse cenário, a terapia ponte pode ser uma solução, permitindo a suspensão dos anticoagulantes de ação prolongada (como a varfarina), enquanto mantém-se a profilaxia com heparina de baixo peso molecular até o momento da cirurgia.[13]

Para pacientes de baixo risco de trombose, a interrupção completa da terapia anticoagulante/antiagregante é considerada uma prática segura, com retomada cuidadosa das medicações no pós-operatório imediato, geralmente 24 a 48 horas após a cirurgia, dependendo do controle do sangramento.[13] Outra opção em pacientes com alto risco de trombose venosa é a implantação do filtro de veia cava, também minimizando a ocorrências de eventos tromboembólicos sistêmicos graves.

ORIENTAÇÕES SOBRE MEDICAÇÕES

A gestão adequada das medicações no período pré-operatório é fundamental para reduzir complicações e garantir a segurança dos pacientes submetidos à artroplastia. O entendimento claro de quais medicamentos devem ser continuados, suspensos ou introduzidos é essencial para otimizar os resultados cirúrgicos e minimizar riscos como sangramento excessivo, complicações tromboembólicas e descontrole de condições crônicas.[14]

Continuidade, Suspensão e Introdução de Medicamentos

Pacientes devem receber orientações específicas sobre a continuidade e suspensão de medicações de rotina. A seguir estão as orientações detalhadas sobre as principais classes de medicamentos que devem ser gerenciadas no período pré-operatório.

Anti-Hipertensivos
Continuidade

Medicamentos para controle da hipertensão geralmente devem ser continuados até o dia da cirurgia, com exceção de alguns anti-hipertensivos como os inibidores da enzima conversora de angiotensina (IECA) ou bloqueadores dos receptores de angiotensina II (BRA), que podem causar hipotensão intraoperatória. Essas medicações podem ser suspensas 24 horas antes do procedimento, mas é importante discutir caso a caso com o médico responsável.[14]

Anticoagulantes e Antiagregantes Plaquetários
Suspensão

Anticoagulantes, como varfarina, devem ser suspensos 5 dias antes da cirurgia, com a possibilidade de terapia ponte com heparina de baixo peso molecular, especialmente em pacientes de alto risco de trombose. Antiagregantes plaquetários, como aspirina e clopidogrel, também são comumente interrompidos 5 a 7 dias antes da cirurgia, dependendo do risco de sangramento. A interrupção de anticoagulantes deve ser bem planejada para equilibrar os riscos de sangramento e trombose.[15]

Hipoglicemiantes
Continuidade-Suspensão

O controle rigoroso da glicemia é crucial no perioperatório. Em pacientes diabéticos, a insulina de ação curta geralmente é ajustada conforme necessário no dia da cirurgia. No caso de medicações orais para diabetes, como metformina, alguns médicos recomendam a suspensão temporária no dia da cirurgia para evitar complicações metabólicas, como a acidose láctica.[14]

Anti-Inflamatórios Não Esteroides (AINEs)
Suspensão

Medicamentos anti-inflamatórios não esteroides (AINEs) devem ser suspensos 7 dias antes da cirurgia para evitar o aumento do risco de sangramento. No entanto, inibidores seletivos de COX-2, como celecoxibe, podem ser considerados mais seguros em alguns casos e, portanto, podem ser continuados até mais próximo da cirurgia.[16]

Opioides
Introdução/Continuidade

Pacientes que fazem uso crônico de opioides podem continuar a terapia, mas devem ser avaliados cuidadosamente para evitar o uso excessivo no pós-operatório, o que pode aumentar o risco de complicações como a infecção de prótese. Estratégias de controle multimodal da dor são recomendadas para minimizar o uso de opioides após a cirurgia.[14]

PREPARO NUTRICIONAL E FÍSICO
Estado Nutricional Pré-Operatório

O estado nutricional pré-operatório é fundamental para preparar os pacientes para o estresse cirúrgico e garantir uma recuperação adequada. Em pacientes submetidos à artroplastia de joelho, quadril e ombro, a malnutrição foi associada a complicações pós--operatórias, incluindo infecções e complicações na cicatrização de feridas. Um estudo demonstrou que pacientes malnutridos, com níveis de albumina abaixo de 3,5 g/dL, apresentaram risco significativamente maior de complicações, incluindo infecções no local da cirurgia e complicações de cicatrização após artroplastia total de quadril e joelho.[17] Outro estudo relatou que pacientes com albumina baixa apresentaram maior probabilidade de admissão em UTI após artroplastia.[18]

Além disso, um estudo prospectivo indicou que a intervenção nutricional em pacientes com malnutrição antes da artroplastia pode melhorar significativamente os resultados pós-operatórios, incluindo redução do tempo de internação e custos hospitalares.[19]

Impacto do Estado Nutricional Pós-Operatório

Após a artroplastia, pacientes com nutrição deficiente estão mais propensos a desenvolver infecções no local da cirurgia e outras complicações. A albumina sérica baixa foi consistentemente associada a um aumento no risco de infecção, e os pacientes com estado nutricional comprometido apresentaram recuperação mais lenta e maior tempo de internação hospitalar.[20] O acompanhamento nutricional durante o período de recuperação é, portanto, essencial para garantir que esses pacientes mantenham uma cicatrização adequada e minimizem complicações.

Preparo Físico e Fisioterápico

O preparo físico e fisioterapêutico antes de uma artroplastia tem sido amplamente reconhecido como uma estratégia eficaz para melhorar os resultados pós-operatórios, acelerando a recuperação funcional e reduzindo complicações. Esse processo, conhecido como pré-habilitação, envolve uma combinação de exercícios físicos, educação e fisioterapia pré--operatória, com o objetivo de otimizar a condição física do paciente antes da cirurgia.[21]

Benefícios do Condicionamento Físico e Fisioterápico Pré-Operatório

Estudos têm demonstrado que pacientes que passam por programas de condicionamento físico e fisioterapia antes de uma cirurgia de artroplastia apresentam uma recuperação mais rápida e uma melhor funcionalidade nas semanas que seguem o procedimento. A pré-habilitação não apenas melhora a força muscular e a mobilidade das articulações afetadas, mas também aumenta a confiança e reduz a ansiedade dos pacientes em relação ao processo cirúrgico.[21]

Programas de fisioterapia pré-operatória, seja presencial ou por meio de plataformas virtuais, têm mostrado efeitos positivos na recuperação pós-operatória. Pacientes que participaram de sessões de fisioterapia personalizadas, tanto para aprender técnicas de mobilização pós-cirúrgica quanto para praticar exercícios específicos, atingiram os marcos de alta hospitalar mais rapidamente do que aqueles que não tiveram esse tipo de intervenção.[21]

Educação Fisioterápica e Plataformas Virtuais

A educação fisioterápica desempenha um papel crucial na preparação do paciente, ajudando-o a entender as limitações e os cuidados necessários no período pós-operatório. Essa educação pode ser realizada de maneira presencial, por meio de sessões de fisioterapia, ou de forma remota, utilizando plataformas virtuais que oferecem vídeos e instruções sobre exercícios e cuidados domiciliares. As plataformas virtuais são cada vez mais populares por permitirem que os pacientes tenham acesso a informações e orientações de forma flexível, o que aumenta a adesão ao programa de reabilitação.[22]

Resultados Pós-Operatórios

A prática de fisioterapia pré-operatória está associada à redução de dor no pós-operatório e à melhoria da função física logo após a cirurgia. Um estudo com pacientes submetidos à artroplastia total de joelho mostrou que aqueles que passaram por programas de pré-habilitação apresentaram uma redução significativa nos escores de dor e uma melhora nas medidas de função física um mês após a cirurgia.[23]

Orientações sobre o Jejum Pré-Operatório

O jejum pré-operatório é essencial para prevenir complicações relacionadas com anestesia, como a aspiração pulmonar de conteúdos gástricos. O protocolo de jejum envolve a restrição da ingestão de sólidos e líquidos antes do procedimento cirúrgico, com o objetivo de reduzir o risco de regurgitação ou aspiração durante a indução anestésica. A introdução de diretrizes mais flexíveis para o jejum pré-operatório visa melhorar o conforto do paciente, reduzindo o tempo de abstinência sem aumentar o risco de complicações.[24]

Protocolo de Jejum

O protocolo de jejum pré-operatório geralmente segue as seguintes recomendações.

Jejum de Sólidos

Deve ser realizado por um período de 6 a 8 horas antes da cirurgia. Sólidos incluem refeições completas, alimentos gordurosos e laticínios.

Jejum de Líquidos Claros

Para líquidos claros como água, sucos sem polpa, chá ou café sem leite, o jejum pode ser reduzido para 2 horas antes da indução da anestesia. Estudos indicam que a ingestão de líquidos claros até 2 horas antes da cirurgia não aumenta o risco de aspiração, e ainda reduz o desconforto do paciente, como sede e irritabilidade.[25]

Flexibilidade no Jejum

Pesquisas indicam que o prolongamento do jejum, além do necessário, pode causar desidratação, hipoglicemia e desconforto para o paciente, sem benefício adicional em termos de segurança anestésica.[26] Diretrizes mais modernas recomendam que, para pacientes que não possuem contraindicações específicas, líquidos claros podem ser ingeridos até 2 horas antes do procedimento, e refeições leves, como torradas e chá, até 6 horas antes da cirurgia. Essas recomendações têm se mostrado eficazes em melhorar o bem-estar do paciente, sem comprometer a segurança perioperatória.

BANHO COM CLOREXIDINA E TRICOTOMIA

O banho pré-operatório com clorexidina tem sido amplamente recomendado como uma medida para reduzir o risco de infecções no local cirúrgico, especialmente em cirurgias de artroplastia. Estudos demonstram que o uso de clorexidina antes da cirurgia pode reduzir a incidência de infecções periprotéticas e outras complicações associadas. No entanto, a eficácia dessa medida ainda é objeto de debate.

De acordo com uma metanálise, o banho com clorexidina não demonstrou uma redução significativa na incidência geral de infecções em comparação com sabonetes comuns ou placebo em várias cirurgias, inclusive em artroplastias. A diferença observada entre os grupos que usaram clorexidina e os que não usaram foi de 6,8% para 7,2%, sugerindo uma pequena, mas não significativa, redução de infecções.[27]

Por outro lado, um estudo mais específico envolvendo artroplastia total de joelho revelou que o uso de clorexidina foi associado a uma redução significativa na taxa de infecções em pacientes de risco moderado e alto. O estudo mostrou uma redução de 1,69% nas infecções quando a clorexidina foi utilizada em comparação com o grupo controle.[28]

Embora haja divergências nos resultados dos estudos, o banho com clorexidina ainda é considerado uma prática segura e, em muitos casos, eficaz para reduzir a colonização bacteriana na pele antes da cirurgia, o que pode contribuir para a prevenção de infecções, especialmente em pacientes de alto risco.

Tricotomia

A tricotomia pré-operatória, tradicionalmente realizada para remover os pelos da área de incisão, é uma prática comum em cirurgias ortopédicas, incluindo as artroplastias. No entanto, estudos sugerem que o método e o momento da remoção de pelos podem influenciar significativamente as taxas de infecção no local cirúrgico (SSI – *surgical site infection*). A remoção inadequada pode aumentar o risco de infecções e complicações no pós-operatório.

Métodos de Remoção de Pelos

Existem diferentes métodos de tricotomia pré-operatória, como o uso de lâminas de barbear, *clippers* elétricos e cremes depilatórios. Entre esses métodos, a evidência aponta que o uso de lâminas de barbear está associado a um maior risco de infecção, uma vez que pode causar microcortes na pele que facilitam a colonização por bactérias, aumentando as chances de infecções no local cirúrgico. Um estudo confirmou que a utilização de lâminas aumenta significativamente o risco de SSIs em comparação com outros métodos, como o uso de *clippers* ou cremes depilatórios.[29]

Clippers e Cremes Depilatórios

A utilização de *clippers* e cremes depilatórios é recomendada como alternativa à lâmina de barbear, pois esses métodos causam menos traumas à pele. Em um estudo comparando esses métodos, não houve diferença significativa na taxa de infecção entre o uso de *clippers* e cremes depilatórios, ambos sendo superiores ao uso de lâminas.[30] Revisão sistemática sugeriu que, quando a remoção de pelos é necessária, o uso de *clippers* imediatamente antes da cirurgia deve ser preferido para minimizar o risco de SSIs.

Momento da Remoção de Pelos

O momento da tricotomia também é um fator importante. A evidência sugere que a remoção de pelos deve ser feita o mais próximo possível do momento da cirurgia para reduzir o risco de infecções. A remoção realizada no dia anterior aumenta o tempo para a proliferação bacteriana nas microlesões cutâneas, potencializando o risco de infecções. Um estudo demonstrou que a tricotomia realizada no dia da cirurgia reduz o risco de infecções em comparação com a realizada no dia anterior.[31]

INFORMAR O PACIENTE SOBRE A CIRURGIA E O PÓS-OPERATÓRIO

Riscos e Benefícios da Cirurgia

A comunicação clara e objetiva sobre os riscos e benefícios de uma artroplastia é essencial para alinhar as expectativas do paciente e reduzir a ansiedade em relação ao procedimento. Pacientes frequentemente têm expectativas elevadas em relação à redução da dor e ao retorno funcional após a cirurgia, e é fundamental que os médicos expliquem tanto os resultados positivos quanto os potenciais riscos associados, como infecções, trombose venosa profunda, rigidez articular ou necessidade de revisão cirúrgica. Estudos demonstram que o desalinhamento das expectativas entre paciente e cirurgião pode levar a níveis mais elevados de insatisfação pós-operatória.[32]

Explicar os riscos também permite que o paciente tenha uma visão realista sobre possíveis complicações e como elas serão manejadas. Além disso, pacientes informados tendem a aderir melhor às orientações pós-operatórias, o que pode minimizar a ocorrência de complicações e melhorar o resultado final da cirurgia.[33]

Recuperação Esperada

O preparo adequado do paciente quanto ao processo de recuperação pós-operatória é outro aspecto fundamental. Informar o paciente sobre o tempo de recuperação, a necessidade de uso de dispositivos de apoio à mobilidade, como andadores ou muletas, e a importância da fisioterapia precoce ajuda a reduzir a incerteza e melhorar a adesão ao plano de reabilitação. A fisioterapia no pós-operatório imediato é essencial para recuperar a amplitude de movimento e a força, especialmente em articulações como joelho e quadril.[21]

O treinamento precoce de marcha e a ortostase logo após o efeito da anestesia são fundamentais para a recuperação de pacientes que se submetem à artroplastia de quadril e joelho. O início dessas atividades nas primeiras 12 horas após a cirurgia, sob supervisão de profissionais qualificados, não apenas melhora a funcionalidade do paciente, mas também reduz significativamente o risco de trombose venosa profunda (TVP) e embolia pulmonar. Estudos mostram que a mobilização precoce é uma estratégia eficaz na prevenção de complicações tromboembólicas, influenciando até na redução da mortalidade pós-operatória.[34]

Além disso, protocolos de recuperação rápida, que incluem mobilização nas primeiras horas, têm demonstrado redução da mortalidade em 30 e 90 dias, quando comparados a pacientes que permanecem imobilizados por mais tempo.[35]

Os pacientes devem ser informados sobre o tempo de recuperação funcional esperado, que pode variar de semanas a meses, dependendo da articulação operada e da complexidade da cirurgia. Em muitos casos, o paciente pode retornar às atividades diárias entre 6 a 12 semanas, mas atividades de maior impacto podem exigir um período de recuperação mais longo. Definir expectativas claras para o paciente é essencial para prevenir frustrações e promover uma recuperação mais suave.[36]

Fornecer informações detalhadas sobre os riscos e benefícios da artroplastia e orientar o paciente sobre o que esperar no período pós-operatório é uma parte crucial do cuidado pré-operatório. Isso não apenas aumenta a satisfação do paciente, mas também melhora os resultados da cirurgia ao reduzir a ansiedade e facilitar o cumprimento das orientações médicas e de reabilitação.

As orientações pré-operatórias adequadas são fundamentais para garantir o sucesso da artroplastia e uma recuperação mais rápida e segura. O engajamento do paciente no cumprimento das instruções médicas é essencial para minimizar complicações e melhorar os resultados cirúrgicos.

REFERÊNCIAS BIBLIOGRÁFICAS

1. Arnell TD. Preoperative patient instructions. In: Whelan RL, Fleshman JW, Fowler DL (Eds.). The Sages Manual: Perioperative Care in Minimally Invasive Surgery. New York, NY: Springer; 2006:20-24.
2. Jain NB, et al. Comorbidities increase complication rates in patients having arthroplasty. Clini Orthopae Related Res. 2005;435:232.
3. Charlson ME, et al. Charlson comorbidity index: a critical review of clinimetric properties. Psychother Psychosomat. 2022;91(1):8-35.
4. Angerame MR, et al. Usefulness of perioperative laboratory tests in total hip and knee arthroplasty: are they necessary for all patients? Arthroplasty Today. 2021;7:136-42.
5. Smetana GW, Lawrence VA, Cornell JE. Preoperative pulmonary risk stratification for noncardiothoracic surgery: systematic review for the american college of physicians. Ann Inter Med. 2006;144(8):581-95.
6. Rizvi AA, Chillag SA, Chillag KJ. Perioperative management of diabetes and hyperglycemia in patients undergoing orthopaedic surgery. JAAOS - J Am Academy Orthopaedic Surg. 2010;18(7):426.
7. Rudy MD, Ahuja NK, Aaronson AJ. Diabetes and hyperglycemia in lower-extremity total joint arthroplasty: clinical epidemiology, outcomes, and management. JBJS Reviews. 2018;6(5):e10.
8. Marchant MHJ, et al. The impact of glycemic control and diabetes melito on perioperative outcomes after total joint arthroplasty. JBJS. 2009;91(7):1621.
9. Kremers HM, et al. Diabetes melito, hyperglycemia, hemoglobin A1C and the risk of prosthetic joint infections in total hip and knee arthroplasty. J Arthroplasty. 2015;30(3):439-43.
10. Fitridge R. Challenge of periprocedural management of anticoagulants and antiplatelet therapy. ANZ J Surg. 2015;85(9):599.
11. Thachil J, Gatt A, Martlew V. Management of surgical patients receiving anticoagulation and antiplatelet agents. Br J Surg. 2008;95(12):1437-48.
12. Ferrandis R, Llau JV. Management of antiaggregated and anticoagulated patients scheduled for orthopedic surgery. In: LLAU JV (Ed.). Thromboembolism in orthopedic surgery. London: Springer; 2013:153-65.
13. Sumarriva G, et al. Effects of preoperative antiplatelet agents and anticoagulants on total joint arthroplasty outcomes. Ochsner J. 2021;21(4):347-51.
14. Zarling BJ, et al. How do preoperative medications influence outcomes after total joint arthroplasty? J Arthroplast. 2017;32(9):S259-S262.
15. Barlow BT, Hannon MT, Waldron JE. Preoperative management of antithrombotics in arthroplasty. JAAOS. 2019;27(23):878.
16. Duellman TJ, et al. Multi-modal, pre-emptive analgesia decreases the length of hospital stay following total joint arthroplasty. Orthopedics. 2009;32(3):1-5.
17. Gu A, et al. Preoperative malnutrition negatively correlates with postoperative wound complications and infection after total joint arthroplasty: a systematic review and meta-analysis. J Arthroplast. 2019;34(5):1013-24.
18. Kamath A, et al. Malnutrition in joint arthroplasty: prospective study indicates risk of unplanned icu admission. Arch Bone Joint Surg. 2016;4(2):128-31.

19. Schroer WC, et al. Chitranjan S. Ranawat Award: Elective joint arthroplasty outcomes improve in malnourished patients with nutritional intervention: a prospective population analysis demonstrates a modifiable risk factor. The Bone & Joint Journal. 2019;101-B(7):17-21.
20. Nicholson JA, Dowrick AS, Liew SM. Nutritional status and short-term outcome of hip arthroplasty. J Orthopaedic Surg. 2012;20(3):331-5.
21. Soeters R, et al. Preoperative physical therapy education reduces time to meet functional milestones after total joint arthroplasty. Clin Orthopae Related Res. 2018;476(1):40.
22. Alghadir A, Iqbal ZA, Anwer S. Effect of physiotherapy on pain and recovery of physical function after total knee arthroplasty: one month follow-up. Physikalische Medizin, Rehabilitationsmedizin, Kurortmedizin. 2016;26:284-7.
23. Aytekin E, et al. The effect of a 12 week prehabilitation program on pain and function for patients undergoing total knee arthroplasty: A prospective controlled study. J Clinical Orthopae Trauma. 2019;10(2):345-9.
24. Lichtor JL. Adult preoperative preparation: equipment and monitoring. In: Twersky RS, Philip BK (Eds.). Handbook of Ambulatory Anesthesia. New York, NY: Springer; 2008. p. 144-68.
25. Brady MC, et al. Preoperative fasting for adults to prevent perioperative complications - Brady, MC - | Cochrane Library. [s.d.]. 2003.
26. Ljungqvist O. Preoperative Fasting and Carbohydrate Treatment. Em: Feldman LS, et al. (Eds.). The SAGES/ERAS® Society Manual of Enhanced Recovery Programs for Gastrointestinal Surgery. Cham: Springer International Publishing. 2015:41-9.
27. Chlebicki MP, et al. Preoperative chlorhexidine shower or bath for prevention of surgical site infection: A meta-analysis. Am J Infection Control. 2013;41(2):167-73.
28. Wang Z, et al. Preoperative bathing with chlorhexidine reduces the incidence of surgical site infections after total knee arthroplasty: a meta-analysis. Medicine. 2017;96(47):e8321.
29. Lefebvre A, et al. Preoperative hair removal and surgical site infections: network meta-analysis of randomized controlled trials. J Hospital Infect. 2015;91(2):100-8.
30. Tanner J, Norrie P, Melen K. Preoperative hair removal to reduce surgical site infection - Tanner, J - | Cochrane Library. [s.d.]. 2011.
31. Adisa AO, Lawal OO, Adejuyigbe O. Evaluation of two methods of preoperative hair removal and their relationship to postoperative wound infection. J Infection in Developing Countries. 2011;5(10):717-22.
32. Ghomrawi H, et al. How often are patient and surgeon recovery expectations for total joint arthroplasty aligned? Results of a Pilot Study. HSS Journal ®. 2011;7:229-34.
33. Mahomed NN, et al. The importance of patient expectations in predicting functional outcomes after total joint arthroplasty. J Rheumatol, [s.d.]. 2002.
34. Husted H, et al. Low risk of thromboembolic complications after fast-track hip and knee arthroplasty. Acta Orthopaedica. 2010:599-605.
35. Malviya A, et al. Enhanced recovery program for hip and knee replacement reduces death rate. Acta Orthopaedica. 2011:577-81.
36. Sluis G, Van Der, et al. Pre-operative functional mobility as an independent determinant of inpatient functional recovery after total knee arthroplasty during three periods that coincided with changes in clinical pathways. Bone Joint J. 2017;99-B(2):211-7.

Seção 3.2 • Cuidados de Enfermagem no Pré-Operatório Imediato: Vista Pré-Operatória

Juliane de Macedo Antunes • *Kênia Leite*

INTRODUÇÃO

O processo perioperatório de uma cirurgia ortopédica requer uma avaliação multiprofissional e multidimensional. Na fase pré-operatória, período crítico na jornada do paciente ortopédico, as intervenções de enfermagem desempenham papel central no planejamento e na preparação do paciente, contribuindo para a segurança do paciente, redução de complicações, promoção de uma recuperação rápida e retorno ao cotidiano e o convívio social.

A assistência de enfermagem perioperatória compreende a aplicação do processo de enfermagem denominado como sistemática da assistência de enfermagem perioperatória proposto por Castellano e Jouclas, em 1990.[1] Na tentativa de dirimir a confusão conceitual entre os termos, neste capítulo será adotado o termo "processo de enfermagem perioperatório" e será abordada sua primeira etapa: a visita pré-operatória.

Este processo deve ser orientado por uma assistência integral de forma continuada, participativa, individualizada, documentada e avaliada em todas as fases do período perioperatório.[1]

Ao aplicar o processo de enfermagem perioperatório, objetiva-se auxiliar o paciente e a família a se preparem para o procedimento anestésico-cirúrgico proposto por meio de intervenções educativas que possibilitem mudanças do estilo de vida, redução da ansiedade proporcionando um desfecho seguro e retorno às atividades cotidianas com maior brevidade possível.[1]

Para isso faz-se necessária a implementação de assistência de enfermagem integral, individualizada e documentada em todo o período perioperatório, identificando as necessidades de cada paciente, planejando a assistência de enfermagem, de modo a reduzir os riscos inerentes ao procedimento cirúrgico.[1]

O processo de enfermagem perioperatório, segundo a SOBECC, em 2021, compreende a consulta ou visita de enfermagem pré-operatória, o planejamento da assistência perioperatória, a implementação da assistência, a avaliação da assistência por meio da visita pós-operatória de enfermagem ou teleconsulta e a reformulação da assistência.[1]

A consulta de enfermagem ou visita pré-operatória é a primeira etapa do processo de enfermagem perioperatório. Ela se baseia em um processo de raciocínio clínico e tomada de decisão que requer habilidades, conhecimento, atitudes, habilidades e responsabilidade. Deve ser conduzida preferencialmente pelo enfermeiro perioperatório que pode estar lotado ou não na sala cirúrgica, mas que deve ter propriedade para proceder à avaliação, mas também às intervenções necessárias. A consulta deve ocorrer em um local específico, tal como uma sala ambulatorial. Sempre que possível, a presença de familiares e pessoas importantes deve ser permitida. Isto porque familiares e pessoas significativas desempenham um papel importante na experiência do processo saúde-doença do paciente e auxiliam nas tarefas diárias de cuidado, assim ambos podem participar ativamente do processo de tomada de decisão e compreender os elementos essenciais do tratamento cirúrgico proposto.[2] Neste momento o enfermeiro realiza o diagnóstico de enfermagem e a prescrição de intervenções, levando ao desenvolvimento de formas eficazes de cuidados de enfermagem que sejam compatíveis com as necessidades dos pacientes e famílias.

VISITAS PRÉ-OPERATÓRIAS DEVEM SEGUIR AS SEGUINTES ETAPAS
Acolhimento
Primeiramente, o enfermeiro deve proceder ao acolhimento do paciente e da família, explicando os objetivos do atendimento, identificando se é a primeira experiência cirúrgica e, em caso negativo, compreender o significado atribuído à(s) experiência(s) anterior(es). A empatia entre profissional-paciente-família é fundamental para o alcance dos resultados de enfermagem esperados. Compreender a queixa principal que levou à indicação do tratamento cirúrgico.

Avaliação
A avaliação do paciente compreende o momento em que o enfermeiro deve proceder à coleta de dados e informações que possibilitem a identificação de problemas que necessitem de intervenção de enfermagem a fim de alcançar os melhores desfechos e ausência de complicações no pós-operatório. Para isso o enfermeiro deve:

- Avaliar o conhecimento do paciente sobre a cirurgia.
- Avaliar a(s) fonte(s) de informação sobre a cirurgia.
- Identificar sentimentos e crenças sobre o período perioperatório.
- Avaliar o apoio da família, de pessoas significativas, sistemas de referência e contrarreferência.
- Identificar histórico de saúde-doença: presença de doenças preexistentes, cirurgias e anestesias anteriores, alergias e uso de medicamentos; antecedentes familiares, com especial atenção para doenças hereditárias relevantes.
- Avaliar hábitos de vida: dieta, exercícios, padrões de sono, consumo contínuo ou intermitente de álcool (36 g etanol/dia) e tabagismo ativo ou passivo.
- Avaliar as condições de moradia e os recursos de saúde disponíveis na comunidade pode ser necessário, especialmente devido à necessidade de possíveis adaptações de acessibilidade relacionadas com a mobilidade física reduzida.
- Realizar exame físico cefalocaudal, atentando-se para a área a ser operada: inspeção da articulação ou membro afetado, verificando dor, edema e funcionalidade. Inspecionar a pele, nutrição, hidratação e sinais de infecção.
- Avaliar sinais vitais, temperatura axilar, pressão arterial, frequência cardíaca e respiratória, bem como a dor, como quinto sinal vital. A dor necessita ser avaliada, pois acometimentos ortopédicos e traumatológicos cursam com a presença de dor que pode ter duração superior a 3 meses. Seus aspectos semiológicos, como característica, localização, duração, fatores de melhora e piora dos sintomas, necessitam ser avaliados.
- Avaliar parâmetros antropométricos: altura, peso e índice de massa corpórea.
- Identificar o uso de medicamentos, avaliação de risco cirúrgico e existência de outros fatores de risco.

Diagnósticos de Enfermagem
As informações obtidas na avaliação de enfermagem possibilitarão que o enfermeiro, por meio do julgamento e do raciocínio clínico, eleja os diagnósticos de enfermagem prioritários para sua intervenção no pré-operatório. O enfermeiro deve ter especial atenção

para os diagnósticos de risco de recuperação cirúrgica retardada e risco de infecção do sítio cirúrgico, que podem ocasionar aumento dos dias de internação hospitalar e prolongamento do período de convalescença.

Planejamento da Assistência de Enfermagem

Nesta etapa, o enfermeiro deve estabelecer os resultados de enfermagem que se deseja alcançar, de forma individualizada e pactuada com o paciente e família. No período perioperatório, uma das metas desejáveis é que ocorra a recuperação plena de suas funções, livre de dor e complicações cirúrgicas, bem como o restabelecimento pleno de suas atividades de vida diária, sociais e ocupacionais. A partir desta pactuação de metas, o enfermeiro traça as intervenções de enfermagem apropriadas, no pré-operatório, direcionadas ao controle de riscos e educação pré-operatória com vistas a possíveis mudanças de hábitos de vida necessárias.

O enfermeiro deve considerar como possíveis intervenções no período pré-operatório:

- *Educação pré-operatória:* a educação pré-operatória está associada à redução dos níveis de ansiedade pré-operatória, estresse, dor pós-operatória, tempo de internação hospitalar e melhora do sono, estado mental, conhecimento e expectativas do paciente.[2,3] A educação do paciente envolve orientações que devem ser específicas de acordo com a patologia do paciente, o tipo de procedimento, o nível de alfabetização e o contexto cultural. Além da consulta tradicional com uma abordagem verbal tradicional, visitas às unidades de internação e centro cirúrgico, vídeos e materiais de apoio podem ser utilizados, incluindo informações impressas, como cartilhas e *folders* com todas as orientações-chave sobre a cirurgia, bem como mídias digitais como aplicativos e *chatbots*.[4] Estes instrumentos são ferramentas que auxiliam na intervenção educativa, porém, não substituem a consulta individual considerada a abordagem mais eficaz. Ela possibilita que o enfermeiro antecipe os sentimentos e comportamentos do paciente e permite que ele tire suas dúvidas de maneira mais ativa neste processo.
- *São orientações importantes a serem fornecidas:* para o paciente, familiar ou outra pessoa significativa: informações sobre os procedimentos de preparação para a cirurgia, o tipo de cirurgia, as técnicas utilizadas, os riscos associados, potenciais complicações. Também é importante abordar os níveis previstos de dor e estratégias de tratamento, possíveis restrições nas atividades diárias, períodos de recuperação e potenciais condições de saúde pós-cirúrgicas. Aspectos logísticos (pertences pessoais necessários ao período de internação, medicamentos em uso, equipamentos e dispositivos, horários de visita, números de contato e tempo estimado de internação hospitalar); necessidade de uso de um cateter venoso periférico para administração de medicamentos e outros dispositivos médicos; protocolo de descolonização e instruções para banho pré-operatório; remoção de joias, prótese e apliques de cabelo e de unhas; instruções para o jejum pré-operatório recomendado; apresentação em vídeo do ambiente da sala de cirurgia; medidas de controle da dor; a necessidade de mobilização precoce e o primeiro levantamento; orientações quanto à ferida cirúrgica, à realização de curativos e aos sinais de alerta; aspectos a considerar após alta/retorno para casa.[5]
- *Orientação de reabilitação psicológica:* os enfermeiros desempenham um papel crucial na implementação de intervenções para reduzir a ansiedade pré-operatória, pois são profissionais treinados em contato direto com o paciente desde a admissão até a alta. Estas intervenções incluem a comunicação eficaz com os pacientes, a educação sobre procedimentos, controle da dor e cuidados pós-operatórios, técnicas de relaxamento,

criação de um ambiente calmo e relaxante e fornecimento de apoio emocional durante todo o processo perioperatório.[3]
- *Estratégias para lidar com medo e ansiedade.*
- *Intervenção medicamentosa pré-operatória:* muitas vezes é necessária a utilização de antibioticoprofilaxia em cirurgias extensas e que requerem utilização de próteses, neste sentido, o enfermeiro deve ter especial atenção ao monitoramento de reações adversas a este tipo de medicamento no pré-operatório. O enfermeiro também deve estar atento a adesão do paciente a suspensão de medicamentos definida pelo médico e que podem interferir no procedimento cirúrgico anestésico.[6]
- *Intervenções no sono e na dieta:* a manutenção do ciclo sono e repouso é fundamental para um processo cirúrgico sem intercorrências. Técnicas de terapia do sono, como relaxamento, hipnose do sorriso, sono de indução reversa e indução de tensão, podem melhorar a qualidade do sono, ajudar a controlar a pressão arterial e reduzir complicações pós-operatórias.[6] Além disso, encaminhar a uma nutricionista e orientar os pacientes a uma dieta com baixo teor de sódio, colesterol e açúcar, bem como alto teor de proteína e cálcio pode ser benéfico para pacientes hipertensos a serem submetidos a procedimentos cirúrgicos.[6]
- *Treinamento de reabilitação pré-operatória:* em cirurgias ortopédicas, o paciente se beneficia da reabilitação perioperatória. Desse modo, os cuidados de enfermagem para os pacientes podem impactar significativamente a recuperação pós-operatória, incluindo a reabilitação da função da articulação, como, por exemplo, do quadril, pode reduzir complicações e promover a melhoria da qualidade de vida.[6,7]

Resumo da Consulta/Visita Pré-Operatória

É importante que o enfermeiro resuma os aspectos mais relevantes da consulta, esclareça todas as dúvidas e avalie a necessidade de outras informações relevantes ou quaisquer preocupações que não foram respondidas satisfatoriamente.

Registro e Documentação

Todo o processo de enfermagem deve ser registrado e documentado no prontuário do paciente, seja físico ou informatizado. O plano de cuidados com todas as intervenções de enfermagem e orientações deve ser fornecido de forma impressa ou digital, mas que possibilitem a consulta a informações relevantes.

No pré-operatório imediato é importante que o enfermeiro perioperatório observe e confirme:

- Se foi cumprido o jejum de acordo com o recomendado.
- Se a identificação do paciente, a marcação da lateralidade e do local de incisão estão corretos.
- Se a documentação está completa, incluindo todos os termos de consentimentos e documentos assinados e disponíveis.
- Se a adesão ao protocolo de descolonização e o banho com sabão antisséptico na manhã da cirurgia foram realizados.
- Se as próteses e adornos (joias, próteses dentárias e outros objetos pessoais) foram retirados.

A aplicação do processo de enfermagem no perioperatório, especialmente por meio de intervenções educativas, monitoramento das mudanças de estilo de vida e adesão as orientações pré-operatórias minimizam os riscos perioperatórios, reduzem tempo de internação e complicações pós-operatórias. Estes processos de cuidar, com o advento da inteligência artificial e o aprendizado de máquinas, pode ser beneficiado como auxílio na identificação das necessidades específicas dos pacientes, bem como o suporte durante transições de cuidados ou transferências.

REFERÊNCIAS BIBLIOGRÁFICAS

1. Moriya GAA. (Org.). Diretrizes de práticas em enfermagem cirúrgica e processamento de produtos para a saúde – Sobecc. 8. ed. São Paulo, SP: Sobecc; 2021.
2. Longo UG, et al. The impact of preoperative education on knee and hip replacement: a systematic review. Osteology. 2023;3(3):94-112.
3. Oliveira P, et al. Design of a nursing psychoeducation program to reduce preoperative anxiety in adults. Frontiers in Public Health. 2024;12.
4. Fischer L. Applying artificial intelligence to perioperative nursing practice. AORN Journal. 2024;119(6).
5. Almutary H, Almashi A. Preoperative patient education: perceptions and actual practice among nurses working in surgical units. SAGE Open Nursing. 2024;10.
6. Ji C-Y, Yang L-R. Perioperative nursing care for hip arthroplasty patients with concomitant hypertension: A minireview. W J Clini Cases. 2023;11(36):8440-6.
7. Punnoose A, et al. Prehabilitation for patients undergoing orthopedic surgery. JAMA Network Open. 2023;6(4):e238050.

Seção 3.3 ▪ Avaliação Nutricional, Social e Suporte Psicológico no Preparo do Paciente para Artroplastia

Cláudia Christina Sobrinho do Nascimento ▪ *Natália Martins Motta*
Patricia Mendes Campos

INTRODUÇÃO

A triagem ou rastreamento nutricional é um procedimento que tem como objetivo identificar pacientes desnutridos ou em risco de desnutrição, com o intuito de analisar a necessidade de uma avaliação complementar ou mais detalhada. Assim, é possível reconhecer precocemente os indivíduos que poderiam beneficiar-se da terapia nutricional. Recomenda-se que a triagem nutricional aconteça nas primeiras 24 a 72 horas de internação ou admissão de pacientes, seguida de reavaliação semanal. Em pacientes críticos, a recomendação é que a triagem ocorra em até 48 horas.

A desnutrição é um agravo nutricional que afeta pacientes hospitalizados. No Brasil, a prevalência da desnutrição hospitalar varia de 20-60% na admissão hospitalar e pode aumentar com o tempo de internação. Pode ter impacto negativo nos desfechos clínicos de pacientes cirúrgicos, aumentando o tempo de internação, os custos para as unidades de saúde e a morbimortalidade.[1-4] Dentre as complicações pós-operatórias podemos citar: infecções do sítio cirúrgico, retardo na cicatrização e piora do padrão respiratório.[5]

A população de idosos no Brasil vem crescendo e traz riscos adicionais para desnutrição:

- *Alterações fisiológicas*: diminuição do metabolismo basal, redistribuição da massa corporal, alterações no funcionamento digestivo, alterações na percepção sensorial e diminuição da sensibilidade à sede.
- *Efeitos secundários aos fármacos*: a polifarmácia em idosos aumenta a incidência de efeitos colaterais e interações medicamentosas. A utilização, em longo prazo, de drogas terapêuticas que interferem na digestão, na absorção e no metabolismo de nutrientes pode, também, ocasionar desnutrição nos idosos, além de desenvolver anorexia.[6]

Para reduzir o risco de desnutrição e melhorar o estado nutricional dos pacientes cirúrgicos, é importante a aplicação rotineira de ferramentas de rastreio nutricional na admissão hospitalar.

Dentre as diversas ferramentas para realizar a triagem nutricional, a melhor será aquela que está disponível na instituição e que seja de fácil acesso e aplicabilidade pela equipe.

TRIAGEM NUTRICIONAL

A triagem ou rastreamento nutricional é um procedimento que tem como objetivo identificar pacientes desnutridos ou em risco de desnutrição, com o intuito de analisar a necessidade de uma avaliação complementar ou mais detalhada. Assim, é possível reconhecer precocemente os indivíduos que poderiam beneficiar-se da terapia nutricional. Recomenda-se que a triagem nutricional aconteça nas primeiras 24 a 72 horas de internação ou admissão de pacientes, seguida de reavaliação semanal. Em pacientes críticos, a recomendação é que a triagem ocorra em até 48 horas.[7,8]

Triagem de Risco Nutricional 2002 (NRS2002)

A NRS2002 (sigla de origem inglesa – *Nutritional Risk Screening*) é um instrumento simples, objetivo, composto por elementos que avaliam ingestão alimentar, perda de peso não intencional, gravidade da doença e tem como diferencial considerar a idade, pontuando idosos acima de 70 anos como fator de risco adicional.

AVALIAÇÃO SUBJETIVA GLOBAL (ASG)

A ASG é considerada padrão-ouro para a triagem do estado nutricional. Este método, inicialmente desenvolvido para pacientes cirúrgicos e sendo posteriormente adaptado para outras situações clínicas, tem o objetivo de identificar pacientes com algum risco nutricional. São cinco os critérios a considerar para realizar a avaliação subjetiva global:

1. Perda de peso nos últimos 6 meses, sendo que deve ser levada em consideração a recuperação ou estabilização do peso até a data da avaliação.
2. A história dietética em relação ao usual, considerando se a ingestão está alterada ou não e, em caso positivo, verificar qual o tempo e o grau da alteração (jejum, líquidos hipocalóricos, dieta sólida insuficiente etc.).
3. Presença de sintomas gastrointestinais, sua duração e intensidade.
4. Capacidade funcional ou nível de força muscular.
5. Demanda metabólica da doença de base.

MINIAVALIAÇÃO NUTRICIONAL (MNA) E MINIAVALIAÇÃO NUTRICIONAL REDUZIDA (MNA-SF)

A MNA e a MNA-SF (sigla de origem inglesa – *Short-Form Mini Nutritional Assessment*) foram criadas com o objetivo de detectar a presença de desnutrição e de risco nutricional entre os idosos em tratamento domiciliar e/ou ambulatorial e em hospitais. Este método de triagem afirma detectar a desnutrição e subnutrição em sua fase inicial em pacientes idosos, de forma a facilitar a intervenção nutricional. Consiste em um questionário dividido em duas partes, a primeira denominada triagem (MNA-SF) e a segunda denominada de avaliação global (MNA). A triagem é composta por questões que englobam alterações da ingestão alimentar (por perda de apetite, problemas digestivos ou dificuldade de mastigação ou deglutição), perda de peso, mobilidade; ocorrência de estresse psicológico ou doença aguda, problemas neuropsicológicos e IMC. A Avaliação global inclui, por sua vez, questões relativas ao modo de vida, lesões de pele ou escaras, medicação, avaliação dietética (perguntas relativas ao número de refeições, ingestão de alimentos e líquidos e autonomia na alimentação), autoavaliação (autopercepção da saúde e da condição nutricional) e a antropometria é então complementada com o perímetro braquial e de perna.

Os pacientes identificados na triagem nutricional em risco de desnutrição devem realizar a avaliação nutricional.

A avaliação do estado nutricional é realizada através de métodos que permitem quantificar e qualificar o grau de desnutrição ou obesidade. É importante destacar que os diferentes métodos de avaliação, quando analisados, isoladamente, não têm muito valor e são questionáveis por possíveis erros impostos por eles próprios.

É um processo abrangente e detalhado, com objetivo de identificar distúrbios e riscos nutricionais. Afere a gravidade desses distúrbios, traçando condutas que possibilitem a recuperação ou manutenção adequada do estado de saúde do paciente.

A avaliação nutricional não só detecta a desnutrição, mas também classifica seu grau. Tem como base:

- Anamnese clínica e dietética.
- Avaliação bioquímica.
- Avaliação antropométrica.

ANAMNESE CLÍNICA

Análise das condições de saúde atuais e passadas do indivíduo, incluindo doenças crônicas, alergias alimentares, intolerâncias; identificação de atrofia muscular, perda de gordura subcutânea, estado de hidratação e presença de sinais para déficits específicos.

ANAMNESE DIETÉTICA

Análise de hábitos alimentares, consumo de macros e micronutrientes, qualidade da alimentação, atitudes em relação aos alimentos, preferências e aversões. Pode ser feito por meio de recordatórios alimentares, registros alimentares ou questionários de frequência alimentar.

AVALIAÇÃO BIOQUÍMICA

Avaliação precoce e objetiva das alterações nutricionais. Destacam-se os mais utilizados na prática clínica:[9]

- *Proteínas séricas*: albumina, pré-albumina, transferrina
- *Imunocompetência*: contagem total de linfócitos (CTL).

AVALIAÇÃO ANTROPOMÉTRICA

Aplicação de técnicas não invasivas para avaliar tamanho, proporções e composição corporal (estatura atual; estatura estimada; peso atual; peso habitual; peso estimado; peso teórico; dobras cutâneas; circunferências braquial e de panturrilha).

O cálculo do índice de massa corporal (IMC) permite classificar o estado nutricional. É realizado através da fórmula, IMC = Peso/Estatura.

O cálculo do percentual de perda de peso (%PP) permite identificar o grau de desnutrição de um paciente, considerando a perda de peso em relação ao peso habitual. O resultado da fórmula, %PP= (Peso habitual – Peso atual) × 100/Peso habitual, conjugado ao tempo que ocorreu esta perda, dará o grau de desnutrição.

As medidas de dobras cutâneas refletem a reserva de gordura corpórea total.

As medidas de circunferências braquial e de panturrilha refletem a reserva de massa muscular esquelética.

O diagnóstico de sarcopenia é baseado em dois critérios: a diminuição de força (critério fundamental) e a baixa quantidade de massa muscular (critério confirmatório). Assim, considera-se a sarcopenia provável quando constatada baixa força muscular, ou confirmada, na presença concomitante de baixa massa muscular.

O principal método recomendado para avaliação da força muscular é a avaliação da força de preensão palmar através da dinamometria manual. Como alternativa, o Consenso Europeu também sugere o teste de sentar-levantar (baseado no tempo levado pelo indivíduo para sentar e levantar cinco vezes de uma cadeira) como método de avaliação de força muscular.

A avaliação da baixa massa muscular deve ser realizada preferencialmente por exames de imagem, tais como a ressonância magnética (RM), a tomografia computadorizada (TC) ou, ainda, a absorciometria por duplo feixe de raios X (DXA). O uso da bioimpedância elétrica (BIA) para fins diagnósticos requer cautela, respeitando critérios como a escolha de equações validadas para a população estudada e para o aparelho utilizado. Em estudos populacionais, medidas antropométricas como a circunferência da panturrilha têm se mostrado uma opção viável.[10]

TERAPIA NUTRICIONAL

A terapia nutricional oral (TNO) deve ser recomendada após a identificação do risco nutricional ou desnutrição combinada com evidência de baixa aceitação alimentar (menor que 60%) por 3 dias e/ou perda de peso. A terapia nutricional enteral (TNE) está indicada na presença de trato gastrointestinal funcionante e impossibilidade de alimentação pela via oral, sendo obrigatória a presença de estabilidade hemodinâmica para início da terapia. Os pacientes que não podem ingerir ou absorver mais de 60% das necessidades nutricionais, por via oral ou enteral, têm indicação de terapia nutricional parenteral (TNP).[11-15]

A terapia nutricional quando indicada após a triagem realizada na admissão hospitalar precisa estar disponível em todos os serviços de saúde para recuperar o estado nutricional dos pacientes e reduzir os impactos da desnutrição nas artroplastias.[15-17]

ASPECTO SOCIAL

Pensando no aspecto social da questão, conforme inscrito na Constituição Federal de 1988, a saúde é direito de todos e dever do estado garantido através de políticas públicas e econômicas. As duas Leis orgânicas da Saúde, a Lei nº 8.080, de 19 de setembro de 1990 e a Lei nº 8.142, de 28 de dezembro de 1990, subsequentes, representam a continuidade das conquistas advindas com a Constituição Federal de 1988. A primeira lei dispõe sobre as condições para a promoção, proteção e recuperação da saúde, sua organização e o funcionamento dos serviços. Já a segunda dispõe sobre a participação da comunidade na gestão do SUS e sobre a transferência de recursos financeiros.

Dentro do universo de desafios para o processo de consolidação da saúde como política pública, no que se refere à organização do SUS para a oferta de serviços em ortopedia foi instituída, por meio da portaria SAS/MS nº 221, de 15 de fevereiro de 2005, a Política Nacional de Alta Complexidade em Ortopedia e Traumatologia. Essa política considera a necessidade de garantir o atendimento integral em traumatologia e ortopedia aos usuários do SUS, constituindo uma rede de serviços regionalizados e hierarquizados, com base na universalidade e na integralidade.

A experiência de atendimento em traumatologia e ortopedia baseado no modelo de assistência hospitalar organizado por centro de atendimento especializado (CAE) instituído por linha de cuidado por subespecialidades ortopédicas, teve início nos anos 2000 em um instituto federal vinculado ao Ministério da Saúde e apresentou o modelo de atendimento multiprofissional com uma proposta baseada no dispositivo de clínica ampliada.

Essa proposta de construção de equipes de referência foi reafirmada recentemente na Política Nacional de Atenção Especializada em Saúde (Portaria GM/MS Nº 1.604, de 18 de outubro de 2023) na qual estabelece que os serviços de atenção especializada à saúde deverão ser centrados na pessoa e suas necessidades e ainda que os serviços devam ter equipes multiprofissionais que atuem de modo interdisciplinar, visando à melhoria da situação de saúde, do bem-estar e a ampliação da autonomia das pessoas e buscando os mais altos graus de integralidade.[1]

Esse atendimento especializado apresenta como objetivo desenvolver estratégias diferentes das ações pautadas no modelo médico-hegemônico, buscando práticas direcionadas ao conceito ampliado de saúde, onde o usuário seja estimulado a ser também responsável pelo seu cuidado e onde passe a entender a saúde como multifatorial.[2]

O atendimento nos centros especializados, utilizados como exemplo a ser discutido neste artigo, realiza a assistência ao usuário em alguns momentos principais, assim estruturados: ambulatório de pré-internação e pós-operatório; discussões em reuniões multiprofissionais; e *round* – visita aos leitos dos usuários pela equipe multiprofissional.

A atuação do serviço social no ambiente hospitalar não foge ao escopo de atuação da profissão, que é generalista, e que se caracteriza por ser... eminentemente interventiva, isto é, intervém na realidade social, a qual está pautada na desigualdade social diante de uma sociedade capitalista, dividida entre a classe dominante e a classe dominada.[3] Assim, o objeto de intervenção do serviço social se condensa nas expressões da questão social próprias da sociedade capitalista, e sua atuação será balizada na Lei de Regulamentação da Profissão (1993) e no Código de Ética profissional (1993), buscando a efetivação de direitos sociais através das políticas públicas.

Geralmente, por ser uma cirurgia eletiva, o usuário passa pelo sistema de regulação para a primeira consulta no atendimento especializado em ortopedia. Após ser confirmada a indicação cirúrgica, o usuário do sistema de saúde será acompanhado pela equipe multiprofissional. Esse processo é iniciando pelo médico ortopedista para o planejamento cirúrgico, e depois é direcionado para o atendimento do enfermeiro e do assistente social, e caso apresente demanda, para outras categorias profissionais como nutricionista e psicólogo.

O processo de preparo para artroplastia tem início no acompanhamento ambulatorial de pré-internação, que se estende também, aos seus acompanhantes e/ou familiares. O serviço social realiza, neste momento, o preenchimento de um formulário de entrevista social para que se possa identificar a determinação social de saúde que afeta a vida do usuário para que a partir de então o assistente social possa intervir. Busca-se a confirmação e a articulação de suporte pós-alta e as orientações quanto aos direitos sociais, trabalhistas, previdenciários e da rotina hospitalar, e demais orientações sociais que venham a emergir durante o atendimento.

Quando identificado uma demanda pelo assistente social em sua atuação será realizado o contato com a rede de atenção à saúde (RAS) do território em que reside o usuário, sendo a atenção básica de saúde o ponto articulador da organização desse cuidado dentro da RAS. Quando necessário o profissional também realiza a articulação intersetorial junto à política de assistência social, de habitação, educação entre outras.

Destacam-se também a articulação com os órgãos públicos que compõem o sistema de garantia de direitos como conselhos tutelares, DETRAN, defensoria pública e ministério público.

Assim, a atuação do serviço social na pré-internação dos usuários que realizarão o procedimento de artroplastia tem como objetivo identificar e atuar nos condicionantes sociais, econômicos e culturais que possam interferir no processo saúde-doença. De modo a contribuir para viabilização do acesso às políticas e serviços públicos, efetivação e ampliação dos direitos e democratização das informações.[4]

Durante a internação o serviço social atua junto ao usuário como também a suas famílias e/ou acompanhantes, orientando sobre o acesso aos serviços de saúde, rotina institucional e recursos sociais. Vale destacar que o trabalho do assistente social nas equipes multiprofissionais, contribui para o planejamento e a execução de ações que visem preparar o usuário para o momento da alta hospitalar, através da articulação da rede de atenção a saúde e a rede de suporte familiar e social para continuidade do cuidado após a alta. E nos casos em que o usuário não possua uma rede de apoio, o Estado será acionado por ser também responsável pelo cuidado do cidadão.

A atuação do serviço social na saúde, no acompanhamento dos pacientes acometidos por afecções no sistema musculoesquelético, se revela essencial no fortalecimento de uma abordagem integral e multiprofissional. Ao intervir durante o processo de pré e pós-operatório, os assistentes sociais desempenham um papel importante na identificação e no enfrentamento das determinações sociais que impactam a saúde dos usuários, contribuindo significativamente na integralidade do atendimento e a melhoria da qualidade do SUS.

A determinação social da saúde é um conceito que explicita a relação do social e do histórico com o biológico para discutir o processo saúde-doença. O conceito parte do contexto para compreender como são produzidos os processos que levam à doença, tentando conduzir para um entendimento que faça a ligação entre cada realidade e a sociedade em geral.

ASPECTO PSCICOLÓGICO

Quanto ao suporte psicológico, o paciente que será submetido a uma artroplastia, antes mesmo do diagnóstico, da indicação cirúrgica e da internação hospitalar, já apresenta sinais de esgotamento emocional em virtude das fortes dores sentidas pelos desgastes nas articulações, bem como pelas limitações impostas por estes, com consequente queda em sua qualidade de vida. Segundo Bezerra, em 2020,[5] há fortes evidências demonstrando uma associação entre osteoartrite grave e transtornos psiquiátricos como depressão e ansiedade. Dessa forma, a cirurgia pode significar para a pessoa em sofrimento, uma oportunidade de se livrar das dores e de recuperar a sua vida, sua autonomia e independência.

Ao mesmo tempo, a cirurgia também pode despertar medo e outros sentimentos. É comum o aparecimento de dúvidas e inseguranças no período pré-operatório, com pacientes experimentando sentimentos contraditórios em relação ao procedimento cirúrgico. A avaliação dos aspectos emocionais, portanto, não pode ser negligenciada. Conforme destacam,[18] a saúde mental do paciente no pré-operatório de uma cirurgia ortopédica é um fator crucial que pode afetar a recuperação pós-operatória.

Segundo Mendes,[19] a presença da ansiedade e do estresse psicorgânico destacam-se como as reações psíquicas mais prevalentes no período pré-operatório nos diversos tipos de cirurgia, também apontando para o fato de que podem interferir de maneira significativa na recuperação pós-operatória.

Nesse sentido, justifica-se a especial importância do suporte psicológico no preparo para a cirurgia de artroplastia. Embora ainda seja muito frequente uma abordagem focada nos aspectos físicos dos pacientes que sofrem com problemas de ordem musculoesqueléticas, cada vez mais as pesquisas têm apontado a influência dos aspectos psicossociais na intensidade dos sintomas do paciente e, portanto, assumindo um papel tão importante quanto a fisiopatologia do problema ortopédico em si na compreensão e no tratamento do paciente com queixas ortopédicas. Assim, é fundamental que o paciente seja abordado de maneira integral, levando em consideração não somente os aspectos biológicos, mas também os psicológicos e sociais.[20]

O preparo para a cirurgia de artroplastia tem início quando o cirurgião dá a notícia da necessidade de tal procedimento e informa ao paciente os benefícios a serem alcançados com a cirurgia, bem como os riscos inerentes a esta. As informações sobre a cirurgia, a forma como são transmitidas ao paciente e a relação estabelecida entre este e seu médico, também são fatores que irão influenciar em seu estado emocional durante o período de internação, podendo gerar maior ou menor confiança no tratamento. Assim, ao psicólogo importa saber como foi esse momento para o paciente e qual foi seu entendimento sobre tudo que lhe foi explicado, buscando auxiliá-lo no esclarecimento de dúvidas e melhor comunicação com o médico e demais membros da equipe de forma a lhe assegurar o melhor ambiente possível para que possa manejar sua ansiedade frente ao processo de hospitalização e cirurgia.

Na avaliação psicológica do paciente, pretende-se identificar os medos, fantasias, angústias, sintomas de ansiedade e depressão, tendência a catastrofização da dor, traços de personalidade, mecanismos de enfrentamento, capacidade de resiliência e autoeficácia e percepção que possui acerca de sua doença, pois todos esses fatores irão influenciar as reações emocionais e comportamentais do paciente antes e depois da cirurgia. O psicólogo atuará de forma a facilitar a expressão de sentimentos e pensamentos e abordar suas expectativas quanto a cirurgia e tratamento, buscando alinhá-las com a realidade, garantindo que ele tenha informações claras e realistas sobre os resultados esperados da cirurgia, tempo estimado de recuperação e possíveis complicações.[20]

E, como são cirurgias cuja reabilitação irá depender de seu comprometimento e participação, é muito importante avaliar sua capacidade para tal engajamento e trabalhar sua adesão ao tratamento, bem como verificar a existência de suporte familiar ou outros cuidadores disponíveis para os cuidados pós-operatórios.

Outro ponto a ser considerado pelo psicólogo diz respeito ao gerenciamento da dor. Estudos demonstram que elevado grau de ansiedade e catastrofização da dor estão fortemente correlacionadas com o risco de o paciente desenvolver dor crônica.[21] Portanto, o psicólogo também poderá incluir no preparo para a cirurgia de artroplastia, intervenções em psicoeducação em dor, de forma a auxiliar na prevenção de quadros de dores crônicas pós-operatórias. Para isso deverá buscar aprofundar seus conhecimentos no campo do estudo da dor e atuar de forma integrada com a equipe de saúde.

A realização de uma cirurgia, ainda que desejada, irá suscitar diversas reações emocionais e comportamentais no paciente como resposta a esse momento estressante. No entanto, não se pode esquecer que tais reações não serão expressas da mesma forma por todas as pessoas, e o psicólogo deverá ter um olhar diferenciado para cada indivíduo, dado que cada um tem uma maneira de vivenciar e se comportar frente às situações desafiadoras que se apresentam.[19] Considerar as singularidades do paciente nesse processo é fundamental.

REFERÊNCIAS BIBLIOGRÁFICAS

1. Bezerra JT, et al. Fatores associados ao risco nutricional e desfechos clínicos em pacientes cirúrgicos não-oncológicos de um hospital universitário no nordeste brasileiro. Nutr Clín Diet Hosp. 2021;41(3):12-8.
2. Dias CA, Burgos MGPA. Diagnóstico nutricional de pacientes cirúrgicos. ABCD Arq Bras Cir Dig. 2009;22(1):2-6.
3. Dias TRS, et al. Avaliação do estado nutricional e correlação com complicações cirúrgicas em pacientes idosos. Rev Bras Ortop. 2021;56(1):104-8.
4. Valadão TA, et al. Diga não à desnutrição: diagnóstico e conduta nutricional de pacientes internados. BRASPEN J 2021;36(2):145-50.
5. Aguiar FJ, Nemer DS, Leme LEG. Estado nutricional e evolução de cirurgias ortopédicas de urgência em idosos. Acta Ortop Bras. [online]. 2011;19(5):293-8.

6. Campos MTFS, et al. Fatores que afetam o consumo alimentar e a nutrição do idoso. Rev Nutr. Campinas. 2000;13(3):157-65.
7. Araújo MAR, et al. Análise comparativa de diferentes métodos de triagem nutricional do paciente internado. Com. Ciências Saúde. 2010;21(4):331-42.
8. BRASPEN (Brazilian Society of Parenteral and Enteral Nutrition). Avaliação Nutricional em Pacientes Críticos: Revisão da Literatura. BRASPEN J. 2016;31(3);269-77.
9. Calixto-Lima L, Reis NT. Interpretação de exames laboratoriais aplicados à nutrição clínica. Rio de Janeiro. Ed Rubio; 2012:490.
10. Cruz-Jentoft AJ, Bahat G, Bauer J, et al. Sarcopenia: revised European consensus on definition and diagnosis. Age Ageing. 2019;48(4):601.
11. BRASPEN (Brazilian Society of Parenteral and Enteral Nutrition). Diretriz BRASPEN de terapia nutricional no envelhecimento. BRASPEN J. 2019;34(3):2-58.
12. BRASPEN (Brazilian Society of Parenteral and Enteral Nutrition). Diretriz BRASPEN de Enfermagem em Terapia Nutricional Oral, Enteral e Parenteral. BRASPEN. J 2021;36(3);2-62.
13. BRASPEN (Brazilian Society of Parenteral and Enteral Nutrition). Diretriz BRASPEN de Terapia Nutricional no Paciente Grave. BRASPEN J. 2023;38(2);2-46.
14. Briguglio M, Wainwright TW. Nutritional and physical prehabilitation in elective orthopedic surgery: rationale and proposal for implementation. Therapeutics and Clinical Risk Management. 2022;18:1-30.
15. Gillis C, Wischmeyer PE. Pre-operative nutrition and the elective surgical patient: why, how and what? Anaesthesia. 2019;74(1):27-35.
16. Mahan LK, Raymond JL. Krause Alimentos, Nutrição e Dietoterapia. 14. ed. Rio de Janeiro: Elservier; 2018.
17. Waitzberg DL. Nutrição oral, enteral e parenteral na prática clínica. 4. ed. Rio de Janeiro: Atheneu; 2009:3200.
18. Erwin ER, Ray KS, Han S. The hidden impact of orthopedic surgeries: examining the psychological conseuqences.J Clin Orthopae Trauma. 2023;47:102313.
19. Mendes LMP, Matos VCAS. Emotional and behavioral reactions in preoperative surgical patients: na integrative review. Research, Society and Development, [S. l.]. 2023;12(4):e3912440937.
20. Gosens T, Den L. Psychology in orthopedics and traumatology: an instructional review. Efort Open Reviews. 2023;8(5):245-52.
21. Horn A, Kaneshiro K,TsuiBCH. Preemptive and preventive pain psychoeducation and its potential application as a multimodal perioperative pain control option. Anesthesia & Analgesia; [online]. 2020;130(3):559-73.

Seção 3.4 ▪ Gestão de Hemocomponentes no Planejamento Cirúrgico

Elizandra Helena Duarte da Silva ▪ *Felipe Dias Leal*

INTRODUÇÃO

A hemoterapia é uma modalidade específica que utiliza o sangue humano ou os seus componentes como terapia e tem o objetivo de prevenir e/ou tratar hemorragias, anemias e distúrbios de coagulação. A abordagem da terapêutica transfusional envolve um conjunto de ações de complexidades que compõem o ciclo do sangue e são etapas desenvolvidas e monitoradas pelos serviços de hemoterapia. As etapas que compõem o ciclo do sangue são: captação e cadastros de doadores, coleta do sangue total doador, triagem clínica e hematológica, análise sorológica, processamento do sangue total, armazenamento adequado dos hemocomponentes, imuno-hematologia, testes pré-transfusionais, transfusão do receptor, ou seja, é um processo complexo que tem início na obtenção do sangue do doador e atinge seu objetivo final com a transfusão do receptor com qualidade e segurança.

O sangue inicialmente coletado do doador e antes de ser submetido ao protocolo de processamento é chamado de sangue total, que consiste numa mistura de coloides, cristaloide e células. Atualmente, o sangue total é pouco utilizado na terapia transfusional, pois a hemoterapia moderna evoluiu tanto nas técnicas de fracionamento do sangue total como no desenvolvimento de bolsas plásticas que possibilitam o armazenamento separado por componentes sanguíneos. Por conseguinte, administra-se apenas o hemocomponente necessário, promovendo o uso racional do sangue, otimizando estoques e beneficiando vários receptores a partir de uma única doação.

A partir de uma coleta de 450 mL de sangue total podem ser obtidos até quatro diferentes hemocomponentes (Fig. 3.4-1) que são:

1. Concentrado de hemácias (CH).
2. Concentrado de plaquetas (CP).
3. Unidade de plasma fresco congelado (PFC).
4. Unidade de crioprecipitado (CRIO).

O concentrado de hemácias possui volume aproximado de 300 mL e tem como função tratar a inadequada liberação de oxigênio aos tecidos através do aumento da massa eritrocitária do paciente. O plasma fresco congelado tem volume aproximado de 180 mL e compreende a porção acelular do sangue, pode ser transfundido ou utilizado industrialmente para produzir medicamentos hemoderivados, pois é rico em fatores de coagulação. O concentrado de plaquetas tem volume aproximado de 50 mL e seu uso tem o objetivo de controlar o sangramento e formar o tampão hemostático do tecido vascular. O cálculo de dose é de 1 Unidade/10 kg de peso do receptor. O crioprecipitado é a parte insolúvel do plasma e é rico em proteínas plasmáticas, como fatores VIII/Fator de von Willebrand, fibrinogênio, fator XIII e fibronectina. Quanto ao uso, o concentrado de hemácias é o hemocomponente mais transfundido, seguido do concentrado de plaquetas, do plasma fresco congelado e do crioprecipitado.

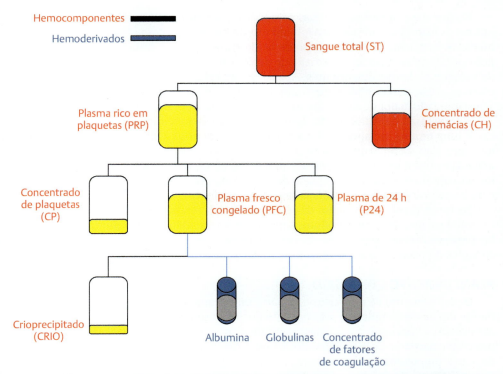

Fig. 3.4-1. Hemocomponentes e hemoderivados obtidos a partir do sangue total. (Fonte: Ministério da Saúde – 2015.)

GESTÃO DE ESTOQUE EM CIRURGIAS ORTOPÉDICAS

Considerando que o sangue é um tecido insubstituível, escasso e essencial no contexto terapêutico da saúde, e por se tratar de um produto estratégico para os atendimentos em urgências, emergências e planejamentos cirúrgicos, é necessária a adoção de ações não apenas para uma coleta efetiva e de produção de hemocomponentes, mas que também otimizem seu uso através de implementações de protocolos que auxiliem no gerenciamento adequado do estoque.

O serviço de hemoterapia tem o desafio, através da gestão de estoque, de atender a demanda de hemocomponentes solicitados para a reserva cirúrgica. Assim, para atender ao paciente com maior segurança, rotinas de atendimento às solicitações de reserva de hemocomponentes devem ser padronizadas pelo serviço, a fim de dispensar quantitativos suficientes para os procedimentos mais comumente realizados no hospital. Atualmente, medidas para o uso racional do sangue são implementadas para auxiliar a gestão de estoques de hemocomponentes, estas medidas são sugeridas no Patient Blood Management (PBM) visando minimizar perdas sanguíneas, otimizar a hematopoese, controlar a anemia e evitar transfusões desnecessárias. Importante ressaltar que estas medidas são programadas para ocorrer nos três períodos de atuação: pré-operatório, intraoperatório e pós-operatório.

No que diz respeito às cirurgias ortopédicas, nos últimos anos foram desenvolvidos inúmeros esforços, como, desenvolvimento de novas técnicas cirúrgicas, inserções de medidas farmacológicas como: uso de ácido tranexâmico e tratamento da anemia no pré-operatório reduzindo a necessidade de transfusão, e consequentemente otimização do estoque de hemocomponentes. Apesar destes esforços, as cirurgias mais complexas como as artroplastias ainda necessitam de reserva cirúrgica de hemocomponentes, dada a possibilidade maior de sangramento no período intraoperatório e/ou no pós-operatório.

A transfusão de concentrado de hemácias, a mais solicitada em cirurgias ortopédicas, é uma terapia indispensável em pacientes submetidos à cirurgia com perda sanguínea significativa com o objetivo de restabelecer a capacidade de transporte de oxigênio e a massa eritrocitária. É recomendada quando há perda volêmica acima de 25-30%. Dessa forma, contar com estoque adequado de hemocomponentes em instituições hospitalares é muito relevante para a assistência segura aos pacientes.

Portanto, diante dos desafios da essencialidade da terapêutica transfusional, a insubstituibilidade do sangue por produtos sintéticos e a dependência dos voluntários altruístas, faz-se necessário que a gestão de estoque deva estar diretamente alinhada ao planejamento cirúrgico do paciente e aos protocolos cirúrgicos institucionais.

PLANEJAMENTO CIRÚRGICO

O planejamento de uma cirurgia é parte importante do processo cirúrgico, principalmente em casos complexos, pois permite que o procedimento seja feito da forma ideal, oferecendo ao paciente qualidade e segurança no processo assistencial. O serviço de hemoterapia participa do planejamento cirúrgico objetivando atender a demanda de reserva de hemocomponentes para as cirurgias eletivas e prestar assistência hemoterápica transfusional adequada durante a permanência do paciente na instituição.

Primeiramente, durante o preparo do paciente para as artroplastias eletivas, devem ser consideradas ações que reduzam o consumo de hemocomponentes alogênicos usando métodos que diminuam sangramentos, e até a possibilidade de doação autóloga, na qual receptores são os doadores do seu próprio sangue. A seguir alguns principais pontos onde os serviços de hemoterapia atuam para um planejamento cirúrgico efetivo:

- Captação de doadores realizada por meio de campanhas e ações com o objetivo de conscientizar a população e familiares dos pacientes quanto à importância da doação de sangue.
- Informação diária dos estoques de hemocomponentes às equipes cirúrgicas e à unidade de marcação de cirurgia, com intuito de que os agendamentos de cirurgias estejam de acordo com a disponibilidade dos estoques, consequentemente minimizando as suspensões em decorrência de falta de hemocomponentes.
- Protocolos de preparo de reserva cirúrgica de hemocomponentes: na literatura há fórmulas e protocolos desenvolvidos com o objetivo de evitar que quantidades excessivas de hemocomponentes sejam disponibilizadas para cirurgias eletivas, evitando o desperdício com os testes pré-transfusionais; são modelos protocolares onde a estimativa de hemocomponentes a ser reservada é ajustada às características cirúrgicas institucionais. Portanto, para assegurar a assistência hemoterápica, cada instituição deve elaborar seu protocolo de acordo com os tipos de cirurgias de rotina, deve conhecer o histórico de transfusões sanguíneas em cada um de seus procedimentos cirúrgicos e pactuar a conduta para disponibilizar apenas quantidade necessária à reserva, evitando assim o

custo e a sobrecarga do serviço de hemoterapia com a realização de testes pré-transfusionais excessivos.

O serviço de hemoterapia, e as equipes médicas do INTO dispõem de protocolos clínicos e cirúrgicos que visam padronizar e gerenciar o estoque e as solicitações de reservas de hemocomponentes. Atualmente, existem dois protocolos de reserva cirúrgica de hemocomponentes disponíveis:

O protocolo denominado utilização de sangue e hemocomponentes está inserido na rotina de preparo de sangue para cirurgia onde há a definição da quantidade de unidades de concentrados de hemácias que devem ser reservadas para cirurgias ortopédicas específicas dos Centros de Atenção Especializada (Fig. 3.4-2). Sua construção foi baseada no histórico do uso de hemocomponentes em cada cirurgia realizada no Instituto e o cálculo do índice de pacientes transfundidos (IPT), resultando na identificação das cirurgias com maior probabilidade de sangramento e uso da reserva de hemocomponentes no intraoperatório. O protocolo em questão apresenta estimativa de solicitação de reserva que varia de uma a três unidades de concentrado de hemácias para reserva dependendo do procedimento. Para artroplastias primárias é reservado um concentrado de hemácias e, para artroplastias de revisão, o protocolo prevê a reserva de duas unidades. Além disso, o protocolo estabelece os procedimentos para os quais devem ser realizados apenas a tipagem sanguínea (TS) e a pesquisa de anticorpos irregulares (PAI), sem necessidade de prova de compatibilidade e reserva de hemocomponentes.

Outra estratégia de reserva cirúrgica utilizada é o protocolo de reserva compartilhada entre pacientes do mesmo grupo sanguíneo. Este protocolo tem o objetivo de atender um número maior de cirurgias em situações de baixo estoque, podendo ser utilizado como contingenciamento para evitar as suspensões de cirurgias. A implementação do protocolo de reserva compartilhada foi objeto de estudo que apresentou resultado efetivo reduzindo as suspensões de cirurgias no período estudado (Fig. 3.4-3).

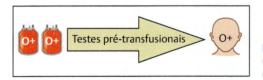

Fig. 3.4-2. Esquema ilustrativo do protocolo de utilização de sangue e hemocomponentes. (Fonte: Silva – 2019.)

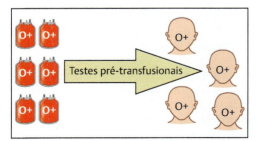

Fig. 3.4-3. Esquema ilustrativo do protocolo de reserva compartilhada. (Fonte: Silva – 2019.)

Histórico transfusional do paciente: é essencial para o planejamento adequado e seguro, pois a partir dos dados coletados é possível prevenir ocorrências de reações transfusionais.

GESTÃO DE HEMOCOMPONENTES PARA PACIENTES COM ANTICORPOS IRREGULARES

A detecção de anticorpos que agem em antígenos presentes nas hemácias é uma etapa crítica dos testes pré-transfusionais e uma ferramenta importante na investigação de reações transfusionais hemolíticas potenciais. O foco destes métodos de detecção são os anticorpos irregulares, ou seja, anticorpos cuja presença é inesperada a menos que o indivíduo tenha contato prévio com hemácias contendo antígenos via transfusão, transplante ou gravidez. Dentre os diversos tipos de anticorpos irregulares, a maior importância deve ser dada aos anticorpos clinicamente significativos, que são normalmente da classe IgG os quais reagem a 37°C e/ou na fase da antiglobulina humana (AGH) do teste de Coombs indireto.

A presença de anticorpos irregulares é constatada através do teste da PAI, que consiste em misturar o plasma ou soro do indivíduo a ser pesquisado com duas ou três suspensões de hemácias (concentrações entre 2-5%) caracterizadas para os antígenos mais clinicamente significativos. Importante ressaltar que as hemácias utilizadas para a confecção das suspensões devem pertencer ao grupo O, para evitar reações derivadas da reação com anticorpos regulares do sistema ABO.

Caso o plasma investigado contenha um ou mais anticorpos irregulares, haverá a ligação entre estes anticorpos e os antígenos presentes na membrana das hemácias, resultando em uma reação de aglutinação ou de hemólise. A hemólise é observada através da coloração rósea ou avermelhada no plasma enquanto a aglutinação pode ocorrer em diferentes intensidades, as quais são classificadas em ordem crescente de intensidade como: 0 (sem reação), w ou +/- (reação fraca), 1+, 2+, 3+ e 4+ (aglutinação completa). Ocorrendo reação de aglutinação de qualquer intensidade em uma ou mais hemácias, o plasma investigado é considerado com PAI positiva, sendo necessária a Identificação de Anticorpos Irregulares (IAI).

A IAI é realizada misturando o plasma ou soro do indivíduo a ser pesquisado com dois painéis contendo de onze a vinte suspensões de hemácias do grupo O com diferentes composições de antígenos eritrocitários entre si, possuindo entre eles os sistemas Rh (antígenos D, C, c, E, e, Cw), Kell (antígenos K, k, Kpa, Kpb), MNS (antígenos M, N, S, s), Kidd (antígenos Jka e Jkb), Duffy (antígenos Fya e Fyb), Lewis (antígenos Lea e Leb), Lutheran (Lua e Lub) e P1. As hemácias de ambos os painéis são idênticas, porém, as hemácias de um destes são previamente tratadas com uma enzima proteolítica, geralmente a papaína. Este tratamento expõe alguns antígenos eritrocitários (aumentando a intensidade da reação de aglutinação) e degrada outros (impossibilitando a aglutinação). Em conjunto com este teste, deve ser realizado um autocontrole, misturando o plasma/soro do indivíduo com suas próprias hemácias, para verificar a existência de autoanticorpos. As reações de aglutinação observadas neste teste ocorrem nas mesmas intensidades da PAI, sendo classificadas da mesma forma.

Além da identificação de um ou mais anticorpos irregulares, faz-se necessária a fenotipagem eritrocitária do indivíduo, pois a ausência do antígeno para o qual o indivíduo desenvolveu o anticorpo confirma o resultado da IAI. De posse do laudo da IAI e do fenótipo do paciente, buscam-se concentrados de hemácias para o atendimento da solicitação da reserva cirúrgica. Para tanto, é necessário que estes sejam compatíveis e não possuam antígenos para os quais o paciente desenvolveu anticorpos, logo também se faz necessária a fenotipagem eritrocitária dos concentrados de hemácias.

O cumprimento desses requisitos pode ser bastante desafiador dependendo do(s) anticorpo(s) irregular(es) encontrados no paciente, principalmente quando o paciente possui múltiplos anticorpos ou um anticorpo contra um antígeno de alta frequência, pois pouquíssimos concentrados de hemácias são capazes de cumprir os requisitos exigidos para o atendimento da reserva com segurança.

Desta forma, a comunicação entre a área de hemoterapia e os centros de atenção especializada torna-se ainda mais importante, pois permite a convocação de pacientes com histórico de anticorpos irregulares para coleta de sangue, IAI atualizada e busca de concentrados de hemácias fenotipados e compatíveis antes da sua internação, fazendo com o que o paciente já interne com seus concentrados de hemácias previamente reservados. Ainda que o paciente não utilize os concentrados de hemácias durante o procedimento cirúrgico, estes hemocomponentes permanecem reservados em estoque diferenciado pelo período de internação do mesmo, só sendo retirados após alta do paciente ou iminência de vencimento, sendo reintegrados ao estoque geral de hemocomponentes do setor.

BIBLIOGRAFIA

Blankstein AR, Houston BL, Fergusson DA, et al. Transfusion in orthopedic surgery: a retrospective multicentre cohort study. Bone Jt Open. 2021;2(10):850-7.

Clavé A, Fazilleau F, Dumser D, Lacroix J. Efficacy of tranexamic acid on blood loss after primary cementless total hip replacement with rivaroxaban thromboprophylaxis: a case-control study in 70 patients. Orthopaedics & Traumatology: Surgery & Research. 2012;98(5):484-90.

Friedman BA. An Analysis of Surgical Blood Use in United States Hospitals with Application to the Maximum Surgical Blood Order Schedule. Transfusion. 1979;19(3):268-78.

Harmening DM. Modern blood banking & transfusion practices. 7th ed. Philadelphia: F. A. Davis Group. 2019.

Hasan O, Khan EK, Ali M, et al. It's a precious gift, not to waste: is routine cross matching necessary in orthopedics surgery? Retrospective study of 699 patients in 9 different procedures. BMC health services research. 2018;18(1):804.

Ministério da Saúde. Guia para o uso de hemocomponentes. 2. ed. Brasília: Ministério da Saúde, 2015.

OMS. O uso clínico de sangue. Genebra: Organização Mundial da Saúde; 2013.

OPAS. Recomendações para a estimativa da necessidade de sangue e de hemocomponentes. Washington: Organização Pan-Americana de Saúde; 2010.

Rosencher N, Kerkkamp HEM, Macheras G, et al. Ostheo Investigation. Orthopedic Surgery Transfusion Hemoglobin European Overview (OSTHEO) Study: Blood Management in Elective Knee and Hip Arthroplasty in Europe. Transfusion. 2003;43(4):459-69.

SILVA EHD, Cordeiro A, Saboia AS, et al. Avaliação do novo protocolo de preparo de reserva de hemocomponentes para cirurgia. Dissertação (Mestrado em Ciências Aplicadas ao Sistema Musculoesquelético) – INTO, Rio de Janeiro, RJ, 2019.

Subramanian A, Rangarajan K, Kumar S, et al. Reviewing the blood ordering schedule for elective orthopedic surgeries at a level one trauma care center. Journal of Emergencies, Trauma, and Shock. 2010;3(3):225.

Seção 3.5 ▪ Prevenção de Infecções em Cirurgias Ortopédicas de Alta Complexidade

Juliana Arruda de Matos ▪ *Rosilene Claudio Vellasco Lobão*

INTRODUÇÃO

Os procedimentos cirúrgicos têm como objetivo melhorar e salvar vidas; no entanto, estima-se que 25% das cirurgias realizadas resulte em complicações e óbitos, sendo que 50% dessas ocorrências poderiam ser evitadas.[1]

As infecções de sítio cirúrgico (ISC) emergem como uma das complicações mais relevantes e frequentes associadas a intervenções cirúrgicas. Nos Estados Unidos, as ISC figuram como a terceira causa entre as infecções relacionadas à assistência à saúde, atrás apenas das infecções por *Clostridioides difficile* e eventos associados à ventilação mecânica.[2]

As ISC, em geral, e as associadas a cirurgias ortopédicas de alta complexidade em especial, representam um grave problema de saúde, acarretando a alta morbidade, aumento de mortalidade e elevados custos para os sistemas de saúde.[3] Para fins de notificação, as ISC são definidas como infecções relacionadas com procedimentos cirúrgicos que se manifestam até 30 dias, na ausência de implantes, ou até 3 meses após a cirurgia, quando implantes estão envolvidos.[4] No Brasil, as taxas de ISC pós-artroplastia total de joelho (ATJ) e artroplastia total de quadril (ATQ) primárias passaram a ser de notificação compulsória pelos serviços de saúde à Agência Nacional de Vigilância Sanitária (ANVISA), em 2017. Entre 2017 e 2023, a taxa anual de ISC pós ATJ primária variou 1,6 e 2,4%, enquanto a taxa de ISC pós-ATQ primária variou entre 1,8 e 3,0% no Brasil, valores comparáveis aos reportados por outros países.[3,5]

Todo procedimento cirúrgico implica em contaminação microbiana dos tecidos manipulados, em maior ou menor grau. A infecção acontece quando a carga microbiana depositada supera a capacidade do sistema imune do hospedeiro de eliminar essa contaminação.[3] Cirurgias ortopédicas limpas, como as realizadas por via cutânea em pacientes sem história de infecção prévia no osso ou articulação acometida (p. ex., ATJ primária por gonoartrose primária) apresentam menor carga microbiana. Por outro lado, nas cirurgias limpas-contaminadas, nas quais ocorre manipulação de mucosas, como nas cirurgias buco-maxilares ou de coluna cervical por acesso transoral, ou nas contaminadas, como nas fraturas expostas, a carga microbiana, e consequentemente o risco de infecção subsequente, é maior.[6] Nas cirurgias com a colocação de implantes, o inóculo necessário para iniciar um processo infeccioso é menor do que nas demais cirurgias, pois a presença do implante afeta a função das células do sistema imune, além de favorecer a formação de biofilme.[7] O biofilme, por sua vez, é uma comunidade de microrganismos embebida numa matriz extracelular autoproduzida, composta por polissacarídeos, proteínas e DNA extracelular. Dentro do biofilme, os microrganismos ficam protegidos tanto da ação de antimicrobianos quanto do sistema imune, o que dificulta tanto o diagnóstico quanto o tratamento dessas infecções, e contribui para suas recorrências frequentes.[8]

A principal fonte dos microrganismos que causam ISC é a microbiota do paciente (fonte endógena), responsável por cerca de 70-95% dos casos.[9] Outras fontes exógenas são os microrganismos originados da microbiota da equipe cirúrgica, instrumental cirúrgico, sistema de ventilação e o ambiente cirúrgico em geral.[10]

Como consequência, para prevenir as ISC pós-cirurgias ortopédicas de alta complexidade é necessário aumentar a imunidade do indivíduo, atuando sobre os fatores de risco de ISC modificáveis, assim como reduzir a contaminação da ferida, atuando nas fontes de contaminação. Para lograr êxito nessa tarefa, é fundamental o comprometimento de toda a equipe multidisciplinar envolvida nas inúmeras etapas da assistência a esses pacientes. Uma parte importante de qualquer programa de prevenção é a vigilância de ISC e monitoramento dos processos, com ampla divulgação das taxas de ISC e dos indicadores de processo tanto para os profissionais quanto gestores, aliada ao treinamento sobre medidas preventivas para todos os profissionais de saúde envolvidos no cuidado ao paciente cirúrgico, assim como à educação de pacientes e familiares.[11]

MEDIDAS DE CONTROLE DE ISC PRÉ-OPERATÓRIAS – FATORES DE RISCO MODIFICÁVEIS

Diversos fatores de risco para ISC relacionados com o paciente podem ser minimizados durante o preparo pré-operatório:

- *Obesidade*: recomenda-se o ajuste da dose de antibióticos profiláticos em pacientes portadores de obesidade; em cirurgias eletivas é recomendável o tratamento da obesidade antes do procedimento.[10]
- *Diabetes melito*: embora não haja um ponto de corte estabelecido de hemoglobina glicosilada pré-operatória relacionada a menor taxa de ISC, recomenda-se o controle do diabetes antes da cirurgia.[10]
- *Tabagismo*: o ideal é que a abstenção seja um item obrigatório nas cirurgias eletivas pelo menos 30 dias antes da realização das mesmas.[12]
- *Uso de esteroides e outros imunossupressores*: evitar ou reduzir a dose ao máximo possível no período perioperatório.[10,11]
- *Focos infecciosos a distância*: recomenda-se investigar a presença de sinais e sintomas sugestivos de infecção a distância, tais como sintomas de infecção do trato urinário, focos dentários ou cutâneos, e tratar antes de procedimentos eletivos. Não é recomendável pesquisar e tratar de rotina bacteriúria assintomática antes de cirurgias ortopédicas.[11,12]

Descolonização de Portadores Nasais de *Staphylococcus Aureus*

Staphylococcus aureus é a principal causa de ISC pós-cirurgias ortopédicas de alta complexidade, sendo responsável por 25-50% dessas infecções.[13] A colonização cutânea por *S. aureus* ocorre em até um terço dos adultos saudáveis e está associada a um aumento estimado em torno de 4 vezes no risco de ISC causada por esse agente.[14,15] Diversos estudos apontam que a descolonização pré-operatória nasal, combinada ou não com a antissepsia de pele, reduz a incidência de ISC causada por bactérias gram-positivas, quando comparada com nenhuma descolonização. O efeito protetor da descolonização também foi observado em estudos nos quais os pacientes foram descolonizados independentemente do status de colonização por *S. aureus*.[16] Essa estratégia de descolonização universal parece ser uma opção custo-efetiva e de mais fácil operacionalização do que a descolonização direcionada.[17-19]

No Brasil, a ANVISA preconiza rastrear a colonização por *S. aureus*, tanto o sensível quanto o resistente a meticilina (MRSA), por meio de coleta de swab de vestíbulo nasal, seguida pela descolonização dos pacientes com resultado positivo, por meio de uso de mupirocina a 2% aplicado às fossas nasais 2 vezes ao dia, associado ao banho diário com clorexidina (CHG) degermante, ambos por 5 dias.[12] Estudos mais recentes sugerem que a descolonização nasal com polivinilpirrolidona-iodo (PVPI) tem eficácia comparável à mupirocina, com a vantagem de não haver relatos de resistência do *S. aureus* ao PVPI, ao contrário da mupirocina.[11]

CUIDADOS PRÉ-OPERATÓRIOS E BANHO

Apesar de não haver evidências robustas que comprovem seu impacto na incidência de ISC, no Brasil a ANVISA sugere o banho com antisséptico em cirurgias de grande porte e com implantes, como as cirurgias ortopédicas de alta complexidade. Deve-se enfatizar o cuidado com as unhas e incluir a higiene do couro cabeludo em todas as cirurgias, especialmente as cranioencefálicas, certificando-se de que os cabelos do paciente estejam secos ao encaminhá-lo ao centro cirúrgico. Deve-se realizar a higiene oral com CHG 0,12% quando for previsto intubação orotraqueal.[11,12] Nas cirurgias com acesso por mucosa oral, alguns autores recomendam o uso da antissepsia oral por 3 a 5 dias antes da cirurgia e também após o procedimento.[20]

PREPARO PRÉ-OPERATÓRIO OU ANTISSEPSIA CIRÚRGICA DAS MÃOS

O objetivo do preparo pré-operatório das mãos é eliminar a microbiota transitória e reduzir a microbiota residente da pele das mãos e dos antebraços dos profissionais que participam das cirurgias. O procedimento pode ser feito com o uso de esponjas macias, de uso único, impregnadas com antisséptico degermante (CHG 2% ou PVPI) ou por meio do uso de produto à base de álcool (PBA). A duração do procedimento com antisséptico degermante deve ser de 3 a 5 minutos para o primeiro procedimento do dia e de 2 a 3 minutos para as cirurgias subsequentes, se realizadas dentro de 1 hora após a primeira fricção. Com PBA deve-se seguir o tempo de duração recomendado pelo fabricante.

É fundamental remover todos os adornos das mãos e antebraços, como anéis, relógios e pulseiras, antes de iniciar a antissepsia cirúrgica das mãos. É proibido o uso de unhas artificiais. As unhas naturais devem ser mantidas curtas e o leito ungueal e subungueal limpos; utilizar uma espátula para remover a sujidade. Evitar o uso de escovas por lesar as camadas da pele e expor bactérias alojadas em regiões mais profundas da pele.[12]

TRICOTOMIA PRÉ-OPERATÓRIA

A tricotomia do sítio a ser operado não deve ser feita de rotina. Se os pelos tiverem que ser removidos, deve-se fazê-lo imediatamente antes da cirurgia (i. e., ≤ 2 h), utilizando tricotomizadores elétricos, e fora da sala de cirurgia. O uso de lâmina está contraindicado.[11,12]

PROFILAXIA ANTIMICROBIANA

Existe ampla evidência sobre o benefício do uso profilático de antimicrobianos sistêmicos ativos contra os patógenos mais comuns para procedimento específico e em dose adequada ao peso paciente (Quadros 3.5-1 e 3.5-2).[21] Deve-se iniciar a administração do antimicrobiano profilático dentro de 1 hora antes da incisão para maximizar a concentração do tecido, com exceção de vancomicina, cuja infusão deve ser prolongada e, portanto, iniciada até duas horas antes da incisão cirúrgica. Nas cirurgias com uso de torniquete, como nas ATJ, recomenda-se infundir o antibiótico profilático completamente antes da insuflação do mesmo. Em pacientes que são sabidamente colonizados por MRSA, deve-se associar um glicopeptídeo (vancomicina ou teicoplanina) ao esquema profilático.

Quadro 3.5-1. Antibióticos recomendados na profilaxia cirúrgica em cirurgias ortopédicas de de alta complexidade[25]

Procedimentos	Esquemas de 1ª linha	Alternativas para alergia comprovada e grave a betalactâmicos
Acesso cutâneo (p. ex., artroplastias)	Cefazolina ou cefuroxime	Clindamicina, vancomicina ou teicoplanina
Acesso por mucosa (p. ex., artrodese da coluna cervical transoral)	Cefazolina + metronidazol ou cefuroxime + metronidazol ou ampicilina/sulbactam	Clindamicina

Quadro 3.5-2. Doses dos antibióticos recomendados na profilaxia cirúrgica em cirurgias ortopédicas de alta complexidade[25]

Antibiótico	Dose pré-operatória adultos	Dose pré-operatória pediátrica*	Intervalo pós-dose inicial recomendado para o repique intraoperatório
Ampicilina/sulbactam	3 g (ampicilina 2 g/ sulbactam 1 g)	50 mg/kg do componente ampicilina	2 h
Cefazolina	2 g; 3 g se peso ≥ 120 kg	30 mg/kg	4 h
Cefuroxime	1,5 g	50 mg/kg	4 h
Clindamicina	900 mg	10 mg/kg	6 h
Metronidazol	500 mg	15 mg/kg**	14 h
Teicoplanina	800 mg	-	NA
Vancomicina	15 mg/kg	15 mg/kg	12 h

*A dose máxima em crianças não deve superar a dose recomendada para adultos.
** Recém-nascidos com peso < 1.200 g devem receber uma dose única de 7,5 mg/kg.

A história de alergia a β-lactâmicos deve ser cuidadosamente avaliada, pois o uso de antibióticos alternativos tem sido associado a um risco maior de ISC, e muitos pacientes com alergia autorrelatada a β-lactâmicos podem receber com segurança um antibiótico β-lactâmico como profilaxia.[11,22]

As diretrizes gerais para prevenção de ISC recomendam o uso de antibiótico profilático somente durante a cirurgia, com realização de doses adicionais (em intervalos de 2 meias-vidas, a partir do momento em que a dose pré-operatória foi administrada) nas cirurgias longas ou após perda sanguínea expressiva (ou seja, > 1.500 mL), mas não após o fechamento da ferida.[11,23,24] Um estudo de coorte retrospectivo de centro único comparou pacientes submetidos à artroplastia que receberam uma única dose de profilaxia antibiótica *versus* administração de antibióticos de 24 horas, e não detectou diferenças na ocorrência de infecção articular protética até 1 ano após a cirurgia, infecção superficial, reoperação em 90 dias e complicações em 90 dias.[25]

ANTIBIOTICOTERAPIA PROFILÁTICA TÓPICA

O uso de cemento impregnado com antibióticos, como vancomicina ou gentamicina, seja comercialmente disponível, seja manipulado em centro cirúrgico, é considerado com uma medida eficaz para a prevenção de ISC pós-artroplastias de revisão. A dose recomendada é de até 5% v/v, ou seja, até 2 g de antibiótico em cada 40 g de cemento, para preservar as propriedades mecânicas do mesmo.[26] Seu uso como medida de prevenção de ISC pós artroplastias primárias, no entanto, ainda não está totalmente estabelecido.[27] No documento do consenso internacional sobre infecções musculoesqueléticas de 2018, apesar de reconhecer a possibilidade de potencial benefício da prática para pacientes de alto risco, os autores concluíram que não havia evidência suficiente para justificar o uso de rotina nas artroplastias primárias.[26] Estudos recentes com análise de grandes bancos de dados de registros de artroplastias corroboram a ausência de impacto do uso do cemento com antibiótico na redução das taxas de ISC até um ano após artroplastias primárias.[27,28]

O uso de antimicrobianos tópicos nas feridas cirúrgicas com o intuito de prevenir ISC, como a vancomicina em pó ou esponja de colágeno com gentamicina, não tem respaldo consistente na literatura, não sendo recomendado pelas diretrizes atuais de prevenção de ISC.[11]

MEDIDAS DE CONTROLE DE ISC INTRAOPERATÓRIAS – NORMOTERMIA

A hipotermia está associada a maior risco de ISC e deve ser evitada. A recomendação é manter a temperatura corpórea do paciente acima de 35,5°C no período perioperatório (30 minutos antes, durante e após a cirurgia) por meio do monitoramento contínuo e uso de sistema de ar forçado aquecido, cobertores e/ou uso de soluções intravenosas aquecidas; o uso de técnicas combinadas parece trazer maior benefício.[11,29]

PREPARO DA PELE DO PACIENTE

O preparo da pele é uma etapa fundamental para redução da contaminação da ferida cirúrgica pela microbiota cutânea do paciente. Deve ser realizada inicialmente a degermação do membro ou local próximo da incisão cirúrgica antes de aplicar solução antisséptica. Para a antissepsia, recomenda-se o uso de solução que combine álcool e algum antisséptico com ação residual. Há evidências de que a solução alcóolica com CHG tenha uma ação superior à solução alcóolica com PVPI,[10,11] embora um grande ensaio multicêntrico, randomizado por cluster e controlado do tipo *crossover*, recém-publicado não tenha demonstrado a inferioridade do PVPI em relação à CHG.[30] Deve-se realizar a antissepsia no campo operatório no sentido centrífugo circular (do centro para a periferia) e ampla o suficiente para abranger possíveis extensões da incisão, novas incisões ou locais de inserções de drenos.[12]

PARAMENTAÇÃO CIRÚRGICA DA EQUIPE

A finalidade da paramentação cirúrgica é estabelecer uma barreira microbiológica contra a penetração de microrganismos, provenientes da equipe cirúrgica, no sítio cirúrgico do paciente, além de proteger a equipe cirúrgica do contato com sangue e fluidos dos pacientes. A equipe de campo cirúrgico (cirurgiões e instrumentadores) deve fazer uso de paramentação completa (avental e luvas estéreis, touca, óculos, máscara). Já a equipe que fica fora do campo cirúrgico (anestesistas, circulantes) deve usar máscara e gorro. A máscara cirúrgica deve cobrir totalmente a boca e nariz e deve ser utilizada ao entrar na sala cirúrgica, se o instrumental estiver exposto ou se cirurgia estiver em andamento, a fim de impedir a contaminação da área cirúrgica, bem como do instrumental cirúrgico por microrganismos originados do trato respiratório superior da equipe cirúrgica.[12] Não há evidência de que o uso de traje espacial (*space suits*) reduza a incidência de ISC.[22]

IRRIGAÇÃO DO LEITO CIRÚRGICO COM SOLUÇÕES ANTISSÉPTICAS

A irrigação intraoperatória da ferida com solução antisséptica vem sendo postulada como uma medida para prevenção de ISC, por meio da remoção física de detritos celulares, bactérias superficiais e fluidos corporais, além da ação química antibacteriana e/ou de desbridamento, dependendo do produto empregado.[23] O princípio ativo utilizado para essa finalidade mais estudado é o PVPI; os dados clínicos a respeito de outros princípios ativos como CHG, peróxido de hidrogênio (H_2O_2), poli-hexametileno biguanida (PHMB) e ácido acético são mais escassos.[31] A irrigação de ferida operatória com PVPI já vem sendo recomendada para a prevenção de ISC em geral nas diretrizes mais recentes, desde que garantida a esterilidade da solução utilizada.[11] Há grande variabilidade nos protocolos existentes, mas o mais frequentemente reportado é encharcar a ferida operatória com solução de PVPI aquoso diluído a 0,35% (17,5 mL de PVPI 10% + 500 mL NaCl 0,9%) por 3 minutos, seguido de enxágue abundante com NaCl 0,9%, antes do fechamento da ferida.[31] No entanto, as evidências da eficácia da irrigação antisséptica de feridas na prevenção das ISC em cirurgias ortopédicas de alta complexidade ainda são relativamente escassas. Os resultados de estudos observacionais sobre o assunto são contraditórios e inconclusivos, com alguns estudos mostrando impacto,[32-34] e outros não.[35-39] Por outro lado, ensaios clínicos randomizados e controlados (ERC) que avaliaram o impacto de PVPI[40-42] ou de H_2O_2 seguido por PVPI[43] na prevenção de ISC pós-cirurgias ortopédicas mostram efeito benéfico da medida. É uma preocupação, no entanto, a questão da toxicidade celular, com autores recomendando especial cuidado em artroplastias unicompartimentais do joelho devido ao risco de toxicidade para condrócitos.[31,44] Além disso, a decomposição do H_2O_2 em oxigênio pode aumentar o risco de embolia gasosa e pode ser prejudicial quando usado em cavidades fechadas, devendo ser lavado cuidadosamente.[31]

MEDIDAS DE CONTROLE DE ISC PÓS-OPERATÓRIA – TERAPIA DE PRESSÃO NEGATIVA INCISIONAL

A terapia de pressão negativa incisional (TPNI) é um tipo de curativo para feridas fechadas por sutura primária composto por uma camada de contato com a pele, uma camada de câmara de ar, uma camada superabsorvente e uma camada semipermeável externa, que torna o sistema à prova d'água ao mesmo tempo em que permite a passagem do vapor de água. Um tubo selado conecta o curativo a uma minibomba embutida que cria uma pressão negativa, variando geralmente entre -80 a -125 mm Hg, dependendo do fabricante.[45,46] A TPNI atua na prevenção de complicações das FO presumivelmente pela redução da contaminação bacteriana, do exsudato e do edema, pela promoção do fluxo sanguíneo local e linfático e pelo estímulo à granulação do tecido.[46]

Uma revisão sistemática incluiu 57 ERC (13.744 pacientes) na análise quantitativa para ISC pós-cirurgias em geral, e demonstrou um efeito protetor da TPNI, comparada com curativo padrão, com risco relativo (RR) de 0,67 (IC95%: 0,59-0,76, I^2 = 21%) e certeza da evidência alta. Não houve relação estatisticamente significativa entre a duração prevista da TPNI e a ocorrência de ISC. Esse tempo variou na maioria dos estudos entre 2 e 7 dias.[46] Existe, no entanto, alguma controvérsia a respeito do efeito protetor contra ISC pós cirurgias ortopédicas, com duas grandes metanálises robustas recentes chegando a conclusões opostas: uma afirmando que há efeito nas cirurgias ortopédicas eletivas, mas não nas de trauma, e a outra concluindo o contrário.[46,47] Como desvantagens do método TPNI, podemos citar o maior risco de ocorrência de flictenas cutâneos, além do custo do dispositivo.[46,47] Conclui-se que a TPNI pode ter um papel na prevenção de ISC pós-cirurgias ortopédicas de alta complexidade em pacientes de maior risco, como obesos e os submetidos a artroplastia de revisão, porém, são necessários mais estudos na área da ortopedia e traumatologia para melhor elucidar quais pacientes têm maior benefício, assim como a custo-efetividade dessa medida.[11,47]

CONTROLE GLICÊMICO

No período perioperatório, o descontrole glicêmico é fator de risco estatisticamente significativo para ISC. Existe ampla evidência de alta qualidade de que o monitoramento da glicemia e manutenção do nível de glicose no sangue entre 110 e 150 mg/dL durante o período pós-operatório imediato (até 48 horas) para todos os pacientes, independentemente do diagnóstico prévio de diabetes, está associado à redução significativa do risco de ISC (RR = 0,59 (p < 0,001).[10,11]

MEDIDAS DE CONTROLE DE ISC AMBIENTAIS

As salas cirúrgicas devem ser mantidas em condições de limpeza rigorosa, com controle adequado de ventilação e umidade, a fim de minimizar os riscos de contaminação.[12] Os seguintes cuidados ambientais devem ser observados:

- O sistema de ventilação deve assegurar a pressão positiva dentro da sala (ou seja, o fluxo de ar deve ser no sentido de dentro para fora da sala cirúrgica), com no mínimo 15 trocas de ar por hora, uso de filtro HEPA (*High Efficiency Particulate Air*); não há recomendação para uso de fluxo laminar para prevenção de ISC pós cirurgias de alta complexidade.[12,23]
- Manter as portas das salas cirúrgicas fechadas durante o ato operatório, evitando abri-la desnecessariamente.[12]
- Manter o número mínimo de pessoas necessário para atender o paciente e realizar o procedimento.[12]
- Não levar celular, bolsas e alimentos para dentro da sala cirúrgica.[12]
- Esterilização de todo o instrumental cirúrgico, com uso adequado de controles de processo; não utilizar a esterilização rápida como rotina ou alternativa para a redução do tempo.[12]
- Limpeza e desinfecção concorrente entre procedimentos, com ênfase nas superfícies mais tocadas e na limpeza de equipamentos; limpeza terminal após a última cirurgia do dia. Não há indicação de técnica de limpeza diferenciada após cirurgias contaminadas ou infectadas.[12]
- Limpeza e manutenção regular dos dutos do ar-condicionado central; manutenção da temperatura ambiente entre 18 e 22ºC e umidade relativa do ar entre 45 e 55%.[48]

REFERÊNCIAS BIBLIOGRÁFICAS

1. Organização Mundial da Saúde. Global patient safety report. [Internet]; OMS. 2024.
2. Centers for Disease Control and Prevention. National and State Healthcare-Associated Infections Progress Report [Internet]. 2023.
3. Parvizi J, Cha Y, Chisari E, et al. Comprehensive guidance for the prevention of periprosthetic joint infection after total joint arthroplasty and pitfalls in the prevention. J Korean Med Sci. 2024;39(15):e147.

4. ANVISA. Gerência de Vigilância e Monitoramento em Serviços de Saúde – GVIMS. Gerência geral de Tecnologia em Serviços de Saúde – GGTES. Terceira Diretoria. Agência Nacional de Vigilância Sanitária. Critérios Diagnósticos de Infecções Relacionadas à Assistência à Saúde. Brasília. 2017.
5. ANVISA. Gerência de Vigilância e Monitoramento em Serviços de Saúde – GVIMS. Gerência geral de Tecnologia em Serviços de Saúde – GGTES. Terceira Diretoria. Agência Nacional de Vigilância Sanitária. Boletim Segurança do Paciente e Qualidade em Serviços de Saúde no. 31 – Avaliação dos Indicadores Nacionais de Infecções Relacionadas à Assistência à Saúde (IRAS) e Resistência Microbiana (RM). Anos 2012 a 2023. Brasília. [Internet]. 2024.
6. Mu Y, Edwards JR, Horan TC, et al. Improving risk-adjusted measures of surgical site infection for the national healthcare safely network. Infect Control Hosp Epidemiol. 2011;32(10):970-86.
7. Ul Haq I, Khan TA, Krukiewicz K. Etiology, pathology, and host-impaired immunity in medical implant-associated infections. J Infect Public Health. 2024;17(2):189-203.
8. Del Pozo JL. Biofilm-related disease. Expert Rev Anti Infect Ther. 2018;16(1):51-65.
9. Wenzel RP. Surgical site infections and the microbiome: An updated perspective. Infect Control Hosp Epidemiol. 2019;40(05):590-6.
10. Seidelman JL, Mantyh CR, Anderson DJ. Surgical site infection prevention: a Review. JAMA. 2023;329(3):244.
11. Calderwood MS, Anderson DJ, Bratzler DW, et al. Strategies to prevent surgical site infections in acute-care hospitals: 2022 Update. Infect Control Hosp Epidemiol. 2023;44(5):695-720.
12. ANVISA. Gerência de Vigilância e Monitoramento em Serviços de Saúde – GVIMS. Gerência geral de Tecnologia em Serviços de Saúde – GGTES. Terceira Diretoria. Agência Nacional de Vigilância Sanitária. Medidas de Prevenção de Infecção Relacionada à Assistência à Saúde. Brasília. [Internet]. 2017.
13. Patel R. Periprosthetic Joint Infection. Hardin CC, organizador. N Engl J Med. 2023;388(3):251-62.
14. Wenzel RP, Perl TM. The significance of nasal carriage of Staphylococcus aureus and the incidence of postoperative wound infection. J Hosp Infect. 1995;31(1):13-24.
15. Troeman DPR, Hazard D, Timbermont L, et al. Postoperative Staphylococcus aureus Infections in Patients With and Without Preoperative Colonization. JAMA Netw Open. 2023;6(10):e2339793.
16. Schweizer M, Perencevich E, McDanel J, et al. Effectiveness of a bundled intervention of decolonization and prophylaxis to decrease Gram positive surgical site infections after cardiac or orthopedic surgery: systematic review and meta-analysis. BMJ. 2013;346(13-1):f2743-f2743.
17. Williams DM, Miller AO, Henry MW, et al. Cost-Effectiveness of Staphylococcus aureus Decolonization Strategies in High-Risk Total Joint Arthroplasty Patients. J Arthroplasty. 2017;32(9):S91-6.
18. Courville XF, Tomek IM, Kirkland KB, et al. Cost-Effectiveness of Preoperative Nasal Mupirocin Treatment in Preventing Surgical Site Infection in Patients Undergoing Total Hip and Knee Arthroplasty: A Cost-Effectiveness Analysis. Infect Control Hosp Epidemiol. 2012;33(2):152-9.
19. Stambough JB, Nam D, Warren DK, et al. Decreased Hospital Costs and Surgical Site Infection Incidence With a Universal Decolonization Protocol in Primary Total Joint Arthroplasty. J Arthroplasty. 2017;32(3):728-734.e1.
20. Li W, Wang B, Feng X, et al. Preoperative management and postoperative complications associated with transoral decompression for the upper cervical spine. BMC Musculoskelet Disord. 2022;23(1):128.
21. Bratzler DW, Dellinger EP, Olsen KM, et al. Clinical practice guidelines for antimicrobial prophylaxis in surgery. Am J Health Syst Pharm. 2013;70(3):195-283.
22. Rodríguez-Pardo D. Antibiotic prophylaxis in orthopaedic surgery: clinical practice guidelines or individualized prophylaxis? Enfermedades Infecc Microbiol Clin Engl Ed. 2019;37(9):557-9.
23. Berríos-Torres SI, Umscheid CA, Bratzler DW, et al. Centers for disease control and prevention guideline for the prevention of surgical site infection, 2017. JAMA Surg. 2017;152(8):784.

24. World Health Organization. Global guidelines for the prevention of surgical site infection [Internet]. 2nd ed. Geneva: World Health Organization. 2018.
25. Tan TL, Shohat N, Rondon AJ, et al. Perioperative antibiotic prophylaxis in total joint arthroplasty: a single dose is as effective as multiple doses. J Bone Jt Surg. 2019;101(5):429-37.
26. Fillingham Y, Greenwald AS, Greiner J, et al. Hip and Knee Section, Prevention, Local Antimicrobials: Proceedings of International Consensus on Orthopedic Infections. J Arthroplasty. 2019;34(2):S289-92.
27. Nourie BO, Cozzarelli NF, Krueger CA, et al. Antibiotic Laden Bone Cement Does Not Reduce Acute Periprosthetic Joint Infection Risk in Primary Total Knee Arthroplasty. J Arthroplasty. 2024;39(9):S229-34.
28. Leta TH, Lie SA, Fenstad AM, et al. Periprosthetic Joint Infection After Total Knee Arthroplasty With or Without Antibiotic Bone Cement. JAMA Netw Open. 2024;7(5):e2412898.
29. Zheng XQ, Huang JF, Lin JL, et al. Effects of preoperative warming on the occurrence of surgical site infection: A systematic review and meta-analysis. Int J Surg. 2020;77:40-7.
30. Widmer AF, Atkinson A, Kuster SP, et al. Povidone Iodine vs Chlorhexidine Gluconate in Alcohol for Preoperative Skin Antisepsis: A Randomized Clinical Trial. JAMA. 2024;332(7):541.
31. Springer BD. Irrigation solutions and antibiotic powders: should i use them in primary and revision total joint arthroplasty? J Arthroplasty. 2022;37(8):1438-40.
32. Brown NM, Cipriano CA, Moric M, et al. Dilute Betadine Lavage Before Closure for the Prevention of Acute Postoperative Deep Periprosthetic Joint Infection. J Arthroplasty. 2012;27(1):27-30.
33. Shohat N, Goh GS, Harrer SL, Brown S. Dilute Povidone-Iodine Irrigation Reduces the Rate of Periprosthetic Joint Infection Following Hip and Knee Arthroplasty: An Analysis of 31,331 Cases. J Arthroplasty. 2022;37(2):226-231.e1.
34. Ulivieri S, Toninelli S, Petrini C, et al. Prevention of post-operative infections in spine surgery by wound irrigation with a solution of povidone–iodine and hydrogen peroxide. Arch Orthop Trauma Surg. 2011;131(9):1203-6.
35. Hernandez NM, Hart A, Taunton MJ, et al. Use of Povidone-Iodine Irrigation Prior to Wound Closure in Primary Total Hip and Knee Arthroplasty: An Analysis of 11,738 Cases. J Bone Jt Surg. 2019;101(13):1144-50.
36. Hart A, Hernandez NM, Abdel MP, et al. Povidone-Iodine Wound Lavage to Prevent Infection After Revision Total Hip and Knee Arthroplasty: An Analysis of 2,884 Cases. J Bone Jt Surg. 2019;101(13):1151-9.
37. Slullitel PA, Dobransky JS, Bali K, et al. Is There a Role for Preclosure Dilute Betadine Irrigation in the Prevention of Postoperative Infection Following Total Joint Arthroplasty? J Arthroplasty. 2020;35(5):1374-8.
38. Frisch NB, Kadri OM, Tenbrunsel T, et al. Intraoperative chlorhexidine irrigation to prevent infection in total hip and knee arthroplasty. Arthroplasty Today. 2017;3(4):294-7.
39. Willigenburg NW, Yesilkaya F, Rutgers M, et al. Prosthetic Joint Infection and Wound Leakage After the Introduction of Intraoperative Wound Irrigation With a Chlorhexidine-Cetrimide Solution: A Large-Scale Before-After Study. Arthroplasty Today. 2023;19:101053.
40. Cheng MT, Chang MC, Wang ST, et al. Efficacy of Dilute Betadine Solution Irrigation in the Prevention of Postoperative Infection of Spinal Surgery: Spine. 2005;30(15):1689-93.
41. Chang FY, Chang MC, Wang ST, et al. Can povidone-iodine solution be used safely in a spinal surgery? Eur Spine J. 2006;15(6):1005-14.
42. Calkins TE, Culvern C, Nam D, et al. Dilute Betadine Lavage Reduces the Risk of Acute Postoperative Periprosthetic Joint Infection in Aseptic Revision Total Knee and Hip Arthroplasty: A Randomized Controlled Trial. J Arthroplasty. 2020;35(2):538-543.e1.
43. Li LG, Zhao HX, Wang HY, et al. The value of sequential application of hydrogen peroxide, povidone-iodine and physiological saline in reducing postoperative infections after total knee arthroplasty: A prospective, randomized, controlled study. The Knee. 2024;47:53-62.
44. Romano V, Di Gennaro D, Sacco AM, et al. Cell Toxicity Study of Antiseptic Solutions Containing Povidone–Iodine and Hydrogen Peroxide. Diagnostics. 2022;12(8):2021.

45. Costa ML, Achten J, Knight R, et al. Effect of Incisional Negative Pressure Wound Therapy vs Standard Wound Dressing on Deep Surgical Site Infection After Surgery for Lower Limb Fractures Associated With Major Trauma: The WHIST Randomized Clinical Trial. JAMA. 2020;323(6):519.
46. Groenen H, Jalalzadeh H, Buis DR, et al. Incisional negative pressure wound therapy for the prevention of surgical site infection: an up-to-date meta- analysis and trial sequential analysis. eClinicalMedicine. 2023;62:102105.
47. Liu H, Zhang G, Wei A, et al. Effect of negative pressure wound therapy on the incidence of deep surgical site infections after orthopedic surgery: a meta-analysis and systematic review. J Orthop Surg. 2024;19(1):555.
48. ABNT. NBR 7256 - Tratamento de ar em estabelecimentos assistenciais de saúde (EAS) - Requisitos para projeto e execução das instalações. 2005.

Seção 3.6 ▪ Profilaxia do Tromboembolismo Venoso com Evidência Científica em Cirurgias Ortopédicas

Quenia Cristina Dias Morais ▪ *Verônica Clemente*

TROMBOEMBOLISMO VENOSO

O tromboembolismo venoso (TEV) abrange duas condições principais: a trombose venosa profunda (TVP) e a embolia pulmonar (EP). A trombose venosa profunda (TVP) é uma doença grave caracterizada pela formação de trombos em veias profundas, acometendo principalmente os membros inferiores. A TVP nos membros inferiores é classificada, de acordo com sua localização, em proximal e distal. A TVP proximal envolve a veia ilíaca, femoral ou vasos localizados acima da região poplítea e tende a ser sintomática. Já a TVP distal, geralmente assintomática, ocorre abaixo da veia poplítea e fica restrita à panturrilha.[1]

A principal complicação desta patologia é a embolia pulmonar (EP), que é a obstrução de artérias pulmonares por coágulos sanguíneos que, em 90% dos casos, originam-se de trombos formados em veias profundas dos membros inferiores.[2]

Pacientes submetidos a procedimentos cirúrgicos apresentam risco aumentado para o desenvolvimento de eventos tromboembólicos. Nesse contexto, as cirurgias ortopédicas de grande porte, como as artroplastias de quadril e joelho, procedimentos que envolvem a reconstrução articular por meio de substituição por prótese, fratura do fêmur e cirurgia da coluna, apresentam-se como um fator de alto risco para o desenvolvimento de tromboembolismo venoso.[3]

CIRURGIAS ORTOPÉDICAS COMO FATOR DE RISCO PARA O DESENVOLVIMENTO DE TEV

O diagnóstico da TEV deve ser iniciado com a história clínica e a estratificação do risco, como indicado por Virchow. E uma outra classificação seria o modelo de predição clínica de TVP de Wells. E, apesar da baixa acurácia do diagnóstico clínico, a dor, edema, cianose, empastamento muscular e o edema assimétrico nas extremidades inferiores deve ser investigado até que a TVP seja descartada.[4] Desta forma, exames complementares, como eco-Doppler venoso, ecocardiograma, angiografia por tomografia computadorizada e o teste do D-dímero são utilizados na rotina hospitalar para confirmação do diagnóstico.[5]

A literatura relata que, sem profilaxia, as taxas TEV são de 15-30% em pacientes submetidos à cirurgia geral e cerca de 40-80% nos pacientes submetidos cirurgias ortopédicas. Já a taxa de embolia pulmonar fatal nos pacientes submetidos à cirurgia geral e cirurgias ortopédicas são de 1% e 3%, respectivamente.[6,7]

A clássica tríade clássica de Virchow, descrita em 1856 pelo patologista alemão Rudolf Virchow (1821-1902), identifica a estase venosa, lesão endotelial e hipercoagulabilidade como fatores fundamentais envolvidos na trombogênese. Esses fatores podem agir isoladamente ou em conjunto, exercendo diferentes níveis de influência, e estão relacionados aos principais fatores de risco conhecidos.[6,8]

O risco de TEV é significativamente elevado nessas populações, devido a diversos fatores relacionados ao procedimento e ao perfil dos pacientes. Estes fatores incluem os abaixo relatados.

- *Imobilidade prolongada:* durante e após a cirurgia, os pacientes frequentemente ficam imobilizados por longos períodos, promovendo a estase venosa. Esse estado reduz o retorno venoso e cria um ambiente propício à formação de coágulos.[9]
- *Dano vascular e liberação de substâncias trombogênicas:* procedimentos ortopédicos, especialmente em articulações maiores, causam lesões nos vasos sanguíneos, promovendo a liberação de fatores pró-coagulantes. A manipulação óssea e a exposição de tecidos subjacentes durante a cirurgia aumentam ainda mais a trombogenicidade local.[9]
- *Resposta inflamatória aumentada:* cirurgias de grande porte desencadeiam uma resposta inflamatória significativa, elevando os níveis de fatores pró-coagulantes e favorecendo o desenvolvimento de trombos.[10]
- *Fatores de risco individuais do paciente:* pacientes submetidos a grandes cirurgias ortopédicas frequentemente possuem fatores de risco adicionais, como idade avançada, obesidade, histórico de TEV, tabagismo e comorbidades (p. ex., insuficiência cardíaca e diabetes), que elevam a propensão ao TEV.[11,12]
- *Período pós-operatório prolongado:* após esses procedimentos, muitos pacientes necessitam de recuperação longa com limitação de movimento, o que contribui para a estase venosa e mantém o risco de TEV elevado mesmo após a alta.[13,14]

Devido ao contexto de risco elevado de TEV nesse cenário, estratégias profiláticas são essenciais. Estas incluem o uso de anticoagulantes e dispositivos de compressão pneumática intermitente, que demonstram eficácia na redução do risco de TEV pós-operatório.[8]

PROFILAXIA E TRATAMENTO DO TROMBOEMBOLISMO VENOSO

O TEV é a principal causa de morte evitável relacionada à hospitalização é a terceira doença cardiovascular mais frequente, sendo precedida pela síndrome isquêmica cardíaca e o acidente vascular encefálico.[15]

A profilaxia em pacientes submetidos a cirurgias ortopédicas de grande porte resulta em uma combinação de medidas mecânicas e farmacológicas, escolhidas de acordo com o perfil de risco do paciente e as contraindicações específicas.

- *Profilaxia mecânica:* envolve o uso de dispositivos de compressão pneumática intermitente e meias de compressão graduada, que aumentam a velocidade do fluxo venoso nos membros inferiores, reduzindo a estase venosa. Estudos demonstram que a compressão mecânica pode reduzir o risco de TVP em pacientes ortopédicos, especialmente quando combinada com medidas farmacológicas. Estes métodos devem ser mantidos até que o paciente retorne à mobilidade.[16]
- *Profilaxia farmacológica:* agentes anticoagulantes, são amplamente utilizados na profilaxia de TVP em pacientes ortopédicos. A HBPM é frequentemente preferida devido à sua eficácia e segurança. Entretanto, os anticoagulantes orais têm ganhado popularidade devido à conveniência e eficácia comparável, com menor risco de sangramento.[10,12] O uso desses medicamentos deve ser monitorado de perto para evitar complicações hemorrágicas.

A profilaxia para a TEV associado à cirurgia incluem os fatores de risco, o tempo do procedimento cirúrgico, tipo de cirurgia, trauma e imobilidade. Levando em conta todos esses fatores a prescrição necessitam ser direcionada para cada paciente e para cada procedimento.[4,17]

RECOMENDAÇÕES BASEADAS EM EVIDÊNCIAS DE DIRETRIZES INTERNACIONAIS

- No período pós-operatório, é recomendado iniciar deambulação precoce e mobilização articular rapidamente, priorizando a rotina sobre conveniências de horário.[18,19]
- Para cirurgias de baixo risco de tromboembolismo venoso (TEV), pacientes sem fatores de risco adicionais geralmente não precisam de profilaxia farmacológica.[18,19]
- No entanto, se houver risco adicional de TEV sem alto risco de sangramento, sugere-se profilaxia com heparina de baixo peso molecular (HBPM) ou anticoagulantes orais diretos (DOAC).[18,19]
- Em casos de alto risco de sangramento, a profilaxia mecânica é preferida, oferecendo segurança, ainda que sua eficácia seja discutida.[18,19]
- Para cirurgias de alto risco de TEV, recomenda-se profilaxia farmacológica para pacientes sem alto risco de sangramento e profilaxia mecânica para aqueles com risco elevado de sangramento.[18,19]
- Se um DOAC não for usado, o uso de HBPM em vez de varfarina (recomendação condicional baseada em certeza muito baixa na evidência) e recomenda HBPM em vez de heparina não fracionada (HNF) (forte recomendação baseada em certeza moderada na evidência de efeitos).[18,19]
- Para pacientes considerados de alto risco para TEV, a profilaxia combinada é particularmente favorecida em vez da profilaxia mecânica ou farmacológica isoladamente.[18,19]

O American College of Chest Physicians (ACCP) recomenda o uso de HBPM como a primeira escolha de profilaxia farmacológica, com início entre 12-24 horas após a cirurgia. Em pacientes com contraindicações ao uso de anticoagulantes, a profilaxia mecânica pode ser a única opção viável. A duração da profilaxia deve ser mantida por pelo menos 10-14 dias, estendendo-se por até 35 dias em pacientes de alto risco, como aqueles submetidos a artroplastia total de quadril.[20]

REFERÊNCIAS BIBLIOGRÁFICAS

1. Rezende SM, De Bastos M. Distúrbios tromboembólicos, In: Antônio Carlos Lopes Vicente Amato Neto. (Org.). Tratado de Clínica Médica. 2. ed. São Paulo: Roca. 2009;2:2044-2058.
2. Rizzatti EG, Franco RF. Tratamento do tromboembolismo venoso. Medicina. 2001;34(3-4):269-275.
3. Frederick A, Anderson J, Frederick AS. Risk factors for venous thromboembolism. Circulation. 2003;107(23).
4. Albricker ACL, Freire CMV, Santos SN, et al. Diretriz Conjunta sobre Tromboembolismo Venoso – 2022. Arq Bras Cardiol. 2022.
5. Volpe GJ, et al. Tromboembolismo pulmonar. Simpósio. 2010;43(3):258-71.
6. Cayley WE. Preventing deep vein thrombosis in hospital inpatients. BMJ: British Medical Journal (International Edition). 2007;335(7611):147-151.
7. Arcelus JI, Kudrna JC, Caprini JA. Venous Thromboembolism Following Major Orthopedic Surgery: What is the Risk After Discharge? Orthopedics. 2006;4191(6):506-516.
8. Chung W-S, et al. Rheumatoid arthritis increases the risk of deep vein thrombosis and pulmonary thromboembolism: a nationwide cohort study. Annals of the Rheumatic Diseases. 2014;73:1774-1780.
9. Thomopoulos C, Michos ED, Makris TK. Balancing the risk of bleeding and venous thromboembolism in elderly orthopedic patients using prophylactic anticoagulation. Age Ageing. 2023;52(1)

10. Eriksson BI, Dahl OE, Rosencher N, et al. Oral rivaroxaban for the prevention of symptomatic venous thromboembolism after elective hip and knee replacement. J Bone Joint Surg Am. 2008;90(10):2043-2054.
11. Kearon C, Akl EA, Comerota AJ, et al. Antithrombotic therapy for VTE disease: American College of Chest Physicians Evidence-Based Clinical Practice Guidelines (9th Edition). Chest. 2012;141(2).
12. Falck-Ytter Y, Francis CW, Johanson NA, et al. Prevention of VTE in orthopedic surgery patients: Antithrombotic Therapy and Prevention of Thrombosis, 9th ed: American College of Chest Physicians Evidence-Based Clinical Practice Guidelines. Chest. 2012;141(2).
13. Beyer-Westendorf J, Linder R, Meißner D, et al. Epidemiology of venous thromboembolism in orthopaedic surgery: VTE Prophylaxis using oral anticoagulants. Vasc Med. 2017;22(1):57-62.
14. Hull RD, Pineo GF, Stein PD, et al. Extended out-of-hospital low-molecular-weight heparin prophylaxis against deep venous thrombosis in patients after elective hip arthroplasty: A systematic review. Ann Intern Med. 2001;135(10):858-869.
15. Portal Afya. Tromboembolismo venoso: novas diretrizes sobre aspectos clínicos e diagnósticos - https://portal.afya.com.br/cardiologia/tromboembolismo-venoso-novas-diretrizes-sobre-aspectos-clinicos-e-diagnosticos 2/10. 2022.
16. Santos VS, Daou J, Góis A. Prevenção de tromboembolismo venoso (trombose venosa profunda e embolia pulmonar) em pacientes clínicos e cirúrgicos. 2016;21(2):59-64.
17. Sobreira ML, Marques MA, Paschoa AF, et al. Diretrizes sobre trombose venosa profunda da Sociedade Brasileira de Angiologia e Cirurgia Vascular. J Vasc Bras. 2024;23:e20230107.
18. Anderson DR. American Society of Hematology Guidelines for the Management of Venous Thromboembolism: Prevention of Venous Thromboembolism in Hospitalized Surgical Patients. Sangue Adv. 2019;3(23):3898-3944.
19. Jenny J-Y, Godier A, Heim C, et al. European guidelines on peri-operative venous thromboembolism prophylaxis: first update. Chapter 13: Nonambulatory orthopaedic surgery. Eur J Anaesthesiol. 2024;41(8):622-626.
20. Scott CW, et al. Antithrombotic Therapy for VTE Disease Second Update of the CHEST Guideline and Expert Panel Report. Elsevier Inc under license from the American College of Chest Physicians. 2021.

EDUCAÇÃO E TREINAMENTO AO PACIENTE E SUA FAMÍLIA – REDES DE APOIO

CAPÍTULO 4

Seção 4.1 ▪ A Importância da Família e das Redes de Apoio ao Paciente Ortopédico

Tatiana Maria Araújo da Fonseca

INTRODUÇÃO

O presente capítulo traz uma análise multidisciplinar dos campos de saberes do serviço social, de enfermagem e da fisioterapia que, intercruzados, apresentam uma esfera de reflexões acerca da orientação, educação e treinamento de pacientes e sua rede familiar e de apoio ao paciente ortopédico. Tal análise se apresenta, a partir da experiência das autoras sobre abordagens e ferramentas científicas, circunscritas em um campo teórico-prático no cotidiano de trabalho no Instituto Nacional de Traumatologia e Ortopedia (INTO), na cidade do Rio de Janeiro, referência em alta complexidade traumato-ortopédica. Abordaremos, a seguir, sobre a importância do envolvimento familiar no processo saúde-doença, os programas de educação e treinamento e técnicas de mobilização para pacientes ortopédicos.

A Organização Mundial da Saúde (OMS) destaca a família como um agente fundamental na promoção da saúde e bem-estar dos indivíduos. Historicamente, os espaços de saúde são acessados por pacientes que comumente são acompanhados por suas famílias e/ou redes de apoio.[1]

Essas famílias e seus diferentes arranjos familiares construídos por laços de consanguinidade, afetividade e solidariedade demandam aos profissionais de saúde múltiplas orientações a fim de assegurar o bem-estar do paciente, em seus diferentes ciclos de vida, tal qual preconizado pelo SUS.

Esses diferentes ciclos de vida – infância, adolescência, juventude e terceira idade – apresentam diferentes necessidades de saúde ao longo do processo de internação. As legislações do SUS – Sistema Único de Saúde dialogam com outras legislações como Estatuto da Criança e Adolescente (ECA), Estatuto do Idoso, Estatuto da Pessoa com Deficiência, dentre outras, a fim de assegurar que direitos de saúde também se associem a outros direitos civis, políticos e sociais.

Portanto, a família, na maioria dos casos, representa o apoio e o suporte social, emocional, espiritual, material (higiene/alimentação/provisão financeira) dentre outros tipos de apoio e suporte tão necessários ao longo da internação, mas também na esfera da continuidade do cuidado no domicílio, no pós-operatório, a partir da alta hospitalar. Os familiares e/ou redes de apoio são essenciais na comunicação com os profissionais de saúde, garantindo que as necessidades do paciente sejam atendidas, sempre que for de ordem do tratamento.

No SUS, no âmbito da alta complexidade em saúde, atendemos aos pacientes ortopédicos e suas famílias ou redes de apoio (instituições religiosas, filantrópicas, vizinhanças, amigos etc.) e percebemos nos termos de Mioto, em 2010,[2] que essas novas configurações demográficas incluem famílias menores, maior proporção de idosos e novas formas de convivência familiar nos territórios urbanos e rurais. Também nos deparamos com pacientes em vivência de rua, sem vínculos, em sofrimento ou com deficiências severas, bem como adultos ou idosos que vivem solitários. Essa nova sociabilidade no século XXI, em um mundo pós-pandêmico, é caracterizada pelo aumento da tensão entre os processos de individualização e de pertencimento dos sujeitos em torno do cuidado e autocuidado em saúde e traz muitos desafios às equipes multiprofissionais de saúde.

Essas equipes multiprofissionais, no contexto da Lei 8.080/90, não devem perder de vista os princípios-base do Sistema Único de Saúde brasileiro, a saber:

- *Universalidade*: estabelecer acesso fácil ao cuidado em saúde contínuo, de qualidade e resolutivo para todo o conjunto dos cidadãos, acolhendo as pessoas sem nenhuma diferenciação e propiciando a elas uma corresponsabilização pela atenção às suas necessidades de saúde.
- *Integralidade*: trata-se do olhar para a pessoa como um todo, atentando-se a todas as suas necessidades: biológicas, psicológicas, sociais, culturais, espirituais ou ambientais, e considerando-as nas ações de promoção, prevenção, manutenção, tratamento e reabilitação em saúde. Além disso, inclui o cuidado intersetorial por meio da oferta de outros serviços e da articulação em rede com políticas públicas.
- *Equidade*: ofertar o cuidado em função das necessidades de saúde de cada indivíduo, considerando as diferenças nas condições de vida de cada pessoa e reconhecendo que o direito à saúde vai além das diferenças sociais e deve considerar a diversidade.

É fundamental observar que as negociações dentro das famílias não ocorrem entre sujeitos iguais, pois as desigualdades permeiam tanto as relações internas da família quanto sua interação com outras esferas da sociedade.[2] Destacamos a presença de famílias extensas, monoparentais com chefia de um único membro, famílias substitutas (adotivas ou em guarda provisória ou definitiva/tutela), homoparentais e reconstituídas por novas uniões, e como essas configurações desafiam as noções tradicionais de família na cultura ocidental e manifestam, muitas vezes, os conflitos de visão de mundo numa perspectiva gramsciana. É importante compreender essas mudanças dentro do contexto das desigualdades sociais, com recortes de classe, gênero e etnia, geracionais que influenciam as dinâmicas familiares e a capacidade das famílias de responder às demandas colocadas pelos profissionais de saúde na esfera do tratamento ortopédico. Traz muita complexidade para os profissionais de saúde nessa relação dialógica ao longo do processo de internação, e devemos considerar o pós-alta. No período pós-alta a continuidade do cuidado na transição do hospital para casa pode ser desafiadora, a depender do tempo que o paciente esteve internado. Cuidadores e familiares ajudam a implementar as recomendações das equipes multidisciplinares em saúde, dão apoio na reabilitação, suporte social dentre outros para que haja uma boa recuperação garantindo que a cirurgia de alta complexidade seja efetiva e o tratamento continue de forma adequada no domicílio. Com acompanhamento adequado, eles podem identificar no domicílio precocemente sinais de complicações, buscando ajuda institucional de urgência e emergência hospitalar, quando necessário.

O papel dos cuidadores e familiares é, portanto, indispensável em todas as etapas do cuidado, contribuindo significativamente para a recuperação e a qualidade de vida do paciente. Isso vai exigir uma escuta atenta que possa estabelecer proximidade nas entrevistas e atendimentos em saúde para assegurar as necessidades desse paciente. É necessário que os profissionais assegurem um SUS antirracista, antissexista e anticapacitista que compreenda as diferenças societárias presentes nos espaços de saúde.

É importante salientar que, contraditoriamente, muitas vezes a família representa o lugar da desproteção social, do abandono e da negligência no que, nessas situações, é necessário acionar os aparatos de proteção ou oferta de domicílio representados pelo Estado. Os assistentes sociais têm sido atores importantes nesse âmbito do cuidado, em situações de abandono ou ausência familiar, mas é importante salientar que os demais profissionais podem ofertar o suporte necessário ao acolhimento em saúde pautado na política nacional de humanização que busca, dentre outras pautas, um modelo de atenção com responsabilização e vínculo e a garantia dos direitos dos usuários (Brasil, 2004).

REFERÊNCIAS BIBLIOGRÁFICAS

1. Organização Pan-Americana da Saúde (OPAS). Transformar cada escola em uma escola promotora de saúde: guia de implementação; [online]. 2021.
2. Mioto R. Família, trabalho com famílias e serviço social. Serviço Social em Revista. 2010;12:163.
3. Brasil. Humaniza SUS – Política Nacional de Humanização: a humanização como eixo norteador das práticas de atenção e gestão em todas as instâncias do SUS. Brasília: Ministério da Saúde. 2004.

Seção 4.2 ▪ Programas de Educação para Pacientes

Ana Cristina Silva de Carvalho ▪ *Fernanda Pelegrini Torres*

INTRODUÇÃO

Pensar em um programa de educação para pacientes é pensar na transferência de cuidado para que o paciente tenha entendimento de seu processo saúde-doença, sobre o período de hospitalização, e seu cuidado pós-alta hospitalar. Deste modo, quando mencionamos em educação do paciente já estamos com o pensamento na alta hospitalar, avaliando seu conhecimento e entendimento sobre sua doença que o leva à internação e possíveis comorbidades preexistentes, ou passíveis de surgir.

Vale ressaltar que para essa educação se faz necessário o envolvimento do paciente e dos familiares, pois um indivíduo em recuperação, seja cirúrgica ou clínica, necessita de apoio emocional e físico, o que reflete uma segurança maior para seu restabelecimento.

Desde o século XIX que a práxis em educação vem se modificando e evoluindo de acordo com o contexto histórico e atualmente adotamos o termo educação em saúde adotado desde 1986, na 1ª Conferência Mundial de Promoção a Saúde.[1]

De acordo com a Organização Mundial da Saúde (OMS), educação em saúde é um conjunto de ações associadas a vivências de aprendizado em que foram planejadas estratégias de ensino a fim de habilitar os indivíduos a adquirirem conhecimentos gerais e transferíveis em saúde, permitindo à pessoa, dessa maneira, a ter mais autonomia sobre: sua saúde, o processo saúde-doença, e adaptação à sua nova realidade de acordo com o contexto de seu estado de saúde. Nesse contexto adquire conhecimentos, habilidades e competências sobre fatores determinantes e comportamentos de saúde.[2]

Considerando esta premissa, acreditamos que quanto mais informado sobre o que irá ocorrer em sua estadia hospitalar, principalmente levando em conta uma internação eletiva, em que há a possibilidade de conhecer e preparar esse paciente não somente para um procedimento cirúrgico propriamente dito, melhor ele passa por todo o período de internação hospitalar. É nesse momento que para o paciente e seus familiares estamos conhecendo e informando o que é necessário atentar em sua saúde, para manter padrões de normalidade, fazer uso de medicações prescritas caso faça algum tipo de tratamento, e para nós já estamos com essa relação paciente-enfermeiro (profissional de saúde) pensando na sua alta hospitalar.

Ferreira *et al.*, em 2022,[3] destacam os atributos do conceito de educação para a saúde do paciente internado, no qual o enfermeiro tem papel fundamental neste contexto, a saber: realiza o cuidado de enfermagem como oportunidade para a educação para a saúde; compartilha o conhecimento sobre a saúde e a terapêutica; necessita de comprometimento e disposição dos enfermeiros com a educação para a saúde do paciente; ter receptividade dos pacientes, familiares e acompanhantes ao processo de educação para a saúde.

O profissional que é envolvido em todos os processos de educação, desde o período pré-operatório até o pós-operatório, é o enfermeiro, que lida com uma diversidade de dúvidas e questionamentos, que são relatados à equipe e registrados em prontuário eletrônico, e em diversas situações a equipe multidisciplinar tem necessidade de atuar, trazendo orientações e esclarecimentos ao paciente e familiares.

É na avaliação pré-operatória com olhar na alta do paciente que traçamos estratégias para que este paciente seja informado e treinado para seu autocuidado, muitas vezes sendo necessária a rede de apoio para atendê-lo.

Instituições hospitalares renomadas adotam a educação em saúde como conduta com seus pacientes, como Mayo Clinic, Minnesota (EUA); Johns Hopkins Hospital em Baltimore (EUA); Great Ormond Street Hospital, hospital infantil em Londres (Reino Unido); Hospital Israelita Albert Einstein, São Paulo (Brasil); Instituto Nacional de Traumatologia e Ortopedia (INTO), Rio de Janeiro (Brasil); dentre outros.[4]

De início, no Brasil, a educação surgiu sobre a ótica pedagógica, em que a educação com pacientes se deu para crianças e/ou adolescentes enquanto internados, surgindo, dessa maneira, como um acompanhamento pedagógico para os pequenos pacientes. Assim, essas crianças/adolescentes não teriam quaisquer prejuízos, quando contrastado com um aluno de ensino regular, resultante de atraso devido à hospitalização,[5] porém, como educação em saúde, os pacientes sempre tiveram orientações dos diversos profissionais de saúde, particularmente o enfermeiro, a quem se implementam boas práticas assistenciais para melhora do paciente.

Por ter maior proximidade com o paciente, o enfermeiro, a todo momento, tem oportunidade de escutar, observar, avaliar, supervisionar e orientar sobre o processo saúde-doença que acomete o paciente, enfatizando pontos importantes sobre o que ainda não está claro para o paciente, bem como as dificuldades de entendimento sobre esse processo. E foi com o processo de acreditação hospitalar que todos os processos institucionais tiveram necessidade de serem adequados à acreditação hospitalar na qual há um capítulo sobre educação de pacientes e familiares. Todo o processo de educação já existente na instituição e realizado pelos diversos profissionais de saúde teria que ser registrado, com a metodologia realizada, sendo enfatizada a importância e o impacto sobre a educação em saúde que era realizada aos pacientes e familiares.

Associado à acreditação hospitalar, e não menos importante, o Programa Nacional de Segurança do Paciente[6] veio ao encontro das instituições hospitalares, que além das metas de segurança nos fez observar a necessidade de focar na cultura de segurança. Com isso, a educação em saúde passou a ser direcionada a estratégias de ensino e aprendizagem que pudessem ser mais esclarecedoras e que tanto o paciente como seu familiar pudessem tirar dúvidas.

Essas estratégias foram se adequando ao tipo de paciente, ao tipo de procedimento cirúrgico, e às características que cada equipe multidisciplinar precisava focar nos pontos importantes sobre educação em saúde no contexto saúde-doença ao qual esse paciente seria internado e submetido ao procedimento cirúrgico, em nosso caso, ortopédico.

Os programas de educação para pacientes no INTO englobam também seu familiar/cuidador/responsável, lembrando ser esta pessoa não somente aquela que tem a informação sobre a saúde do paciente, bem como a que vai ser treinada para os cuidados do paciente em casa.

A partir do momento em que o ortopedista, ao avaliar o paciente, refere que o caso dele é cirúrgico, inicia-se o processo de educação em saúde deste paciente, tanto com orientações feitas pelo médico ortopedista, quanto por uma enfermeira que explica e orienta sobre sua saúde e como cuidar dela durante essa fase pré-operatória, orientando quanto a comorbidades e possibilidades de se manter bem e saudável, com presença a consultas de seu médico ou na rede básica, se manter em dia com exames periódicos e vacinas.

Durante esse período de pré-operatório o paciente é agendado para realizar exames laboratoriais e radiológicos. Após o resultado dos mesmos são agendados para passarem pelo anesteriologista e clínico. Neste momento, durante a avaliação de um destes profissionais, eles poderão encaminhar a outros profissionais/serviços na rede, caso julguem necessário, antes de serem submetidos ao procedimento cirúrgico.

Vale ressaltar que o cuidado multidisciplinar do Instituto está estruturado em Centros de Atenção Especializada (CAEs)[1] e, em todas estas etapas mencionadas, o processo de educação em saúde vem ocorrendo, e a cada profissional que o paciente é agendado para consulta é perguntado ao mesmo sobre o seu conhecimento prévio sobre o que foi esclarecido pelo profissional que o paciente já esteve em consulta.[7]

Sendo liberados por estes profissionais, ou seja, aptos a serem submetidos à cirurgia proposta, são agendados para uma consulta denominada de Consulta Pré-Operatória ou Pré, em que a equipe multidisciplinar da qual faz parte estará realizando. As enfermeiras dos CAEs sempre realizam esse tipo de consulta, na qual cada CAE se utiliza de estratégia própria para realizar educação em saúde. Assim, enquanto método de aprendizagem realizado pelas enfermeiras do CAEs, temos: palestras, sala de espera, discussões em grupo, vídeos, imersão sobre tipo de prótese, *workshop*, dentre outros.

Além do foco, especificamente cirúrgico, havia todo o processo de internação hospitalar, desde quando chamado para se internar, por contato telefônico, até comparecer à instituição para ser admitido através de uma consulta de enfermagem, com equipe de enfermagem para tal, ortopedista e, em casos de crianças, o pediatra.[8]

Como a média de internação na instituição varia entre 30 a 32 pacientes por dia, antecede a consulta uma breve sala de espera onde uma enfermeira explica todas as etapas do que irá ocorrer naquele dia em que serão admitidos.

Essa sala de espera é importante para que o processo de admissão hospitalar seja compreendido e par que entendam a possibilidade de demora para efetivamente ir para enfermaria e estar internado, pois, para isso, o paciente que está de alta hospitalar, por algum motivo, pode ainda estar internado (seja por estar aguardando carro de outro município, ou familiares). Nesses casos nossa prioridade é pelo paciente que foi submetido à cirurgia e está de alta hospitalar.

Nos casos de admissão de crianças e/ou adolescentes que ficarão na enfermaria pediátrica, os familiares/responsáveis recebem uma cartilha informativa com figuras do setor que tem todo um diferencial em sua abordagem com estes pacientes que vivenciarão a internação hospitalar, ainda na consulta de pré-internação, por uma enfermeira do Centro de Atenção Especializada (CAE) Infantil.

Incorporados na metodologia ativa de *Design Thinking,* que valoriza a colaboração dos envolvidos, neste caso a equipe dos profissionais de saúde da Pediatria com os sujeitos da ação – as crianças, as enfermeiras da unidade pediátrica pautadas na política nacional de humanização utilizaram de estratégias de ensino e aprendizagem de forma lúdica, implementando, além de ações humanizadas, educação em saúde.[10]

Reforço que todos esses programas de educação em saúde voltados ao paciente cirúrgico ortopédico são planejados de acordo com as características de alguns fatores previsíveis, como: protocolos cirúrgicos, rotinas pré e pós-operatórias, normas e rotinas hospitalares, e até mesmo complicações comuns na ortopedia. Mas há possibilidades do imprevisível,

---

1 No INTO, o cuidado multidisciplinar é estruturado nos CAEs: dismetria, criança e adolescente, joelho, pé e tornozelo, quadril, microcirurgia reconstrutiva, oncologia ortopédica, craniomaxilofacial, mão, trauma ortopédico, coluna vertebral, ombro e cotovelo.

como situações não conhecidas pelo paciente e descobertas na internação, e vir a estender e/ou complicar seu pós-operatório hospitalizado. Nestes casos, a premissa é sempre deixar o paciente e seu familiar o mais esclarecido possível.

Acreditamos que quanto mais informado sobre o que irá ocorrer tanto na sua estadia na instituição hospitalar, quanto a cada etapa do processo, esse paciente passa por uma experiência de menor ansiedade considerando ter conhecimento prévio devido às orientações realizadas sobre cada etapa, desde o pré-operatório, ainda na fase ambulatorial à que precede a fase transoperatória, chegando até a fase pós-operatória já no ambulatório. Mesmo tendo conhecimento das possibilidades de complicações e dos sinais e/ou sintomas destas, deve-se orientar sobre qual conduta deve ser tomada caso ocorrer, permitindo tanto ao paciente quanto a seus familiares perceberem o envolvimento da equipe profissional e da instituição com a saúde. Transmitindo, assim, confiabilidade e segurança, facilitando com isso a redução do estresse, e da ansiedade não somente do paciente, mas também de seus familiares.

A seguir, um mapa mental da linha de cuidado de enfermagem ortopédica, no INTO, em que em cada etapa apontada neste mapa é desenvolvido o programa de educação em saúde.[11]

Apresentaremos a seguir uma cronologia dos processos de educação e treinamento fisioterapêuticos a partir de algumas fases na internação (Figs. 4.2-1 e 4.2-2).

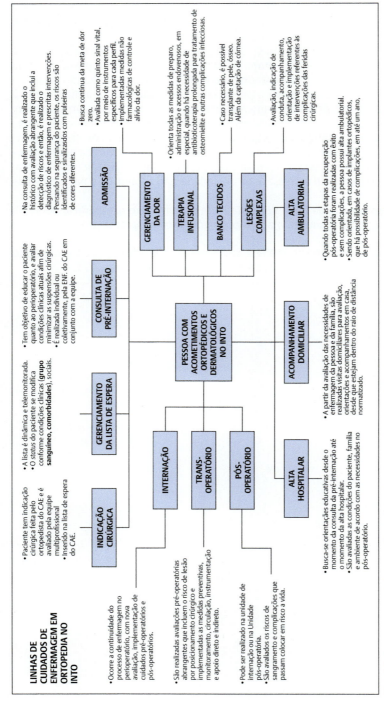

Fig. 4.2-1. Mapa mental da linha de cuidado de enfermagem ortopédica – INTO.

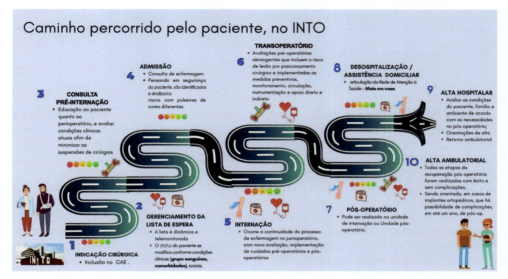

Fig. 4.2-2. Caminho percorrido pelo paciente no INTO.

REFERÊNCIAS BIBLIOGRÁFICAS

1. Thompson SR, Watson MC, Tilford S. A Carta de Ottawa 30 anos depois: ainda um padrão importante para a promoção da saúde. International Journal of Health Promotion and Education. 2017;56(2):73-84.
2. Organização Pan-Americana da Saúde (OPAS). Transformar cada escola em uma escola promotora de saúde: guia de implementação; 2021.
3. Ferreira PBP, et al. Health education for hospitalized patient in nursing care: a conceptual analysis. Revista Brasileira de Enfermagem. 2022;75(02).
4. Copilot. Informações fornecidas em conversa sobre programas de educação e treinamento em saúde para pacientes internados. Conversa ocorrida em 27 out. 2024.
5. Silva J, Ribeiro LFTS, Guida SLAG, et al. Pedagogia hospitalar: a conexão entre a saúde e a educação. ciências da saúde. 2024;28:135.
6. Brasil. Ministério da Saúde. Documento de referência para o Programa Nacional de Segurança do Paciente/Ministério da Saúde; Fundação Oswaldo Cruz; Agência Nacional de Vigilância Sanitária. Brasília: Ministério da Saúde. 2014.
7. Lacerda AC, Martins BB. O desafio de gerenciamento do cuidado traumato-ortopedia no Instituto Nacional de traumatologia e Ortopedia. In: Divisão de Enfermagem (DIENF), INTO (org.). Caderno de Enfermagem: ações para o cuidado seguro em ortopedia de alta complexidade. 3. ed. Rio de Janeiro: INTO. 2023;1:15-9.
8. Carvalho ACS. A educação do paciente no fortalecimento do modelo assistencial de cuidado centrado no paciente. In: Divisão de Enfermagem (DIENF), INTO (org.). Caderno de enfermagem: ações para o cuidado seguro em ortopedia de alta complexidade. 3. ed. Rio de Janeiro: INTO. 2023;3:30-5.
9. Oliveira RSM, Silva FMA. Humanizaped: em busca da melhoria da experiência do paciente. In: Divisão de Enfermagem (DIENF), INTO (org.). Caderno de enfermagem: ações para o cuidado seguro em ortopedia de alta complexidade. 3. ed. Rio de Janeiro: INTO. 2023;6:63-77.
10. Antunes J. Introdução. In: Divisão de Enfermagem (DIENF), INTO (org.). Caderno de enfermagem: ações para o cuidado seguro em ortopedia de alta complexidade. 3a ed. Rio de Janeiro: INTO. 2023:9-14.

Seção 4.3 ▪ Educação e Treinamento Fisioterapêutico Pré-Operatório

Ana Therezinha Martins dos Santos

FASE PRÉ-OPERATÓRIA

A fase pré-operatória de qualquer cirurgia compreende o período desde a indicação cirúrgica até o momento da cirurgia. É uma fase comprovadamente essencial para melhores resultados no pós-operatório; principalmente em cirurgias de grande porte, como, por exemplo, nas artroplastias que serão o enfoque deste capítulo. Cirurgias de grande porte são todas aquelas associadas a uma perda sanguínea maior e com mais possibilidade de complicações durante e depois do procedimento. Também são consideradas cirurgias de alta complexidade, já que demandam o atendimento por equipes médicas e multidisciplinares muito bem preparadas e com o auxílio dos melhores recursos tecnológicos disponíveis.

A fisioterapia tem como objetivo proporcionar a recuperação funcional o mais brevemente possível no pós-operatório. E, para melhores resultados, é necessária a participação do fisioterapeuta na equipe multidisciplinar desde a fase pré-operatória. A participação ativa do paciente nesse processo é determinante para melhores desfechos.

Programas de reabilitação que incluam educação ou treinamento do paciente, por meio de orientações verbais ou escritas, demonstração ou treinamento podem resultar em recuperações mais rápidas e, inclusive, em redução dos custos com internações prolongadas e reinternações por complicações pós-operatórias.[1]

Para avaliar melhor os resultados dos ganhos funcionais antes e depois da cirurgia, o ideal é a equipe multidisciplinar obter parâmetros pré-operatórios para comparação da proporção destes ganhos. Portanto, é necessário avaliar o paciente em alguns momentos: no pré-operatório, no pós-operatório imediato, no pós-operatório mediato precoce e tardio até a alta definitiva do paciente, efetivando a sua inclusão social plena.

Na fase pré-operatória, o fisioterapeuta deve aproveitar para passar orientações, realizar encaminhamentos necessários para que, durante o período de espera pela cirurgia, não ocorra a progressão acelerada das limitações físico-funcionais e já instituir procedimentos para prevenção das complicações pós-operatórias no paciente de risco. As complicações frequentes incluem a trombose venosa profunda (TVP), a artrofibrose e a infecção. O programa fisioterapêutico pré-operatório deve objetivar melhora da dor; da função do membro acometido, respeitando sua limitação; da força muscular dos demais membros, na tentativa de melhorar a qualidade de vida, e preparo para o treinamento pós-operatório. Nesse momento também será possível concluir sobre o prognóstico de reabilitação do paciente.

Em relação ao treinamento pré-operatório, este deve instituir uma rotina de exercícios ativos, no intuito de melhorar o condicionamento cardiovascular, o alongamento e o fortalecimento muscular e a adequação postural com protocolos individualizados, considerando a gravidade da limitação funcional de cada caso, de acordo com a história natural da doença de cada paciente.

No processo de educação do paciente devem-se aplicar instrumentos que mais se adequem ao perfil de cada um, levando-se em consideração suas condições cognitiva, social e cultural. Instrumentos educativos, como *folder*, cartilhas e palestras com audiovisual, devem ser explicados e não só entregues aos pacientes. Devem conter textos breves, com uma linguagem de fácil compreensão. Devem priorizar imagens, figuras com exercícios e posturas de fácil interpretação e imitação.

Dentro do plano educacional, deve-se ficar atento aos fatores que podem dificultar a adesão do paciente à mudança do estilo de vida, incluindo o suporte familiar ou a rede de apoio e a condição ambiental em que vive. É importante salientar que devem ser criadas alternativas educacionais em casos especiais de deficiência visual, auditiva e psíquica.

Outra questão para se atentar é sobre a adequação e adaptação ambiental, visando, principalmente, à prevenção de quedas e favorecendo a acessibilidade e a qualidade de vida.

Na medida do possível, também tentar fazer com que o paciente se organize para conseguir ter um acompanhante durante o período pós-operatório hospitalar (familiar/cuidador/rede de apoio). Estudos já demonstram que a presença do acompanhante, principalmente durante o atendimento da fisioterapia, maximiza a recuperação pós-operatória.[2]

A seguir serão destacados exemplos dos principais exercícios e orientações pré-operatórias para cada um dos tipos de artroplastias.

EXERCÍCIOS E ORIENTAÇÕES PRÉ-OPERATÓRIAS PARA ARTROPLASTIAS
Artroplastia do Ombro (ATO)

Alguns pontos são comuns na literatura quanto à reabilitação pós-operatória das artroplastias: a prevenção da luxação da prótese, evitando movimentos luxantes nas primeiras 12 semanas (extensão além da posição neutra combinada com rotação interna e adução); a promoção da função do deltoide, tendo em vista que o resultado pós-cirúrgico dessa técnica dependente em muito deste músculo; e a delineação das expectativas de amplitudes e função: o paciente deverá ser motivado a participar ativamente no processo de reabilitação, sempre tendo em conta que não serão atingidas amplitudes normais com a prótese (elevação anterior ativa, em média, entre 100 a 140°, sendo as rotações dependentes do estado pré-operatório).[3]

Para manutenção da amplitude articular deve-se incentivar a realização do movimento do ombro, desde o período pré-operatório, por meio da cinesioterapia ativa autoassistida, bem como os exercícios de Codman e a isometria escapular. Para manutenção da força muscular das articulações adjacentes, recomenda-se incentivar a cinesioterapia ativa livre e resistida de cotovelo, antebraço, punho e mão.

Deve-se antecipar a explicação quanto ao período pós-operatório, por meio da orientação da crioterapia para o controle da dor e condutas para prevenção da TVP. Apesar de a TVP ter uma incidência baixa (0,52%), segundo Piliuski & Bonadimann, em 2022,[4] há relato de casos descritos na literatura. Manter o membro operado na postura de drenagem venosa (manter o membro superior elevado a uns 30°), exercícios ativos da mão, exercícios respiratórios e a deambulação precoce podem ajudar na prevenção. Também é necessário orientar o paciente sobre o uso da tipoia no pós-operatório imediato.[5]

Outro ponto importante é o cuidado que o paciente deverá ter com o membro operado como o posicionamento adequado do membro superior para dormir e durante as atividades de vida diária; além de já realizar a orientação quanto à prevenção de quedas durante a internação hospitalar e domiciliar após alta.

Artroplastia dos Membros Inferiores

Os principais objetivos dos exercícios na fase pré-operatória devem ser o condicionamento da musculatura para facilitar a função articular no pós-operatório e o treino de marcha para habituar o uso de muletas/andador no pós-operatório. O tipo de carga no membro operado pode variar conforme o tipo de cirurgia e possíveis intercorrências intraoperatórias, variando de carga tolerável, parcial ou carga zero. Por isso, deve-se orientar o paciente a sair do leito somente após a liberação da equipe. Na artroplastia total do quadril (ATQ) e na artroplastia total do joelho (ATJ), o uso de carga é permitido conforme a tolerância do paciente. Já na artroplastia total do tornozelo (ATT) não é permitido carga precoce, sendo necessário o treino de marcha com carga zero. Também devem ser realizadas orientações quanto aos movimentos permitidos e proibidos no pós-operatório, principalmente nas artroplastias do quadril com acesso cirúrgico posterolateral, onde há maior probabilidade de ocorrer a luxação do implante articular.

Os exercícios pré-operatórios devem objetivar a manutenção da amplitude do movimento da articulação comprometida dentro do grau de liberdade possível, exceto nos casos de fraturas; fortalecimento muscular das articulações adjacentes; fortalecimento dos membros superiores, visando ao melhor uso dos dispositivos de auxílio da deambulação no pós-operatório.

Quanto à explicação da fase do pós-operatório imediato, também se deve enfatizar as condutas e os exercícios para a prevenção da TVP, como a bomba de panturrilha e os exercícios respiratórios. Orientação quanto à colocação e ao uso do triângulo abdutor, nas ATQs. Orientação quanto à restrição de posições e aos movimentos para prevenir a luxação da prótese: não cruzar as pernas; não rodar o tronco; não fletir o tronco além de 90°; não se sentar em superfícies muito baixas. Orientação quanto ao posicionamento adequado durante as atividades de vida diária, principalmente ao dormir; virar na cama; sair da cama; sentar/levantar; subir e descer escadas. E é fundamental a orientação quanto à prevenção de quedas durante a internação hospitalar e domiciliar após alta.

Nas ATJs deve constar, dentro da explicação antecipada do pós-operatório imediato, orientação quanto ao primeiro curativo, que é um enfaixamento compressivo (tipo Jones) – e, mesmo com ele, pode-se iniciar a flexão e a extensão ativa do joelho. Cabe orientar que, geralmente, coloca-se um dreno e o paciente não deve manuseá-lo sozinho. Orientar sobre a não colocação de nenhum coxim sob o joelho (almofada, lençol, toalha...), tendo em vista que isso pode favorecer à formação da TVP além de gerar a posição viciosa do joelho em flexo (semifletido). Nas ATJs, todos os movimentos do membro inferior são permitidos, inclusive os do joelho.

Nas ATTs, o tornozelo e o pé estarão imobilizados e com curativo volumoso, por isso não é possível a realização do exercício de bomba de panturrilha. A prevenção da TVP deve ser feita por meio de exercícios respiratórios e postura de drenagem. Deve-se manter carga zero no membro operado até o retorno ambulatorial à ortopedia.

Todas essas orientações devem compor o material didático a ser entregue ao paciente, à família e à rede de apoio, para que todos façam parte do processo de reabilitação pós-operatória e para que sejam obtidos resultados funcionais efetivos.

CONSIDERAÇÕES FINAIS

Todas essas reflexões fazem parte de um conjunto de conhecimentos que se estabelecem no cotidiano do cuidado por diferentes profissionais de saúde e a busca pelo bem-estar do paciente. Toda essa engrenagem ofertada por assistentes sociais, enfermeiros e fisioterapeutas, bem como demais profissionais de saúde é preconizada para que as cirurgias de alta complexidade e seus respectivos desdobramentos de alto custo para o SUS sejam ofertados com eficiência, eficácia e efetividade. Essa experiência trazida neste capítulo coloca em destaque o lugar do INTO em um cenário de excelência na prestação de serviços em saúde e desvela o compromisso de todos os profissionais envolvidos numa oferta humanizada, ética e ampliada em saúde.

REFERÊNCIAS BIBLIOGRÁFICAS

1. Barbosa LG, Frazão CDS. Impact of demonstration in a realistic simulation environment as a postoperative education in patients& #39; experience. Einstein (São Paulo, Brazil). 2020;18:eAO4831.
2. Sanches ICP, et al. Acompanhamento hospitalar: direito ou concessão ao usuário hospitalizado? Ciência & amp; Saúde Coletiva. 2013;18(1):67-76.
3. Amaro J, Moreira J, Miranda A, Branco CA. Reabilitação da artroplastia do ombro com prótese total invertida: protocolo do Serviço de Medicina Física e de Reabilitação do Centro Hospitalar de Entre Douro e Vouga, E.P.E. Revista da Sociedade Portuguesa de Medicina Física e de Reabilitação, Vila Nova de Gaia, Portugal; 2013;21(2).
4. Piliusk PCF, Bonadimann JA. Eventos tromboembólicos na cirurgia do ombro. Informativo da Sociedade Braseileira de cirurgia do ombro e cotovelo. SBCOC. Jornal do ombro e cotovelo. Ano XV. Edição #55. WWW.SBCOC. SBCOC – BOLETIM. 2022.
5. Knaut LA, et al. Tradução e adaptação cultural à língua portuguesa do American Shoulder and Elbow Surgeons Standardized Shoulder Assessment Form (ASES) para avaliação da função do ombro. Revista Brasileira de Reumatologia. 2010;50(2):176-83.

UTILIZAÇÃO DO BANCO DE OSSOS E TECIDOS

CAPÍTULO 5

Rafael Augusto Dantas Prinz ▪ Sérgio Roberto Martins de Souza
Isabela Gasparelli Barbosa ▪ Tatiana Gargano
Rafael Santos da Cunha

INTRODUÇÃO

O termo banco de ossos, embora comumente empregado, parece inadequado, pois se trata de uma estrutura responsável por todas as etapas, desde a captação até a liberação para transplante, de todos os tecidos musculoesqueléticos. Sendo assim, diversos tecidos podem ser manipulados dentro de um banco, como tendões, fáscia, menisco, cartilagem, entre outros.

A denominação de banco de tecidos musculoesqueléticos retrata mais fielmente sua atividade, que pode ser definida como um estabelecimento de saúde que dispõe de instalações físicas, equipamentos, recursos humanos e técnicas adequadas para identificação e triagem clínica, laboratorial e sorológica dos doadores, captação, identificação, processamento, armazenamento e distribuição de tecido musculoesquelético de procedência humana para fins terapêuticos, de pesquisa, ensino, treinamento, controle de qualidade ou validação de processos.[1]

ASPECTOS LEGAIS E HISTÓRICOS SOBRE BANCO DE TECIDOS E TRANSPLANTE

O ato de transplantar tecidos humanos provenientes de banco e, principalmente, o de operar banco de tecidos, durante muito tempo, em nosso meio, não teve a adequada atenção sob o ponto de vista da regulamentação específica de suas atividades. Dessa forma, bancos funcionavam com critérios próprios, sem rigoroso controle dos órgãos competentes, até mesmo por falta de legislação própria que norteasse e contemplasse todo o desenvolvimento que sofreu esta área médica.

A lei que dispõe sobre a remoção de órgãos, tecidos e partes do corpo humano para fins de transplantes é a nº 9.434 e data de 1997. Neste mesmo ano, o Decreto nº 2.268, entre outras disposições, organiza o sistema nacional de transplantes (SNT), que passa a ser o órgão central da política nesta área. O SNT fica diretamente ligado à Secretaria de Atenção à Saúde, do Ministério da Saúde. As Centrais de Notificação, Captação e Distribuição de Órgãos (CNCDOs) passam a coordenar a atividade de transplante no âmbito estadual e vinculada ao SNT. Nesse mesmo decreto (nº 2.268) ficam estabelecidos os critérios de autorização de equipes e estabelecimentos de saúde para retirada e transplante de partes do corpo humano. Futuramente esta normativa veio a ser revogada pelo Decreto nº 9.175 de 2017.

A Portaria GM nº 901, de 16 de agosto de 2000, cria a Central Nacional de Notificação e Distribuição de Órgãos com a finalidade de auxiliar o Sistema Nacional de Transplante, estando subordinada a este. Suas atribuições passam a ser, entre outras, a de gerenciamento de lista, implantação e gerenciamento do sistema nacional de informação e articulação e auxílio às centrais estaduais. Neste cenário de preocupação com a captação e o transplante havia, ainda, uma lacuna no tocante aos tecidos, que era a atividade de banco de tecido musculoesquelético.

Os bancos de tecidos oficiais foram criados com a denominação de bancos de tecido osteofasciocondroligamentoso, pela Portaria GM nº 904, de 2000. Esta publicação ainda não atendia integralmente à complexa atividade de banco de tecidos. Os bancos de tecidos necessitavam de uma regulamentação técnica que contemplasse um moderno controle de qualidade em todas as etapas de sua atividade.

No ano de 2002, com base nos conceitos publicados pela American Association of Tissue Banking (AATB) e pela European Association of Tissue Banking (EATB), que pontuavam o rigoroso controle de qualidade e a validação de todo o processo de trabalho envolvido nesta atividade, o então diretor do Instituto Nacional de Traumatologia e Ortopedia (INTO) à época coordenou um grupo de técnicos do Ministério da Saúde para a criação da Portaria GM nº 1686 de 2002, que aprova as normas para autorização de funcionamento e cadastramento de bancos de tecidos musculoesqueléticos pelo Sistema Único de Saúde. Este documento representou um marco na história dos bancos de tecidos em nível nacional. Por representar um documento de vanguarda, foi inicialmente muito contestado e apenas dois bancos atendiam estas exigências, o do INTO e o do Hospital das Clínicas da Universidade Federal do Paraná.[2]

Com o passar do tempo, os conceitos foram sendo absorvidos e incorporados aos bancos em todo o Brasil. O resultado desse trabalho proporcionou distribuição de tecidos musculoesqueléticos de alto padrão de qualidade, comparável aos principais centros do mundo. Obtiveram cadastros os bancos das seguintes instituições: Irmandade Santa Casa de Misericórdia, de São Paulo; Associação Hospitalar São Vicente de Paulo, em Passo Fundo, RS; Hospital das Clínicas da Universidade de São Paulo; Hospital Universitário I, De Marilia; e Hospital Copa D'Or, RJ.

No ano de 2000 foi publicada a Portaria GM nº 905 criando as comissões intra-hospitalares de transplante, cujo objetivo principal era incrementar as doações através de melhor identificação de potenciais doadores, abordagem mais adequada aos familiares e melhor articulação dos hospitais com as CNCDOs. Em 2005 este documento foi revogado pela Portaria nº 1.752, que determina a constituição da Comissão Intra-Hospitalar de Doação de Órgãos e Tecidos para Transplante (CIHDOTT) em todos os hospitais públicos, privados e filantrópicos com mais de 80 leitos. Sendo assim, naqueles hospitais que possuem organizadas as referidas comissões, o banco de tecido e a CNCDO local contam com o apoio para otimizar o processo de captação.

No ano de 2006, a Resolução da Diretoria Colegiada da ANVISA – RDC nº 220 foi a primeira da área da vigilância sanitária a dispor sobre o funcionamento de bancos de tecidos musculoesqueléticos (BTME). Nesta Resolução fica ressaltada a necessidade de um regulamento interno do banco, assim como de um manual técnico operacional, e são reforçadas as necessidades de infraestrutura física, materiais, equipamentos e operacionalização de um BTME, em complementação ao disposto na portaria GM nº 1.686, de 2002.[3]

Posteriormente, a Portaria GM nº 2.600, de 21 de outubro de 2009, foi marcante no cenário dos transplantes no Brasil, pois foi através dela que houve a aprovação do Regulamento Técnico do Sistema Nacional de Transplantes, reestruturando desde o funcionamento do sistema até os critérios envolvidos na seleção, exclusão, captação e transplante de todos os tipos de transplantes existentes à época. No caso dos BTME, também abordou questões de operacionalização, equipe técnica e instalações físicas, por vezes com posicionamentos opostos aos da RDC nº 220 – ANVISA. Em 2017, a Portaria nº 2.600 foi revogada, com a publicação da Portaria de Consolidação nº 04 de 28 de setembro de 2017, que consolidou as normas sobre os sistemas e subsistemas do Sistema Único de Saúde e encontra-se vigente até o momento.[4]

Com o avanço dentro da ANVISA do conceito de boas práticas, e da percepção que os bancos de tecidos não poderiam mais se enquadrar dentro do ponto de vista regulatório como somente um estabelecimento de saúde, visto que produzem produtos biológicos para transplante (sendo, portanto muito mais próximos neste ponto de vista de uma indústria farmacêutica) – foi estabelecida, em 11 de dezembro de 2015, a Resolução da Diretoria Colegiada da ANVISA nº 55. A mesma estabeleceu as boas práticas em tecidos humanos para uso terapêutico, mas foi revogada em 1º de julho de 2022 pela RDC 707, que destacou os requisitos técnicos sanitários mínimos para o funcionamento dos bancos de tecidos, visando à segurança e a qualidade dos tecidos fornecidos para uso terapêutico. Esta RDC determina a implementação do sistema de gestão de qualidade em todas as fases dos processos dos bancos de tecidos, tornando o gerenciamento e a adaptação às novas demandas um objetivo a ser alcançado por todos os BTME.[3]

Atualmente estão em funcionamento no país os seguintes BTME: Hospital Universitário Evangélico Mackenzie – Curitiba, PR; Instituto Nacional de Traumatologia e Ortopedia – Rio de Janeiro, RJ; Hospital São Vicente de Paulo – Passo Fundo, RS; Hospital das Clínicas da Unicamp – Campinas, SP; Hospital Universitário de Marília, SP; Hospital das Clínicas FAEPA – Ribeirão Preto, SP; Hospital das Clínicas da Faculdade de Medicina da Universidade de São Paulo, SP; Santa Casa de São Paulo – Hospital Central, SP.

O transplante de tecido musculoesquelético é uma alternativa terapêutica para o restabelecimento ou melhoria da qualidade de vida de pacientes acometidos por patologias ou traumas ortopédicos. Nos últimos 10 anos, o BTME do INTO realizou quase 340 captações em doadores falecidos, sendo o ano de 2023 o mais expressivo, com 54 doadores. Neta última década, 4.472 pacientes foram beneficiados com produtos manufaturados pelo banco e, ao analisar o total de enxertos transplantados, temos o quantitativo de 7.397 enxertos; isto se deve ao fato de que em alguns procedimentos podem ser utilizados mais de um produto, sendo esta decisão compartilhada entre a equipe transplantadora e os responsáveis técnicos do setor. Esta expressividade faz do BMTE do INTO uma referência nacional em transplantes, já que disponibiliza tecidos para diversos estados da federação e é reconhecido pela Associação Brasileira de Transplante Órgãos por meio do Registro Brasileiro de Transplantes de 2023 como um dos que mais atende a cirurgias ortopédicas em todo o país.[5]

BANCO DE TECIDOS MUSCULOESQUELÉTICOS

Um banco de tecidos, em última análise, trata-se de uma unidade geradora de um produto final com fins terapêuticos. Diante de toda a complexidade que envolve as etapas e processos a serem desenvolvidos no banco torna-se fácil entender que deve haver um rigoroso controle de qualidade por meio de exaustiva documentação (procedimentos operacionais padrões, protocolos, registros de não conformidade, entre outros), validação de cada etapa do processo e rastreabilidade de cada peça implantada. Esta árdua tarefa de gerenciar um banco de tecidos determinará, por fim, a excelência de qualidade do material e a segurança ao paciente.

Todo banco deve ter um responsável técnico que possua criterioso treinamento nesta área. Este profissional deve conhecer todo o fluxo que envolve a doação-transplante, reconhecer as necessidades dos cirurgiões e equipes transplantadoras, tais quais equipamentos e controles de processos de trabalho, seja ele ambiental e/ou de qualidade. Conforme a estrutura se torna cada vez maior, deve-se contar com especialistas nas áreas, mas o diretor de um banco deve ser capaz de coordenar este grupo com seus conhecimentos legítimo e específico.

CARACTERÍSTICAS FÍSICAS DO BANCO DE TECIDOS

Há diversas estruturas físicas distintas de bancos de tecidos, refletindo variáveis graus de investimentos e propostas de trabalho. Existem bancos locais que buscam atender apenas um centro transplantador e bancos regionais que atendem a ampla área geográfica, da mesma maneira, existem bancos que atuam apenas em um tecido e outros que se propõem a disponibilizar multitecidos (tecidos oculares, valva e pele).

Um banco de tecidos, obrigatoriamente, deve estar vinculado a uma instituição hospitalar ou hemocentro, que esteja cadastrado no Cadastro Nacional de Estabelecimentos de Saúde (CNES) e para qual será necessário o cadastramento do banco junto ao SNT, assim como de suas equipes captadoras.[4,6-11] As instalações do banco devem ser de uso exclusivo para a sua atividade fim, ou seja, não são permitidos trabalhos distintos àqueles relacionados com preparação, armazenamento, controle e distribuição do tecido. A seguir abordaremos a estrutura mínima considerada segura e operacional para funcionamento de um banco de tecidos musculoesqueléticos.

Área de Recepção de Tecidos

Área destinada à recepção, pesagem e identificação das peças captadas. Esta área deve dispor de ultracongeladores e refrigeradores com controle de temperatura para armazenamento das peças e soroteca, além de gelo reciclável.

Área de Armazenamento

A área destinada ao armazenamento de tecidos é aquela onde ocorrerá a guarda dos tecidos em quarentena (situação do tecido enquanto aguardam uma decisão sobre a aprovação ou rejeição), tecidos inutilizados para uso em humanos (apenas para pesquisa), tecidos com certo tipo de contaminação que serão submetidos a novas análises ou esterilização complementar e, por fim, tecidos liberados para transplante.

Não existe a obrigatoriedade de haver áreas distintas para tecidos liberados e não liberados. No entanto, deve haver uma separação física entre tecidos com diferentes destinos e estágios do processo. Esta norma de segurança requer ultracongeladores e/ou refrigeradores distintos para eles. Não se admite que esta separação seja feita por prateleiras apenas. Na Figura 5-1 temos uma área de tecidos não liberados com equipamentos distintos para cada situação.

Área de Processamento

Poderíamos afirmar que esta área é o centro das atenções dentro de um banco de tecidos. Esta é a única área em que um tecido pode sair da embalagem proveniente da captação e entrar em contato com o ar. Qualquer manipulação dos tecidos, como esqueletização (limpeza das partes moles aderidas junto ao osso), adição de soluções, culturas, entre outras, somente pode ser realizada neste local.

A área de processamento deve seguir requisitos técnicos no que tange à limpeza e à qualidade do ar. Para isso existem normas técnicas específicas para nortear este controle pela concentração de partículas. O processamento dos tecidos é executado em área construída de acordo com os padrões de acabamento exigidos para áreas críticas, com sistema de condicionamento de ar classificação ISO 7 (classe 10.000) e ISO 5 (classe 100), sendo a última específica para a sala de processamento de tecido musculoesquelético). A Figura 5-2 mostra uma sala de processamento. A classificação do ar de determinado ambiente refere-se à concentração de partículas em suspensão no ar.

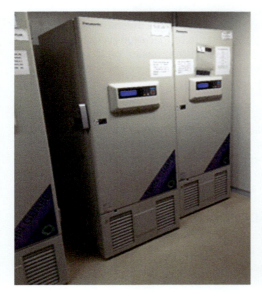

Fig. 5-1. Área de armazenamento de tecidos não liberados do BTME do INTO, com vários ultracongeladores, separando tecidos destinados à pesquisa de tecidos ainda em fase pré-processamento. (Fonte: Acervo do Banco de Tecidos do INTO.)

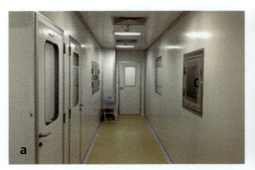 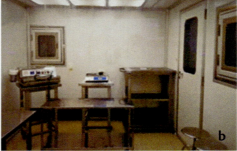

Fig. 5-2. (**a**) Corredor da área limpa do BTME do INTO, com as portas de acesso às áreas de processamento de tecidos ao lado. (**b**) Interior de uma das salas de processamento de tecidos classe 100, sem cruzamento de fluxo entre pessoal – tecido – resíduo, devido a caixas de passagem e porta de acesso independentes. (Fonte: Acervo do Banco de Tecidos do INTO.)

Diversos fatores podem afetar o número de partículas suspensas no ar. Este tipo de sala deve ter uma arquitetura com pisos, paredes, tintas, bordas, janelas e portas específicas para garantir a qualidade. O tipo de atividade realizada no local, o tempo, o fluxo de pessoal e materiais, a natureza e a quantidade de equipamentos, certamente, exercem influência no ar da sala.[12,13]

A certificação da área limpa que deve ser realizada por empresa especializada avalia, dentre outros itens, a quantidade de partículas suspensas no ar, e deve ser feita quando a sala estiver em repouso e também em operação, para que os resultados obtidos sejam realistas e ajustes sejam propostos no sentido de garantir a qualidade do tecido processado.

Existem disponíveis no mercado capelas de fluxo laminar que garantem, em seu interior, a classificação exigida para processamento de tecidos. No entanto, seu tamanho não parece apropriado para processar grande volume de tecido, principalmente quando se utilizam diversos materiais e equipamentos. Essas capelas podem ser peças fundamentais dentro de um banco para manipulação de soluções e testes diversos para validação de processos. Pequenas quantidades de tecidos, como um tendão ou uma cabeça femoral, podem, em situações bem estudadas a fim de evitar contaminação, ser processadas em uma capela. Isso evitaria a subutilização de uma área inteira de processamento.

Área Administrativa

Trata-se de espaço destinado a trabalhos de secretaria, sistema de qualidade, registro, arquivamento de documentos, pesquisa de dados e faturamento. Esta área merece especial atenção, pois a atividade de banco de tecidos é sujeita à inspeção oficial e deve ser amparada em vasta documentação e sistemas de registro. Os registros permitirão rastrear ocorrências de não conformidade. Testes diversos para validação das etapas, controle de equipamentos, rotinas e protocolos, registros de atividades e reuniões ocorrem neste espaço.

DINÂMICA DE ATUAÇÃO DA EQUIPE DO BANCO DE TECIDOS MUSCULOESQUELÉTICOS

Após discorrer sobre questões históricas, legais e a estrutura física básica de um banco de tecidos, a partir deste ponto serão abordadas as etapas referentes à dinâmica e atuação da equipe nos processos desenvolvidos pelo banco de tecidos.

Captação ou Ablação de Tecidos

Os tecidos musculoesqueléticos são captados a partir de doadores falecidos ou doadores vivos. Os doadores falecidos podem ser aqueles em morte encefálica ou pós-parada (coração parado). A morte encefálica será caracterizada por meio da realização de exames clínicos e complementares durante intervalos de tempo variáveis, próprios para determinadas faixas etárias, conforme determinado pelo Conselho Federal de Medicina.[14]

Preenchidos todos os critérios de morte encefálica, e atendendo os preceitos legais, todo estabelecimento de saúde no Brasil tem a obrigação de informar a CNCDO de seu estado a existência de um possível doador.

O doador em morte encefálica muitas vezes possui patologia de base grave, esteve por longo período em unidades fechadas de tratamento, cursou com infecções sistêmicas e hemotransfusões, foi submetido a uso de prótese ventilatória por tempo prolongado, entre outras situações, que podem, eventualmente, levar ao descarte do tecido. Acrescente o fato que este, diferente do pós-parada, poderá ser um doador de órgãos e tecidos e, neste caso, haver necessidade de grande infusão de líquidos para manter a perfusão dos órgãos a serem doados ou para tratamento antes da morte encefálica. Isso poderá ocasionar hemodiluição das amostras de sangue a serem encaminhadas para exames de rotina do banco, como sorologia para HIV e hepatites B e C.

Toda equipe de captação de tecidos deve estar atenta à prescrição do paciente antes e após a confirmação da morte encefálica. Não serão consideradas adequadas amostras de sangue de pacientes que sofreram hemodiluição acima de 50% do volume intravascular, devido à infusão de cristaloides e coloides sintéticos.[1] Vemos que para realizar captação de tecidos, a partir de doadores em morte encefálica, a equipe deve estar muito familiarizada com os protocolos e contar com procedimentos em tempos adequados, a fim de evitar o descarte do tecido. Para tal a existência de pessoal treinado dentro dos hospitais aprimoraria muito esta etapa do trabalho.

O ato de captação de tecidos musculoesqueléticos deve ser realizado em centro cirúrgico ou em ambiente com técnica de assepsia e antissepsia similar a um ato operatório, utilizando instrumentos cirúrgicos estéreis (Fig. 5-3). Os tecidos devem ser retirados em até 12 horas após a parada cardiorrespiratória ou até 24 horas, caso o corpo tenha sido mantido sob refrigeração de 2° a 8°C nas primeiras 6 horas.[15]

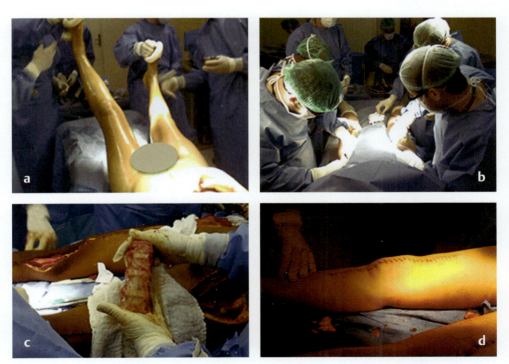

Fig. 5-3. (**a**) Captação de tecidos por equipe do INTO com realização de antissepsia e assepsia como ato cirúrgico. (**b**) Divisão da equipe e do instrumental cirúrgico visando evitar contaminação. (**c**) Captação dos tecidos programados de acordo com o protocolo do BTME e idade/necessidade do banco – captação de bloco de coluna lombar na imagem. (**d**) Reconstrução anatômica do corpo ao final da captação com material preferencialmente biodegradável que permita cremação do corpo pela família. (Fonte: Acervo do Banco de Tecidos do INTO.)

Um passo muito importante para garantir a qualidade do tecido é seguir rigorosamente os critérios estabelecidos. O protocolo de triagem pode ser específico de cada banco, mas deve obedecer às normas sanitárias e legais. Diversas publicações podem servir de guia para este procedimento, que envolve: anamnese com doador (vivo) ou familiar (doador falecido), idades limites, exame físico, rotina laboratorial, radiológica, retirada, embalagem, acondicionamento e transporte até o banco.

A equipe de captação não necessariamente tem que ser própria do banco. Pode haver equipes que realizem a captação para um ou mais bancos, desde que treinadas e supervisionadas por estes. No entanto, o aceite do material é de responsabilidade do banco.[15] Um aspecto a ser considerado na captação de tecido ósseo é a questão do doador vivo e do doador falecido. Se pensarmos que, para obtermos tecido ósseo de um doador, faz-se necessário realizar todo um protocolo complexo de triagem, o custo será muito mais alto quando disponibilizarmos uma estrutura de recursos humanos e laboratoriais para apenas uma cabeça femoral. Quando consideramos todas as peças de um mesmo doador como um lote único, este custo se dilui enormemente.

Acondicionamento

A questão do acondicionamento e da escolha das embalagens em banco de tecidos é um tema polêmico e muito importante. Sendo assim, didaticamente, optamos por abordá-la em separado como uma atividade do banco. A Portaria de Consolidação nº 4 estabelece que as embalagens devem assegurar a integridade e manter a esterilidade de seu conteúdo até o uso do material dentro de seu prazo de validade e ser registradas ou autorizadas pela ANVISA.[15] Uma embalagem deve assegurar a integridade do tecido e garantir sua esterilidade pelo seu prazo de validade considerando diversos métodos físicos e químicos aos quais elas podem ser submetidas. Para exemplificar, os tecidos podem ser armazenados em variadas temperaturas e ser submetidos a várias formas de esterilização complementar.

Neste contexto, uma vez estabelecido o tipo de embalagem a ser utilizado, o tecido deve ser acondicionado em plásticos e/ou vidros, triplos, estéreis e selados um a um. Cada unidade embalada deve estar identificada com etiqueta irretocável contendo minimamente o código de identificação conferido ao doador e a identificação do tecido, data de retirada e data de validade.[15]

A ANVISA em 2022,[1] reforçou que as embalagens, por manter contato com os tecidos, devem ser estéreis, apirogênicas e não citotóxicas. Destarte, cabem aos bancos, para não terem de validar suas próprias embalagens, já solicitarem ao fabricante durante o processo de compra os testes exigidos para lote que for ser adquirido.

Transporte

Todos os tecidos retirados de doadores devem ser transportados para o banco em tempo hábil. Caso a opção seja por recipiente que garanta a refrigeração (entre +2° a +8°C), é preconizado que o tempo entre a retirada do tecido e o congelamento e/ou processamento do mesmo seja de até 72 horas.[1]

Os tecidos devem ser transportados em recipientes térmicos identificados como pertencentes ao banco e exclusivos para esta finalidade. Devem conter gelo, gelo seco ou nitrogênio líquido, de forma a garantir a manutenção de temperaturas inferiores ou iguais a + 4°C.

Todo recipiente que contém tecido humano deve ser adequadamente identificado e, independentemente do método escolhido para manutenção de baixas temperaturas, deve ter garantia documentada de que a temperatura será a desejada pelo período proposto.

Processamento de Tecidos

O ato de processar tecidos agrega uma infinidade de protocolos com opções de esterilização, culturas, alterações na imunogenicidade e osteoindução, criação de formas clinicamente mais úteis e/ou adaptáveis (Fig. 5-4), entre outras.

O processamento, como vimos anteriormente, ocorre dentro de um ambiente classificado como ISO 5 e possui ao seu redor uma área de classificação intermediária (ISO 7). A equipe que realizará esta etapa deve ser muito bem treinada em uso de sala limpa bem como em outros cuidados de assepsia e antissepsia. Dentro da sala de processamento, o tecido entrará embalado pela captação e sairá na forma final para distribuição com novas embalagens. Muita atenção deve ser reservada ao fluxo de pessoas e materiais, que deve seguir fielmente um protocolo a fim de evitar contaminação.

É imperiosa a realização de culturas de todos os tecidos e, independentemente do protocolo a seguir, este ato deve buscar a maior acurácia possível na tentativa de identificar patógenos. Toda superfície deve ser investigada e também deve ser examinado o

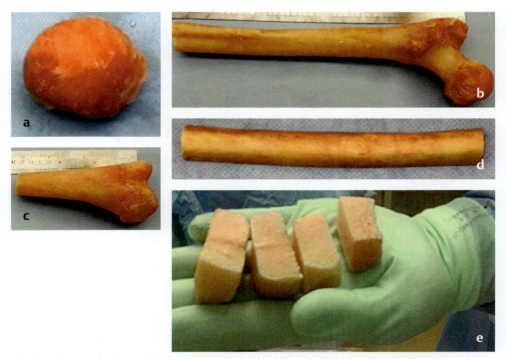

Fig. 5-4. Algumas das diversas formas de tipos de tecidos ósseos disponíveis para transplante: (**a**) corticoesponjoso – cabeça femoral. (**b**) Segmentar – 2/3 proximal de fêmur. (**c**) Segmentar – 1/3 distal de fêmur. (**d**) Cortical – régua de fêmur. (**e**) Blocos corticoesponjosos – crista ilíaca. (Fonte: Acervo do Banco de Tecidos do INTO.)

lavado onde os tecidos permaneceram. A cultura, quando realizada em duas etapas, na captação e no processamento, além de aumentar a segurança, evita eventual processamento desnecessário.

Caso o resultado de uma cultura seja positivo, caberá ao responsável técnico do banco avaliar se o tecido deverá ser descartado ou não. Muitos patógenos são passíveis de uma esterilização complementar. No entanto, todo tecido considerado não elegível para doação deve ser descartado independentemente do procedimento de esterilização ou desinfecção elegido.

O processamento dos tecidos inicia-se pela limpeza de estruturas adjacentes indesejadas, como no caso do osso, com a retirada de partes moles. Este ato é denominado esqueletização, onde, através do desbridamento físico, são retirados tecidos não desejados, reduzindo a carga celular. A seguir, o tecido ósseo deve ser adequadamente desengordurado para redução da imunogenicidade, propiciando aumento da incorporação. Várias soluções podem fazer este papel e, mais comumente, se utilizam o álcool e a água oxigenada. Também é realizada a lavagem ultrassônica ou pulsátil do tecido, que remove células restantes locais e sangue. A questão do uso de antibióticos durante o procedimento não é obrigatória, mas quando esta for a opção, é imperioso que se tomem providências para evitar mascarar o resultado das culturas. Se a opção for utilizar desinfetantes ou antibióticos, esta imersão deve ocorrer após colheita para cultura e antes do empacotamento final. O processamento termina com a pesagem, mensuração, identificação e empacotamento em nova embalagem tripla estéril. dos produtos ali gerados, que aguardarão pelos resultados de exames microbiológicos e radiológicos (se for o caso) para serem liberados para transplante pelo responsável técnico. As etapas descritas estão apresentadas na Figura 5-5.

As soluções que entram em contato com o tecido para transplante devem ser estéreis.

Caso o produto adquirido não garanta a esterilização, o setor deverá esterilizá-la. Diversas formas de esterilização de soluções estão disponíveis. Filtrar em microporos com uma bomba de vácuo, dentro de uma capela de fluxo laminar, e validar o procedimento, é um método simples e disponível no banco. Há inúmeros trabalhos que tentaram validar soluções como inativadoras de patógenos. Um banco pode desenvolver trabalhos próprios neste sentido.

Uma vastidão de testes de biossegurança pode ser introduzida em um banco, como por exemplo, testes de pirogenicidade, citotoxicidade, biocompatibilidade, imunogenicidade, entre outros. O problema é o custo ao produto final que isso agrega.

Apenas peças de um mesmo doador podem ser processadas por vez, evitando, desta forma, a infecção cruzada. Os tecidos processados podem também ser divididos da seguinte forma: ultracongelados, refrigerados, criopreservados e liofilizados. Os tecidos ultracongelados são os mais conhecidos. O tecido ósseo processado que não se propõe a manter células viáveis seguirá este padrão. Os mesmos serão mantidos a uma temperatura igual ou abaixo de -80°C. Alternativamente, pode-se manter entre -20° e -40°C, mas sua validade não deverá ultrapassar 6 meses. A antigenicidade é reduzida pelo ultracongelado, e esta redução leva à diminuição da resposta imunológica e ao aumento da incorporação óssea.[16]

A criopreservação consiste em preservar células viáveis, armazenando-as em temperaturas muito baixas como, por exemplo, abaixo de -80°C. Para que isso ocorra, existe a necessidade de resfriamento gradual em velocidade preestabelecida, que sofre influência de diversas variáveis, tais como tamanho da câmara, quantidade e natureza dos tecidos, entre outras. Esta técnica exige equipamento específico e o uso de crioprotetores como o glicerol e outros.

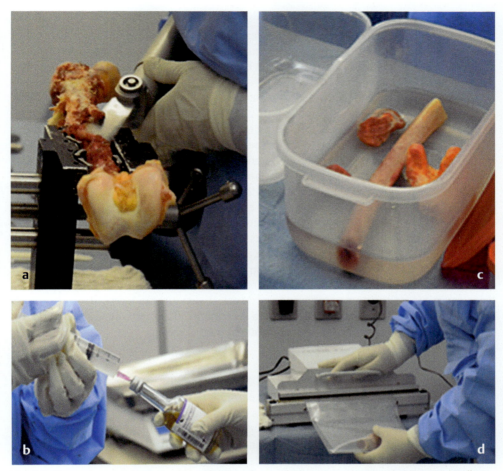

Fig. 5-5. Etapas do processamento do tecido musculoesquelético – osso. (**a**) Esqueletização. (**b**) Colheita de material para culturas. (**c**) Etapa final de imersão em antibiótico. (**d**) Empacotamento em embalagem tripla estéril. (Fonte: Acervo do Banco de Tecidos do INTO.)

A liofilização permite sua preservação em temperatura ambiente. Esta forma de processamento prevê a aplicação de uma liofilizadora. Por tratar-se de uma forma de processamento, a liofilização deve ocorrer em um ambiente próprio. O tecido, na entrada e na saída da liofilizadora, não deve entrar em contato com ar que não possua a classificação adequada. Uma opção, neste caso, é colocar a entrada da liofilizadora para dentro da sala limpa. A técnica da liofilizadora é amplamente aplicada na indústria farmacêutica e de alimentos, pois favorece a logística de transporte, conservação e armazenamento. No entanto, discute-se sobre as alterações físico-químicas que este tecido sofre, como a perda da resistência à torção, por exemplo.[17] Em certos casos, como preenchimento de cavidades, existe importante papel clínico. A desmineralização consiste em descalcificar o tecido, deixando expostas, na matriz óssea, proteínas morfogênicas.

Esterilização Complementar

Conforme comentamos na seção de processamento, existem diversas alternativas para aumentar a segurança de um tecido por meio de esterilização complementar. A esterilização pode ser química ou por irradiação. A esterilização química consiste em adicionar substâncias que atinjam este objetivo.

A radioesterilização pela irradiação ionizante é bastante comum em diversos países. Há bancos que optam, rotineiramente, para aumentar a segurança, por este artifício, independentemente de haver contaminação prévia ou não. Existem centros especializados nesta área e sua aplicação não se limita apenas aos tecidos, sendo muito comum este procedimento em outras áreas (p. ex., alimento). Em geral, considera-se uma dose mínima recomendada para esterilização bacteriana 25 kGy (kiloGray). A inativação viral pode requerer doses maiores e depender de inúmeros fatores. Por esta razão, não há dose específica recomendada e deverá ser validada quando aplicável.[18]

Um ponto importante neste tópico é determinar a carga bacteriana (*bioburden*) e o agente em questão. É possível validar processos de radioesterilização com doses menores, dependendo do tipo de patógeno e sua carga bacteriana. Determinados agentes contaminantes não são passíveis deste processo por diversos fatores, como necessidade de doses muito altas, liberação de toxinas, entre outras. A irradiação pode gerar alterações físico-químicas no tecido e reduzir sua resistência à sustentação e torção, por exemplo, bem como diminuir a incorporação. Embora o tecido irradiado possua grande aplicação clínica, em algumas situações específicas pode não ser indicado.[17]

Armazenamento de Tecidos

Os tecidos devem ser armazenados, separadamente, por situações diversas. O armazenamento deve seguir normas específicas para diferentes formas de processamento. O tecido refrigerado fica armazenado de +2° a +8°C e sua validade é muito curta, de 14 a 42 dias.[1] Deve-se ter uma logística para que a quarentena e a utilização não superem este período. Maior resposta imunológica é verificada nos tecidos refrigerados e, em geral, são reservados para reconstruções de superfícies articulares.[16]

Os tecidos ósseos são armazenados em temperatura igual ou inferior a -80°C (ultracongelados) e caso a embalagem permita, possuem prazo de validade de 5 anos. Os tecidos tendinosos, quando armazenados em temperatura igual ou inferir a -80°C possuem validade de 2 anos. Se a temperatura for entre -20° e -40C, o prazo de validade não deve ultrapassar 6 meses. A cartilagem e o tecido osteocondral possuem células viáveis quando criopreservados ou refrigerados com soluções crioprotetoras e sua validade usual é de 30 dias.[1]

Distribuição de Tecidos

Um banco somente poderá fornecer tecido para profissionais e estabelecimentos de saúde cadastrados junto ao SNT. O profissional transplantador deverá assegurar acompanhamento destes pacientes, bem como informar à central de transplante ou ao banco fornecedor, complicações e eventos adversos possivelmente relacionados com o uso do tecido. Todo tecido descartado pelo banco deverá ser informado à CNCDO local em relatório mensal. No caso dos tecidos musculoesqueléticos, diferentemente dos órgãos, não existe fila única e, atualmente, cada banco controla sua distribuição.

REFERÊNCIAS BIBLIOGRÁFICAS

1. ANVISA – Agência Nacional de Vigilância Sanitária. Resolução da Diretoria Colegiada – RDC 707, de 1º de julho de 2022. Dispõe sobre as Boas Práticas em Tecidos humanos para uso terapêutico. Brasília, DF: Ministério da Saúde; [online], 2022.
2. AATB – American Association of Tissue Banking. Standards for tissue banking; 2002.
3. ANVISA – Agência Nacional de Vigilância Sanitária. Resolução da Diretoria Colegiada – RDC 220, de 27 de dezembro de 2006. Dispõe sobre o Regulamento Técnico para o Funcionamento de Bancos de Tecidos Musculoesqueléticos e de Bancos de Pele de origem humana. Brasília, DF: Ministério da Saúde; 2006.
4. Brasil. Decreto 9.175, de 18 de outubro de 2017. Regulamenta a Lei nº 9.434, de 4 de fevereiro de 1997, para tratar da disposição de órgãos, tecidos, células e partes do corpo humano para fins de transplante e tratamento. Brasília, DF: Secretaria-Geral; 2017.
5. ABTO – Associação eira de Transplante de Órgãos. Registro eiro de Transplantes. Ano XXX. São Paulo: ABTO; 2023(4).
6. Brasil. Lei 9434, de 04 de fevereiro de 1997. Dispõe sobre a remoção de órgãos, tecidos e partes do corpo humano para fins de transplante e tratamento e dá outras providências. Brasília, DF: Casa Civil; 1997.
7. Brasil. Portaria nº 1686, de 20 de setembro de 2002. Aprova as Normas para Autorização de Funcionamento e Cadastramento de Bancos de Tecidos Musculoesqueléticos pelo Sistema Único de Saúde. Brasília, DF: Ministério da Saúde; 2002.
8. Brasil. Portaria nº 1752, de 23 de setembro de 2005. Determina a constituição de Comissão Intra-hospitalar de Doação de Órgãos e Tecidos para Transplante em todos os hospitais públicos, privados e filantrópicos com mais de 80 leitos. Brasília, DF: Ministério da Saúde; 2005.
9. Brasil. Portaria nº 901, de 16 de agosto de 2000. Cria, no âmbito do Sistema Nacional de Transplantes, a Central Nacional de Notificação, Captação e Distribuição de Órgãos. Brasília, DF: Ministério da Saúde; 2000(a).
10. Brasil. Portaria nº 904, de 16 de agosto de 2000. Cria, no âmbito do Sistema Único de Saúde – SUS, os Bancos de tecidos ósteo-fáscio-condroligamentosos. Brasília, DF: Ministério da Saúde; 2000(b).
11. Brasil. Portaria nº 905, de 16 de agosto de 2000. Estabelece a obrigatoriedade da existência e efetivo funcionamento de Comissão Intra-hospitalar de Transplantes. Brasília, DF: Ministério da Saúde; 2000(c).
12. ABNT. Associação Brasileira de Normas Técnicas. ABNT NBR ISO 14644-1: Salas limpas e ambientes controlados associados. Parte 1: Classificação da limpeza do ar por concentração de partículas. Rio de Janeiro: ABNT; 2019a:33.
13. ABNT. Associação Brasileira de Normas Técnicas. ABNT NBR ISO 14644-2: Salas limpas e ambientes controlados associados. Parte 2: Monitoramento para fornecer evidência do desempenho da sala limpa em relação à limpeza do ar pela concentração de partículas. Rio de Janeiro: ABNT, 2019b:22.
14. CFM – Conselho Federal de Medicina. Resolução CFM nº 2173, de 23 de novembro de 2017. Define critérios do diagnóstico de morte encefálica. Diário Oficial da União: Edição 240. seção I, Brasília, DF. 2017:274-6.
15. Brasil. Portaria de Consolidação nº4 de 28 de setembro de 2017. Consolidação das normas sobre os sistemas e os subsistemas do Sistema Único de Saúde. Brasília, DF: Ministério da Saúde; 2017.
16. Galia CR, Macedo CAS, Rosito R, Moreira LF. Osteointegração de enxertos liofilizados impactados. Acta Ortop Bras; 2009;17(2):24-8.
17. Cook SD. Bioactive bone substitutes – From Science to surgery. J Bone Joint Surg Br. 2002;84-B(III):237.
18. IAEA – International Atomic Energy Agency. International standard in tissue banks. 2002.

Parte III TÉCNICAS E PROCEDIMENTOS CIRÚRGICOS

DINÂMICA DO CENTRO DE MATERIAL E ESTERILIZAÇÃO NO CONTEXTO DAS CIRURGIAS ORTOPÉDICAS DE ALTA COMPLEXIDADE

CAPÍTULO 6

Ana Paula Costa Alves

INTRODUÇÃO

O Centro de Material e Esterilização (CME) é uma unidade funcional destinada ao processamento de produtos para saúde (PPS) para os serviços de saúde. Tem como missão principal garantir a qualidade e a quantidade necessárias de PPS para a realização de uma assistência segura ao usuário. A implementação de boas práticas recomendadas no processamento desses materiais é condição fundamental para evitar a ocorrência de eventos adversos associados ao uso desses produtos e garantir a segurança dos profissionais envolvidos.[1]

A legislação que versa sobre os requisitos de boas práticas para o processamento de produtos para saúde é a Resolução da Diretoria Colegiada – RDC nº 15, de 15 de março de 2012, da Agência Nacional de Vigilância Sanitária (ANVISA). Este regulamento se aplica aos serviços de saúde públicos e privados, civis e militares e às empresas processadoras de produtos para saúde. Excluem-se os consultórios odontológicos, consultórios individualizados e não vinculados a serviços de saúde, unidades de processamento de endoscópios, serviços de terapia renal substitutiva e serviços de assistência veterinária.[2]

A RDC 15/2012 estabelece que o CME poderá processar apenas os produtos para saúde compatíveis com a sua capacidade técnica e conforme a sua classificação. O artigo 5º desta resolução classifica os Centros de Material e Esterilização em CME Classe I e CME Classe II.[2] A definição da classificação referida, pode ser entendida de acordo com o Quadro 6-1.

As cirurgias ortopédicas de alta complexidade apresentam grande variedade de técnicas cirúrgicas, onde são utilizados instrumentais de diferentes tipos de conformação.

Quadro 6-1. Representação Esquemática da Definição de Classificação de CME, conforme a RDC 15/2012[2]

Classificação CME	Processamento Permitido			
	PPS não críticos	PPS semicríticos	PPS críticos de conformação não complexa	PPS críticos de conformação complexa
Classe I	✓	✓	✓	
Classe II	✓	✓	✓	✓

119

No entanto, os instrumentais de conformação complexa representam uma parcela significativa do arsenal cirúrgico. Outro agravante é a presença de resíduos insolúveis, como restos de ossos e cimento ósseo ortopédico, o que exige cuidados especiais de limpeza e inspeção para evitar a formação de biofilme e assegurar a eficácia do processo de esterilização.[3,4]

> **Produtos para saúde críticos, de conformação complexa**, são aqueles que possuem lúmen inferior a 5 mm ou com fundo cego, espaços internos inacessíveis para a fricção direta, reentrâncias ou válvulas.[2]

O fornecimento de produtos para saúde seguramente limpos e esterilizados, para atender cirurgias de tamanha complexidade, está diretamente ligado ao planejamento e padronização de ações que envolvem desde o recebimento do material para o processamento até a aquisição de insumos e equipamentos específicos. Este capítulo abordará as etapas fundamentais para o adequado funcionamento desse serviço.

RECEPÇÃO E CONFERÊNCIA DOS PRODUTOS PARA SAÚDE

Todos os produtos para saúde semicríticos e críticos, passíveis de processamento, inclusive os de propriedade do cirurgião e os consignados, devem ser submetidos ao processo de limpeza dentro do próprio CME do serviço de saúde ou na empresa processadora. Portanto, todos os instrumentais e materiais implantáveis passíveis de reprocessamento, que serão utilizados nas cirurgias, deverão dar entrada na área de recebimento de material sujo para, posteriormente, serem encaminhados à fase de limpeza.[2]

A utilização de materiais implantáveis é uma realidade nas cirurgias de alta complexidade. Exercem importante papel na recuperação da saúde e da qualidade de vida dos usuários. Segundo o Manual de Boas Práticas de Gestão das OPME (órteses, próteses e materiais especiais), entende-se como implante qualquer produto médico projetado para ser totalmente introduzido no corpo humano por meio de intervenção cirúrgica e destinado a permanecer no local após a intervenção ou, ainda, qualquer dispositivo médico destinado a ser parcialmente introduzido e que permaneça por longo tempo implantado.[1,5]

Dentre os dispositivos médicos implantáveis, destacam-se, em ortopedia, as próteses articulares totais e parciais e os materiais de síntese, como placas, pinos de Schanz, hastes intramedulares, parafusos, fios cirúrgicos implantáveis, entre outros. As próteses são recebidas como produto estéril pelo almoxarifado central da instituição e distribuídas ao almoxarifado satélite do centro cirúrgico. Já os materiais de síntese, assim como os instrumentais destinados à colocação e/ou retirada dos mesmos, são encaminhados ao CME para serem submetidos ao processo de limpeza e esterilização.[6,7]

Na área destinada ao recebimento de produtos consignados, os instrumentais e implantáveis devem ser rigorosamente conferidos e inspecionados. A empresa fornecedora do material deve fornecer *check list* ou descrição dos materiais entregues, com as quantidades e números de referência/lote de cada item. Na inspeção, devem ser avaliados quanto à funcionalidade e integridade.[8]

É comum as empresas consignadoras oferecerem os mesmos produtos para diferentes serviços de saúde, por este fato, é importante que a avaliação quanto à sujidade aparente seja incluída na inspeção dos itens. O artigo 71 da RDC 15/2012 estabelece que os produtos para saúde e o instrumental cirúrgico consignado e disponibilizado pelo distribuidor devem ser submetidos à limpeza por profissionais do CME do serviço de saúde, antes de sua devolução. Porém, por vezes, devido às cobranças para retirada do material em tempo diminuto para ser entregue em outro estabelecimento de saúde, algumas falhas de limpeza tornam-se evidentes.[2,8]

Considerando que grande parte das infecções de sítio cirúrgico (ISC) em ortopedia está associada à presença de materiais implantáveis e instrumentais contaminados por biofilme, e que, a formação dessa matriz polimérica extracelular para proteção de agregados microbianos, assim como o aumento da sua densidade, são diretamente proporcionais ao tempo em que o PPS permanece sujo, faz-se necessária a notificação da empresa no caso de tal inconformidade.[7]

O recebimento de qualquer material, seja das unidades consumidoras, médicos cirurgiões ou material consignado, deve ser registrado em instrumento próprio e específico para cada finalidade. No que tange aos dois últimos, é importante a realização do duplo registro: registro em impresso próprio ou sistema automatizado e registro fotográfico, cujo objetivo é corroborar ou confrontar o *check list* apresentado pela empresa (no caso de inconsistência, a sinalização deve ser feita por escrito ao setor responsável pelo recebimento do material cirúrgico ou, se for o caso, diretamente ao fornecedor) e otimizar a montagem da caixa cirúrgica para a devolução.

A identificação da(s) caixa(s) cirúrgica(s), antes do encaminhamento à limpeza propriamente dita no CME, com os dados do usuário e cirurgia, assim como a proteção de itens de pequeno tamanho, são igualmente primordiais à segurança do processo e destinação final do material cirúrgico.[9]

PROCESSAMENTO DO MATERIAL CIRÚRGICO

Após recepção, conferência, registro, identificação e proteção das pequenas peças, o material cirúrgico será submetido ao processo de limpeza manual e automatizado. A limpeza é, indubitavelmente, a etapa mais importante do processamento dos produtos para a saúde.[10]

Na limpeza manual, devem ser utilizados detergentes específicos; escovas de diâmetro e comprimento adequados para cada instrumental, não abrasivas e que não liberem partículas; água corrente potável; equipamentos de pré-lavagem com água pressurizada em temperatura ambiente ou jatos de água quente (50 a 95°C) e vapor saturado.[2]

A limpeza de produtos para saúde de conformação complexa deve ser complementada por limpeza automatizada em lavadora ultrassônica ou outro equipamento de eficiência comprovada. A RDC 15/2012 estabelece que o enxágue final de produtos críticos, de qualquer conformação, utilizados em cirurgias com implantes ortopédicos, deve ser realizado com água purificada.[2]

A Associação Brasileira de Enfermeiros de Centro Cirúrgico, Recuperação Anestésica e Centro de Material e Esterilização (SOBECC) recomenda o monitoramento periódico da qualidade da água, com protocolo institucional sobre a periodicidade, número de amostras e pontos de coleta de água potável e água purificada. Esta ação visa à segurança não só da lavagem dos PPS, mas da qualidade do vapor ofertado pelas autoclaves durante o processo de esterilização.[2,11]

Sabe-se que a qualidade da água pode influenciar o nível de contaminantes do vapor (silicatos, ferro, cádmio, fosfato e condutividade) e, que a ação letal do vapor, no tempo e temperatura programados pelas autoclaves no CME, depende das condições ideais de saturação. Se esse vapor superaquece, temos formação de gases não condensáveis, que funciona como isolante térmico, comprometendo a termocoagulação de proteínas e a inativação de microrganismos.[11]

Os produtos para saúde seguem um fluxo unidirecional dentro do CME. Na área do preparo, os materiais são avaliados quando à integridade e funcionalidade; ocorre a inspeção dos instrumentais com auxílio de lentes intensificadoras de imagem e iluminadas para supervisão da limpeza realizada, e ainda, podem ser utilizados testes químicos para verificação da presença residual de proteína ou ATP.[8]

O material é mais uma vez conferido, de acordo com as informações das descrições de cada bandeja/caixa cirúrgica. As mesmas são montadas e o sistema de barreira estéril (embalagem) é escolhido de acordo com a densidade, tamanho, peso, conformação da caixa cirúrgica/PPS e método de esterilização.[9,12] De acordo com a RDC 15/2012, é obrigatória a identificação das caixas cirúrgicas/PPS com o nome do produto, número do lote, data da esterilização, data limite de uso, método de esterilização e nome do responsável pelo preparo.[2]

A escolha do método de esterilização, seja por vapor saturado sob pressão ou esterilização por baixa temperatura, dependem do tipo de material a ser esterilizado, a temperatura a que o material pode ser submetido e o tempo de exposição. Há que se considerar os custos envolvidos em cada método de esterilização.[8]

Independente do método de esterilização, indicadores químicos e biológicos devem ser utilizados para o monitoramento do processo de esterilização. Além disso, os registros dos lotes das cargas de esterilização, dos parâmetros físicos dos esterilizadores e outros documentos que possibilitem a rastreabilidade dos PPS processados devem ser guardados por 5 anos, para consulta quando necessário e se solicitados.[2,8]

A centralização de todo o material processado se dá na área de armazenamento, até que sejam distribuídos para as unidades consumidoras. É importante que a guarda seja realizada de forma organizada, de acordo com as especialidades, para otimizar a separação e a distribuição. Essa, por sua vez, deve ser realizada mediante registro em impresso próprio ou sistema automatizado, por meio de recipientes rígidos fechados, com ou sem locomoção por rodízios, de forma a garantir a integridade dos sistemas de barreira estéril.[8]

INSUMOS E EQUIPAMENTOS

A gestão de insumos hospitalares compreende planejamento, aquisição, recebimento, estocagem e controle dos insumos. É um processo complexo, que visa a garantia da existência do estoque necessário para a manutenção das atividades rotineiras.[13]

Considerando que o desabastecimento de insumos acarreta grandes impactos, tanto na qualidade dos serviços prestados, quanto na motivação dos profissionais envolvidos no processamento de produtos para saúde, uma vez que o contingenciamento imprime modificações na rotina preestabelecida por meio dos procedimentos operacionais-padrão (POP) e adequação operacional, a gestão hospitalar torna-se imperiosa.

No entanto, a gestão de insumos vai além da preocupação com as quantidades. É fundamental que as aquisições sejam planejadas de modo que os produtos sejam adequados à demanda do setor requisitante e que sigam as normas e regulamentos vigentes. Além disso, urge a necessidade de dimensionamento dos pedidos de modo que as carências sejam atendidas e não haja desperdícios de materiais ou de recursos financeiros.[14]

Para atender tamanha demanda, faz-se necessário um parque tecnológico em quantidade e qualidade suficientes para atendimento integral do mapa cirúrgico proposto. Nos equipamentos para limpeza automatizada e esterilização de PPS, devem ser realizadas qualificações de instalação, de operação e de desempenho. Além disso, anualmente, estes equipamentos devem ser submetidos à qualificação térmica, cujo objetivo é atestar a capacidade e a confiabilidade de equipamentos que precisam de controle de temperatura durante o seu uso.[2,8]

Para além das qualificações, os equipamentos do CME devem ser submetidos a um programa de manutenções preventivas e corretivas, gerenciado pela engenharia clínica do serviço de saúde e discutido junto ao gestor do CM.[8]

RECURSOS HUMANOS

O centro de material e esterilização é uma unidade dinâmica, onde são constantemente introduzidas novas tecnologias, insumos e produtos para saúde de complexidades distintas. A atuação neste setor requer um repertório de saberes e práticas específicos, que envolvem planejamento de ações e conhecimento técnico e científico para a execução de cada uma das etapas do processamento de produtos para a saúde.[8,15]

O avanço da tecnologia e das técnicas cirúrgicas, com instrumentais cada vez mais complexos e sofisticados, exige profissionais capacitados e fornecimento de treinamentos periódicos acerca da especificidade de cada PPS, suas zonas críticas, técnicas de desmontagem e montagem, métodos de limpeza e esterilização adequados, entre outros.[8]

Os processos de trabalho que envolvem produtos para saúde de conformação complexa, revisões periódicas das caixas cirúrgicas e número elevado de PPS, necessitam de tempo para serem executados, de modo que não haja prejuízo das etapas. Assim, fica demonstrada a necessidade do adequado dimensionamento de recursos humanos em enfermagem, de nível médio-técnico e superior, entendendo que atividades complexas e de grande monta exigem propostas quantitativas e qualitativas de recursos humanos, para a entrega de resultado eficiente e seguro.[8,15]

CONSIDERAÇÕES FINAIS

O CME, no contexto das cirurgias ortopédicas de alta complexidade, exerce importante papel tanto na produção cirúrgica quanto na prevenção de infecções do sítio cirúrgico, ligadas à utilização de material esterilizado, uma vez observados os princípios científicos, de segurança e eficiência do processamento de produtos para saúde.

Muitos são os desafios e particularidades a serem consideradas e geridas, no entanto, o conhecimento e aplicação das legislações específicas, a padronização das ações, a gestão de recursos humanos e materiais e a articulação multidisciplinar são aspectos fundamentais para que o resultado seja o fornecimento de produtos seguros e de qualidade, em tempo hábil para a assistência cirúrgica dos usuários.

O processo de trabalho desenvolvido no CME exige profissionais altamente qualificados e especializados para o cumprimento de todas as etapas referentes ao processamento dos produtos para saúde, incluindo as ações gerenciais e operacionais.

REFERÊNCIAS BIBLIOGRÁFICAS

1. Brasil. Agência Nacional de Vigilância Sanitária. Resolução – RDC nº 185, de 22 de outubro de 2001. Aprova o Regulamento Técnico que consta no anexo desta Resolução, que trata do registro, alteração, revalidação e cancelamento do registro de produtos médicos na Agência Nacional de Vigilância Sanitária - ANVISA. Diário Oficial da União; [internet], 2001.
2. Brasil. Ministério da Saúde. Agência Nacional de Vigilância Sanitária. Resolução – RDC nº 15, de 15 de março de 2012. Dispõe sobre requisitos de boas práticas para o processamento de produtos para saúde e dá outras providências. Diário Oficial da União; 2012.

3. Pereira HMB, Melo CMF, Oliveira GKS, et al. R. Reprocessamento de instrumental de cirurgia ortopédica em um centro de material e esterilização. Research, Society and Development, [S. L.]. 2021;10(13):e227101321200
4. Souza RQ, Bronzatti JAG, Laranjeira PR, et al. Avaliação da segurança do processamento de fresas intramedulares flexíveis para cirurgia ortopédica. Revista SOBECC, [S. L.]. 2017;22(1):17-22.
5. Brasil. Secretaria de Atenção à Saúde. Departamento de Atenção Especializada e Temática. Manual de boas práticas de gestão das Órteses, Próteses e Materiais Especiais (OPME) [recurso eletrônico]. Ministério da Saúde, Secretaria de Atenção à Saúde, Departamento de Atenção Especializada e Temática. – Brasília: Ministério da Saúde. 2016.
6. Silva A. Organização do Centro de Material e Esterilização. In: Graziano K, Silva A, Psaltikidis E (orgs). Enfermagem em Centro de Material e Esterilização. Ed Manole; 2011. p. 1-21.
7. Moraes C, Bruna CQM, Lopes CLBC, Graziano K. U. Recovery of micro-organisms in nonsterile, reusable, loaned orthopedic implants. Biomedical Instrumentation and Technology. 2019;53(5):351-4.
8. SOBECC – Associação Brasileira de Enfermeiros de Centro Cirúrgico, Recuperação Anestésica e Centro De Material e Esterilização. Diretrizes de Práticas em Enfermagem Perioperatória e Processamento de Produtos para Saúde. 8. ed. São Paulo: Manole; 2021.
9. Santos MVL, Blanes L, Schimidt CSS, Ferreira LM. Protocolo para processamento de Produtos para saúde na central de material e esterilização do Hospital São Paulo. UNIFESP, São Paulo; 2019:1-45.
10. Graziano KU, Castro ME, Moura MPA. A importância do procedimento de limpeza nos processos de desinfecção e esterilização de artigos. Revista SOBECC. 2002;7(3):19-23.
11. Souza RQ, Rodrigues SB, Miguel EA, Graziano KU. Fatores relacionados à qualidade do vapor para esterilização de produtos para saúde. Revista SOBECC, [S. L.]. 2021;26(4):205-11.
12. Psaltikidis EM, Graziano KU. (Coord.). Limpeza, desinfecção e esterilização de produtos para saúde (PPS). 4. ed. São Paulo: APECIH; 2021.
13. Chiavenato I. Iniciação à administração de materiais. São Paulo: Makron/McGrawHill, 1991.
14. Lopes SG. Enfermagem Perioperatória: custos, desperdício e manutenção da sustentabilidade das organizações de saúde. Revista SOBECC. 2024;9.
15. Martins JF, Antunes AV. Dimensionamento de pessoal no centro de material e esterilização de um hospital universitário. Revista da Escola de Enfermagem da USP. 2019;53.

PRINCIPAIS TÉCNICAS CIRÚRGICAS EM ARTROPLASTIAS COMPLEXAS

CAPÍTULO 7

Seção 7.1 ▪ Artroplastia Total de Quadril

Lourenço Pinto Peixoto ▪ *Marcelo F. Monteiro de Almeida* ▪ *Leonardo Zuna Vasquez*

INTRODUÇÃO

Desde o fim do século XIX temos registros históricos de tentativas de substituição articular do quadril, inicialmente com tecidos autólogos e depois com tecidos heterólogos. No começo do século XX surgem os materiais rígidos bem-sucedidos para substituição articular. Dr. Smith-Petersen foi o pioneiro nesta técnica, tendo seus conceitos anatômicos utilizados até os dias de hoje associados aos desenvolvimentos de ligas metálicas que proporcionaram e ainda proporcionam menor reação tecidual, maior durabilidade e resistência.[1] A primeira artroplastia total do quadril data de 1938, descrita pelo Dr. Philipe Wiles, usando um conceito de *thrust plate* e com relatos de um quadril funcionante após 35 anos.

Em 1961, *Sir* John Charnley publicou uma técnica de substituição articular chamada artroplastia total de quadril (ATQ) de baixa fricção, em que utilizou o meta-metil-metacrilato, desenvolvendo normativas e diretrizes técnicas que reduziram o índice de complicações.[2] Com isso, revolucionou a história da ortopedia e, desde então, o procedimento vem sofrendo aprimoramentos, embora mantendo seu escopo inicial de aliviar a dor, corrigir deformidades e restaurar a função articular.[3]

Nos dias atuais temos duas categorias principais de implantes para a realização da cirurgia de substituição articular: as próteses cimentadas e as não cimentadas, sendo que também podem ser utilizadas de maneira híbrida. Cada uma delas tem suas vantagens e suas desvantagens sendo um tema comum de discussões e motivo de discordância sobre custo e efetividade.

Ambas as técnicas têm excelentes resultados em longo prazo quando realizada por cirurgiões treinados. A cimentação tem uma maior curva de aprendizado e tem uma maior demanda técnica por parte do cirurgião. Porém, cirurgiões habituados com a técnica não cimentada têm bons resultados quando começam a realizá-la. Entretanto, se um cirurgião que não possui bons resultados na técnica não cimentada começar a realizar ATQ por meio da cimentação, não terá garantido a melhora dos resultados.

É importante ressaltar que o objetivo primário do tratamento cirúrgico é o alívio sintomático da dor, da melhora da qualidade de vida e do quadro psicossocial dos que o apresentam.[4] Desta forma, a escolha do implante deve-se levar em consideração a idade, o peso do paciente e o seu nível de atividades. A partir desses dados opta-se pelo par tribológico: metal × polietileno (UHMWPE); cerâmica × polietileno (UHMWPE) ou cerâmica × cerâmica,[5] considerando as vantagens e desvantagens associadas a cada um deles.

Ao longo da evolução do conhecimento cirúrgico nesta área, algumas técnicas foram desenvolvidas, aumentando a possibilidade de escolha do cirurgião de acordo com o quadro de cada paciente. Pode-se adotar a artroplastia total cimentada ou a artroplastia total não cimentada.

ARTROPLASTIA TOTAL DE QUADRIL

Dividiremos de maneira didática as artroplastias em cimentadas e não cimentadas.

Artroplastias Cimentadas

As artroplastias cimentadas foram estabelecidas por *Sir* John Charnley e contemplam o preenchimento do espaço entre o implante e o osso, com polimetilmetacrilato, chamado de cimento ósseo, que apesar do nome não possui propriedades adesivas. Esta técnica tem a finalidade de preencher o espaço entre o implante e o trabeculado ósseo por meio de interdigitação do osso esponjoso. Tal técnica otimiza a distribuição de cargas do osso esponjoso para a região cortical óssea, retardando, desta maneira, o desgaste mecânico (Fig. 7.1-1).[6,7]

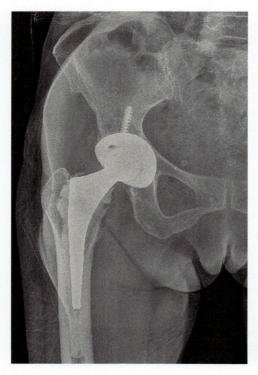

Fig. 7.1-1. Exemplo de prótese total híbrida. Componente femoral cimentado e componente acetabular não cimentado.

Artroplastias Não Cimentadas

As artroplastias não cimentadas são a vertente mais moderna. Originadas no final da década de 1970, tiveram seu uso intensificado na década de 1980, momento da história em que havia grande discussão das indicações considerando idade, sexo e em qual grupo era mais indicada. Seu amadurecimento enquanto implante veio no fim dos anos 1990.[8,9] Na atualidade já não há mais limite de idade para a sua implantação. Os principais determinantes para a escolha de hastes não cimentadas são a densidade mineral óssea (DMO); escore ASA (American Society of Anesthesiologists) e o índice de massa corporal (IMC) do paciente.[10]

Sua grande vantagem em relação à sua predecessora, a prótese cimentada, é o tempo mais curto para sua implantação, curva de aprendizado mais rápida e menor quantidade de eventos adversos quanto ao risco para embolia pulmonar quando comparada a técnica cimentada (Fig. 7.1-2).[12]

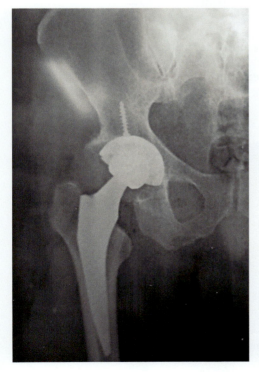

Fig. 7.1-2. Exemplo de prótese total não cimentada.

TÉCNICAS CIRÚRGICAS

A substituição da articulação do quadril necessita de uma abordagem entre as partes moles clara e segura, propiciando ao paciente menor dano tecidual e melhor recuperação pós-operatória.

Iremos abordar quatro técnicas à articulação, suas vantagens e desvantagens.

Acesso Posterolateral

Inicialmente descrito por Langenbach em 1874, é o acesso mais popular para artroplastia do quadril devido sua ampla exposição.

É realizada com o paciente em decúbito lateral, com a mesa ortopédica paralela ao solo e coxins protegendo a área da cintura escapular contralateral e membro inferior contralateral. Após preparo do membro a ser operado e colocação dos campos cirúrgicos, o cirurgião se posiciona na região posterior ao quadril ipsilateral (Fig. 7.1-3).

A incisão é realizada de aproximadamente 12 cm com referência à espinha ilíaca posterossuperior proximalmente, adjacente no terço médio para terço posterior do grande trocanter e segue pela diáfise femoral, sendo 2/3 da incisão distal e apenas 1/3 da incisão proximal ao ápice do grande trocanter.

Sua principal complicação é a luxação dos componentes. Tal complicação teve importante redução com o aumento do diâmetro das cabeças femorais e da manutenção do estojo de partes moles. Na sequência temos a lesão do nervo ciático.

Acesso Lateral Direto

Popularmente conhecido como Hardinge, nome do cirurgião que descreveu este acesso, pode ser realizado com o paciente em decúbito lateral ou dorsal, este último tendo como vantagem a visualização do comprimento dos membros. Tem como fundamento o acesso por meio do tendão do glúteo médio, o músculo abdutor mais importante para o quadril (Fig. 7.1-4).

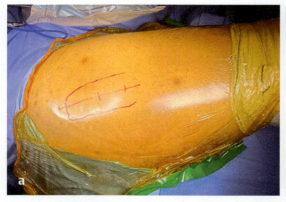
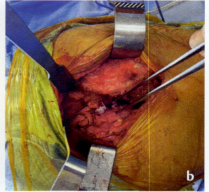

Fig. 7.1-3. (a) Marcação do sítio cirúrgico. (b) Implante colocado.

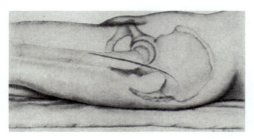

Fig. 7.1-4. Marcação do sítio cirúrgico, acesso por meio do tendão do glúteo médio.

Sua principal desvantagem é lesionar o tendão do glúteo médio, musculatura que pode causar marcha claudicante por lesão do nervo glúteo superior, localizado proximalmente no glúteo médio.

Acesso Anterolateral

Este acesso popularizado por Watson-Jones se baseia no plano entre o glúteo médio e tensor da fáscia lata, podendo ser realizado em decúbito dorsal ou lateral (Fig. 7.1-5).

É muito semelhante ao acesso lateral direito e tem como principal desvantagem é danificar o nervo glúteo superior no afastamento proximal do glúteo médio levando a uma marcha claudicante no pós-operatório e enfraquecimento desta musculatura levando a uma alteração biomecânica importante.

Acesso Anterior Direto

Este acesso foi inicialmente descrito por Hueter, cirurgião alemão, em 1881, posteriormente difundido no idioma inglês por Smith-Petersen em 1917. Sua incisão tem início a partir de 2 cm distal e 2 a 3 cm lateral à espinha ilíaca anterossuperior, com direção à cabeça da fíbula, no trajeto do ventre do tensor da fáscia lata – TFL (Fig. 7.1-6).

As vantagens deste acesso são cosméticas por ser um acesso com possibilidade de ser realizado transversalmente (em biquíni), visualização da posição dos implantes através da radiografia facilitada, correção de discrepâncias.

A principal desvantagem é sua limitada exposição, que dificulta em casos de complicações intraoperatórias, como fratura femoral. E a dificuldade do preparo femoral, que é o fator cuja demanda maior tempo da cirurgia e lesão do nervo cutâneo femoral em 30% dos pacientes devido à sua variação anatômica levando a uma parestesia na região anterior da coxa.

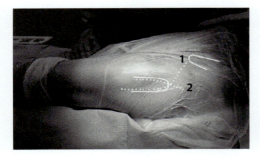

Fig. 7.1-5. Marcação do sítio cirúrgico, acesso se baseia no plano entre o glúteo médio e o tensor da fáscia lata.

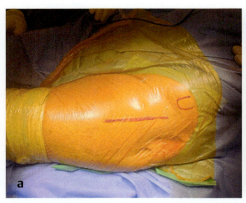 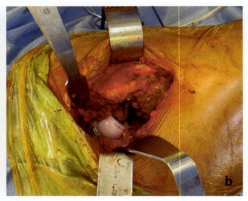

Fig. 7.1.6. (a) Marcação do sítio cirúrgico. (b) Implante colocado.

PÓS-OPERATÓRIO

O cuidado pós-operatório é semelhante nos acessos. A grande diferença entre eles é a posição de instabilidade dos componentes. Nos acessos anteriores e laterais esta posição é de rotação externa, abdução e extensão do quadril. Nos acessos posteriores, adução, flexão e rotação interna. O uso de órteses abdutoras pode ser feito de acordo com a experiência do cirurgião. O uso de apoio para caminhar varia também de acordo com cada paciente geralmente não sendo mais necessário por volta de 8 a 12 semanas pós-operatórias.

A profilaxia antitrombótica é recomendada por pelo menos 4-6 semanas com fármaco de escolha do cirurgião – AAS; anticoagulantes orais ou heparinas – fracionado ou não fracionada. Lembramos, porém, que a melhor prevenção é a profilaxia mecânica, portanto estimulamos a marcha sempre que possível. O uso de meias de compressão também deve ser estimulado neste mesmo período por aproximadamente 12 horas diárias.

A carga é liberada assim que o paciente estiver apto a mobilizar os membros – após a recuperação da anestesia.

REFERÊNCIAS BIBLIOGRÁFICAS

1. Amstutz HC. Recent developments in implants for orthopedic surgery. Surg Annuary. 1971;3(0):385-408.
2. Charnley J. Arthroplasty of the hip. A new operation. Lancet. 1961;1(7187):1129-32.
3. Emara N, Ayah ElS. Financial inclusion and economic growth: The role of governance in selected MENA countries. International Review of Economics & Finance. 2021;75:34-54.
4. Balik MS, Hocaoğlu Ç, Erkut A, et al. Evaluation of the quality of life and psychiatric symptoms of patients with primary coxarthrosis after total hip arthroplasty. Acta Chir Orthop Traumatol Cech English. PMID: 29351526. 2017;84(6):436-40.
5. Kretzer JP, Uhler M, Jäger S, et al. Tribologie in der Hüftendoprothetik: Welches Material hat welchen Nutzen? [Tribology in hip arthroplasty: Benefits of different materials]. Orthopade. 2021;50(4):259-69.
6. Gruen TA, McNeice GM, Amstutz HC. Modes of failure of cemented stem-type femoral components: a radiographic analysis of loosening. Clin Orthop Relat Res. 1979;(141):17-27.
7. Barrack RL, Mulroy RD Jr, Harris WH. Improved cementing techniques and femoral component loosening in young patients with hip arthroplasty. A 12-year radiographic review. J Bone Joint Surg Br. 1992;74(3):385-9.

8. Rothman RH, Cohn JC. Cemented versus cementless total hip arthroplasty. A critical review. Clin Orthop Relat Res. 1990;(254):153-69.
9. Marchetti ME, Steinberg GG, Coumas JM. Intermediate-term experience of Pipkin fracture-dislocations of the hip. J Orthop Trauma. 1996;10(7):455-61.
10. Lewis CL, Halverstadt AL, Graber KA, et al. Individuals with pre-arthritic hip pain walk with hip motion alterations common in individuals with hip OA. Front Sports Act Living. 2021;24(3):719097.
11. Hardinge K. The direct lateral approach to the hip. J Bone Joint Surg Br. 1982;64-B(1):17-9.
12. Magill P, Blaney J, Hill JC, et al. Impact of a learning curve on the survivorship of 4802 cementless total hip arthroplasties. Bone Joint J. 2016;98-B(12):1589-96.

Seção 7.2 ▪ Técnicas Cirúrgicas de Artroplastias Primárias de Joelho

José Leonardo Rocha de Faria ▪ *Sandra Tie Nishibe Minamoto*

INTRODUÇÃO

Pacientes indicados para artroplastia primária do joelho geralmente apresentam degeneração avançada da articulação, frequentemente devido à osteoartrite primária. Em casos mais complexos, a osteoartrite pode-se manifestar com deformidades severas (Fig. 7.2-1a-d), contraturas em flexo (Fig. 7.2-1a,c), recurvo ou rigidez da articulação.[1,2] Nesses casos, cada apresentação clínica demanda uma estratégia cirúrgica específica e planejada de acordo com as características individuais de cada paciente.[3-5]

A complexidade dessas apresentações pode estar associada à demora no acesso a cuidados médicos adequados para a osteoartrite do joelho, como ocorre em pacientes com doenças inflamatórias, sendo a artrite reumatoide a mais comum. Pacientes com hemofilia também enfrentam osteoartrite devido a múltiplos episódios de hemartrose, que levam a contraturas e deformidades articulares significativas.[6]

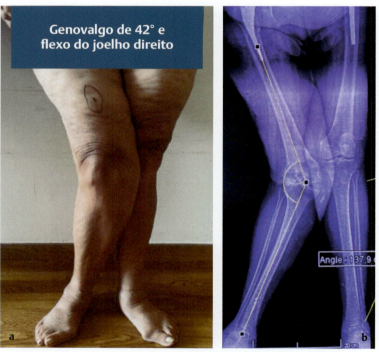

Fig. 7.2-1. Casos clínicos. (**a**) Aspecto clínico de genovalgo e flexo grave em joelho direito em paciente portadora de artrite reumatoide. (**b**) Radiografia panorâmica da mesma paciente. *(Continua.)*

CAPÍTULO 7 • PRINCIPAIS TÉCNICAS CIRÚRGICAS EM ARTROPLASTIAS COMPLEXAS   133

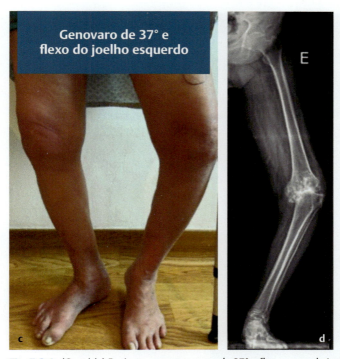

Fig. 7.2-1. *(Cont.)* (**c**) Paciente com genovaro de 37° e flexo grave de joelho esquerdo. (**d**) Radiografia panorâmica evidenciando grave defeito ósseo medial. (Arquivo pessoal dos autores.)

CONCEITOS BÁSICOS

Para garantir a durabilidade das próteses, o alinhamento mecânico correto dos implantes femoral e tibial é essencial. O fêmur deve ser posicionado com 5 a 6 graus de valgo, de acordo com o implante utilizado. O componente tibial deve estar perpendicular ao eixo anatômico da tíbia (Fig. 7.2-2), com espaços medial e lateral simétricos. O equilíbrio entre extensão e flexão deve ser próximo à simetria (Fig. 7.2-3a,b), permitindo extensão total de 0° e flexão superior a 100°.[2,7]

Esses princípios são fundamentais para assegurar o sucesso da artroplastia em pacientes com deformidades graves associadas ou não a doenças como artrite reumatoide ou hemofilia, além de garantir o alinhamento correto e a estabilidade da prótese ao longo do tempo.[3-6]

Nas situações de grandes deformidades e contraturas, a preservação do ligamento cruzado posterior (LCP) geralmente não é recomendada devido às limitações na estabilização e mobilidade articular que ele pode impor. Assim, neste capítulo, serão abordadas técnicas cirúrgicas específicas que optam pela ressecção do LCP com o objetivo de otimizar o balanceamento e a funcionalidade do joelho após a artroplastia.[8,9]

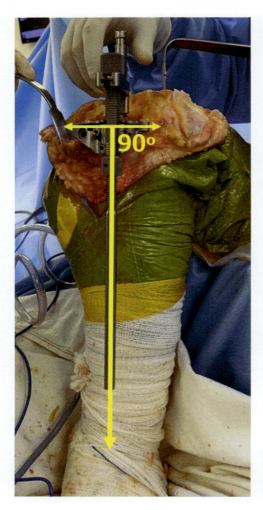

Fig. 7.2-2. Preparação do corte tibial com guia intramedular associado à haste extramedular potencializando o alinhamento do corte ósseo à 90°. (Arquivo pessoal dos autores.)

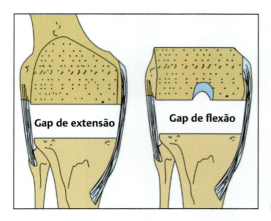

Fig. 7.2-3. (a) *Gap* de extensão. (b) *Gap* de flexão.

GENOVARO GRAVE

O genovaro é considerado grave quando a deformidade apresenta uma angulação maior que 15°, gerando contraturas significativas nas estruturas mediais, incluindo o ligamento colateral medial (LCM) superficial e profundo, a cápsula, tendões flexores e o gastrocnêmio medial.[10] Defeitos ósseos são frequentemente observados e, quando persistentes após os cortes recomendados, devem ser corrigidos com técnicas adequadas.

Defeitos ósseos de 0 a 5 mm podem ser tratados com cimento ósseo, dispensando tratamentos especiais adicionais. Já defeitos entre 5 e 10 mm têm melhor prognóstico com autoenxertos ósseos provenientes dos cortes prévios, enquanto defeitos maiores que 10 mm são idealmente tratados com cunhas metálicas. É fundamental individualizar cada caso, considerando sempre a idade, qualidade óssea e demanda do paciente.[11-14]

Quando o defeito ósseo é contido, ou seja, apresenta paredes ósseas em toda a periferia, ele pode ser tratado com enxertia óssea, mesmo que o defeito seja profundo. A vantagem do uso de enxertos é a preservação do estoque ósseo, o que previne perdas futuras e facilita possíveis revisões.[15] Em casos em que o defeito atinge mais de 30% da superfície da tíbia, recomenda-se o uso de uma haste tibial acoplada ao implante para promover maior estabilidade.[16]

A liberação medial deve ser conduzida de maneira gradual, iniciando com a liberação do LCM profundo e da cápsula articular. A liberação incompleta do LCM superficial é mantida com a inserção distal intacta, aproximadamente 5 a 6 cm abaixo da interlinha medial.[4] Em casos graves, é frequentemente necessário a liberação dos tendões flexores da pata de ganso e o semimembranáceo e cápsula posteromedial, e, em situações extremas, a cabeça medial do gastrocnêmio.[17]

Para o ajuste fino do balanço ligamentar, é possível realizar a técnica de *pie-crusting* mínima no LCM superficial, com no máximo 4 a 5 perfurações usando uma lâmina de bisturi nº 11.[18] A seguir segue o passo a passo de um caso clínico que ilustra o tratamento com artroplastia primária em um genovaro grave, utilizando enxertia óssea fixada com 2 parafusos e haste tibial (Figs. 7.2-4 e 7.2-5).

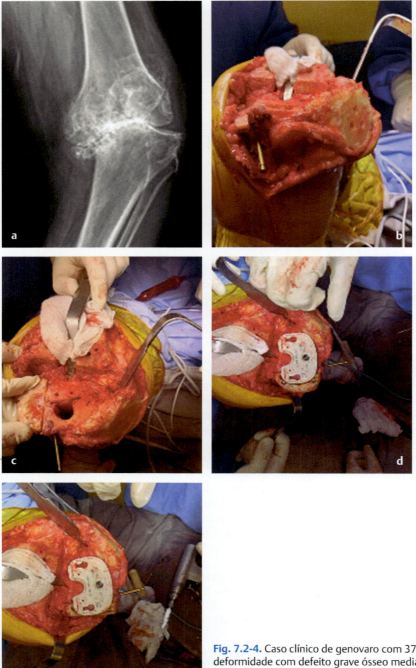

Fig. 7.2-4. Caso clínico de genovaro com 37° de deformidade com defeito grave ósseo medial não contido, sendo realizada enxertia óssea medial, fixação com parafusos e artroplastia total do joelho. *(Continua.)*

CAPÍTULO 7 ▪ PRINCIPAIS TÉCNICAS CIRÚRGICAS EM ARTROPLASTIAS COMPLEXAS 137

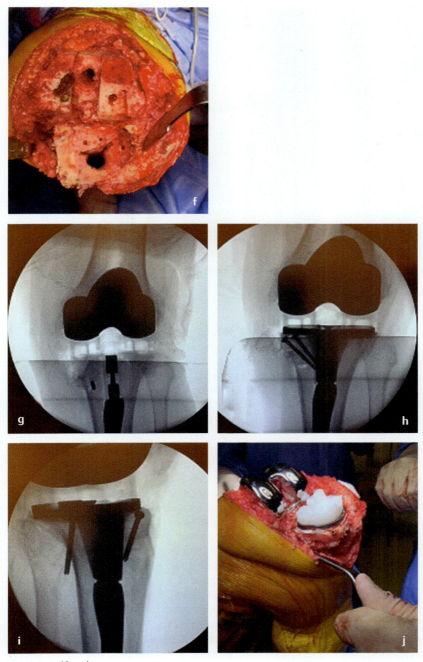

Fig. 7.2-4. *(Cont.)*

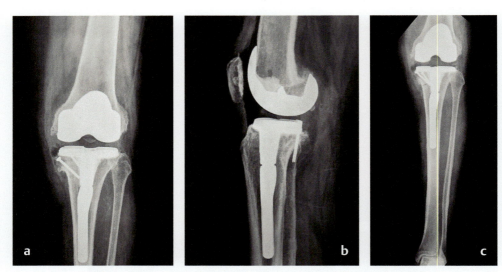

Fig. 7.2-5. (a-c) Radiografia pós-operatória evidenciando espaços medial e lateral simétricos.

GENOVALGO GRAVE

A deformidade em valgo do joelho é considerada grave quando ultrapassa os 10°.[19] Nesses casos, as estruturas laterais encontram-se encurtadas e as mediais, alongadas. A hipoplasia do côndilo femoral lateral é frequente, tanto na região distal quanto posterior.[3] Hipoplasia posterior pode resultar em medições equivocadas da rotação externa do fêmur, o que pode comprometer o posicionamento adequado do implante. A rotação externa do componente femoral deve seguir a linha intercondilar e ser perpendicular à linha de Whiteside, além de estar paralela ao corte tibial.[1,3]

Defeitos ósseos devem ser tratados conforme as diretrizes utilizadas para o tratamento do genovaro grave.[11-14] No balanço ligamentar de um joelho com valgo severo, a liberação inicial deve incluir a desinserção do trato iliotibial do tubérculo de Gerdy, seguida da liberação da cápsula articular. Em seguida realiza-se a secção do tendão do poplíteo.[3] Caso o balanço ainda não seja adequado, recomenda-se a técnica de *pie-crusting* do ligamento colateral lateral (LCL), realizando de 5 a 8 perfurações. Em casos extremos, a osteotomia do epicôndilo lateral pode ser necessária para liberar totalmente o LCL.[20] Se o espaço lateral continuar reduzido após a liberação, é importante revisar os cortes ósseos, pois posicionamentos inadequados da tíbia ou do fêmur podem interferir no balanço ligamenta.[3] Em situações extremas pode-se ser necessária a tenotomia do bíceps femoral e posteriormente do gastrocnêmio lateral.[21] No entanto cuidados adicionais são necessários para evitar danos ao nervo fibular, que se encontra posterior ao bíceps femoral e lateral à cabeça do gastrocnêmio lateral. Nestes casos o nervo fibular pode estar palpável e tenso, simulando estruturas tendinosa, apresentando risco de lesão iatrogênica.[22] A seguir segue o passo a passo de um caso clínico que ilustra o tratamento com artroplastia primária em um genovalgo grave rígido, com necessidade da realização de osteotomia do epicôndilo lateral e liberação do bíceps femoral (Fig. 7.2-6).

FLEXO GRAVE

No tratamento do flexo grave, existe uma diminuição assimétrica do espaço de extensão em relação ao de flexão. O equilíbrio entre os espaços de extensão e flexão na artroplastia é essencial para evitar complicações pós-operatórias.[5] Uma técnica comum para este tipo de deformidade é realizar cortes ósseos de forma atípica, aumentando o corte distal femoral entre 2 e 6 mm, de acordo com a gravidade do caso. Estima-se que a cada 2 mm de ressecção 3,6° de extensão são restaurados. O componente femoral um número menor do que o indicado e levemente fletido também podem otimizar o ganho da extensão em flexos graves.[23] É importante, no entanto, evitar que o corte distal femoral seja excessivo, pois isso pode resultar em cortes nos epicôndilos medial ou lateral, causando instabilidade ligamentar.

O corte tibial, por sua vez, deve ser realizado conforme o padrão, pois, caso seja aumentado, o espaço de flexão também será modificado, podendo comprometer o balanceamento articular. Após os cortes ósseos, a liberação da cápsula posterior no fêmur é recomendada, tomando-se cuidado com o feixe neurovascular, localizado posteriormente à raiz do menisco lateral.[23]

Após o posicionamento do componente tibial, uma osteotomia ao redor da face posterior e central deste componente pode ser realizada para retirar um fragmento ósseo onde o ligamento cruzado posterior (LCP) se insere, ajudando a ganhar graus adicionais de extensão.[24] Esses pacientes frequentemente apresentam dificuldades para alcançar a extensão completa no pós-operatório, mantendo o joelho em flexão. Para evitar essa limitação, pode-se permitir que o paciente saia da sala cirúrgica com uma extensão de recurvo leve entre 5° e 10°. Fisioterapia intensiva deve ser iniciada no dia seguinte à cirurgia para garantir melhores resultados funcionais.[25]

O uso de imobilizadores rígidos em extensão durante o período noturno também é uma estratégia que contribui para a recuperação, ajudando a manter o ganho de extensão conquistado na fisioterapia.[25]

RECURVO GRAVE

Para o tratamento do recurvo grave, onde os pacientes apresentam um aumento acentuado no espaço de extensão e muitas vezes uma lassidão ligamentar generalizada, algumas estratégias são fundamentais.[26] Em geral, esses pacientes apresentam alterações nos critérios de Beighton, que são usados para avaliar hipermobilidade articular. O teste de Beighton compreende nove pontos, incluindo hiperextensão dos joelhos, flexão do polegar até o antebraço e hiperextensão do quinto dedo.[27,28]

Nessa condição, é recomendado realizar um corte ósseo distal menor, diminuindo o corte em 2 a 4 mm, além de minimizar a liberação de tecidos moles.[26] Pacientes com recurvo grave frequentemente necessitam de *inserts* de polietileno mais espessos para ajustar o espaço de extensão e compensar a falta de tensão ligamentar, permitindo que saiam da cirurgia com um leve ângulo de flexão entre 5° e 10° para evitar o retorno ao recurvo prévio.[29]

Nos casos mais extremos, onde o recurvo excede 30 graus, próteses mais restritivas, como as do tipo dobradiça, podem ser necessárias para garantir estabilidade e funcionalidade em longo prazo.[30]

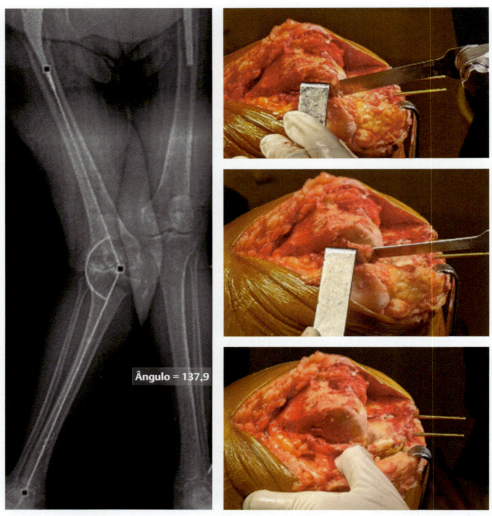

Fig. 7.2-6. Caso clínico de genovalgo com 43° de deformidade fixa. Sendo necessária a osteotomia do epicôndilo lateral e liberação do bíceps femoral para adequar o balanço ligamentar. (Arquivo pessoal dos autores.) *(Continua.)*

CAPÍTULO 7 • PRINCIPAIS TÉCNICAS CIRÚRGICAS EM ARTROPLASTIAS COMPLEXAS 141

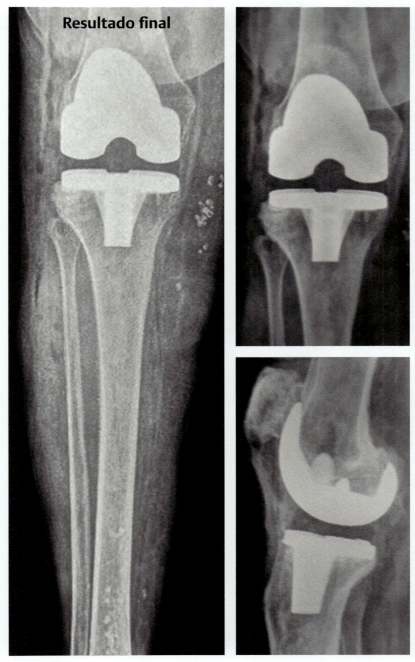

Fig. 7.2-6. *(Cont.)*

JOELHO RÍGIDO

Pacientes com joelho rígido apresentam uma amplitude de movimento inferior a 50°, o que demanda técnicas de acesso cirúrgico estendidas para permitir uma mobilização articular adequada no ato cirurgico.[8,31] Em casos menos graves, o procedimento de *snip* femoral pode ser suficiente para melhorar o acesso e corrigir a rigidez.[32] Em contrapartida, casos mais severos, incluindo joelhos anquilosados, frequentemente requerem a osteotomia da tuberosidade anterior da tíbia (TAT) para fornecer uma maior mobilidade durante o posicionamento do implante protético.[33-36]

OSTEOTOMIA DA TAT

Durante a realização da osteotomia da TAT, é recomendável que o fragmento ósseo (ou baguete ósseo) tenha aproximadamente 6 cm de comprimento e 2 cm de espessura, permitindo uma ampla exposição da articulação e também uma fixação com bom contato ósseo, minimizando o risco de fratura do fragmento da TAT (Fig. 7.2-7a-c). Em pacientes de baixa estatura, o canal medular pode ser parcialmente exposto ao realizarmos a osteotomia, o que requer cuidado no momento da cimentação da artroplastia total de joelho (ATJ). Nesse caso o baguete ósseo deve ser posicionado sob pressão na sua posição anatômica antes da cimentação, para evitar que o cimento interfira na fixação correta do fragmento ósseo.[33-36] A fixação com parafusos pode ser realizada previamente à cimentação para manter a posição anatômica ideal, mas não é estritamente obrigatória. A fixação prévia pode reduzir o espaço disponível para os componentes definitivos, dificultando a colocação dos mesmos, portanto deve-se checar se é possível realizar a colocação dos componentes definitivos com a TAT reduzida e fixada, previamente ao ato da cimentação dos mesmos.

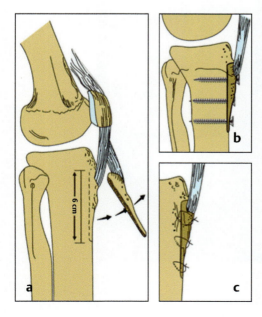

Fig. 7.2-7. (**a**) Osteotomia da TAT com 6 cm de comprimento. (**b**) Fixação da TAT com 3 parafusos. (**c**) Fixação da osteotomia com fios de cerclagem indicada para casos de ossos osteoporóticos

Em casos em que o osso apresenta porosidade acentuada, a fixação com fios de cerclagem é uma opção (Fig. 7.2-7c).[23] No entanto, isso requer a limitação de exercícios de extensão ativa e passa a ser indicado o uso de imobilizadores rígidos no período de deambulação pós-operatória para evitar falha de fixação.[25]

Para pacientes com limitação significativa na flexão, deve-se empregar estratégias cirúrgicas semelhantes às indicadas no tratamento do flexo grave, ajustando os cortes ósseos para restaurar a mobilidade.[23]

No pós-operatório imediato, é ideal que o balanço entre extensão e flexão seja ligeiramente frouxo, para compensar a alta probabilidade de recorrência de rigidez articular nas primeiras semanas. Essa abordagem ajuda a manter um arco de movimento funcional, otimizando a recuperação em longo prazo e prevenindo a necessidade de intervenções adicionais para ganho de mobilidade.[25]

REFERÊNCIAS BIBLIOGRÁFICAS

1. Jaffe WL, Dundon JM, Camus T. Alignment and balance methods in total knee arthroplasty. The Journal of the American Academy of Orthopaedic Surgeons. 2018;26(20):709-16.
2. Matassi F et al. Coronal alignment in total knee arthroplasty: a review. J Orthop Traumatol. 2023;24(1):24.
3. Rossi R et al. Total knee arthroplasty in the valgus knee. International Orthopaedics. 2014;38(2):273-83.
4. Rossi R et al. Total knee arthroplasty in the varus knee: tips and tricks. International Orthopaedics. 2019;43(1):151-8.
5. Tanzer M, Makhdom AM. Preoperative planning in primary total knee arthroplasty. J Am Acad Orthop Surg. 2016;24(4):220-30.
6. Cancienne JM, Werner BC, Browne JA. Complications of primary total knee arthroplasty among patients with rheumatoid arthritis, psoriatic arthritis, ankylosing spondylitis, and osteoarthritis. JAAOS. 2016;24(8):567.
7. Jeffery RS, Morris RW, Denham RA. Coronal alignment after total knee replacement. The Journal of Bone and Joint Surgery. British Volume. 1991;73(5):709-14.
8. Pirato F et al. How to manage a native stiff knee. EFORT Open Reviews. 2024;9(5):363.
9. Verra WC et al. Retention versus sacrifice of the posterior cruciate ligament in total knee arthroplasty for treating osteoarthritis. Cochrane Database of Systematic Reviews. 2013.
10. Meftah M et al. Correcting fixed varus deformity with flexion contracture during total knee arthroplasty: the inside-out technique: AAOS exhibit selection. The Journal of Bone and Joint Surgery. American Volume. 2012;94(10):e66.
11. Alasaad H, Ibrahim J. Primary total knee arthroplasty in patients with a significant bone defect in the medial tibial plateau: case series and literature review. International Journal of Surgery Case Reports. 2023;110:108779.
12. Iwase D et al. Using allogenous structural bone graft for uncontained tibial bone defects ≥ 10 mm in depth in primary total knee arthroplasty. BMC musculoskeletal disorders. 2022;23(1):528.
13. Özcan Ö et al. Bone cement with screw augmentation technique for the management of moderate tibial bone defects in primary knee arthroplasty patients with high body mass index. Joint Diseases and Related Surgery. 2021;32(1):28-34.
14. Yoon JR, Seo IW, Shin YS. Use of autogenous onlay bone graft for uncontained tibial bone defects in primary total knee arthroplasty. BMC musculoskeletal disorders. 2017;18(1):502.
15. Levine WN et al. Conversion of failed modern unicompartmental arthroplasty to total knee arthroplasty. The Journal of Arthroplasty. 1996;11(7):797-801.
16. Hegde V et al. A prophylactic tibial stem reduces rates of early aseptic loosening in patients with severe preoperative varus deformity in primary total knee arthroplasty. The Journal of Arthroplasty. 2021;36(7):2319-24.

17. Mirzatolooei F et al. Primary results of medial epicondylar osteotomy in patients with severe bilateral varus knee candidate for total knee replacement. The Journal of Knee Surgery. 2021;34(2):142-6.
18. Lee SY et al. A novel medial soft tissue release method for varus deformity during total knee arthroplasty: femoral origin release of the medial collateral ligament. Knee Surgery & Related Research. 2016;28(2):153-60.
19. Tucker A et al. Total knee arthroplasty in severe valgus deformity using a modified technique—a 10-year follow-up study. The Journal of Arthroplasty. 2019;34(1):40-6.
20. Conjeski JM, Scuderi GR. Lateral femoral epicondylar osteotomy for correction of fixed valgus deformity in total knee arthroplasty: a technical note. The Journal of Arthroplasty. 2018;33(2):386-90.
21. Peters CL, Mohr RA, Bachus KN. Primary total knee arthroplasty in the valgus knee: creating a balanced soft tissue envelope. The Journal of Arthroplasty. 2001;16(6):721-9.
22. Patel A et al. To study surgical outcome of various surgical procedures of lateral release in valgus knee in total knee arthroplasty. International Journal of Research in Orthopaedics. 2017;3(4):692-7.
23. Sappey-Marinier E et al. Management of fixed flexion contracture in primary total knee arthroplasty: recent systematic review. SICOT-J. 2024;10:11.
24. Rajani AM et al. Postero-central slice osteotomy of the proximal tibia: a novel technique for correcting resistant tight extension gaps in posterior-stabilized total knee arthroplasty for varus osteoarthritis. The Journal of Arthroplasty. 2024(24):S0883-5403–00835-0.
25. Dávila Castrodad IM et al. Rehabilitation protocols following total knee arthroplasty: a review of study designs and outcome measures. Annals of Translational Medicine. 2019;7(7):S255.
26. Meding JB et al. Total knee replacement in patients with genu recurvatum. Clinical Orthopaedics and Related Research®. 2001;393:244.
27. Castori M et al. A framework for the classification of joint hypermobility and related conditions. American Journal of Medical Genetics. Part C, Seminars in Medical Genetics. 2017;175(1):148-57.
28. Larson CM et al. Generalized hypermobility, knee hyperextension, and outcomes after anterior cruciate ligament reconstruction: prospective, case-control study with mean 6 years follow-up. Arthroscopy. 2017;33(10):1852-8.
29. Seo SS et al. Outcomes of total knee arthroplasty in degenerative osteoarthritic knee with genu recurvatum. The Knee. 2018;25(1):167-76.
30. Yang JH et al. Primary total knee arthroplasty using rotating-hinge prosthesis in severely affected knees. Knee Surgery Sports Traumatology Arthroscopy. 2012;20(3):517-23.
31. Aglietti P et al. Arthroplasty for the stiff or ankylosed knee. The Journal of Arthroplasty. 1989;4(1):1-5.
32. Meek RMD et al. The extensile rectus snip exposure in revision of total knee arthroplasty. The Journal of Bone and Joint Surgery. British Volume. 2003;85(8):1120-2.
33. Barrack R. Surgical exposure of the stiff knee. Acta Orthopaedica Scandinavica. 2000;71(1):85-9.
34. Divano S et al. Tibial tubercle osteotomy (TTO) in total knee arthroplasty, is it worth it? A review of the literature. Archives of Orthopaedic and Trauma Surgery. 2018;138(3):387-99.
35. Rodríguez-Merchán EC. The stiff total knee arthroplasty: causes, treatment modalities and results. 2019.
36. Varacallo M et al. Total knee arthroplasty techniques. StatPearls. Treasure Island (FL): StatPearls Publishing, 2024.

Seção 7.3 • Artroplastia Total de Ombro

Marcus Vinícius Galvão Amaral

INTRODUÇÃO

Em 1893, o cirurgião francês Péan realizou a primeira substituição da articulação do ombro.[1] Nos anos 1950, a partir de relatos de Neer, as artroplastias do ombro adquiriram novo ânimo, com aumento das indicações e melhores resultados clínicos, em virtude de um maior entendimento biomecânico do ombro, evolução do desenho das próteses e da técnica cirúrgica.[2-4]

A melhoria dos resultados clínicos das artroplastias, associado ao envelhecimento da população e ao aumento da procura por uma melhor qualidade de vida, tem tornado a artroplastia do ombro um procedimento mais frequente na prática ortopédica.[5]

CONCEITOS GERAIS

A artroplastia moderna do ombro surgiu após as publicações realizadas a partir dos anos 1950 e 1970 por Neer.[3,5] Desde então, os desenhos dos implantes utilizados evoluiu com mudanças no raio de curvatura e na superfície de fixação e de contato do implante, no posicionamento dos componentes, na biomecânica dos sistemas, e na técnica de cirúrgica.[6-9]

Atualmente, os implantes podem ser classificados como: de superfície, anatômicos, semiconstritos ou constritos. Há uma série de implantes com diferentes conceitos biomecânicos disponíveis no mercado, desde próteses anatômicas até prótese reversas, que provém uma opção terapêutica para situações clínicas específicas.[6-9]

BIOMECÂNICA

As características mecânicas básicas essenciais ao funcionamento do ombro, e consequentemente da artroplastia, são: movimento, estabilidade, força e uniformidade de movimento. Nas condições degenerativas, traumáticas, e tumorais, que podem acometer a articulação do ombro, essas características estão comprometidas.[10-12]

Sendo assim, ao realizar uma artroplastia do ombro, são princípios cirúrgicos: o balanço de partes moles por meio de ressecção de osteófitos e liberações, aderências e contraturas de partes moles, seleção, dimensionamento e posicionamento adequado dos componentes, restauração dos parâmetros anatômicos e retensionamento muscular.[10-12]

INDICAÇÕES

A artroplastia do ombro é um procedimento de grande dificuldade técnica, sendo uma importante ferramenta cirúrgica para promover alívio da dor e melhora funcional. Está indicada na presença de dor e incapacidade funcional relacionada a doença articular, quando a anatomia articular permitir a reconstrução. Além disso, é essencial existir compreensão e vontade do paciente a respeito do procedimento, e em participar da reabilitação.[10,11]

Não menos importante, é fundamental que o procedimento seja realizado por cirurgião habilitado, com curva de treinamento específica para esse tipo de procedimento de alta complexidade técnica, com o suporte assistencial da equipe multidisciplinar de saúde, da mesma forma treinada com a linha de cuidado necessária ao paciente ortopédico submetido a artroplastia do ombro.[13,14] As principais indicações de artroplastia do ombro são: osteoartrose do ombro, sequelas de fratura da extremidade proximal do úmero, fraturas complexas da extremidade proximal do úmero, artropatia degenerativa do manguito rotador, artrites inflamatórias e tumores. De acordo com a etiologia, diferentes sistemas com diferentes conceitos biomecânicos podem ser utilizados.[7,9,11]

Nos dias de hoje, são disponíveis artroplastias anatômicas ou reversas do ombro. As artroplastias anatômicas são constituídas de um componente umeral, uma cabeça anatômica umeral e uma superfície na glenoide. Elas podem ser realizadas com componentes umerais com ou sem hastes, ou de superfície, cimentados ou não, com superfície articular de metal, polietileno ou pirocarbono, e o componente da glenoide cimentado ou não cimentado, em polietileno com ou sem aditivo em vitamina E. A realização de artroplastia anatômica do ombro, seja parcial (substituição apenas do lado umeral) ou total (substituição de ambos os lados), necessita da integridade do arco ligamentar coracoacromial, que os tendões do manguito rotador estejam íntegros e funcionantes, que exista bom estoque ósseo que permita a reconstrução anatômica da articulação e a fixação adequada dos componentes, e ausência de infecção local e de lesão nervosa definitiva.[6,8-12]

Já as artroplastias reversas são próteses não anatômicas, semiconstritas, em que se modifica a biomecânica do centro de rotação da articulação do ombro, por meio da inversão do posicionamento da cabeça umeral e da superfície côncava da glenoide. Elas são constituídas no lado umeral, por uma haste metálica que pode ser cimentada ou não combinada a uma superfície epifisária côncava em polietileno ou metal, que simula a superfície glenoide invertida. Do lado da escápula, a prótese reversa é composta por uma base metálica fixada por meio de parafusos (fixação biológica) a escápula, coberta por um componente esférico, glenosfera, que simula a cabeça umeral invertida, e pode ser metálica ou em polietileno. A artroplastia reversa é realizada nas situações clínicas em que há dano articular e que não seja mais possível reconstruir a articulação do ombro, com perda do estoque ósseo, e em que o manguito rotador esteja com lesão irreparável ou seja disfuncional. A artroplastia reversa permite reconstruções articulares na presença de algumas perdas ósseas, e não podem ser realizadas na presença de infecções ativas.[7,8,15,16]

Em fraturas complexas da extremidade proximal do úmero, onde ocorre uma fratura multifragmentada do segmento metaepifisário proximal do úmero, associado ou não a luxação da articulação do ombro, especialmente em idosos, onde há impossibilidade de realizar a redução anatômica da fratura e uma fixação estável, há indicação de realização de artroplastia de substituição do ombro. Tradicionalmente, era realizada uma artroplastia parcial anatômica do ombro, isto é, só era substituído o lado umeral da articulação, associado a reconstrução anatômica dos tubérculos maior e menor do úmero. Porém, em virtude dos resultados clínicos inconsistentes com esse método de tratamento, devido a problemas no posicionamento correto do implante e na cicatrização anatômica das tuberosidades, esse procedimento vem sendo substituído, nessa condição clínica, pela artroplastia reversa, que apresenta resultados clínicos satisfatórios e mais homogêneos.[17-19]

CONCEITOS BÁSICOS SOBRE A TÉCNICA CIRÚRGICA DA ARTROPLASTIA DO OMBRO

Geralmente, a artroplastia do ombro é realizada com o paciente anestesiado, posicionado na mesa cirúrgica do ombro, em posição semissentada, tipo cadeira de praia, sob bloqueio do plexo braquial e anestesia geral. Realiza-se uma incisão cutânea deltopeitoral, e por meio do intervalo deltopeitoral, posicionando o deltoide lateralmente e o tendão conjunto medialmente, identifica-se o tendão da cabeça longa do bíceps, que deve ser tenodesado *in situ* ou tenotomizado. Identifica-se o intervalo rotador e, após a ligadura dos vasos circunflexos da cabeça umeral, realiza-se a abertura do tendão subescapular, seja por tenotomia ou osteotomia do tubérculo menor, para permitir a capsulotomia anterior e exposição articular. A partir daí, será realizada a ressecção dos osteófitos, balanço de partes moles, preparo das superfícies ósseas, e posicionamento dos componentes. Após a fixação dos implantes definitivos e testagem da mobilidade livre e da estabilidade, é realizado o fechamento do tendão subescapular.[9,10,12,20]

Nas artroplastias reversas, além da via de acesso deltopeitoral, também é descrito o acesso superior, por meio da desinserção do deltoide lateral do acrômio. Além disso, na artroplastia reversa é frequente existir um extenso defeito nos tendões do manguito rotador, sendo comum a impossibilidade de realizar a sutura do tendão subescapular ao término do procedimento, não aparentando haver interferência nos resultados da artroplastia reversa do ombro, diferente da artroplastia anatômica, quando o fechamento do tendão subescapular de forma anatômica, e sem tensão, é fundamental ao resultado clínico da cirurgia.[7,8,15,16]

Nas artroplastias do ombro para fraturas, durante a via de acesso cirúrgico, como ambos os tubérculos umerais estão fraturados e desviados, basicamente após a tenodese ou tenotomia do bíceps, identificam-se eles, realiza-se a ressecção da cabeça, e realiza-se o preparo e a colocação dos componentes da prótese escolhida pelo cirurgião, seja anatômica ou reversa. Ao final, realiza-se a redução anatômica dos tubérculos e fixação por meio de amarrilhos dos mesmo contra a haste, a diáfise e entre si.[17-20]

No pós-operatório, em situações gerais, após curto período de imobilização do membro superior operado com uma tipoia, inicia-se o ganho de mobilidade passiva, especialmente a flexão anterior. Durante 4-6 semanas, recomenda-se evitar as rotações externa e interna ativas, a fim de evitar problemas relacionados a cicatrização do tendão subescapular na artroplastia anatômica do ombro e nas artroplastias reversas em que tenha sido possível realizar o reparo desse tendão. Nas artroplastias para fraturas, realiza-se proteção das rotações até que ocorra consolidação dos tubérculos (Fig. 7.3-1 a 7.3-3)[21]

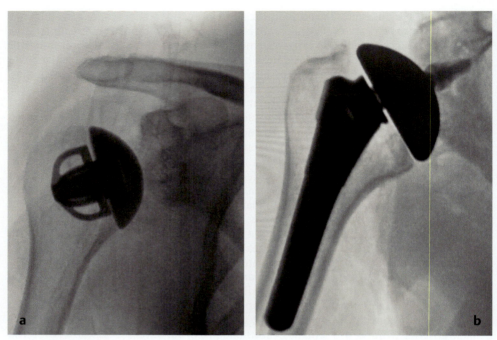

Fig. 7.3-1. (a) Radiografias demonstrando uma artroplastia total anatômica do ombro sem haste e componente da glenoide em todo polietileno. **(b)** Uma artroplastia total anatômica com haste e componente glenoide com pino de fixação metálico.

CAPÍTULO 7 • PRINCIPAIS TÉCNICAS CIRÚRGICAS EM ARTROPLASTIAS COMPLEXAS

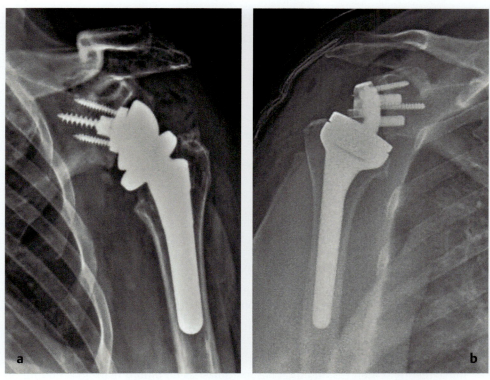

Fig. 7.3-2. (**a**) Radiografias demonstrando uma artroplastia total reversa do ombro com esfera na glenoide metálica e epífise no úmero em polietileno. (**b**) Uma artroplastia total reversa do ombro com superfícies invertidas, esfera na glenoide em polietileno e epífise no úmero metálica.

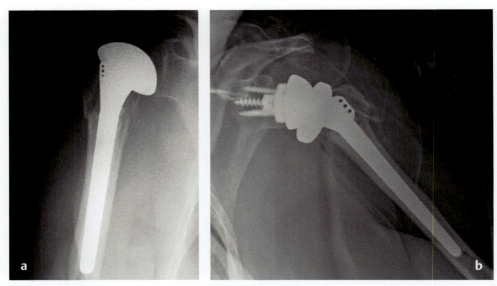

Fig. 7.3-3. (a) Radiografias demonstrando tipos de artroplastia do ombro para o tratamento de fraturas complexas da extremidade proximal do úmero. **(b)** Artroplastia total reversa do ombro.

RESULTADOS ESPERADOS

Infelizmente, somente 5% do total das artroplastias do ombro realizadas no mundo tiveram seus resultados publicados, sendo a maioria em grandes centros. Dessa forma, 95% dos procedimentos realizados não apresenta, qualquer documentação científica.[10]

Estudos investigaram a distribuição de artroplastias de ombro entre cirurgiões, e observou-se que a maioria das artroplastias de ombro realizadas nos EUA são realizadas por cirurgiões que realizam poucos procedimentos ao ano, e que a maioria dos resultados na literatura especializada deriva da prática de cirurgiões experientes, sendo impossível saber os verdadeiros resultados da artroplastia de ombro no seu principal contexto, que é a prática ortopédica na comunidade, fora dos grandes centros.[13,14,22-24]

Além disso, estudos afirmam não ser possível determinar a proporção de procedimentos cirúrgicos realizados por profissionais realmente capacitados a realizá-los, e afirmam que os melhores resultados das artroplastias de ombro estão associados aos maiores volumes cirúrgicos.[13,14,22-24]

O maior problema das artroplastias parciais é o desenvolvimento de desgaste articular no lado da glenoide, que proporciona dor e disfunção, necessitando de cirurgia para conversão para artroplastia total. A incidência de erosão da glenoide após hemiartroplastia é de 76% e de perda da cartilagem da glenoide de 84%. Essa ocorrência é frequente em jovens, com alta demanda funcional e com manguito rotador íntegro. O desenvolvimento desse desgaste é atribuído a modificações nos mecanismos de transferência da carga articular, em consequência das diferenças entre a articulação nativa e a protética em relação ao *off-set*, inclinação, tamanho da cabeça umeral e versão.[6,9,11,25]

Os resultados funcionais das artroplastias parciais do ombro para fraturas são inconsistentes. Isso se relaciona aos complexos fatores técnicos relacionados a reconstrução, o momento da cirurgia, as características da população e aos diferentes métodos de aferição dos resultados. Porém, os resultados revelam boa taxa de alívio da dor e de satisfação subjetiva dos pacientes submetidos a hemiartroplastia para tratamento dessas fraturas. Atualmente, as artroplastias reversas do ombro tem sido o implante de eleição para o tratamento das fraturas complexas da extremidade proximal do úmero. por oferecer resultados funcionais mais homogêneos e consistentes do que as hemiartroplastias.[17-19]

As artroplastias totais anatômicas são procedimentos com seguimento de longo prazo bem-estabelecido, com resultados clínicos satisfatórios e duradouros. A falência desse tipo de artroplastia se deve, principalmente, pelo desgaste do componente da glenoide e pela falência dos tendões do manguito rotador.[6,9,11,12,27]

Os resultados clínicos das artroplastias reversas em um seguimento de 2 a 10 anos é extremamente encorajador, porém dependente da correta indicação. O paciente deve ser informado que a taxa de complicações é aproximadamente três vezes maior que as da artroplastia anatômica. A sobrevida da artroplastia reversa do ombro é variável, de acordo com indicação, idade e gênero dos pacientes.[7,15,16,25-27]

Já pacientes submetidos a revisões de cirurgias prévias com a prótese reversa, apesar de também apresentarem melhora funcional, têm uma incidência relevante de complicações, chegando em algumas séries a 40%.[28]

COMPLICAÇÕES DA HEMIARTROPLASTIA ANATÔMICA PARA FRATURAS

As principais complicações relacionadas as hemiartroplastias anatômicas do ombro para tratamento de fraturas incluem: infecção, lesão neurológica, fraturas perioperatórias, instabilidade, pseudoartrose ou consolidação viciosa dos tubérculos, lesão do manguito rotador, mau posicionamento do implante, ossificação heterotópica, erosão da glenoide e rigidez articular.[17-19,29]

Complicações da Artroplastia Total Anatômica

As complicações relacionadas as artroplastias anatômicas podem ser divididas em três grandes grupos: envolvendo partes moles e ósseas (instabilidade, rigidez, pseudoartrose ou consolidação viciosa das tuberosidades e falência do manguito rotador), envolvendo o componente da glenoide e umeral. Porém, pode-se afirmar que a maioria das falhas das artroplastias anatômicas do ombro são multifatoriais. Em ordem decrescente as complicações mais frequentes são: afrouxamento, instabilidade, fratura periprotética, falência do manguito rotador, lesão neurológica, infecção e disfunção do músculo deltoide.[6,9,11,12,23,25,27,30]

Complicações da Artroplastia Reversa

Embora a artroplastia reversa seja uma poderosa ferramenta na cirurgia reconstrutiva do ombro, ela é associada a um número relevante de complicações. Dentre as complicações das artroplastias reversas estão: infecção, impacto inferior na escápula, instabilidade e fratura por estresse da espinha da escápula.[7,15,16,26-29,31,32]

RESUMO

As artroplastias do ombro têm se tornado um procedimento cada vez mais frequente na prática ortopédica de rotina, permitindo ao cirurgião ortopedista oferecer tratamento para uma ampla diversidade de doenças ortopédicas que acometem essa articulação. Existem diferentes desenhos de implantes protéticos do ombro, com variações biomecânicas entre si, e que são utilizados em situações clínicas específicas pelo especialista em cirurgia do ombro. Equipes multidisciplinares com conhecimento especializado nesse tema, e treinadas dentro da linha de cuidado do paciente com protocolos institucionais são fundamentais para a obtenção do melhor resultado clínico, com o menor número de complicações.

REFERÊNCIAS BIBLIOGRÁFICAS

1. Lugli T. Artificial shoulder joint by Pean (1893). The facts of an exceptional intervencion and the prosthetic method. Clin Orthop Rel Res. 1978;133:215-218.
2. Neer CS II. Articular replacement of the humeral head. J Bone Joint Surg Am. 1955;37:215-228.
3. Neer CS II, Brown TH Jr, Mclaughlin HL. Fracture of the neck of the humerus with dislocation of the head fragment. Am J Surg. 1953;85:252-258.
4. Jain NB, Higgins LD, Guller U, Pietrobon R, Katz JN.Trends in the epidemiology of total shoulder arthroplasty in the United States from 1990-2000. Arthritis & Reumathism. 2006;55(4):591-597.
5. Neer CS II. Replacement arthroplasty for glenohumeral arthritis. J Bone Joint Surg Am. 1974;56:1-13.
6. Castagna A, Garofalo R. Journey of the glenoid in anatomic total shoulder replacement. Shoulder Elbow. 2019;11(2):140-148.
7. Kozak T, Bauer S, Walch G, Al-Karawi S, Blakeney W. An update on reverse total shoulder arthroplasty: current indications, new designs, same old problems. EFORT Open Ver. 2021;6:189-201.
8. Goetti P, Denard PJ, Collin P, Ibrahim M, Mazzolari A, Lädermann A. Biomechanics of anatomic and reverse shoulder arthroplasty. EFORT Open Rev. 2021;6:918-931.
9. Lukasiewicz P, McFarland E, Hassebrock JD, et al. Anatomic glenohumeral arthroplasty: State of the art. J ISAKOS. 2023;8(5):296-305.
10. Matsen FA III, Rockwood CA, Wirth MA, et al. Glenohumeral arthritis and its management. In The Shoulder (3rd Ed): Rockwood CA, Matsen FA III, Wirth MA, Lippitt SB. Sauders. 2004:879-1008.
11. Ansok C, Muh SJ. Optimal management of glenohumeral osteoarthritis. Orthop Res Rev. 2018;10:9-18.
12. Matache B, Lapner P. Anatomic shoulder arthroplasty: Technical considerations. The Open Orthop J. 2017;11:1115-1125.
13. Dacombe P, Harries L, McCann P, Crowther M, Packham I, Sarangi P, et al. Predictors of lengh of stay following shoulder arthroplasty in highvolume UK centre. Ann R Coll Surg Engl. 2020;102(7):493-498.
14. Girdler SJ, Maza N, Lieber AM, Vervaecke A, Kodali H, Zubizarreta N, et al. Impact of surgeon case volume on outcomes after reverse total shoulder arthroplasty. J Am Acad Orthop Surg. 2023;31(24):1228-1235.
15. Kazley JM, Cole KP, Desai KJ, Zonshayn S, Morse AS, Banerjee S. Prostheses for reverse total shoulder arthroplasty. Expert Rev Med Devices. 2019:16(2):107-118.
16. Oh JH, Jeonj HJ, Won YS. Implant selection for sucessful reverse total shoulder arthroplasty. Clin Shoulder Elbow. 2023;26(1):93-106.
17. Filho GDRM, Amaral MVG. Shoulder arthroplasty for the treatment of proximal humeral fractures: Current Concepts. Rev Bras Ortop. 2021;57(4):529-539.
18. Brandão BL, Amaral MVG, Cohen M, Correia RGM, Abdenur CHG, Monteiro MT, et al. Treatment of complex acute proximal humerus fractures using hemiarthroplasty. Rev Bras Ortop. 2013;48(1):29-35.
19. Jonsson EÖ, Ekholm C, Salomonsson B, Demir Y, Olerud P; Collaborators in the SAPF Study Group. Reverse total shoulder arthroplasty provides better shoulder function than hemiarthroplasty for displaced 3and 4part proximal humeral fractures in patients aged 70 years or older: a multicenter randomized controlled trial. J Shoulder Elbow Surg. 2021:30(5):994-1006.

20. Ahmed AF, T Kreulen R, Mikula J, Nayar SK, Miller AS, McFarland EG, et al. Subscapularis management in anatomic total shoulder arthroplasty: A systematic review and network meta-analysis. Shoulder Elbow. 2023;15(1):15-24.
21. Kirsch J, Namdari S. Rehabilitation after anatomic and reverse total shoulder arthroplasty: A critical analysis review. J Bone Joint Surg Rev. 2020;8(2):e0129.
22. Degen RM, Cancienne JM, Werner BC. Do certificate of need regulations impact total shoulder arthroplasty volues and associated complcations rates? Phys Sportsmed. 2019;47(3):357-363.
23. Best MJ, Fedorka CJ, Haas DA, Zhang X, Khan AZ, Armstrong AD, et al. Higher surgeon volume is associated with a lower rate of subsequent revision procedures after total shoulder arthroplasty: A National analysis. Clin Orthop Relat Res. 2023;481(8):1572-1580.
24. Sommerson JS, Stein BA, Wirth MA. Distribution of high volume shoulder arthroplasty surgeons in the United States: Data from the 2014 medicare provider utilization and payment data release. J Bone Joint Surg Am. 2016;98(18):e77.
25. Saltzman B, Leroux T, Verma N, Romeo A. Glenohumeral osteoarthritis in the young patients. J Am Acad Orthop Surg. 2018;26:e361-370.
26. Chelli M, Boileau P, Domos P, Clavert P, Berhouet J, Collin P, et al. Survivorship of reverse shoulder arthroplasty acording to indication, age and gender. J Clin Med. 2022;11(10):2677.
27. Cutler HS, DeClercq J, Ayers GD, Serbin P, Jain N, Khazzam M. Risk of revision shoulder arthoplasty after anatomic and reverse total shoulder arthroplasty. J Am Acad Orthop Surg. 2023;31(1):17-25.
28. O'Keefe DS, Hao KA, Teurlings TL, Wright TW, Wright JO, Schoch BS, et al. Survivorship analysis of revision reverse total shoulder arthroplasty. J Shoulde Elbow Surg. 2023;32(7):e343-354.
29. Khazzam M, Ahn J, Sager B, Gates S, Sorich M, Boes N. 30-day postoperative complications after surgical treatment of proximal humerus fractures: reverse total shoulder arthroplasty *versus* hemiarthroplasty. J Am Acad Orthop Surg Glob Res Rev. 2023;7(3):e22.
30. Weatherby PJ, Efejuku TA, Sommerson JS. Complications after anatomic shoulder arthroplasty: revisiting leading causes of failure. Orthop Clin North Am. 2021;52(3):269-277.
31. Ma GC, Bradley KE, Jansson H, Feeley BT, Zhang AL, Ma CB. Surgical complications after reverse total shoulder arthroplasty and total shoulder arthroplasty in the United States. J Am Acad Orthop Surg Glob Res Rev. 2021;5(7):e21.
32. Boileau P. Complications and revision of reverse total shoulder arthroplasty. Orthop Traumatol Surg Res. 2016;102(1):S33-43.

Seção 7.4 ▪ Artroplastia Total de Pé e Tornozelo

Aline Teixeira de Oliveira Côrtes

INTRODUÇÃO

A artroplastia total do tornozelo (ATT) é uma opção cirúrgica para o tratamento da osteoartrite (OA) do tornozelo, nos casos sem melhora com o tratamento conservador. A principal vantagem da ATT é a preservação do movimento articular, sendo uma alternativa à artrodese, procedimento que promove a perda da flexo-extensão tíbio-talar. Além disso, sabidamente, as artrodeses acarretam sobrecarga das articulações adjacentes (subtalar e talonavicular) e têm a tendência, a médio ou longo prazo, de causar degeneração articular.[1]

Assim como em outras articulações, sobretudo no joelho e quadril, o tornozelo evoluiu ao longo das gerações, com contínuas melhorias no *design* dos componentes, materiais dos implantes e técnicas cirúrgicas, que tendem a minimizar a ressecção óssea e copiar a anatomia e biomecânica da articulação tíbio-társica (Figs. 7.4-1 e 7.4-2).[1] Apesar dessas melhorias, a ATT apresenta uma taxa de complicações mais alta do que a da artrodese do tornozelo, embora ofereça vantagens em termos de menor risco de transferência de carga para as articulações adjacentes.[2]

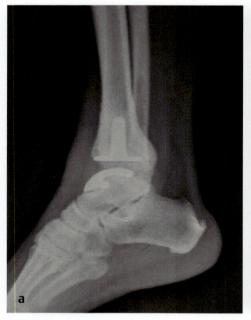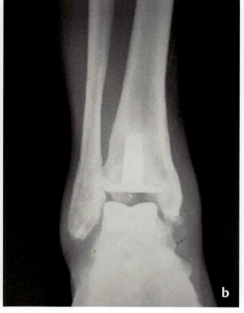

Fig. 7.4-1.

CAPÍTULO 7 ▪ PRINCIPAIS TÉCNICAS CIRÚRGICAS EM ARTROPLASTIAS COMPLEXAS

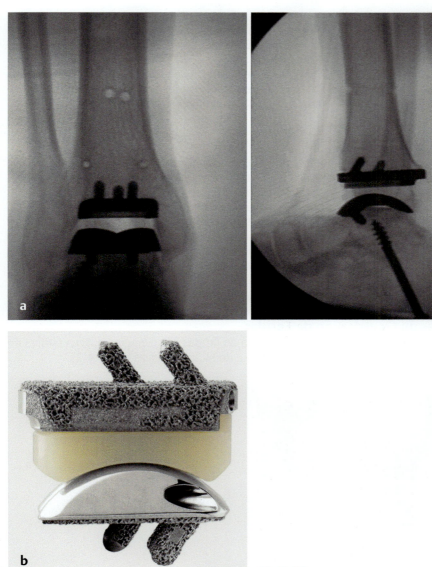

Fig. 7.4-2.

A ATT apresenta vários desafios. Além de implantes ainda em evolução, a anatomia complexa do tornozelo e o envelope limitado de tecidos moles para a cobertura óssea são fatores que tornam o procedimento altamente complexo, acarretando taxas de complicações superiores em comparação com outras artroplastias.[3]

A escolha entre ATT e artrodese deve considerar o perfil individual do paciente, incluindo idade, tipo de OA, nível de atividade, comorbidades, entre outros fatores. A ATT pode ser mais vantajosa em termos de função e qualidade de vida, mas é crucial pesar os riscos de complicações.[4]

FATORES DE RISCO

Estudos prévios reportaram que os principais fatores de risco para complicações em pacientes submetidos à artroplastia são pacientes mais jovens, portadores de artrite reumatoide ou diabetes, índice de massa corporal (IMC) elevado, doenças vasculares, uso de corticoides e histórico de cirurgias anteriores no tornozelo.[5,6]

Esses fatores de risco devem ser considerados ao selecionar pacientes para ATT e ao planejar o manejo perioperatório, minimizando complicações pós-operatórias que podem impactar a recuperação e o sucesso do procedimento.

COMPLICAÇÕES

As complicações mais comuns incluem as seguintes.

Problemas de Cicatrização de Feridas

Complicações relacionadas à cicatrização de feridas são frequentes. Seus fatores de risco incluem artrite inflamatória, tabagismo e doenças cardíacas (Fig. 7.4-3).[7]

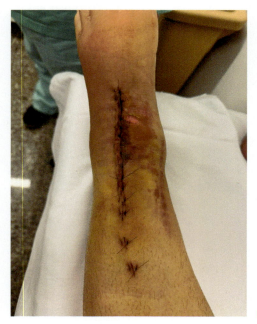

Fig. 7.4-3.

Infecções

Infecções superficiais e profundas são complicações significativas. Pacientes com diabetes apresentam um risco aumentado de infecção periprotética e revisão séptica.[8]

Afrouxamento Asséptico e Osteólise

Estas complicações podem ocorrer devido ao desgaste do implante, e são frequentemente detectadas por achados radiográficos, como a presença de radiolucências periprotéticas (Fig. 4.4-4).[9]

Fraturas Intraoperatórias

Fraturas dos maléolos medial e lateral podem ocorrer durante a cirurgia, exigindo atenção cuidadosa durante o procedimento (Fig. 7.4-5).[10]

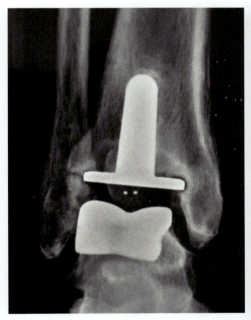

Fig. 7.4-4.

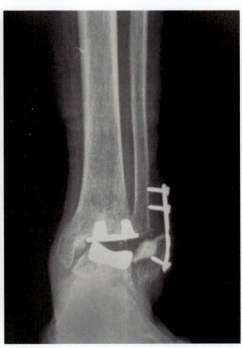

Fig. 7.4-5.

Complicações Tromboembólicas

Embora raras, eventos como trombose venosa profunda e embolia pulmonar podem ocorrer, com incidências relatadas de menos de 1 em 1000 procedimentos.[11]

Dor no Tornozelo e Instabilidade

Sintomas de dor, principalmente na goteira medial, e instabilidade podem-se desenvolver, muitas vezes associados a complicações radiográficas.[12]

O conhecimento das complicações principais é essencial para a adequada aplicação de consentimento informado e para a gestão das expectativas dos pacientes em relação aos resultados da ATT.

PROTOCOLOS PÓS-OPERATÓRIOS

As recomendações de cuidados pós-operatórios para a ATT incluem uma abordagem multidisciplinar cujos objetivos são: mobilização precoce, manejo da dor e prevenção de complicações.

A mobilização precoce do tornozelo, especificamente a dorsiflexão, deve ser iniciada o mais breve possível, porém, para o acesso clássico anterior, é prudente aguardar as primeiras duas semanas para a melhora das condições de partes moles e cicatrização da pele.

De acordo com a literatura médica, a dorsiflexão pode ser iniciada a partir dos 3 dias após a ATT com uma abordagem anterolateral modificada, sem aumentar o risco de complicações relacionadas à cicatrização de feridas.[13]

O manejo da dor é crucial e pode incluir o uso de bloqueios regionais, junto com analgésicos orais, o que foi demonstrado ser eficaz em procedimentos ambulatoriais de ATT. A taxa de complicações nesses casos é baixa, com acompanhamento adequado e seleção de cuidados para os pacientes.[14]

Em casos de celulite pós-operatória, é recomendado avaliar cuidadosamente para excluir infecção articular periprotética e tratar a celulite isolada com antibióticos, elevação e monitoramento próximo.[15]

A infecção pós-operatória precoce (< 4 semanas) ou a infecção hematogênica aguda (< 4 semanas de sintomas) podem ser manejadas com o debridamento, a antibioticoterapia e a retenção de implante com a troca do polietileno. Embora a infecção recorrente tenha sido observada, faltam evidências clínicas suficientes.[16]

Essas complicações reforçam a importância de um acompanhamento pós-operatório rigoroso e seu manejo adequado para otimizar os resultados cirúrgicos dos pacientes submetidos à ATT.

REFERÊNCIAS BIBLIOGRÁFICAS

1. Ha J, Jones G, Staub J, Aynardi M, French C, Petscavage-Thomas J. Current Trends in Total Ankle Replacement. Radiographics. 2024;44(1):e230111.
2. SooHoo NF, Zingmond DS, Ko CY. Comparison of reoperation rates following ankle arthrodesis and total ankle arthroplasty. J Bone Joint Surg Am. 2007;89(10):2143-9.
3. Gill LH. Challenges in total ankle arthroplasty. Foot Ankle Int. 2004;25(4):195-207.
4. Liu S, Wang Y, Zhang M, Wei P, Li Y, Wang T, Meng Q. A comparative study of modern total ankle replacement and ankle arthrodesis for ankle osteoarthritis at different follow-up times: a systematic review and meta-analysis. Int Orthop. 2023;47(6):1493-1510.
5. Arshad Z, Haq II, Bhatia M. Patient-related risk factors associated with poorer outcomes following total ankle arthroplasty. Bone Joint J. 2023;105-B(9):985-992.

6. Gross CE, Hamid KS, Green C, Easley ME, DeOrio JK, Nunley JA.Operative Wound Complications Following Total Ankle Arthroplasty. Foot Ankle Int. 2017;38(4):360-366.
7. Halai MM, Pinsker E, Daniels TR. Effect of Novel Anteromedial Approach on Wound Complications Following Ankle Arthroplasty. Foot Ankle Int. 2020 Oct;41(10):1198-1205.
8. Helbing J, Farley B, Gu A, Zhao AY, Siram G, Stein B, Chodos MD. Diabetes Melito and Total Ankle Arthroplasty Complications. Foot Ankle Int. 2024;45(4):320-327.
9. Lee AY, Ha AS, Petscavage JM, Chew FS. Total ankle arthroplasty: a radiographic outcome study. AJR Am J Roentgenol. 2013;200(6):1310-6.
10. Clough TM, Alvi F, Majeed H. Total ankle arthroplasty: what are the risks?: a guide to surgical consent and a review of the literature. Bone Joint J. 2018;100-B(10):1352-1358.
11. Jennison T, Taher S, Ukoumunne O, Lamb S, Sharpe I, Goldberg A. Pulmonary Embolism, Mortality, and Medical Complications Following a Total Ankle Replacement: A Systematic Review and Meta-analysis. Foot Ankle Int. 2023;44(3):223-231.
12. Lee AY, Ha AS, Petscavage JM, Chew FS. Total ankle arthroplasty: a radiographic outcome study. AJR Am J Roentgenol. 2013;200(6):1310-6.
13. Higuchi Y, Hirao M, Noguchi T, Etani Y, Ebina K, Okamura G, et al. Early mobilization of dorsiflexion from 3 days after cemented total ankle arthroplasty with modified anterolateral approach. J Orthop Sci. 2024;29(3):874-879.
14. Higuchi Y, Hirao M, Noguchi T, Etani Y, Ebina K, Okamura G, et al. Early mobilization of dorsiflexion from 3 days after cemented total ankle arthroplasty with modified anterolateral approach. J Orthop Sci. 2024;29(3):874-879.
15. Plöger MM, Murawski CD. How Should Postoperative Cellulitis Be Treated in Patients With Total Ankle Arthroplasty (TAA) in Place? Foot Ankle Int. 2019;40(1):61S-62S.
16. Chan JJ, Mohamadi A, Walsh S, Vulcano E. What Are the Indications and Contraindications for Irrigation and Debridement and Retention of Prosthesis (DAIR) in Patients With Infected Total Ankle Arthroplasty (TAA)? Foot Ankle Int. 2019;40(1):52S-53S.

Seção 7.5 ▪ Revisões em Artroplastias Complexas

Alan de Paula Mozella ▪ *Ricardo Duran Sobral* ▪ *Hugo Alexandre de Araujo Barros Cobra*

INTRODUÇÃO

Nos últimos anos observa-se elevação do número de cirurgias de revisão de prótese total do joelho (RATJ) em todo o mundo, devido entre outras causas ao envelhecimento populacional, a expansão das indicações e do número de artroplastias primárias do joelho realizadas (ATJ).

As principais causas de falha das modernas artroplastias de joelho são: infecção periprotética, soltura asséptica, instabilidade, limitação de arco de movimento, fraturas periprotéticas e complicações do mecanismo extensor. Nestes cenários, são indicadas cirurgias de RATJ. Essas cirurgias se caracterizam como procedimentos cirúrgicos de alta complexidade, necessidade de implantes ortopédicos especiais e de recursos para tratamento dos defeitos ósseos, equipe cirúrgica especializada e necessidades de cuidados intensivos multidisciplinares. Implantes com maior grau de constrição são, frequentemente, necessários nesse tratamento, sendo os implantes constritos ou *Hinge Knee* o tipo de implante de maior constrição. O tratamento dos defeitos ósseos, frequentemente presentes na RATJ, é abordado com a utilização de enxertos ósseos (autólogo ou de banco de tecidos), aumentos metálicos (cunhas) ou outros dispositivos de tratamentos de falhas ósseas como os cones de metal trabeculado.

Historicamente, as artroplastias de joelho, sobretudo quando utilizando implantes de maior constrição apresentavam resultados clínicos desanimadores e elevado número de falhas mecânicas precoces. Desse modo, as ATJs eram reservadas a pacientes com idade superior a 60 anos. Entretanto, nos últimos anos, em virtude da evolução dos implantes e instrumentais, observamos significativa melhora dos resultados clínicos e da segurança do paciente, com impactos positivos na durabilidade dos implantes. Assim sendo, observamos nas últimas décadas, expansão das indicações das artroplastias primárias, inclusive em pacientes com idade inferior a 60 anos. Consequentemente, passamos a ser desafiados por pacientes que necessitam de segunda ou terceira revisão de ATJ, sendo, portanto, casos ainda mais complexos e de difícil solução.

INDICAÇÕES E SELEÇÃO DOS PACIENTES PARA REVISÕES ATJ

As cirurgias de revisão de ATJ são indicadas em pacientes que apresentem falha das próteses de joelho anteriormente implantadas. Os mais frequentes mecanismos de falha são: infecção periprotética, soltura asséptica, instabilidade, fratura periprotética e complicações do mecanismo extensor.

O quadro clínico da falha mecânica da ATJ é variável, mas normalmente se caracteriza por dor, geralmente associada ao movimento ou a carga no membro, presença de derrame articular, deformidade do membro, instabilidade objetiva ou insegurança para caminhar e limitação funcional progressiva.

Deve-se destacar que a causa mais frequente para reoperação ou revisão após ATJ é a infecção periprotética. Nos casos agudos, o diagnóstico clínico deve ser suspeitado nos pacientes que evoluem com dor, derrame articular, eritema, calor local, drenagem prolongada de ferida operatório, queda do estado geral etc. Entretanto, nas infecções periprotéticas crônicas o diagnóstico pode ser difícil, haja vista que a dor pode ser o único sintoma. Avaliação laboratorial deve ser realizada nos pacientes com suspeita de infecção periprotética observando-se os critérios diagnósticos do Consenso Internacional (2018) para esse diagnóstico.

Os implantes a serem utilizados nas RATJ dependem de diversos fatores técnicos, tais como condições de partes moles, suficiência ou alongamento dos ligamentos colaterais, condição do mecanismo extensor, causa da falha, magnitude e localização dos defeitos ósseos. É princípio técnico a utilização de implantes de menor constrição possível, contudo nas cirurgias de revisão a maioria dos pacientes necessita de implantes ditos semiconstritos ou, até mesmo, implantes constritos rotatórios (Hinge). Os implantes constritos são, normalmente, indicados nos casos de significativos defeitos ósseos, perdas ósseas segmentares com comprometimento dos epicôndilos, nos casos de insuficiência ligamentar periférica ou nos casos de balanço ligamentar complexo com dificuldade de adequado equilíbrio entre os espaços de flexão e extensão. Em suma, os implantes constritos representam adequada opção para os pacientes que não são adequadamente tratados com implantes de menor constrição, como, implantes semiconstritos. Ambos os sistemas de próteses apresentam possibilidade de utilização de hastes intramedulares no fêmur e na tíbia para aumentar a superfície de contato com o osso hospedeiro e, assim, possibilitar maior área de dissipação de energia e, consequentemente, objetivar maior durabilidade da construção/próteses. Outro recurso disponível em ambas as técnicas, é utilização de cunhas metálicas de aumento que possibilitam a compensação de perdas ósseas e ajustes do balanço dos espaços de flexão e de extensão (Fig. 7.5-1).

Perdas ósseas mais significativas podem ser manejadas com utilização de enxerto ósseo estrutural de banco de tecidos musculoesqueléticos, sobretudo em pacientes com necessidade de reposição de estoque ósseo com possibilidade de cirurgias futuras. Opção para o manejo desses grandes defeitos ósseos é a utilização de cones de metal trabeculado. Por fim, a utilização de próteses não convencionais pode ser indicada em pacientes com perda óssea volumosa em pacientes de baixa demanda física.

CONTRAINDICAÇÕES

O comprometimento de partes moles e/ou de cobertura cutânea que possa evoluir com problemas de cicatrização, pode ser considerada contraindicação relativa e deve previamente ser manejada. Nesse cenário recomendamos avaliação conjunta com equipe de curativos e da cirurgia plástica reconstrutiva para avaliação da necessidade de retalhos musculo cutâneos ou uso de expansores de pele.

Comprometimento do mecanismo extensor representa outra contraindicação relativa. Tanto as lesões do tendão patelar ou quadricipital, como as fraturas de patela devem ser tratadas no momento da realização da cirurgia. A limitação para extensão ativa do quadríceps poderá, consequentemente, limitar os resultados clínico funcionais.

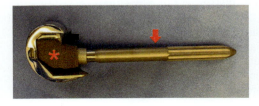

Fig. 7.5-1. Imagem em perfil de componente femoral semiconstrito de revisão. Notar a adição de haste intramedular femoral (seta vermelha), utilização de cunha de aumento metálico no côndilo femoral posterior (seta preta) e utilização de cone de metal trabeculado para tratamento do defeito ósseo (asterisco).

Avançada doença arterial ou doenças neurológicas configuram contraindicação relativa para a realização de cirurgias de artroplastia em si, e não apenas para RATJ sob risco de falha precoce e limitado resultado clínico.

Infecção articular ativa classicamente representa contraindicação para realização de artroplastia, entretanto, casos de infecção periprotética do joelho com identificação prévia do patógeno e boa cobertura de partes moles pode ser indicado, em casos selecionados, com revisão em tempo único com utilização de implantes constritos, caso contrário, normalmente se realizada a revisão em dois tempos, sendo inicialmente removido os implantes e utilizado um espaçador articular para liberação de altas doses de antimicrobiano. Após tratamento e parâmetros de cura, o reimplante é realizado no segundo tempo.

PRINCÍPIOS DA TÉCNICA CIRÚRGICA
Planejamento e Acesso Cirúrgico

O planejamento pré-operatório, sobretudo, nos casos de maior complexidade, é fundamental para obtenção de bons resultados. As radiografias em anteroposterior com carga, perfil, axial de patela e panorâmico dos membros inferiores devem ser avaliados para planejamento do tratamento dos defeitos ósseos, estimar níveis de ressecção óssea, alinhamento do membro e presença de deformidades ósseas. Assim, antever potenciais desafios que possam ocorrer durante o procedimento, assim como planejar os materiais necessários para a remoção dos componentes nos casos de revisão e para tratamento dos defeitos ósseos.

É importante examinar a estabilidade ligamentar do joelho após a anestesia. A confirmação da insuficiência das estruturas colaterais, com abertura articular exagerada durante as manobras de estresse em varo e/ou valgo confirmam a necessidade de utilização de implantes de maior constrição.

O posicionamento e preparação dos campos cirúrgicos seguem os princípios das cirurgias de artroplastias do joelho. Em casos complexos, frequentemente, observamos diversas cicatrizes prévias. Nesses casos sugerimos avaliação multidisciplinar conjunta com equipe da cirurgia plástica para escolha do melhor acesso a ser utilizado, assim como, prever a necessidade de retalhos musculo cutâneos ou expansores de pele.

O acesso parapatelar medial ao joelho, na maioria dos casos, possibilita adequada visualização na maioria das cirurgias, entretanto, em muitos outros casos complexos, sobretudo, quando associado à limitação de flexão do joelho, acessos estendidos como osteotomia da tuberosidade da tíbia ou recorte do quadríceps podem se fazer necessários.

Instrumentais e Implantes

Os tempos cirúrgicos e princípios técnicos em muito se assemelha tanto com utilização de implantes semiconstritos ou constritos. Nessas cirurgias existe a necessidade de preparação dos canais femoral e tibial, escolha e alinhamento das hastes intramedulares e tratamento dos defeitos ósseos.

Existe, atualmente, diversos sistemas de implantes de revisão de ATJ e é fundamental que o cirurgião esteja familiarizado com os instrumentais específicos do sistema de implante escolhido.

Durante o procedimento deve ser dispensada atenção a diversas etapas, como: adequado tratamento dos defeitos ósseos, escolha do tamanho dos componentes e observância dos parâmetros anatômicos, evitamos alteração da altura da interlinha articular e, também, possibilitamos o adequado posicionamento e alinhamento dos implantes, evitando diversas complicações, como instabilidade patelar, limitação do arco de movimento etc (Fig. 7.5-2 – Caso clínico).

CAPÍTULO 7 • PRINCIPAIS TÉCNICAS CIRÚRGICAS EM ARTROPLASTIAS COMPLEXAS 163

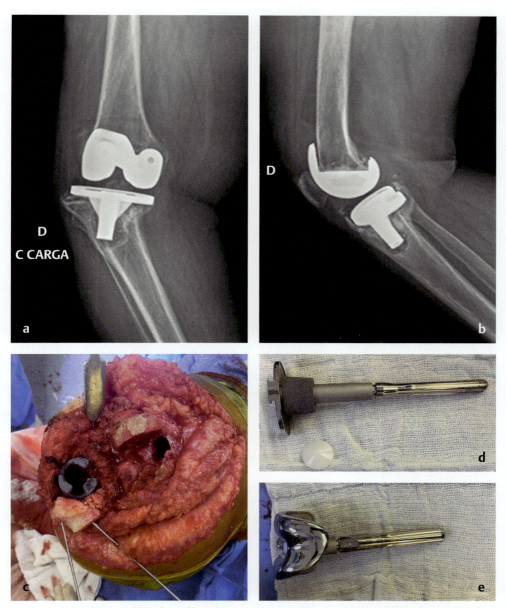

Fig. 7.5.2. Caso clínico. (**a,b**) Radiografias pré-operatórias em AP com carga e perfil demonstrando falha de artroplastia primária do joelho direito com soltura do componente tibial e afundamento em varo. No planejamento cirúrgico, provável perda óssea da tíbia medial com comprometimento da cortical medial associado a defeito metafisário. (**c**) Imagem de intraoperatório, vista superior de tíbia direita. Notar presença de cone de metal trabecular na tíbia e utilização de enxerto estrutural de banco de tecidos para recomposição do estoque ósseo (fixado provisoriamente com dois fios de Kirschner. (**d,e**) Implantes de revisão constritos preparados com adição de haste intramedular no componente femoral e no tibial, adição de cone de metal trabeculado para tratamento de defeito ósseo tibial. *(Continua.)*

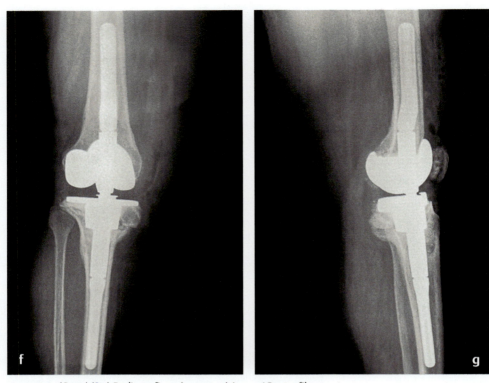

Fig. 7.5-2. *(Cont.)* (f,g) Radiografias pós-operatória em AP e perfil.

Reabilitação Pós-Operatória

Cuidados com curativos e utilização de drenos seguem os mesmos princípios de outras cirurgias ortopédicas.

A reabilitação após cirurgias de revisões complexas do joelho segue os mesmos princípios de reabilitação das artroplastias com mobilidade precoce e a carga no membro depende do método utilizado para tratamento dos defeitos ósseos. Caso utilizado enxertos ósseos pode ser recomendado retardar o apoio sobre o membro operado, contudo, o ganho de amplitude de movimento pode ser realizado.

CONCLUSÕES

Observa-se, atualmente, aumento da demanda por cirurgias de revisão de ATJ e, também, aumento do número de revisões de maior complexidade devido, entre outros motivos, a expansão das indicações de cirurgias primárias. Essas cirurgias necessitam de equipe multidisciplinar com treinamento técnico específico e a observância de todos os princípios do cuidado ao paciente cirúrgico e dos princípios de técnica cirúrgica é fundamental para o sucesso dessas cirurgias complexas.

BIBLIOGRAFIA

Encinas-Ullán CA, Gómez-Cardero P, Ruiz-Pérez JS, Rodríguez-Merchán EC. Dislocation of rotating-hinge total knee arthroplasty. EFORT Open Rev. 2021;6(2):107-12.

Pasquier G, Ehlinger M, Mainard D. The role of rotating hinge implants in revision total knee arthroplasty. EFORT Open Rev. 2019;4(6):269-78.

Rodríguez-Merchán EC. Total knee arthroplasty using hinge joints: Indications and results. EFORT Open Rev. 2019;4(4):121-32.

Zhang J, Li E, Zhang Y. Prostheses option in revision total knee arthroplasty, from the bench to the bedside: (1) basic science and principles. EFORT Open Rev. 2022;7(2):174-87.

Caron É, Gabrion A, Ehlinger M, Verdier N, et al. Complications and failures of non-tumoral hinged total knee arthroplasty in primary and aseptic revision surgery: a review of 290 cases. Orthop Traumatol Surg Res. 2021;107(3):102875.

Neri T, Boyer B, Papin PE, et al. Contemporary rotating hinge arthroplasty can safely be recommended in complex primary surgery. Knee Surg Sports Traumatol Arthrosc. 2020;28(6):1780-8.

Mavrodontidis AN, Andrikoula SI, Kontogeorgakos VA, et al. Application of the Endomodel rotating hinge knee prosthesis for knee osteoarthritis. J Surg Orthop Adv. 2008;17(3):179-84.

A ENFERMAGEM NA SALA CIRÚRGICA

CAPÍTULO 8

Seção 8.1 ▪ Preparação da Sala e Instrumentação

Robson Lopes da Cunha

INTRODUÇÃO

Evidências demonstram a realização de práticas cirúrgicas desde a antiguidade, as quais eram realizadas em campos de batalha e em residências. Com o passar dos anos várias descobertas foram contribuindo para a sistematização do processo operatório, como as técnicas de prevenção de infecção, a introdução de métodos para narcose e anestesia (1846).[1]

A revolução científica iniciada na Europa nos séculos XVI e XVII culminou na revolução das práticas médicas a partir século XX, iniciando o processo de sofisticação e desenvolvimento tecnológico. Hoje as práticas invasivas exigem materiais com tecnologias de alta densidade, precisão e eficácia, profissionais cada vez mais qualificados e instalações eficazes para funcionamento e manuseio de todos os equipamentos necessários para a realização de procedimentos cirúrgicos.[2]

O preparo da sala operatória consiste em um processo fundamental para a segurança do paciente e sucesso na execução de procedimentos cirúrgicos, diagnósticos e terapêuticos de caráter eletivo ou emergencial. Envolve grande parte da equipe multidisciplinar, cada um contribuindo de forma direta ou indireta com informações e *expertise* das suas respectivas áreas de atuação. Sendo um componente do centro cirúrgico a sala operatória é caracterizada como um ambiente de alto risco com processos de trabalho que exigem constantemente atuações multiprofissionais em situações de pressão e estresse.[2]

Diante desse cenário, a atividade gerencial do enfermeiro no centro cirúrgico, visando a segurança no período transoperatório, desempenha papel fundamental estabelecendo o elo entre o paciente, a equipe médica e o preparo e execução do procedimento cirúrgico. Sendo responsável pela assistência direta ao paciente, suas atribuições também envolvem coordenação, planejamento e garantia de segurança durante todo o procedimento.[3]

Atuando diretamente no preparo da sala operatória estão o enfermeiro, o técnico de enfermagem e o auxiliar de enfermagem e, de forma indireta, atuam a equipe da central de esterilização, limpeza, manutenção, radiologia, hemoterapia e demais profissionais habilitados para intervir em todas as etapas necessárias à realização do ato operatório.

As etapas de preparo da sala operatória dividem-se em quatro: pré-operatória, imediata, intraoperatória e pós-operatória.

- Fase pré-operatória:
  - Verificação estrutural, iluminação, elétrica, temperatura (18°C a 22°C),[4] iluminações, umidade (45-55%).[4]
  - Limpeza e desinfeção.[5]
  - Verificação dos equipamentos.
  - Configuração da sala de acordo com o tipo de cirurgia.
  - Preparação dos materiais necessários ao procedimento.
- Fase imediata:
  - Montagem da mesa auxiliar (operatória).
  - Preparação e montagem dos equipamentos.
  - Preparação dos aparelhos de monitorização dos pacientes.
  - Preparação da equipe cirúrgica.
- Fase intraoperatória:
  - Manutenção da assepsia das áreas críticas.
  - Manter monitorização adequada do paciente.
  - Assistência à equipe cirúrgica.
- Fase pós-operatória:
  - Remoção dos materiais/instrumentais.
  - Desmonte dos equipamentos.
  - Limpeza e desinfecção da sala.[5]
  - Preparo para cirurgia subsequente.

Com relação às funções da equipe de enfermagem em um centro cirúrgico temos a seguinte configuração:[6]

- Cabe ao enfermeiro:
  - Coordenar a equipe de enfermagem.
  - Garantir a disponibilidade dos materiais (simples/especiais), instrumentais (básicos/específicos), órteses próteses e materiais especiais (OPMEs) solicitados, equipamentos (fixos/móveis), insumos, medicamentos, suporte de emergência, equipamentos de proteção individual (EPIs).
  - Demandas técnicas e recursos humanos necessários para a realização do procedimento cirúrgico.

- Cabe ao técnico de enfermagem (circulante):
  - Organizar e montar a sala de cirurgia com equipamentos e materiais e instrumentais necessários à cirurgia, verificando seu funcionamento.
  - Lavar as mãos ou usar álcool gel antes de entrar na sala.
  - Fazer verificação estrutural, elétrica, temperatura, iluminação, umidade, rede de gases e vácuo, funcionamento dos equipamentos.
  - Verificar a limpeza preparatória, levando em consideração as orientações da CCIH.
  - Comunicar ao enfermeiro da sala quaisquer falhas ou defeitos nos equipamentos.
  - Prover a sala com os impressos necessários.
  - Prover as salas cirúrgicas com materiais e equipamentos adequados, de acordo com a técnica que o cirurgião vai utilizar, observando as necessidades individuais do paciente.
  - Observar cuidadosamente o material estéril, verificando a integridade dos pacotes e comunicando ao enfermeiro de sala qualquer anormalidade.
  - Montar o sistema de aspiração do anestesista e da equipe cirúrgica.

- Providenciar na farmácia as drogas e materiais solicitados pela anestesista em impresso próprio.

INSTRUMENTAÇÃO CIRÚRGICA

Embora haja indícios que em tempos antigos as civilizações egípcias e romanas já utilizavam técnicas cirúrgicas e materiais rudimentares, a instrumentação cirúrgica nasceu no século XX a partir do desenvolvimento científico, quando a criação de instrumentos cirúrgicos específicos, para atender as novas técnicas médicas invasivas, começaram a ser elaborados.

Em alta no Brasil a instrumentação cirúrgica é um ato de enfermagem, embora não seja privativo da enfermagem. O profissional de enfermagem atuando como instrumentador está subordinado exclusivamente ao enfermeiro responsável técnico (RT) da unidade.[7]

- Cabe ao instrumentador cirúrgico:
  - Lavar as mãos ou usar álcool gel, antes de entrar na sala.
  - Checar o preparo do ambiente para o procedimento cirúrgico.
  - Checar a disponibilidade de todo material e equipamento necessário ao procedimento cirúrgico proposto.
  - Confirmar com o cirurgião a técnica que será usada, as próteses e/ou enxertos necessários ao ato cirúrgico, comunicando ao enfermeiro de sala e ao circulante.
  - Conferir junto a central de material esterilizado as caixas de instrumentais cirúrgicos referentes à cirurgia, encaminhando-as a SO.
  - Verificar a realização da limpeza das superfícies das mesas a serem usadas levando em consideração as orientações das normas de prevenção de infecção.
  - Realizar testes nos equipamentos a serem usados.
  - Comunicar ao enfermeiro quaisquer defeitos em equipamentos e materiais.
  - Preparar-se para a paramentação cirúrgica.
  - Abrir somente o capote e luvas cirúrgicas para sua própria paramentação.
  - Realizar a degermação cirúrgica das mãos.
  - Paramentar-se observando as técnicas assépticas (vestir capotes e calçar luvas) em tempo hábil antes do início da cirurgia.
  - Realizar a arrumação do material estéril somente após devidamente paramentado.
  - Montar as mesas cirúrgicas.
  - Abrir pacote de campos estéreis dentro da técnica recomendada pelo fabricante, forrando as mesas de mayo e auxiliares.
  - Verificar as caixas de instrumental observar juntamente com o circulante de sala, a integridade dos pacotes, avaliando a presença de furos, rasgos e/ou umidade. Em algum desses casos, devolver a caixa e solicitar outra.
  - Ao abrir as caixas de instrumental verificar a presença dos marcadores biológicos que garantem a eficiência do processo de esterilização. Em caso de dúvida não utilizar o material e comunicar ao enfermeiro.
  - Verificar se os artigos estão secos e sem presença de sujidade.
  - Auxiliar ao cirurgião e auxiliares a calçar as luvas cirúrgicas e a fechar seus capotes, evitando assim possíveis contaminações.
  - Auxiliar na colocação correta dos campos operatórios, quando necessário.
  - Comunicar ao cirurgião e a equipe qualquer intercorrência antes de iniciar a cirurgia.
  - Conhecer os instrumentais cirúrgicos e os tempos da cirurgia.

- Entregar os instrumentais e equipamentos cirúrgicos ao cirurgião e seus auxiliares com habilidade segurança e presteza.
- Prever e solicitar ao circulante de sala materiais complementares.
- Manter a assepsia, limpeza,[5,8] e acomodação do instrumental durante toda cirurgia.
- Desprezar adequadamente o material contaminado e os perfurocortantes.
- Confirmar com o cirurgião o nome de toda e qualquer peça retirada do paciente e o seu respectivo destino. As retiradas para exame devem ser entregues ao circulante para identificação imediata. Caso contrário, desprezar posteriormente.
- Conferir o instrumental cirúrgico e os materiais utilizados no paciente, antes e após a cirurgia. No caso de cirurgia com grande perda sanguínea, separar compressas e gases para a realização de pesagem.
- Auxiliar no curativo cirúrgico.
- Desmontar todos os equipamentos.
- Retirar todo o material perfurocortante e colocar em recipiente próprio.
- Retirar os excessos de sujidade dos instrumentais, antes de encaminhar para a lavagem.[5,8]

Atualmente o instrumentador cirúrgico é um profissional muito integrado ao processo perioperatório, exercendo papel crucial no manuseio de instrumentais cada vez mais sofisticados e de alto custo, e propiciando um ambiente asséptico e organizado contribuindo para a segurança do paciente e sucesso do procedimento cirúrgico.[5,9]

A instrumentação cirúrgica está em constante evolução, pois os procedimentos cirúrgicos têm se tornado cada vez menos invasivos com o uso de equipamentos cada vez mais complexos e tecnológicos o que torna o futuro da instrumentação cirúrgica promissora, exigindo adaptação às novas tecnologias e desenvolvimento de novas habilidades.

REFERÊNCIAS BIBLIOGRÁFICAS

1. Carvalho R, Bianchi ERF. (Org.). Enfermagem em centro cirúrgico e recuperação. 2. ed. Barueri, SP: Manole (Série Enfermagem); 2016.
2. Martins FZ, Dall'Agnol CM. Centro cirúrgico: desafios e estratégias do enfermeiro nas atividades gerenciais. Revista Gaúcha de Enfermagem. 2016;37(4):e56945.
3. Brasil. Decreto n.º 94.406, de 8 de junho de 1987. Regulamenta a Lei n.º 7.498, de 25 de junho de 1986, que dispõe sobre o exercício da enfermagem e dá outras providências. Diário Oficial da União: seção 1, Brasília, DF, 1987.
4. ABNT. Associação Brasileira de Normas Técnicas. NBR 7256: ventilação para estabelecimentos assistenciais de saúde – requisitos para projeto e execução. Rio de Janeiro; 2005.
5. SOBECC. Associação Brasileira de Enfermeiros de Centro Cirúrgico, Recuperação Pós-Anestésica e Centro de Material e Esterilização. Diretrizes de práticas em enfermagem cirúrgica e processamento de produtos para saúde. 7. ed. São Paulo; 2017.
6. Possari JF. Centro cirúrgico: planejamento, organização e gestão. 4. ed. rev. 288 p. São Paulo: Látria, 2009.
7. COFEN. Conselho Federal de Enfermagem. Resolução COFEN n.º 214, de 1998. Dispõe sobre a Instrumentação cirúrgica. Diário Oficial da União, Brasília, DF. 1998.
8. Souza RQ, Bronzatti JAG. Manual do instrumentador cirúrgico. São Paulo: LVC Share, 2018.
9. Ronconi S. A importância do instrumentador cirúrgico. 23p. São Paulo, 2024.

Seção 8.2 ▪ Cuidados Intraoperatórios na Artroplastia

Evany Pereira Matias ▪ Milena Mota Brasil

INTRODUÇÃO

A enfermagem evoluiu ao longo dos anos para fornecer assistência especializada à clientela ortopédica, especialmente durante o ato anestésico-cirúrgico. Essa assistência é multifacetada, cobrindo uma variedade de especialidades que são segmentadas conforme a patologia ou a área corporal afetada. No contexto da artroplastia, a equipe de enfermagem desempenha um papel fundamental, garantindo que todos os aspectos do cuidado ao paciente sejam atendidos de forma eficiente e segura.

O centro cirúrgico é uma área complexa e restrita que exige um controle rigoroso de acesso e procedimentos. É um ambiente desafiador que envolve a utilização de tecnologias avançadas, recursos humanos especializados e materiais específicos, dependendo do apoio de várias unidades do hospital para atender às necessidades dos pacientes durante o processo de cuidado.

A unidade de centro cirúrgico pode ser definida como um conjunto de áreas e instalações destinadas à realização de procedimentos anestésico-cirúrgicos, recuperação anestésica e pós-operatório imediato, de forma a prover segurança e conforto para o paciente e equipes.

No contexto ortopédico, o centro cirúrgico envolve uma especialidade médica focada na investigação, preservação e restauração da forma e função das extremidades, coluna vertebral e estruturas musculoesqueléticas. Este cuidado envolve intervenções clínicas, cirúrgicas e físicas que demandam uma infraestrutura adequada. Para isso, são necessários equipamentos específicos, áreas de apoio, materiais de alto custo e uma equipe constantemente treinada e qualificada. A enfermagem nesse cenário exige uma formação sólida, com habilidades específicas que permitam lidar com as exigências técnicas e emocionais deste ambiente.

A artroplastia é um procedimento cirúrgico realizado para tratar patologias que acometem as articulações, podendo ser uma substituição total ou parcial. As indicações mais comuns incluem condições traumáticas, degenerativas ou inflamatórias que afetam a função articular e a qualidade de vida do paciente. A cirurgia envolve a substituição da articulação danificada por próteses, que têm a função de restaurar a mobilidade articular, aliviar a dor e melhorar a qualidade de vida do paciente.

O papel da enfermagem durante a artroplastia é essencial para garantir a segurança do paciente e a eficiência do procedimento. A equipe de enfermagem é responsável pela organização do ambiente cirúrgico, pela manutenção da assepsia e pelo suporte durante a cirurgia, além de monitorar continuamente o paciente quanto a sinais vitais e possíveis complicações. A comunicação efetiva com a equipe cirúrgica e anestésica é essencial para a identificação precoce de problemas e a execução de intervenções necessárias.

Antes de receber o paciente o preparo da sala cirúrgica já foi realizado previamente, observando a limpeza, provisão de todo material para anestesia e cirurgia (inclui instrumentais e todo material de consumo), verificação de todo o funcionamento adequado dos equipamentos, sendo necessária a total integração da equipe multidisciplinar do que é necessário ao recebimento do paciente em sala operatória.

Num hospital onde devemos ter toda atenção para que a clientela não seja acometida a agravos, o que podemos fazer para minimizar riscos, torna-se necessário, principalmente, numa unidade de assistência cirúrgica. A segurança do paciente pode ser definida, em sua forma mais simples, como o ato de evitar, prevenir e melhorar os resultados adversos ou as lesões originadas no processo de atendimento médico-hospitalar.

A segurança do paciente, entendida como a prevenção de eventos adversos no atendimento médico-hospitalar, é uma prioridade, especialmente no ambiente cirúrgico. O uso do *check list* de cirurgia segura, recomendado pela Organização Mundial da Saúde (OMS) e implementado no Brasil por meio do Programa Nacional de Segurança do Paciente, instituído pela portaria MS nº 529 de 1º de abril de 2013, proporciona uma abordagem sistemática para a detecção precoce de riscos. A equipe cirúrgica deve seguir as etapas de verificação — *sign in, time out* e *sign out* — para identificar e corrigir potenciais problemas, adaptando o protocolo conforme a realidade de cada serviço (Fig. 8.2-1).

Os enfermeiros do centro cirúrgico desenvolvem suas atividades como gestor, líder de equipe e supervisor de sala cirúrgica, além de estar presente em outras áreas necessárias do setor.

A equipe de enfermagem é composta por enfermeiros, circulantes de sala (técnicos/auxiliar de enfermagem) e instrumentador cirúrgica. A composição dessa equipe é adaptada à complexidade do procedimento, sendo recomendada uma relação de 1 enfermeiro para cada 3 salas em cirurgias eletivas de pequeno e médio porte, além de técnico/auxiliar e

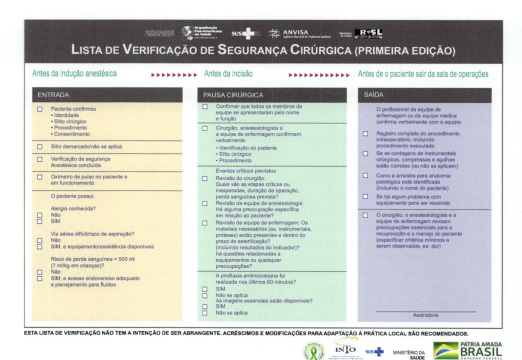

Fig. 8.2-1. Lista de verificação de segurança cirúrgica, 1ª edição (disponível no *site* do INTO).

instrumentador. Em cirurgias mais complexas, essa proporção deve ser aumentada conforme previsto no Parecer Normativo Nº 1/2024 do COFEN.

A fase intraoperatória é crítica para o sucesso da cirurgia, pois envolve ações diretas para minimizar complicações e otimizar os resultados funcionais.

Uma preparação adequada do ambiente cirúrgico é fundamental para a realização segura da artroplastia. Antes do início do procedimento, a sala deve ser organizada conforme protocolos específicos como: a descontaminação e assepsia que é realizar a limpeza rigorosa da sala cirúrgica, garantindo a desinfecção de todas as superfícies.

Disponibilizar todos os equipamentos necessários, como bisturis elétricos, aspiradores e instrumentais específicos para ortopedia. É essencial verificar o funcionamento adequado do intensificador de imagem (arco em C), se aplicável. E verificar a disponibilidade e integridade das próteses, além de preparar *kits* de implantes de diferentes tamanhos para possíveis ajustes intraoperatórios.

O posicionamento correto do paciente é uma etapa crucial para evitar complicações, como lesões nervosas ou úlceras de pressão, e proporcionar o melhor acesso à articulação envolvida. A posição supina é frequentemente utilizada para artroplastia de joelho e quadril. Já a posição lateral é indicada para algumas artroplastias de quadril. Devemos ter cuidado redobrado com a proteção de proeminências ósseas e evitar pressões sobre nervos importantes, como o nervo ulnar. O uso de coxins, apoios, almofadas, faixas de contenção e dispositivos de tração ajudam a manter o posicionamento correto e evitar lesões.

A profilaxia de infecções no intraoperatório envolve medidas rigorosas para minimizar o risco de contaminação.

Administração de antibióticos profiláticos, geralmente cefalosporinas de primeira geração, deve ser feita de 30 a 60 minutos antes da incisão cirúrgica. Manutenção de um campo cirúrgico estéril, uso adequado de barreiras estéreis, como aventais, luvas e máscaras, e troca regular de luvas durante a cirurgia para evitar contaminação.

Garantir um sistema de ventilação da sala cirúrgica com fluxo laminar e controle de partículas, reduzindo a presença de microrganismos no ambiente cirúrgico. A monitorização contínua dos parâmetros vitais como pressão arterial, frequência cardíaca, saturação de oxigênio e temperatura corporal é de extrema importância, estimar as perdas sanguíneas durante o procedimento, e estar preparado para reposição volêmica ou transfusões, se necessário. A utilização de um torniquete em artroplastias de joelho, por exemplo, pode ajudar a reduzir o sangramento intraoperatório.

O manejo anestésico adequado é crucial para o conforto do paciente e a realização segura do procedimento, considerando os tipos de anestesia em relação à escolha entre anestesia regional (raquidiana ou peridural) e anestesia geral depende das condições do paciente, da articulação a ser abordada e das preferências da equipe cirúrgica. A anestesia regional tem a vantagem de diminuir o risco de tromboembolismo venoso, e que pode ser necessária a administração de sedação leve para maior conforto do paciente. E o anestesista também estará atento ao controle da dor, que utiliza para melhorar o controle da dor pós-operatória o bloqueio de nervos periféricos ou a infiltração de anestésicos locais na articulação.

A prevenção de complicações intraoperatórios, como embolia gordurosa, sangramento excessivo e lesões de nervos, podem ser prevenidas por meio de cuidados específicos como: a mobilização cautelosa dos tecidos periarticulares e estruturas vasculares e nervosas é fundamental para evitar lesões. O uso de anticoagulantes no pós-operatório e quando necessário, a administração de anticoagulantes profiláticos durante a cirurgia pode prevenir tromboses. A prevenção de lesões térmicas e mecânicas é através da monitorização da temperatura dos dispositivos utilizados para cortar ou moldar ossos e garantir o uso correto de instrumentos de alta precisão.

A artroplastia moderna pode se beneficiar de tecnologias avançadas que melhoram a precisão e os resultados da cirurgia como: a navegação cirúrgica que são sistemas de navegação por computador que ajudam a alinhar próteses com maior precisão, reduzindo erros de posicionamento. Temos a robótica que é o uso de robôs assistentes pode oferecer cortes ósseos mais precisos e implantes posicionados de forma ideal, com menor desgaste e melhor longevidade das próteses. E a impressão 3D de próteses, que em alguns casos, implantes personalizados podem ser confeccionados com a ajuda de tecnologia de impressão 3D, proporcionando melhor ajuste anatômico.

A atuação da enfermagem no intraoperatório da artroplastia requer conhecimento técnico, habilidades de comunicação e a capacidade de atuar de forma integrada com toda a equipe cirúrgica, assegurando a excelência no cuidado ao paciente.

Os cuidados intraoperatórios durante uma artroplastia são determinantes para o sucesso da cirurgia e para a recuperação do paciente. Cada etapa, desde a preparação do ambiente cirúrgico até o uso de tecnologias avançadas, tem o objetivo de minimizar riscos e garantir resultados funcionais ótimos. A equipe cirúrgica deve estar bem treinada e alinhada com protocolos específicos, baseados em evidências científicas e boas práticas clínicas, para proporcionar uma intervenção segura e eficaz.

BIBLIOGRAFIA

ANVISA. Agência Nacional de Vigilância Sanitária. Assistência segura: uma reflexão teórica aplicada à prática. Brasília; [intertet]. 2017.

ANVISA. Agência Nacional de Vigilância Sanitária. Resolução RDC nº 50, de 21 de fevereiro de 2002. Dispõe sobre a Regulamentação Técnica para planejamento, programação, elaboração e avaliação de projetos físicos de estabelecimentos assistenciais de saúde. Diário Oficial da União, Brasília; [internet]. 2002.

Brasil. Conselho Federal de Enfermagem. Parecer normativo nº 1/2024-COFEN. Dispõe sobre Parâmetros para o planejamento da força de trabalho da Enfermagem pelo Enfermeiro. Brasília; [internet]. 2024.

Brasil. Ministério da Saúde. Secretaria de Ciência, Tecnologia, Inovação e Insumos Estratégicos em Saúde. Programa Nacional de Segurança do Paciente [Internet]. Rio de Janeiro: Fiocruz; 2021.

Organização Mundial da Saúde. Segundo desafio global para a segurança do paciente: manual de cirurgias seguras salvam vidas (orientações para cirurgia segura da OMS). Rio de Janeiro: Organização Pan-Americana da Saúde; Ministério da Saúde; Agência Nacional de Vigilância Sanitária; 2009.

SOBECC. Associação Brasileira de Enfermeiros de Centro Cirúrgico, Recuperação Anestésica e Centro de Material e Esterilização. Diretrizes e práticas em enfermagem cirúrgica e processamento de produtos para a saúde. 7. ed. Barueri: Manole; 2017.

SOBECC. Associação Brasileira de Enfermeiros de Centro Cirúrgico, Recuperação Anestésica e Centro de Material e Esterilização. Diretrizes e práticas em enfermagem cirúrgica e processamento de produtos para a saúde. 8. ed. Barueri: Manole; 2021.

Vicente C. Segurança do paciente: orientações para evitar eventos adversos. São Caetano do Sul, SP: Yendis Editora; 2009.

Wachter RM. Compreendendo a segurança do paciente. Porto Alegre: AMGH Editora; 2013.

Wachter RM. Compreendendo a segurança do paciente. São Paulo: AMGH Editora; 2013.

Seção 8.3 ▪ Posicionamento Cirúrgico na Prevenção de Lesões por Pressão

Patrícia de Souza Nogueira

INTRODUÇÃO

O posicionamento cirúrgico é um procedimento relevante executado por todos os profissionais envolvidos no atendimento do paciente (equipe de enfermagem, anestésica e cirúrgica), no período intraoperatório. Para tal devem ser consideradas as especificidades do paciente, preferências do cirurgião para a melhor exposição do sítio cirúrgico, técnica cirúrgica a ser realizada, o acesso necessário para a administração de medicamentos, monitorização e ventilação do paciente pelo anestesista.[1] Desta forma, a finalidade do correto posicionamento do paciente cirúrgico perpassa pela visualização e acesso ao sítio cirúrgico, bem como pelo estabelecimento de ações que promovam qualidade na assistência prestada ao mesmo durante todo o período intraoperatório e, consequentemente, não acarretem danos ao paciente.

Segundo Lopes *et al.*, em 2016,[1] a implementação de intervenções pautadas em evidências recentes é crucial para assegurar a realização do posicionamento cirúrgico com segurança, conforto e com vistas à prevenção de complicações nos sistemas tegumentar, neurológico, vascular e respiratório. Dentre estas complicações, destaca-se a lesão por pressão decorrente do posicionamento cirúrgico, que é considerada como um evento adverso evitável ao paciente.

Sabe-se que o desenvolvimento destas complicações pode dificultar a recuperação cirúrgica dos pacientes durante o pós-operatório, visto que causam dor, apresentam risco de infecção, prolongam o tempo de internação e com isso reduzem a taxa de giro do leito hospitalar.

Para minimizar danos e garantir segurança e qualidade no ambiente cirúrgico, é essencial que a equipe multidisciplinar adote boas práticas estratégicas. A enfermagem tem um papel crucial, pois o conhecimento do enfermeiro perioperatório permite intervenções precisas e uma assistência personalizada, atendendo às necessidades específicas de cada paciente. Esse profissional deve compreender as alterações anatômicas e fisiológicas relacionadas com o posicionamento, tipo de procedimento, duração da cirurgia, comorbidades e dispositivos médicos usados, para planejar e implementar ações que previnam complicações decorrentes do tempo prolongado em determinadas posições cirúrgicas, como apresentado a seguir.

AVALIAÇÃO DO PACIENTE NO AMBIENTE CIRÚRGICO

As lesões por pressão decorrentes do posicionamento cirúrgico são consideradas complicações e, por isso, os pacientes devem ser avaliados quanto ao risco de desenvolver tais lesões. O profissional responsável por este cuidado é o enfermeiro, que deve avaliar o paciente ao dar entrada na sala operatória, inspecionar a pele, identificar lesões já instaladas além dos fatores de risco que favoreçam o desenvolvimento de novas lesões.

Destacam-se, como fatores de risco extrínsecos, pressão, forças de fricção e cisalhamento, umidade e calor, e os principais fatores intrínsecos são idade, peso corporal, estado nutricional, presença de comorbidades, imobilidade ou níveis de atividades reduzidos, incontinência fecal, infecção, níveis baixos de hemoglobina e risco cirúrgico. Há, ainda, fatores específicos do intraoperatório: tempo cirúrgico prolongado, posicionamento cirúrgico, uso de agentes anestésicos, sedação, medicamentos vasoconstritores, tipo de cirurgia, temperatura corporal (hipotermia), tipo de colchão da mesa cirúrgica, uso de dispositivos para posicionamento e aquecimento e hipotensão intraoperatória.[2]

A fim de reconhecer estes fatores, identificar o risco e elaborar um plano de cuidados individualizado, recomenda-se a aplicação da Escala de Avaliação de Risco para o Desenvolvimento de Lesões Decorrentes do Posicionamento Cirúrgico (ELPO), instrumento válido e confiável, que integra informações do paciente, da conduta anestésica, do procedimento cirúrgico e das superfícies de suporte disponíveis, cujo escore varia de 7 a 35 pontos: quanto maior o escore maior o risco do paciente.[1]

Além da ELPO, estão disponíveis para avaliação de fatores de risco no período intraoperatório a Escala Munro[3] e a ferramenta de classificação de risco Scott Triggers,[4] ambas incluídas nas recomendações de prevenção de LPP perioperatória da Associação de Enfermeiros Perioperatórios Registrados dos Estados Unidos da América (AORN). A Escala Munro avalia fatores de risco presentes nos diferentes períodos operatórios, a saber: pré-operatório, mobilidade e índice de massa corporal (IMC); intraoperatório, classificação do estado físico de acordo com a escala da American Society of Anesthesiologists (ASA) e temperatura corporal; e pós-operatório, duração do procedimento anestésico cirúrgico e ocorrência de hemorragia. Já a ferramenta Scott Triggers avalia a idade do paciente, os valores de albumina ou IMC, a ASA e a duração estimada de cirurgia.[2]

Dentre os fatores específicos do intraoperatório, salienta-se a importância da execução do posicionamento cirúrgico de forma segura, bem como atentar-se para o tempo cirúrgico prolongado.[5] relatam que o posicionamento cirúrgico exige atenção durante a elevação e angulação dos membros, utilização de faixas de segurança e, principalmente, dispositivos com tecnologia que permitam a redistribuição da pressão sobre a pele, redução da força de cisalhamento e controle do microclima local. Períodos de imobilização e pressão prolongados causam hipoperfusão tecidual e anoxia com possível necrose dos tecidos atingidos, e consequente lesão da pele, sendo o tempo cirúrgico um indicativo importante na avaliação do risco de lesões decorrentes do posicionamento do paciente cirúrgico.

PLANEJAMENTO DOS CUIDADOS NO INTRAOPERATÓRIO

Considerando as cirurgias ortopédicas e suas especialidades, as posições mais efetuadas são a supina, de tração, Trendelenburg, sentada, prona e lateral, cada qual apresentando áreas de pressão específicas entre a pele dos pacientes e a superfície de suporte utilizada. A fim de identificar os fatores predisponentes ao risco de desenvolvimento da lesão por pressão decorrente do posicionamento cirúrgico, é fundamental que após a aplicação da escala preditiva seja elaborado um plano de cuidados individualizado, no qual estejam incluídas estratégias que favoreçam a redistribuição da pressão na mesa operatória com a utilização de superfícies de suporte. Tais dispositivos são encontrados em formato de colchões, sobreposições ou almofadas específicas para as diferentes partes do corpo humano, confeccionados de espuma, gel, polímero de viscoelástico, ar ou fluidos, possuindo capacidade de distribuição do peso corporal, bem como adaptação ao formato do corpo.

Em um estudo realizado na Turquia, concluiu-se que a superfície de suporte de espuma viscoelástica na mesa cirúrgica foi mais eficaz do que o uso da mesa cirúrgica padrão e da superfície de suporte de gel, sendo então recomendada pelos autores.[6]

Os resultados de uma revisão sistemática com metanálise demonstraram que as superfícies de suporte de alta tecnologia são mais efetivas que as de baixa tecnologia no período intraoperatório, ressaltando que a implementação dessa tecnologia exige elevado investimento financeiro do serviço de saúde.[7]

Outro dispositivo empregado para reduzir os fatores extrínsecos são as espumas multicamadas, as quais promovem o gerenciamento da pressão e do microclima sobre os tecidos, além de atenuar o cisalhamento e a fricção. Quando comparada ao filme transparente de poliuretano, a espuma multicamadas é mais eficaz na prevenção de lesões por pressão causadas pelo posicionamento cirúrgico de indivíduos submetidos a cirurgias eletivas.[8]

Em suma, ainda há necessidade de estudos robustos para investigar melhor as superfícies de suporte considerando o custo-benefício de tais tecnologias.

IMPLEMENTAÇÃO DO PLANO DE CUIDADOS

Baseado nestas premissas, é sugerida a implementação destes artefatos em diferentes formatos e tamanhos, adequando-os ao perfil do paciente, ao posicionamento cirúrgico e, correlacionando com a região do corpo a serem empregados. Ressalta-se a importância de manter o alinhamento mento-esternal, cabeça e coluna nas posições: supina, de tração, Trendelenburg e prona, a fim de evitar a hiperextensão do pescoço e minimizar o risco de dor no pós-operatório.

Em posição prona e Trendelenburg, outra estratégia relevante é colocar uma superfície de suporte abaixo dos joelhos, para redistribuir a pressão na região sacral e, quando possível, aplicar um apoio na panturrilha para manter os calcâneos flutuantes. Na mesa de tração, deve-se atentar para o alinhamento da região sacral após o posicionamento cirúrgico evitando que a região esteja fora da mesa operatória, realizar proteção da bota de tração, área da genitália e face interna da coxa com coxins, além de adaptar superfície de suporte viscoelástica no pitoco de tração.

Já na posição sentada, é importante que a cabeça do paciente esteja apoiada em um suporte acolchoado, evitando assim, lesões de pele e permitindo a fixação segura. Vale ressaltar que, os calcâneos devem estar flutuantes com auxílio do dispositivo adequado. Em posição prona é de suma relevância que se utilize o apoio de cabeça, o qual sustenta a face, redistribuindo a pressão, permitindo o alinhamento mento-esternal e a visualização dos olhos, boca, narina, incluindo o tubo endotraqueal. Igualmente, deve-se empregar superfície de suporte para apoio de tronco, em formato de rolo ou em H, da clavícula à crista ilíaca, permitindo o movimento do tórax e reduzindo a pressão abdominal. Ademais, orienta-se instalar dispositivos nos membros inferiores para reduzir a pressão nos joelhos e garantir a posição anatômica dos pés, evitando assim, a pressão desnecessária na ponta dos dedos.

Para a posição lateral, é indispensável que as pernas, eretas ou fletidas, estejam separadas por superfície de suporte. Também se faz necessário, manter o braço que estará em contato com a mesa apoiado sobre uma braçadeira e o outro paralelo a este, separado por superfície de suporte. Recomenda-se inspecionar e proteger contra a pressão ou dobra, o lóbulo da orelha do lado apoiado, a região do trocanter, a região lateral da tíbia, a região maleolar da perna inferior, além da região lombar e suprapúbica que são submetidas à pressão dos apoiadores cirúrgicos.

EDUCAÇÃO CONTINUADA

A educação continuada desempenha um papel essencial na formação e atualização dos profissionais, sendo fundamental para os mecanismos de segurança do paciente cirúrgico no que tange a prevenção de lesões por pressão decorrentes do posicionamento cirúrgico. Para alcançar resultados efetivos, são necessários: a elaboração de protocolos de diretrizes clínicas, a verificação de boas práticas e a identificação de possíveis barreiras para a adesão da equipe cirúrgica multidisciplinar.[2,9] Uma das estratégias que pode ser empregada é o treinamento sob o modelo de simulação realística, pois permite prever os erros a fim de evitá-los no momento do procedimento, de forma que a equipe aprimore suas habilidades técnicas e o raciocínio crítico.

CONSIDERAÇÕES FINAIS

A sala cirúrgica é considerada um ambiente com alto risco para o desenvolvimento de lesões por pressão devido a restrições específicas que impossibilitam reposicionar o paciente durante a cirurgia para aliviar a pressão e a necessidade de mantê-lo em uma superfície de suporte firme, o que leva à compressão dos tecidos do corpo. Nesse contexto, implementar boas práticas baseadas em evidências científicas podem mitigar a ocorrência destes danos nos pacientes cirúrgicos ortopédicos, além de fortalecer a competência técnica e crítica dos profissionais, reduzindo significativamente a incidência de tais lesões e promover uma assistência mais segura e de qualidade para os pacientes em ambiente cirúrgico.

REFERÊNCIAS BIBLIOGRÁFICAS

1. Lopes CMM, Haas VJ, Dantas RAS, et al. Escala de avaliação de risco para o desenvolvimento de lesões decorrentes do posicionamento cirúrgico: construção e validação. Revista Latino-Americana de Enfermagem; [internet]. 2016;24.
2. Peixoto CA, Ferreira MBG, Felix MM, et al. Risk assessment for perioperative pressure injuries. Revista Latino-Americana de Enfermagem; [internet]. 2019;27:e3117.
3. Munro CA. The development of a pressure ulcer risk-assessment scale for perioperative patients. AORN Journal [Internet]. 2010;92(3):272-287.
4. Scott SM. Creating a strategic plan for perioperative pressure ulcer prevention. AORN Journal. 2016;103(4):4-13.
5. Nascimento FCLD, Rodrigues MCS. Risk for surgical positioning injuries: scale validation in a rehabilitation hospital. Revista Latino-Americana de Enfermagem; [internet], 2020;28:e3261.
6. Basli AA, Giersbergen MYV. Comparison of interface pressures on three operating table support surfaces during surgery. Journal of Tissue Viability. 2021;30(3):410-17.
7. Prado CBC, Machado EAS, Mendes KDS, et al. Superfícies de suporte para prevenção de lesão por pressão intraoperatória: revisão sistemática com metanálise. Revista Latino-Americana de Enfermagem, [S. l.]. 2021;29:e3493.
8. Eberhardt TD, Lima SBS, Soares RSA, et al. Prevention of pressure injury in the operating room: Heels operating room pressure injury trial. International Wound Journal. 2021;18(3):359-66.
9. Souza FF, Barreto MSC, Silva MVG, et al. Prevenção de lesões pelo posicionamento cirúrgico: Revisão integrativa. Research, Society and Development, [S. l.]. 2024;13(1):e9413144835.

Parte IV CUIDADOS PÓS-OPERATÓRIOS IMEDIATOS

MONITORAMENTO PÓS-OPERATÓRIO IMEDIATO DE ARTROPLASTIAS

Seção 9.1 ▪ Cuidados Médicos, Fisioterápicos e de Enfermagem nas Primeiras 24 Horas

Emir Guimarães de Oliveira Silva ▪ *Gabriela Cintra Rosa* ▪ *Sinize Mendes de Souza* *Viviane Ramos Cagido*

INTRODUÇÃO

O pós-operatório imediato (POI) corresponde as 24 horas que sucedem um procedimento cirúrgico e representa o período mais crítico de toda a fase pós-operatória (PO). Desta forma, para uma recuperação eficaz e segura, é necessário o máximo de cuidados assistenciais integrados entre profissionais de saúde.

O conhecimento da anatomia da região abordada, a técnica cirúrgica empregada, intercorrências no transoperatório, comorbidades e história pregressa do paciente, sua anamnese assim como a avaliação da ficha anestésica fornecem informações necessárias para o manejo do paciente no seu POI e na identificação precoce das complicações que possam ocorrer, visto que é fato que as complicações sistêmicas são mais prevalentes em pacientes que já possuem comorbidades prévias.

A avaliação pós-operatória imediata deve compreender as seguintes informações fundamentais:

A) *Anamnese*: história patológica pregressa, história de alergias e avaliação detalhada da ficha anestésica (intercorrências, anestesia realizada, antibiótico administrado, hidratação, diurese, exames realizados durante o procedimento e perdas sanguíneas).
B) *Sinais vitais na admissão*: ajudam no diagnóstico precoce de possíveis problemas e orientam os profissionais de saúde sobre a conduta a ser tomada.
C) *Exame físico*: além das técnicas de observação, palpação e ausculta, é importante que seja avaliado o posicionamento do paciente no leito, características dos drenos e do estado do curativo cirúrgico. Atenção especial deve ser dada ao membro operado, avaliando a parte neurovascular e o posicionamento. Um exame correto e detalhado ajuda na identificação de alterações precoces e serve de parâmetro para acompanhamento da evolução.
D) *Exames laboratoriais e de imagem prévios*: identificam anormalidades prévias e servem de parâmetros comparativos.

E) *Identificação e cuidados referentes a dispositivos invasivos*: a informação do tempo e da forma que foram instalados podem alertar para o risco maior de infecção e de complicações no momento da sua manipulação e retirada.

O plano terapêutico de um paciente em POI de artroplastia é construído por toda equipe multiprofissional, definindo metas, estratégias e os cuidados a serem administrados no paciente e deve abranger os seguintes eixos.

CUIDADOS A SEREM ADMINISTRADOS NO PACIENTE
Equilíbrio Hidroeletrolítico
- Hidratação venosa.
- Avaliação sérica de eletrólitos e função renal.
- Reposição de eletrólitos.
- Avaliação de sinais de alterações volêmicas.
- Avaliação de débito urinário.
- Balanço hídrico.

Estabilidade Hemodinâmica e Ventilatória
- Avaliação de sinais vitais a cada 15 minutos na primeira hora de internação, após a primeira hora, a cada 2 horas. Em caso de amina vasoativa em curso, avaliação horária, ou intervalo inferior, se necessário.
- Manutenção da permeabilidade de vias aéreas.
- Suplementação de oxigênio quando saturação abaixo de 92% em ar ambiente.
- Regulação temperatura corporal.
- Controle glicêmico.
- Avaliação de hematócrito e hemoglobina.
- Avaliação de paralisia diafragmática (quando houver o bloqueio do plexo braquial – artroplastias de ombro).

Controle Efetivo da Dor no Pós-Operatório
- Avaliação da dor por meio de escalas validadas.
- Analgesia medicamentosa multimodal.
- Avaliação de história de doença renal, sangramento gastrointestinal ou qualquer outra contraindicação, o uso de anti-inflamatórios não esteroides (AINEs).
- Intervenções não medicamentosas (posicionamento confortável, alinhamento do acompanhamento operado ao corpo, alívio de pressão no membro operado, crioterapia).

Prevenção de Infecção
- Avaliação da antibioticoterapia prévia em curso (profilática ou terapêutica) em relação a tipo, dose e intervalos.
- Manter o intervalo determinado da antibioticoterapia, de acordo com a última dose administrada em sala operatória. (Não ajustar para horários padrões da instituição).
- Acompanhamento da saturação de curativo cirúrgico.

PROFILAXIA PARA TROMBOSE VENOSA PROFUNDA (TVP)
- Intervenções farmacológicas (heparina não fracionada, heparinas de baixo peso molecular, varfarina e anticoagulantes orais).

- Intervenções mecânicas (dispositivos de compressão pneumática, meias de compressão e filtros venosos).
- Mobilização precoce (a deambulação em até 24 horas após a cirurgia tem grande importância na redução do tempo de internação, melhora da recuperação funcional e menor incidência de TVP).

Prevenção de Retenção Urinária
- Avaliação de distensão vesical.
- Monitoramento da produção urinária de forma seriada.
- Estímulo de medidas não invasivas para micção espontânea.

Prevenção de Constipação
- Avaliação dos hábitos intestinais prévios.
- Avaliação abdominal.
- Intervenção farmacológica, se necessário.

Reconciliação Medicamentosa
- Retorno das medicações usuais do paciente e, quando possível, reconciliada junto às medicações utilizadas no pós-operatório.

Monitoramento de Alterações Vasculares e Neurológicas
- Avaliação do nível de consciência.
- Avaliação do retorno da resposta neuromotora.
- Avaliação de sinais de hipoperfusão de extremidades.
- Redução de fatores compressivos em extremidades hipoperfundidas.
- Avaliação de sinais de sangramento.
- Monitoramento da característica e volume drenado da ferida operatória.

Prevenção de Lesões de Pele
- Avaliação da integridade da pele na admissão.
- Mobilização precoce, incluindo desde mudanças de posturas no leito até a deambulação, a fim de prevenir maiores incapacidades e recuperar a funcionalidade.
- Gerenciamento da umidade na pele.
- Posicionamento dos dispositivos de cuidado evitando pressão sobre a pele.

OBJETIVOS ESPECÍFICOS DA FISIOTERAPIA

Embora as artroplastias de joelho, quadril e ombro carreguem em si particularidades, a atuação da fisioterapia no POI destes procedimentos tem por objetivos específicos, além dos supracitados no cuidado multiprofissional:

- Informar sobre posturas inadequadas visando à prevenção da luxação da prótese, principalmente nas ATQ.
- Atentar para os sinais de luxação da prótese, como encurtamento do membro afetado, rotação inadequada, dor intensa e incapacidade de movimentar o membro.
- Orientar o paciente e a família sobre o impacto positivo da participação conjunta nos cuidados para otimizar o resultado.

Cuidados Posturais no POI de ATQ
- Não realizar adução além da linha média, rotação e flexão de quadril maior que 90°.
- O posicionamento no leito deve ser em decúbito dorsal (DD), com rotação neutra dos membros inferiores e abdução dos quadris, sendo utilizado o triângulo de abdução na maioria das abordagens cirúrgicas.
- Ao deitar de lado, manter o triângulo de abdução entre as pernas. Durante as mobilizações rápidas podemos lateralizar para o dimídio operado. No entanto, a posição não deve ser mantida.

Cuidados Posturais no POI de ATJ
- Não colocar almofadas ou rolos de pano embaixo do joelho operado, devendo manter a perna em extensão.

Embora as informações sobre tempo de aplicação, frequência e intensidade dos exercícios na literatura sejam escassas, é razoável que a fisioterapia seja realizada no mínimo uma vez ao dia, respeitando a dor e a tolerância do paciente. O objetivo é restabelecer a força e amplitude de movimento, ao mesmo tempo em que assegura proteção articular e recuperação tecidual. As condutas a serem realizados no POI de atroplastias nos MMII incluem:

- Exercícios passivos, assistidos e ativos de flexão de quadril e joelho em DD.
- Exercícios isométricos de glúteos e membros inferiores.
- Alongamento de tríceps sural.
- Exercícios ativos de artelhos e tornozelo.
- Estimular sedestação no leito ou cadeira adequada para altura do paciente.
- Orientar quanto à distribuição do peso sobre os ísquios.
- Exercícios de flexoextensão ativos de joelho na posição sentada.
- Ortostatismo com andador ou muletas, permitindo carga parcial nas próteses não cimentadas. Atentar para contraindicações do cirurgião.
- Treino de transferências.
- Deambulação assistida, com carga parcial nas próteses não cimentadas.
- Treinar o paciente a levantar-se da cama pelo lado operado (ATQ).
- Para levantar ou deitar, a perna operada deve permanecer esticada, fazendo apoio na perna não operada (ATQ e ATJ).
- Interromper o atendimento, em caso de dores súbitas ou estalidos anormais e comunicar ao médico.

Cuidados Posturais no POI de ATO
- Manter o uso de tipoia, inclusive para dormir.
- Orientar o paciente a não dormir sobre o braço operado.
- Estimular a mobilização de dedos e punho.
- Extensão do cotovelo junto ao corpo apenas, sem realizar movimentos no ombro.

Em todas as intervenções de MMII (ATJ e ATQ), uma discreta elevação dos membros auxiliará no retorno venoso, com prevenção de edema e da TVP. Na ATO, é importante manter a elevação da cabeceira.

Especial atenção deve ser dada com a forma que os cuidados posturais são passados ao paciente, para não o tornar hipervigilante e temeroso de mobilizar-se.

RESULTADOS ESPERADOS NO PÓS-OPERATÓRIO IMEDIATO DAS ARTROPLASTIAS

- Nível de consciência compatível com o apresentado no pré-operatório.
- Pressão arterial estável.
- Saturação de oxigênio acima de 92% em ar ambiente.
- Temperatura corporal acima de 34,9°C.
- Dor controlada.
- Glicemia estável.
- Balanço hídrico equilibrado.
- Perfusão satisfatória dos segmentos relacionados com a cirurgia.
- Restabelecimento da resposta neuromotora.
- Função renal e hematócrito estabilizados.
- Ausência de lesões de pele causadas por dispositivos de cuidado ou por posicionamento no leito.

BIBLIOGRAFIA

Braga LG, et al. Assistência de enfermagem ao paciente em ortopedia: uma revisão por análise de temática. Research, Society and Development. 2023;12(5):e17612541698-e17612541698.

CEP. Caderno de Enfermagem em Ortopedia, Rio de Janeiro; 2009. p. 1-36.

Fritzen A, et al. Diagnósticos de enfermagem no período perioperatório: revisão integrativa. Revista SOBECC; 2021;26(1).

Prearo M, Vocci MC, Fontes CMB. Diagnósticos de enfermagem em recuperação pós-anestésica: intervenções e resultados segundo linguagens padronizadas. Semina: Ciências Biológicas e da Saúde; 2021;42(2):187-200.

Di Martino A, Keating C, Butsick MJ, et al. Enhancing recovery: surgical techniques and rehabilitation strategies after direct anterior hip arthroplasty. J Orthop Traumatol. 2024;25(1):45.

Khan F, Ng L, Gonzalez S, Hale T, Turner-Stokes L. Multidisciplinary rehabilitation programmes following joint replacement at the hip and knee in chronic arthropathy. Cochrane Database Syst Rev. 2008.

Larsen K, Hansen TB, Thomsen PB, Christiansen T, Søballe K. Cost-effectiveness of accelerated perioperative care and rehabilitation after total hip and knee arthroplasty. J Bone Joint Surg Am. 2009;91(4):761-72.

Liang Z, Ding Z, Wang D, et al. Cryotherapy for rehabilitation after total knee arthroplasty: a comprehensive systematic review and meta-analysis. Orthop Surg. 2024.

Lightfoot CJ, Coole C, Sehat KR, Drummond AER. Hip precautions after total hip replacement and their discontinuation from practice: patient perceptions and experiences. Disability and Rehabilitation. 2020;43(20):2890-6.

Lima L, Sampaio B, Neves M, et al. Implantação do protocolo de recuperação rápida para artroplastia total do quadril em hospital público do estado de São Paulo – Brasil. Revista Brasileira De Ortopedia. 2024;59(02):e297-e306.

Oberfeld J, von Hertzberg-Boelch SP, Weissenberger M, et al. Effect of mobilization on the day of surgery after total hip arthroplasty in elderly, obese, and severely diseased patients. J Arthroplasty. 2021;36(11):3686-91.

Smith TO, Jepson P, Beswick A, et al. Assistive devices, hip precautions, environmental modifications and training to prevent dislocation and improve function after hip arthroplasty. Cochrane Database Syst Rev. 2016.

Argenson JN, Husted H, Lombardi A, et al. Global Forum: An International Perspective on Outpatient Surgical Procedures for Adult Hip and Knee Reconstruction. J Bone Joint Surg Am. 2016;98(13):e55.

Polio W, Brolin TJ. Postoperative rehabilitation after shoulder arthroplasty. Phys Med Rehab Clin North Am. 2023;34(2):469-79.

Kennedy JS, Garrigues GE, Pozzi F, et al. The American Society of Shoulder and Elbow Therapists' Consensus Statement on Rehabilitation for Anatomic Total Shoulder Arthroplasty. J Shoulder Elbow Surg. 2020;29(10):2149-62.

Jette DU, Hunter SJ, Burkett L, et al. Physical therapist management of total knee arthroplasty. Phys Ther. 2020;100(9):1603-31.

Gillespie WJ. Prevention and management of infection after total joint replacement. Clin Infec Dis. 1997;25(6):1310-7.

Pulido L, Parvizi J, Macgibeny M, et al. In hospital complications after total joint arthroplasty. J Arthtoplast. 2008;23(6-1):139-45.

Seção 9.2 ▪ Monitoramento Pós-Operatório Imediato de Artroplastia – Identificação e Manejo de Complicações Imediatas

Carlos Alexandre Farias ▪ *Fernanda Helena Alves*

INTRODUÇÃO

As complicações imediatas em cirurgias ortopédicas podem variar dependendo do tipo de procedimento, do estado geral de saúde do paciente e da habilidade da equipe cirúrgica. São definidas como alterações que impactam o estado fisiológico, se tornando, persistentes e com repercussão no estado hemodinâmico do paciente no período de pós--operatório imediato e que estão relacionadas, de forma direta ou indiretamente, com o procedimento anestésico-cirúrgico.

No período de pós-operatório imediato, as principais e mais graves alterações e complicações estão relacionadas com dois principais sistemas: sistema respiratório e sistema cardiocirculatório, o que não exclui complicações em outros sistemas.

IDENTIFICAÇÃO E MANEJO DE COMPLICAÇÕES IMEDIATAS
Complicações Pulmonares e Respiratórias

Toda e qualquer alteração que ocorra após o ato cirúrgico, que tenha repercussão na dinâmica respiratória do paciente, na capacidade dos pulmões de realizarem de forma eficiente a troca gasosa e em um adequado equilíbrio da relação DO_2/VO_2 (DO_2 – oferta de oxigênio/VO_2 – consumo de oxigênio), deve ser considerada como complicação pulmonar e/ou respiratória, sendo de extrema importância e urgência de serem identificadas, tratadas e gerenciadas, devido ao elevado risco de impactar significativamente a recuperação do paciente e aumentar o risco de morbidade e mortalidade. Dentre as alterações que podemos encontrar relacionadas a este sistema, as mais comumente nos pacientes em pós-operatório imediato de cirurgias ortopédicas são: **atelectasia, pneumonia, embolia pulmonar, hipoventilação, broncospasmo e hipoxemia.**

Complicações Cardiocirculatórias

As complicações cardiocirculatórias nas cirurgias ortopédicas referem-se a problemas que podem afetar o sistema cardiovascular durante ou após procedimentos cirúrgicos ortopédicos. Essas complicações podem incluir:

▪ Arritmias.
▪ Hipotensão.
▪ Tromboembolismo.
▪ Insuficiência cardíaca
▪ Infarto do miocárdio.

Essas complicações são mais comuns em pacientes com histórico cardiovascular, idade avançada ou condições médicas preexistentes. A monitorização rigorosa durante o perioperatório e a avaliação pré-operatória adequada são essenciais para minimizar esses riscos.

Algumas alterações e complicações poderão se iniciar no período de pós-operatório imediato e se estender para o pós-operatório mediato e até tardio, a seguir, são enumeradas algumas das situações mais frequentes nos pacientes submetidos a procedimentos ortopédicos:

- *Infecção*: pode ocorrer no local da cirurgia, levando a febre, vermelhidão, inchaço e dor. Infecções podem ser superficiais ou mais profundas, afetando tecidos internos ou próteses.
- *Hemorragia*: perda significativa de sangue durante ou após a cirurgia pode ocorrer, resultando em anemia, choque ou a necessidade de transfusões.
- *Trombose venosa profunda (TVP)*: a formação de coágulos sanguíneos nas veias profundas das pernas pode levar a dor, inchaço e, em casos graves, embolia pulmonar.
- *Embolia pulmonar*: coágulos que se soltam e percorrem para os pulmões, causando dificuldades respiratórias e, em casos graves, podendo ser fatal.
- *Fratura ou lesão adicional*: durante a cirurgia, pode ocorrer uma fratura ou lesão adicional acidental, especialmente em procedimentos complexos.
- *Problemas com anestesia*: reações adversas à anestesia, como reações alérgicas, dificuldades respiratórias ou problemas cardiovasculares, podem ocorrer.
- *Complicações cirúrgicas gerais*: isso inclui problemas relacionados com a cicatrização das feridas, necrose de tecidos, e problemas com suturas ou dispositivos implantados.
- *Dor e inchaço*: Dor intensa e inchaço são comuns após a cirurgia e podem exigir manejo adequado para minimizar o desconforto e promover a recuperação.
- *Problemas de mobilidade imediata*: dificuldades com o movimento do membro operado podem ocorrer, e é essencial iniciar a fisioterapia o mais rápido possível para evitar rigidez e perda de função.

O paciente cirúrgico, em especial o que é submetido a procedimentos ortopédicos, necessita de acompanhamento rigoroso para o monitoramento dos sinais e sintomas de agravos relacionados ao período e tipo analgoanestésico e a intervenção cirúrgica empregada.

A avaliação sistemática é realizada pelo enfermeiro no período pós-operatório imediato do paciente, iniciando desde a saída do paciente da sala de cirurgia passando por sua admissão na RPA (recuperação pós-anestésica) até a sua transferência ao leito em terapia intensiva ou enfermaria.

As complexidades das respostas que o paciente pode apresentar necessitarão de uma adequada investigação, assim como a intensidade da sua vigilância, identificando sinais precoces de deterioração clínica. É de grande importância que o profissional enfermeiro realize precocemente os diagnósticos de enfermagem e intervenções necessárias, prevenindo assim o surgimento ou evolução das intercorrências e agravos.

Os principais possíveis diagnósticos de enfermagem e suas intervenções, em situações que envolvam complicações imediatas no paciente submetido à cirurgia ortopédica, estão separados a seguir, por cada sistema do organismo humano.

DIAGNÓSTICO DE ENFERMAGEM

Sistema respiratório:

- Padrão respiratório ineficaz.
- Troca de gases prejudicada.
- Desobstrução ineficaz das vias aéreas.

Intervenções

- Avaliar a função respiratória – padrão e ausculta respiratória.
- Avaliação ultrassonográfica à beira do leito complementando o exame físico avaliando deslizamento pleural e caracterização do padrão de linhas pulmonares, identificando presença de efusão pleural.

- Estimular a respiração profunda.
- Em caso de sonolência persistente, discutir junto à equipe médica e considerar administração de antagonistas de narcóticos e benzodiazepínicos.
- Monitorar constantemente a saturação de oxigênio.
- Investigar sinais de desconforto respiratório e de obstrução mecânica da passagem de ar.
- Ensinar e estimular o paciente a tossir.
- Relacionar com os exames laboratoriais e de imagem.
- Medidas de prevenção de pneumonia aspirativa.
- Manutenção da cabeceira a 30°.

DIAGNÓSTICO DE ENFERMAGEM
Sistema cardiovascular:

- Débito cardíaco diminuído.
- Risco de volume de líquidos deficiente.
- Risco de sangramento.
- Choque hipovolêmico.
- Volume de líquidos excessivos.
- Hipotensão.
- Hipertensão arterial sistêmica.
- Perfusão tissular periférica ineficaz.
- Risco de disfunção neurovascular periférica.

Intervenções
- Avaliar PAS (pressão arterial sistólica), PAM (pressão arterial média) e FC (frequência cardíaca) comparando com os resultados coletados no pré-operatório.
- Avaliação ultrassonográfica à beira leito complementando o exame físico avaliando atividade contrátil cardíaca, diâmetro da veia cava inferior para auxiliar na avaliação para fluidotolerância.
- Avaliar perfusão periférica (mobilidade, coloração, temperatura, presença e amplitude do pulso, tempo de enchimento capilar).
- Realizar e registrar o balanço hídrico.
- Controle da velocidade e do volume das infusões.
- Verificar rotineiramente a permeabilidade dos sistemas de drenagem externa.
- Avaliar o aspecto e volume dos líquidos drenados.
- Monitorar a produção urinária.
- Posicionar o paciente em Trendelenburg, se não houver contraindicações, em situações persistentes de hipotensão.
- Promover mobilização ativas e passivas das extremidades.
- Relacionar os dados obtidos com resultados de exames laboratoriais e de imagem.

DIAGNÓSTICO DE ENFERMAGEM
Sistema de termorregulação:

- Hipotermia.
- Depressão do sistema termorregulador pelos agentes anestésicos.

Intervenções
- Monitorar a temperatura corporal e do ambiente.
- Aquecimento passivo e ativo quando indicado.
- Concentrar as intervenções para diminuir a exposição do paciente.
- Considerar administração de líquidos aquecidos quando indicado e necessário.

DIAGNÓSTICO DE ENFERMAGEM
Sistema tegumentar:

- Integridade da pele prejudicada.
- Integridade tissular prejudicada – posição inadequada na mesa e no leito cirúrgico.

Intervenções
- Avaliar rotineiramente a pele e condições da ferida cirúrgica.
- Manter integridade dos curativos indicando coberturas específicas.
- Garantir posição confortável no leito.
- Manter as grades elevadas.
- Considerar terapia de calor e frio com tempo determinado.

DIAGNÓSTICO DE ENFERMAGEM
Sistema sensorial e locomotor:

- Mobilidade física prejudicada.
- Processo de pensamento perturbado e conhecimento deficiente.
- Dor aguda.

Intervenções
- Avaliação da consciência e da sensibilidade dolorosa.
- Investigar déficits visuais, motores e auditivos prévios.
- Avaliar padrão e etiologia da dor no pós-operatório.
- Aplicar técnicas de relaxamento respiratório.
- Estimular o paciente a se movimentar no leito.

DIAGNÓSTICO DE ENFERMAGEM
Sistema urinário:

- Retenção urinária pós-operatória.
- Risco de retenção urinária.

Intervenções
- Avaliação ultrassonográfica à beira leito complementando o exame físico avaliando distensão vesical não percebida ou não relatada pelo paciente, quantificação do volume urinário e confirmação do posicionamento correto do balonete da sonda vesical quando paciente estiver portando sonda vesical.
- Monitorar a produção urinária de forma seriada.
- Verificar a permeabilidade das sondas urinárias.
- Estimular medidas não invasivas para micção espontânea.

- Cateterismo vesical optando pelo melhor dispositivo para esvaziamento da bexiga, considerando fatores de risco, repercussão hemodinâmica, volume e necessidade de monitoramento após prova de volume e manutenção do balanço hídrico.

DIAGNÓSTICO DE ENFERMAGEM
Sistema digestório:

- Risco de aspiração.

Intervenções
- Avaliação ultrassonográfica do antro gástrico para avaliação qualitativa e quantitativa da presença de resíduo.
- Manter cabeceira elevada.
- Lateralizar para o lado direito a cabeça em casos de náuseas e vômitos.
- Registrar as características do vômito.
- Realizar higiene oral após episódio de vômito.

DIAGNÓSTICO DE ENFERMAGEM
Sistema imunológico:

- Risco de infecção.

Intervenções
- Seguir medidas de precaução padrão na realização de todos os procedimentos.
- Manuseio asséptico de acessos, cateteres, drenos e sondas.
- Avaliar sinais de infecção na ferida operatória.

DIAGNÓSTICO DE ENFERMAGEM
Estado emocional:

- Ansiedade.
- Agitação – *delirium* hiperativo ou hipoativo.

Intervenções
- Fornecer explicações e orientações todo o período transoperatório.
- Escuta ativa do paciente e família garantindo mais acesso a informações relacionadas com o diagnóstico e tratamento.
- Considerar técnicas de relaxamento como musicoterapia e terapias alternativas.
- Garantir a privacidade e o conforto no leito do paciente.
- Aplicar a escala de CAM-ICU mediante alterações comportamentais do paciente para corroborar no diagnóstico do *delirium*.

BIBLIOGRAFIAS
SOBECC/SOBECC – Associação Brasileira de Enfermeiros de Centro-cirúrgico, recuperação anestésica e centro de material e esterilização. Diretrizes de práticas em enfermagem cirúrgica e processamento de produtos para saúde. 7. ed. Rev e Atual. Barueri, SP: Manole; São Paulo: SOBECC; 2017.

Pailo AF, Bernadelli M. Complicações anestésicas. In: Auler Jr. JOC, Carmona MJC, Torres MLA, Ramalho AS (eds). Anestesiologia básica: manual de anestesiologia, dor e terapia intensiva. Barueri: Manole; 2011.

Enfermagem em Centro Cirúrgico e Recuperação/Organizadoras: Rachel de Carvalho, Estela Regina Ferraz Bianchi. – 2. ed. (Série Enfermagem) – Barueri, SP: Manole; 2016.

Brasil ANDVS. Medidas de prevenção de infecção relacionada à assistência à saúde. Brasília: Anvisa, 2017.

Carnaval B M, Teixeira AM, Carvalho RD. Use of portable ultrasound to detect urinary retention by nurses in anesthesia recovery. Artigos Originais, 2019;24.

Cha Y, Lee Y, Won S, et al. Urinary retention after total joint arthroplasty of hip and knee: Systematic review. Journal of orthopaedic surgery (Hong Kong). 2020;28(1).

Herdman TH, Kamitsuru S, Lopes CTO. Diagnósticos de enfermagem da NANDA-I: definições e classificação - 2021-2023. Porto Alegre: Artmed; 2021.

MANEJO DA DOR

Seção 10.1 ▪ Avaliação e Mensuração da Dor em Pacientes Ortopédicos de Alta Complexidade

Maria Fernanda Muniz Ferrari ▪ Bárbara Ventura Fontes

INTRODUÇÃO

A avaliação e mensuração da dor são de extrema importância nos sistemas de saúde. E em pacientes ortopédicos de alta complexidade é ainda mais necessária, pois vai contribuir para uma recuperação pós-operatória satisfatória.

A dor por ser uma experiência sensitiva e emocional desagradável associada, ou semelhante àquela associada, a uma lesão tecidual real ou potencial, conceito atualizado recentemente pela International Association for the Study of Pain (IASP) e traduzido pela Sociedade Brasileira Para Estudo da Dor (SBED), em 2020,[1] requer uma equipe multiprofissional para o seu manejo.

A equipe multiprofissional responsável pelo manejo da dor deve ter conhecimento dos passos para uma avaliação adequada. E é importante ressaltarmos que há uma diferença entre avaliação e mensuração da dor. Ambas estão interligadas, porém a avaliação concentra-se no método mais abrangente de mapear a dor do paciente, incluindo a trajetória da dor, a qualidade, a localização, a duração, fatores de interferência e o impacto da dor na vida do paciente. Por outro lado, a mensuração está direcionada para a quantificação da intensidade da dor, através de escalas ou ferramentas onde os pacientes conseguem indicar a dor do momento.[2,3]

A dor afeta diversas áreas da vida e da recuperação de pacientes submetidos a procedimentos cirúrgicos de baixa e alta complexidade. E os profissionais da saúde têm grande responsabilidade no manejo adequado da mesma. A dor bem-tratada evita a cronificação e contribui para uma recuperação célere.[4]

Para pacientes ortopédicos de alta complexidade, a dor pode ser persistente e multifatorial. A natureza complexa de suas condições ortopédicas e o trauma cirúrgico extensivo podem levar a padrões de dor incomuns e desafiadores de gerenciar, e requer estratégias de avaliação e manejo específicas, e principalmente profissionais bem-preparados.[5]

São diversos os comprometimentos decorrentes da dor fora de controle. Os pacientes apresentam comprometimento da mobilidade e função, redução da tolerância à atividade, sono prejudicado, aumento do risco de complicações pós-operatórias, impacto negativo na satisfação do paciente e na qualidade de vida.[6]

Além do impacto na recuperação e nos resultados cirúrgicos, a dor pode levar a consequências a longo prazo, como dor crônica, distúrbios do humor, dependência de medicamentos e consequências psicológicas. E todas essas consequências podem afetar o cotidiano dos pacientes e suas relações sociais e funcionais.

Os padrões de dor em pacientes ortopédicos de alta complexidade diferem daqueles observados em pacientes de baixa complexidade. Esses pacientes podem experimentar: dor pós-operatória mais intensa e prolongada, dor persistente ou recorrente após a cirurgia, dor neuropática devido a danos nervosos durante a cirurgia e dor complexa regional (síndrome de dor regional complexa).[7]

Portanto, é essencial que os profissionais de saúde tenham entendimento das ferramentas e métodos disponíveis para avaliar e mensurar adequadamente a dor, permitindo intervenções direcionadas, alívio eficaz e melhora dos resultados do paciente.

MÉTODOS DE AVALIAÇÃO DA DOR

A avaliação da dor vai além da utilização de ferramentas validadas de mensuração. Ela envolve um processo mais amplo como coleta de informações quantitativas e qualitativas sobre o quadro doloroso. Devido a dor ser uma experiência subjetiva e multifacetada, um processo de avaliação bem fundamentado é essencial na prática clínica.[8]

O processo de avaliação é complexo e envolve muitos fatores como: aspectos físicos, emocionais, culturais e sociais. Compreender e estar atento a estas particularidades da dor, faz com que profissionais de saúde realizem diagnósticos mais precisos e proporcionem um manejo adequado. Tal fato evidencia a necessidade de uma abordagem multidimensional e personalizada, considerando as particularidades de cada paciente. O principal objetivo da avaliação vai além de identificar apenas a intensidade da dor, inclui entender o impacto na qualidade de vida, nas atividades diárias e no bem-estar emocional do paciente.[3]

Para tal propósito os profissionais de saúde precisam considerar tais nuances, considerando as diversas dimensões, como veremos a seguir.[4,9]

- *Intensidade*: busca quantificar o nível de desconforto ou sofrimento físico que uma pessoa sente. Para tal, o profissional tem a seu dispor inúmeras escalas de mensuração como: Escala Numérica; Escala Verbal; Escala Visual Analógica (EVA). E existem também os Questionários de Dor, que têm a função de avaliar e documentar a qualidade e/ou experiência da dor através de descrições sensoriais e afetivas. Todos esses instrumentos serão descritos com mais detalhes a seguir.
- *Qualidade*: se refere a como ela é sentida e percebida pelos pacientes. Esta descrição é essencial para os profissionais identificarem a dor a ser manejada. As características mais citadas são: em queimação, latejante/pulsátil, fisgada, formigamento, em pontada, dor irradiada, entre outras. O conjunto de pistas direciona para um tipo de dor específico e sua origem, facilitando o manejo adequado conforme o tipo de dor.
- *Duração*: por meio da duração da dor é possível classificá-la em dor aguda (dura por um período curto, proveniente de um trauma/lesão ou inflamação, e tende a diminuir com o tratamento); dor crônica (persiste por mais de três/seis meses, mesmo após o fator causador inicial ter sido tratado); dor recorrente (surge e desaparece ao longo do tempo. Exemplo disso é a enxaqueca, que pode ocorrer em episódios espaçados).
- *Localização*: onde a dor está presente no corpo.
- *Impacto Funcional*: como a dor afeta a qualidade de vida e as atividades diárias do paciente.

- *Fatores psicológicos, sociais e culturais*: estes fatores desempenham um papel significativo na percepção da dor. Aspectos como ansiedade, depressão e estresse podem amplificar a percepção da dor. Assim como crenças culturais e o suporte social. Por isso a importância de uma equipe multiprofissional para a assistência a esses pacientes.
- *Exames complementares*: embora o autorrelato do paciente seja o padrão-ouro na avaliação, mensuração e manejo da dor, exames complementares podem contribuir para identificar causas implícitas. Como radiografias, ressonâncias magnéticas ou exames de sangue.
- *Reavaliação*: a reavaliação busca monitorar a eficácia da intervenção proposta/realizada. Quando realizada periodicamente também oportuniza o ajuste da estratégia adotada.

Uma minuciosa avaliação da dor é um passo crucial para o planejamento do manejo e para a reabilitação satisfatória do paciente.

ESCALAS DE MENSURAÇÃO DE DOR

Com a evolução dos tratamentos para a dor, muitas instituições de saúde já adotam uma escala para medir o nível de dor dos pacientes antes e depois da terapia, permitindo avaliar sua evolução. Embora essa escala possa apresentar algumas variações regionais, sua lógica permanece consistente.

A avaliação eficaz da dor em ambientes ortopédicos é crucial para um diagnóstico e tratamento precisos, permitindo um controle eficaz da mesma e por consequência, resultando na prevenção de eventos adversos relacionados à dor e seu tratamento, promovendo uma boa recuperação do paciente, facilitando o retorno às atividades e, consequentemente, aumentando a satisfação do paciente.[10]

Embora existam diversas ferramentas de avaliação e mensuração da dor na literatura, não existe nenhuma que seja superior ou considerada a melhor para todas as situações. O relato do paciente é considerado o padrão-ouro na avaliação da dor. Portanto, é fundamental adotar uma abordagem individualizada e apropriada à idade para medir o tipo e a intensidade da dor.[11]

Várias ferramentas foram desenvolvidas para medir a intensidade da dor e seu impacto na qualidade de vida dos pacientes. As seções a seguir, descrevem as ferramentas de avaliação da dor mais utilizadas.

ESCALAS MAIS UTILIZADAS

As escalas de mensuração da dor podem ser categorizadas como: unidimensionais e multidimensionais. A seguir iremos descrever as mais utilizadas de cada categoria.

Escalas Unidimensionais

As escalas unidimensionais oferecem uma maneira simples para os pacientes avaliarem um aspecto específico de sua dor, geralmente a intensidade. Essas escalas são especialmente úteis em casos de dor aguda, quando a etiologia é clara, como em traumas, dor pós-operatória e apendicite por exemplo.[12]

Escala Visual Numérica

Normalmente varia de zero a dez, onde zero significa ausência da sensação de dor e dez nível máximo de intensidade da sensação de dor da pessoa que está relatando o quadro álgico (Fig. 10.1-1).

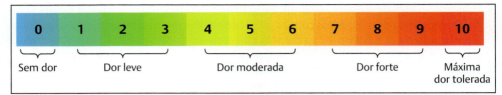

Fig. 10.1-1. Escala visual numérica.

Interpretação da Escala
- Zero: ausência de dor.
- 1-3: dor leve.
- 4-6: dor moderada.
- 7-9: dor forte/muito forte.
- 10: sensação máxima dor.

Vantagens e Desvantagen
Vantagens
- Facilidade no uso e rápida aplicação tornando prático o seu uso em contextos clínicos com diferentes perfis de pacientes.
- Pode ser utilizada para monitorar o processo de evolução no tratamento para controle álgico.

Desvantagens
- A interpretação de 10 como a máxima suportada pode variar de indivíduo para indivíduo, alguns podem interpretar como dez o nível de satisfação com o controle da dor;
- A escala não fornece informações com relação à qualidade da dor, como localização, característica e impacto funcional, por ser unidimensional a escala mensura a intensidade da dor apenas, o que pode limitar a compreensão completa da experiência dolorosa;
- Difícil utilização para pacientes com déficit cognitivo ou visual.

Escala Visual Analógica (EVA)
Por meio desta escala visual, os pacientes expressam a intensidade da dor, marcando um ponto em uma linha de 10 centímetros. Um extremo da linha representa a ausência completa de dor, enquanto o outro extremo representa a pior dor que se possa imaginar (Fig. 10.1-2).

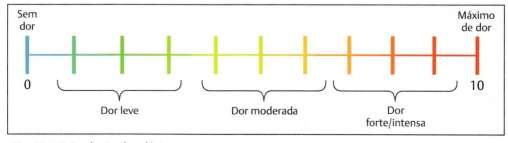

Fig. 10.1-2. Escala visual analógica.

Vantagens e Desvantagens
Vantagens
- Fácil aplicação por não estar relacionada a numeração ou descritores, sendo uma linha contínua de 10 cm.
- Pode ser utilizada para monitorar o processo de evolução no tratamento para controle álgico.

Desvantagens
- Difícil utilização para pacientes com déficit cognitivo ou visual.
- Interpretação da escala pode-se tornar subjetiva, variando de pessoa para pessoa.

Escala de Faces
Esta escala utiliza uma série de desenhos faciais que variam de um sorriso a uma expressão de choro, essa escala visual auxilia na avaliação da dor, especialmente em populações com dificuldades de quantificar a dor numericamente, como crianças, idosos ou pessoas com dificuldade de comunicação. Como demonstrado na Figura 10.1-3, nesta escala observamos uma série de desenhos de rostos com diferentes expressões, que vão de um sorriso (sem dor) até uma expressão de choro (dor intensa).

Vantagens e Desvantagens
Vantagens
- Facilidade na interpretação da escala, podendo ser utilizada com crianças, idosos e pacientes com déficit cognitivo ou de comunicação.
- Rápida aplicação.
- Facilmente aplicável para diferentes culturas por representar expressões faciais de emoções humanas básicas.

Desvantagens
- Não pode ser utilizada por pacientes com algum déficit na acuidade visual.
- Pode apresentar uma limitação às variações na intensidade da dor.
- Em algumas situações pode selecionar uma face relacionada ao seu estado emocional ou por simpatia e pode não estar diretamente relacionada a sua dor.

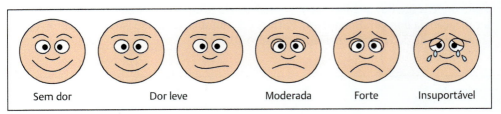

Fig. 10.1-3. Escala de faces.

Escala de Descritores Verbais

Nesta escala o paciente pode identificar a intensidade da sua dor através de descritores verbais, portanto ao invés de utilizar números ou desenhos, como em outras escalas, ela apresenta uma série de termos que descrevem diferentes níveis de dor, como demonstrado na Figura 10.1-4.

Vantagens e Desvantagens
Vantagens
- Facilita a expressão de dor por meio dos descritores verbais.
- Facilidade no uso e rápida aplicação.
- Os descritores podem ser adaptados ao contexto cultural do paciente.

Desvantagens
- Limitação no vocabulário do paciente.
- Dependência da capacidade de comunicação do paciente.

Uma desvantagem comum a todas as escalas unidimensionais é o fato de não fornecer informações com relação à qualidade da dor, como localização, característica e impacto funcional, por ser unidimensional a escala mensura a intensidade da dor apenas, o que pode limitar a compreensão completa da experiência dolorosa.

Escalas Multidimensionais

As escalas multidimensionais são mais complexas, pois são ferramentas abrangentes projetadas para avaliar a dor em várias dimensões, capturando a complexidade da experiência da dor, sendo assim, podem medir a intensidade, a natureza e a localização da dor e o impacto que a dor está tendo na atividade ou no humor.[9] Eles são úteis em casos de dor aguda e principalmente na dor crônica, quando além da intensidade, precisamos avaliar o apoio social, a interferência nas atividades da vida diária e a depressão. A seguir iremos detalhar as escalas multidimensionais mais utilizadas.

Questionário de Dor de McGil

O Questionário de Dor McGill oferece uma avaliação detalhada da experiência dolorosa, possibilitando monitorar a evolução da dor e a eficácia das intervenções terapêuticas, fornecendo uma medição quantitativa da dor e discriminando seus aspectos sensoriais e emocionais da dor. Consiste principalmente em diferentes adjetivos usados para descrever a dor em três dimensões: sensorial, afetiva e avaliativa.[13] Para complementar a avaliação, o profissional de saúde pode utilizar um diagrama corporal para o paciente indicar a área exata onde sente dor. A aplicação do questionário completo, incluindo a identificação da localização da dor, geralmente leva entre 3 e 5 minutos, podendo variar de acordo com a complexidade do relato do paciente (Quadro 10.1-1).[14]

Sem dor	Dor leve	Dor moderada	Dor forte	Dor insuportável

Fig. 10.1-4. Escala de descritores verbais.

Quadro 10.1-1. Questionário de Dor de McGill.[14]

1	2	3	4	5
1. vibração 2. tremor 3. pulsante 4. latejante 5. como batida 6. como pancada	1. pontada 2. choque 3. tiro	1. agulhada 2. perfurante 3. facada 4. punhalada 5. em lança	1. fina 2. cortante 3. estraçalhada	1. beliscão 2. aperto 3. mordida 4. cólica 5. esmagamento
6	**7**	**8**	**9**	**10**
1. fisgada 2. puxão 3. em torção	1. calor 2. queimação 3. fervente 4. em brasa	1. formigamento 2. coceira 3. ardor 4. ferroada	1. mal localizada 2. dolorida 3. machucada 4. doida 5. pesada	1. sensível 2. esticada 3. esfolante 4. rachando
11	**12**	**13**	**14**	**15**
1. cansativa 2. exaustiva	1. enjoada 2. sufocante	1. amedrontada 2. apavorante 3. aterrorizante	1. castigante 2. atormenta 3. cruel 4. maldita 5. mortal	1. miserável 2. enlouquecedora
16	**17**	**18**	**19**	**20**
1. chata 2. que incomoda 3. desgastante 4. forte 5. insuportável	1. espalha 2. irradia 3. penetra 4. atravessa	1. aperta 2. adormece 3. repuxa 4. espreme 5. rasga	1. fria 2. gelada 3. congelante	1. aborrecida 2. dá náuseas 3. agonizante 4. pavorosa 5. torturante

Escalas de dor no paciente crítico: uma revisão integrativa.

Interpretação da Escala

O questionário é composto por 20 grupos de palavras, cada um representando uma característica da dor. O paciente seleciona, em cada grupo, as palavras que melhor descrevem a sensação dolorosa que está vivenciando. As categorias abrangem desde aspectos sensoriais (como latejante ou queimante) até aspectos emocionais e avaliativos (como insuportável ou leve).

Inventário Breve de Dor – Forma Reduzida

O Inventário Breve de Dor quantifica tanto a intensidade da dor quanto a interferência ou impacto na função. Leva de 5 a 15 minutos para ser concluído e usa 11 escalas numéricas para abordar a intensidade da dor, humor, capacidade de trabalhar, relacionamentos, sono, prazer da vida e o efeito da dor na atividade geral. Podendo ser utilizada para medir o progresso de um paciente com uma doença progressiva e pode mostrar melhora ou declínio no humor e no nível de atividade do paciente. Avaliar a função é importante no tratamento geral da dor (Fig. 10.1-5).[12]

INVENTÁRIO BREVE SOBRE DOR

1) Durante a vida, a maioria das pessoas apresenta dor de vez em quando (dor de cabeça, dor de dente, etc). Você teve hoje, dor diferente dessas?

1. Sim ☐ 2. Não ☐

2) Marque sobre o diagrama, com um X, as áreas onde você sente dor, e onde a dor é mais intensa.

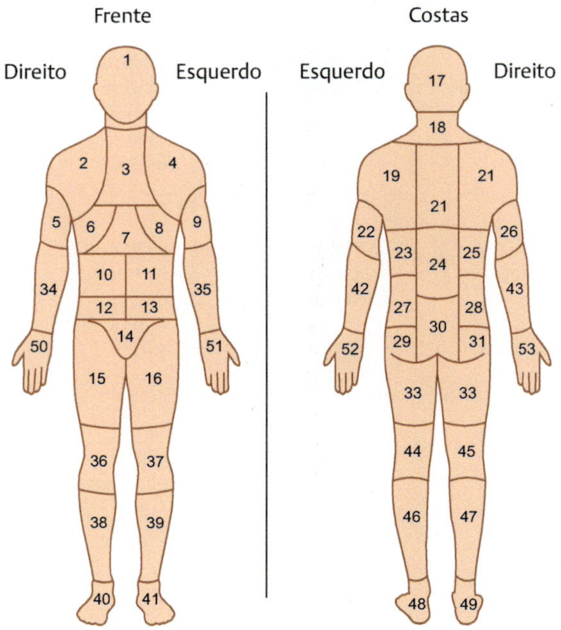

3) Circule o número que melhor descreve a pior dor que você sentiu nas últimas 24 horas.

Sem dor ├ 0 1 2 3 4 5 6 7 8 9 10 ┤ Pior dor possível

4) Circule o número que melhor descreve a pior dor mais fraca que você sentiu nas últimas 24 horas.

Sem dor ├ 0 1 2 3 4 5 6 7 8 9 10 ┤ Pior dor possível

5) Circule o número que melhor descreve a média dea sua dor.

Sem dor ├ 0 1 2 3 4 5 6 7 8 9 10 ┤ Pior dor possível

6) Circule o número que mostra quanta dor você está sentindo agora (neste momento).

Sem dor ├ 0 1 2 3 4 5 6 7 8 9 10 ┤ Pior dor possível

Fig. 10.1-5. Inventário Breve de Dor.

Nesta escala o profissional de saúde utiliza uma graduação de 0-10 para pontuar os seguintes itens: intensidade, interferência da dor na habilidade para caminhar, atividades diárias do paciente, no trabalho, atividades sociais, humor e sono. A dor relatada pelo paciente é a apresentada no momento da aplicação do questionário e também a mais intensa, a menos intensa e a média da dor das últimas 24 horas.

Vantagens e Desvantagens da Utilização de Escalas Multidimensionais

As vantagens da utilização das escalas multidimensionais é a possibilidade de captar e entender dimensões da dor que vão além da intensidade, como localização, impacto funcional e emocional da experiência dolorosa na vida da pessoa, fornecendo uma avaliação mais completa e individualizada da dor. Possibilitando um planejamento melhor do cuidado e do acompanhamento, então da resposta do paciente ao tratamento.

O fato de ser mais completo pode ser um limitador do seu uso em ambientes que demandam maior agilidade na avaliação ao paciente. Pacientes com algum déficit cognitivo podem ter dificuldade no uso da escala.

Mensuração da Dor de Pacientes em Condições Especiais

Em algumas situações a mensuração e avaliação da dor pode ser tornar desafiadora, principalmente em pacientes incapazes em realizar um relato da sua dor, como crianças, pessoas com deficiências cognitivas ou comunicativas. Devido a dificuldade em realizar o autorrelato da dor dos pacientes com essas características, as escalas utilizadas realizam uma observação comportamental e avaliação dos sinais vitais.

Escala Comportamental de Dor (BPS)

Os pacientes que necessitam de cuidados intensivos com frequência sentem dor e desconforto durante a permanência na Unidade de Terapia Intensiva (UTI), visto que estarão expostos a diferentes fatores que provocam dor aguda, inclusive os procedimentos de rotina.

No entanto, os pacientes internados em UTI frequentemente não conseguem se comunicar de forma eficaz devido à gravidade da doença, ventilação mecânica, uso de sedativos e analgésicos ou por estarem com o nível de consciência reduzido.[15]

A Escala comportamental de dor (*Behavioral Pain Scale* – BPS) é utilizada para avaliar a dor nos pacientes sedados e inconscientes em ventilação mecânica. Durante a aplicação da escala, três aspectos são avaliados: expressão facial, movimentos corporais e tolerância à ventilação mecânica. A BPS permite definir a intensidade da dor entre 3 (nenhuma dor) e 12 (a maior intensidade de dor) pontos.[16]

Escala Critical-Care Pain Observation Tool (CPOT)

A escala CPOT (*Critical-Care Pain Observation Tool*) é uma ferramenta para realizar a avaliação da dor em pacientes que têm dificuldade em relatar a dor, como os sedados, inconscientes ou em ventilação mecânica. É composta por quatro categorias de comportamentos de dor: Expressão facial, movimentos corporais, adaptação à ventilação mecânica (paciente entubado) ou vocalização (paciente extubado) e tensão muscular.[17] Cada comportamento de dor varia de zero a dois pontos e sua pontuação máxima é de oito pontos.

Escala de Avaliação de Dor em Idosos com Demência Avançada (PAINAD – *Pain Assessment in Advanced Dementia*)

O comprometimento cognitivo, comum em idosos com demência, pode afetar vários aspectos da vivência da dor. Em outras palavras, reconhecer a dor depende da capacidade do indivíduo de perceber e interpretar essa experiência (julgamento), além de expressá-la verbalmente ou de outras formas (linguagem).[18]

A PAINAD foi desenvolvida para avaliar a dor em indivíduos com demência avançada/alzheimer e é composta por cinco itens de observação: respiração, vocalização negativa, expressão facial, linguagem corporal, e consolabilidade. A pontuação de cada categoria varia de 0 a 2, na qual 0 (zero) equivale a menor intensidade e 2 (dois) a maior intensidade. Sua pontuação total varia de 0 a 10 pontos baseada em uma escala padrão de dor. A interpretação da pontuação ocorre da seguinte forma: 1 a 3 pontos dor leve; 4 a 6 dor moderada e de 7 a 10 dor severa.[19]

Escala Comportamental de FLACC (*Face, Legs, Activity, Cry, Consolability Scale* – FLACC)

A capacidade de reconhecer e perceber a dor em crianças aumenta com a idade e a experiência, mas varia conforme o estágio de desenvolvimento. Por isso, ao escolher o método de avaliação de dor nessa população, é essencial considerar o estado geral da criança, sua idade, e o nível de percepção e reconhecimento da dor. As medidas devem ser aplicadas de forma sistemática e repetida.[9] A atividade facial, o choro e os movimentos corporais são as respostas comportamentais mais estudadas à dor em pacientes pediátricos.

A escala é composta por cinco elementos: rosto, movimento das pernas, choro, estado de atividade e nível de conforto. A pontuação para cada elemento é feita entre 0-2 e, na pontuação total, 0 pontos indicam que o paciente está confortável, 1-3 pontos indicam dor leve, 4-6 pontos indicam dor moderada e 7-10 pontos indicam dor intensa.

Papel da Abordagem Multidisciplinar na Avaliação da Dor

A abordagem multidisciplinar melhora de forma significativa o tratamento da dor, integrando várias modalidades terapêuticas e abordando a natureza multidimensional da dor. Essa abordagem não apenas combina tratamentos farmacológicos com terapias psicológicas e físicas, mas também enfatiza a importância do atendimento individualizado, adaptado às necessidades do paciente. A abordagem multidisciplinar reúne profissionais de diversas áreas, com experiências complementares, para assegurar uma resposta mais eficaz ao tratamento, fornecendo um cuidado abrangente e insights que levam a melhores resultados para o paciente.

Boas Práticas para Avaliação e Mensuração da Dor

É importante salientar que a percepção da presença da dor varia de pessoa para pessoa e pode ser influenciada por fatores como cultura, experiências anteriores e estado emocional e isso deve ser observado ao escolher a escala a ser utilizada.

Para selecionar uma escala de dor ideal para mensurar e avaliar a dor dependemos de diversos fatores, como as características do paciente, o tipo de dor e o objetivo da avaliação. Não existe uma escala que possa ser utilizada para todos os casos, sendo importante realizar uma avaliação individualizada para cada paciente.[9] Durante a escolha da escala a ser utilizada os seguintes itens devem ser observados:

- Idade ou presença de déficit cognitivo.
- Capacidade de comunicação.
- Escolaridade.
- Contexto clínico.
- Confiabilidade da escala selecionada.

As melhores abordagens para a avaliação da dor incluem uma combinação de autorrelato, técnicas de observação e ferramentas validadas. Importante que os profissionais de saúde tenham habilidade e conhecimento adequados para realizar uma avaliação precisa da dor, o que pode aprimorar consideravelmente as estratégias de tratamento e por consequência os resultados do cuidado prestado e satisfação do paciente.[20]

Na Figura 10.1-6, apresentamos um esquema sumarizando os principais passos para uma avaliação adequada da dor.

A avaliação e mensuração da dor em pacientes ortopédicos de alta complexidade são processos fundamentais para o tratamento eficaz e a melhora da qualidade de vida desses pacientes. A escolha de instrumentos validados e a utilização de estratégias mais amplas de avaliação, irão permitir uma compreensão mais aprofundada da dor relatada. Esse conjunto de métodos objetivos e multidimensionais irão direcionar a tomada de decisões clínicas, além de possibilitar intervenções personalizadas que aumentam a eficácia do tratamento.

Os desafios na avaliação da dor nesses pacientes residem na variabilidade individual na expressão e percepção da dor, o que torna necessária a utilização de abordagens multidisciplinares e de avaliação contínua para melhor adequar as intervenções terapêuticas. Assim, a mensuração regular e sistemática da dor deve ser incorporada como parte essencial da rotina de acompanhamento, promovendo intervenções que visem ao controle adequado da dor e à reabilitação do paciente.

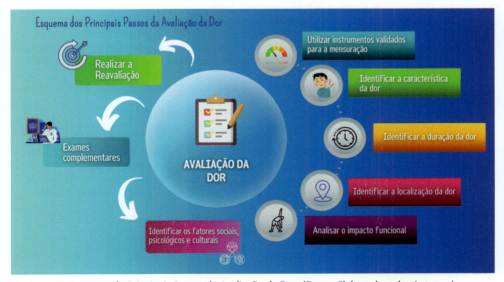

Fig. 10.1-6. Esquema do Principais Passos da Avaliação da Dor. (Fonte: Elaborado pelas Autoras.)

Portanto, a importância de um protocolo rigoroso de avaliação da dor nesses casos reforça a necessidade de capacitação dos profissionais de saúde e o desenvolvimento contínuo de ferramentas mais precisas e sensíveis. A atenção à dor permite não apenas o alívio dos sintomas, mas também uma abordagem mais humanizada e eficaz do cuidado ortopédico de alta complexidade.

REFERÊNCIAS BIBLIOGRÁFICAS

1. Raja SN, et al. The revised International Association for the Study of Pain definition of pain: concepts, challenges, and compromises. Pain. 2020;161(9):1976-1982.
2. Ford C. A guide to pain assessment and management in adults. Br J Nursing. 2024;33(5):246-251.
3. Bisher MAY, et al. Interventions for Assessment and Enhancement of Pain Management Competencies among Healthcare Professionals. Adv Clin Experim Med. 2023;10(1).
4. Varrassi G, et al. # 36889 Closing the gaps in postoperative pain management: challenges and future perspectives. 2023.
5. Wally MK, Hsu JR, Seymour RB. Musculoskeletal pain management and patient mental health and well-being. J Orthopaedic Trauma. 2022;36:S19-S24.
6. Far R, et al. F. 4 Relationship between poor postoperative pain control and surgical outcomes after elective spine surgery. Canadian Journal of Neurological Sciences. 2023;50(2):S56-S56.
7. Srishewachart P, et al. Pain Scores and Analgesic Therapy for Complex Spine Surgery in Tertiary Care Center. J Med Associat Thailand. 2022;105(7).
8. Choi S, Yoon SH, Lee HJ. Beyond measurement: a deep dive into the commonly used pain scales for postoperative pain assessment. Korean J Painl. 2024.
9. Karaoba DD, Talu B. Assessment of Pain in Different Patient Populations. Arşiv Kaynak Tarama Dergisi. 2023;32(3):154-168.
10. Goel S, et al. A Comprehensive Review of Postoperative Analgesics Used in Orthopedic Practice. Cureus. 2023;15(11).
11. Ramasamy A. Assessing Pain Using Patient-Reported Outcome Measures: Pragmatic Considerations in Clinical and Research Settings. J Oral Maxillofacl Surg. 2024;82(2):139-141.
12. Bielewicz J, Daniluk B, Kamieniak P. VAS and NRS, same or different? Are visual analog scale values and numerical rating scale equally viable tools for assessing patients after microdiscectomy?. Pain Research and Management. 2022(1):5337483.
13. Martinez JE, Grassi DC, Marques LG. Análise da aplicabilidade de três instrumentos de avaliação de dor em distintas unidades de atendimento: ambulatório, enfermaria e urgência. Revista Brasileira de Reumatologia. 2011;51:304-308.
14. Fortunato JGS, et al. Escalas de dor no paciente crítico: uma revisão integrativa. Revista Hospital Universitário Pedro Ernesto. 2013;12(3).
15. Azevedo-Santos IF, et al. Validação da versão Brasileira da Escala Comportamental de Dor (Behavioral Pain Scale) em adultos sedados e sob ventilação mecânica. Revista Brasileira de Anestesiologia. 2017;67:271-277.
16. Morete MC, et al. Tradução e adaptação cultural da versão portuguesa (Brasil) da escala de dor Behavioural Pain Scale. Revista Brasileira de Terapia Intensiva. 2014;26(4):373-378.
17. Pinheiro ARPQ, Marques RMD. Behavioral Pain Scale e Critical Care Pain Observation Tool para avaliação da dor em pacientes graves intubados orotraquealmente. Revisão sistemática da literatura. Revista Brasileira de Terapia Intensiva. 2020;31:571-581.
18. Custódia ACE, Maia FOM, Silva RCG. Escalas de avaliação da dor em pacientes idosos com demência. Revista Dor. 2015;16:288-290.
19. Warden V, Hurley AC, Volicer L. Development and psychometric evaluation of the Pain Assessment in Advanced Dementia (PAINAD) scale. J Am Med Directors Associat. 2003;4(1):9-15.
20. Trottier ED, et al. Best Practices in Pain Assessment and Management for Children. Paediatrics & Child Health. 2022;27(7):429-437.

Seção 10.2 ▪ Medidas Terapêuticas Farmacológicas e Não Farmacológicas para Alívio da Dor

Waleska de Castro Sampaio ▪ *Marina de Almeida Geraldo*

INTRODUÇÃO

O gerenciamento da dor refere-se a estratégias utilizadas para o controle e alívio da dor aguda ou crônica. Essas estratégias incluem medicamentos, terapias físicas, psicoeducativas, procedimentos cirúrgicos e outras abordagens como as Práticas Integrativas e Complementares (PICS).

O tratamento eficaz da dor geralmente envolve uma combinação dessas abordagens e recebe o nome de terapia multimodal por atuar de diferentes modos e em diferentes locais no sistema nervoso. Para garantir essa terapia uma equipe multidisciplinar com atuação de médicos, enfermeiros, fisioterapeutas, psicólogos, farmacêuticos, entre outros profissionais são necessários, focando no paciente como um todo.[1]

A seguir discorreremos sobre as intervenções farmacológicas e não farmacológicas para o gerenciamento da dor.

MEDIDAS TERAPÊUTICAS FARMACOLÓGICAS PARA ALÍVIO DA DOR

O tratamento farmacológico da dor deve seguir a recomendação da Organização Mundial da Saúde (OMS) que propõe a Escada Analgésica como diretriz. A Escada preconiza o uso de medicamentos de acordo com a intensidade da dor.[2] No primeiro degrau, nas dores leves, recomenda-se o uso de analgésicos simples. No Segundo degrau, associado aos analgésicos simples, introduz-se o opioide fraco, como tramadol e codeína. No terceiro degrau, para dores intensas, substitui-se o opioide fraco por opioide forte, como a morfina e a metadona dentre outros que serão abordados adiante. Em todos os degraus recomenda-se o uso das medicações adjuvantes, com mecanismo de ação diferentes, devido a complexidade da fisiopatologia da dor.

Analgésicos Simples
Anti-Inflamatórios Não Hormonais

Os anti-inflamatórios não esteroides (AINEs) são amplamente reconhecidos por seus efeitos anti-inflamatórios, analgésicos e antipiréticos. Estão entre os medicamentos mais usados no mundo, e por isso são uma das principais causas de morbidade relacionada a medicamentos, especialmente em idosos e pacientes com comorbidades.[3] A maioria dos efeitos dos AINEs está relacionada à inibição das enzimas ciclooxigenases (COX) que fazem a conversão do ácido araquidônico em prostaglandinas (PGs). As PGs desempenham papel crucial na inflamação e na dor. Apesar da gama de mediadores que participam da resposta inflamatória, a simples inibição da síntese de PGs causa marcante diminuição dos sinais e sintomas do processo inflamatório.[4] As prostaglandinas também protegem a mucosa gastrointestinal e mantém a integridade funcional dos rins e a inibição delas pelos AINES podem provocar úlceras gastrointestinais, retenção hidrossalina e comprometimento renal.

Foram identificadas 3 isoformas da COX: COX1, COX2 e COX3. A COX1 é geralmente expressa constitutivamente na maioria dos tecidos e é necessária para a produção de prostaglandinas envolvidas na função homeostática. A produção COX2 é induzida e expressa em várias células em resposta às citocinas liberadas no processo inflamatório. A COX2 também é expressa constitutivamente no encéfalo e nos rins. A COX3 é uma variante da COX1 e é expressa principalmente no cérebro, particularmente nas células endoteliais cerebrais, sugerindo um papel fisiológico específico. A inibição da COX3 está relacionada aos efeitos da dipirona e paracetamol no sistema nervoso central (SNC).

Os anti-inflamatórios não seletivos mais conhecidos, ou seja, que inibem tanto a COX1 quanto a COX2, são a aspirina, o diclofenaco, o ibuprofeno, a nimesulida e o meloxicam. A procura por drogas com maior seletividade em bloquear as COX2, evitando o bloqueio das COX1 constitutivas, originaram a classe dos denominados coxibes (inibidores seletivos da COX2). Alguns exemplos de coxibes são rofecoxib, etoricoxib, lumiracoxib, celecoxib e parecoxib.

Em 2005, o rofecoxib foi impedido de comercialização em função da constatação do risco de infarto do miocárdio e eventos trombóticos.[5] A fisiopatologia que explica esses riscos se deve a inibição seletiva da COX2 em reduzir a produção de prostaciclinas pelo endotélio, que são responsáveis pelo relaxamento da célula muscular lisa, vasodilatação e agregação plaquetária. As plaquetas apresentam somente COX1, que converte o ácido aracdônico em um potente fator pró agregante e vasoconstritor, o tromboxano A2. Os AINEs não seletivos, como a aspirina, podem reduzir a produção de COX1 nas plaquetas e consequentemente tromboxano A2 e são utilizados para a prevenção de eventos trombóticos e infarto do miocárdio. Já os coxibes, inibidores seletivos da COX2, causam redução relativa da produção endotelial de prostaciclina deixando livre a produção de tromboxano A2 pelas plaquetas causando um desbalanço entre prostaciclina/tromboxanoA2, determinando maior risco de eventos trombóticos.

Em relação aos efeitos gastrointestinais, o uso dos coxibes reduz o surgimento de lesões gástricas quando comparados ao uso de AINEs não seletivos. Mesmo assim, deve ser evitado em pacientes com antecedente de úlceras gastrointestinais.

O impacto dos AINEs no sistema renal se deve à inibição da síntese de PGE2e PGE1. A diminuição destas PGs pela ação dos AINEs pode ocasionar distúrbios hidroeletrolíticos, insuficiência renal aguda (IRA) e síndrome nefrótica. A complicação mais frequente do uso de AINEs é a retenção hidrossalina, e pode causar elevação da pressão arterial em pacientes hipertensos.[6]

Paracetamol

O paracetamol (ou acetaminofeno) é utilizado como medicamento há mais de um século e até hoje é largamente comercializado em muitos países. Tem propriedades analgésicas e antipiréticas. Apresenta um baixo poder anti-inflamatório e baixa incidência dos efeitos colaterais relacionados à inibição da enzima cicloxigenase (COX), o que o diferencia dos anti-inflamatórios não esteroidais (AINEs). É indicado para dores de fraca intensidade, com poucos efeitos colaterais relatados.[7]

Acredita-se que a formação do metabólito *N*-acetil-*p*-benzoquinona imina (NAPQI3), seja o principal responsável pela hepatotoxicidade observada no uso do paracetamol, que é manifestada por necrose centrolobular e quantificada pelo aumento nos níveis de alanina aminotransferase (ALT) plasmática. O uso concomitante de álcool deve ser evitado. A dose máxima diária foi estabelecida em 4 g.

O paracetamol tem ação preferencial sobre a COX3 que se expressa majoritariamente no SNC, sugerindo um efeito mais central do que periférico do paracetamol.

Estudos recentes sugerem que o paracetamol eleva os níveis de anandamida na fenda sináptica, prolongando a ação deste endocanabinoide nos receptores canabinoides tipo 1 (CB1) o que justifica a sua ação antipirética e analgésica.[8]

Dipirona

A dipirona é amplamente utilizada no Brasil como analgésico, antipirético e antiespasmódico.[9] A dipirona possui correlação com o surgimento de anemia aplástica (anemia, leucopenia e trombocitopenia) e agranulocitose (contagem de granulócitos inferior a 500/mm³). Por este motivo, é proibida em alguns países da Europa e nos Estados Unidos. Pouco se sabe a respeito de fatores de risco ou até se os indivíduos afetados já possuem alguma predisposição a esses distúrbios.[10] Estudos recentes avaliaram a segurança e a menor incidência de efeitos adversos da dipirona em comparação ao paracetamol e ao ácido acetilsalicílico.[11] Ensaios de alta qualidade são necessários para comprovar a segurança a médio e longo prazo da dipirona.[12]

Os principais metabólitos responsáveis pelo efeito analgésico da dipirona são o 4 metil amina antipirina e o 4 amino antipirina, e sugere-se que suas ações se devam a 4 mecanismos:

1. Inibição da cicloxigenase, reduzindo a síntese de prostaglandinas a nível central e periférico. Este mecanismo parece ser o menos importante na sua atividade analgésica. Mais recentemente, sugeriu-se que a dipirona inibiria a COX3.[13]
2. Ativação do sistema opioide endógeno.[14]
3. Ativação do sistema endocanabinoide por meio da elevação dos níveis de endocanabinoides.
4. Ativação da via L-arginina-óxido nítrico, bloqueando a sensibilização dos nociceptores.[15]

Os efeitos adversos incluem náusea, vômito, dor de cabeça, fraqueza, sonolência, vertigem, espasmos, neutropenia, disfunção renal e erupção cutânea. Os eventos adversos raros, mas potencialmente graves, incluem urticária, angioedema, anafilaxia, síndrome de Stevens-Johnson, necrólise epidérmica tóxica, nefrite intersticial, taquicardia, hipotensão, choque e agranulocitose.[16]

Relaxantes Musculares

Os relaxantes musculares de ação central são utilizados para o tratamento da espasticidade que ocorre nas síndromes do neurônio motor, e na síndrome dolorosa miofascial.[17] A contração muscular reflexa tem uma finalidade protetora, prevenindo a lesão tecidual. Porém, se esta contração persistir pode resultar em hiperexcitabilidade das fibras musculares, contribuindo para a cronificação da dor. A escolha do relaxante muscular dependerá da resposta individual e das condições clínicas de cada paciente.

Tizanidina

É um agonista dos receptores alfa2 adrenérgicos e reduz a espasticidade por inibição pré e pós-sináptica na medula espinhal. Apresentam efeito analgésico por inibirem a transmissão nociceptiva no corno dorsal da medula espinhal prevenindo a liberação de aminoácidos excitatórios. O efeito adverso comum é a sonolência, o que pode ser satisfatório com o uso da dose noturna. Outros efeitos colaterais são hipotensão, xerostomia, fraqueza, palpitação, náusea e tonteira.

Ciclobenzaprina

A ciclobenzaprina é provavelmente o relaxante muscular mais utilizado para o tratamento da dor muscular e da fibromialgia. A ação da ciclobenzaprina se dá pela inibição do reflexo monossináptico medular via sistema serotoninérgico descendente. Tem atividade anticolinérgica e pode provocar xerostomia, náusea, constipação, taquicardia, retenção urinaria, visão turva. Por isso, seu uso não é indicado em pacientes com glaucoma, hipertrofia prostática, síndrome pilórica e idosos.

Orfenadrina

Tem ação relaxante muscular com atividade supraespinhal. Atua em vários receptores (muscarínicos, histamínicos, NMDA, canais de sódio NaV 1.7, 1.8, 1.9) e no sistema serotoninérgico da rafe medular. Desta forma, também é analgésico. Assim como a ciclobenzaprina, apresenta atividade anticolinérgica.

Carisoprodol

Tem ação relaxante muscular pela depressão da atividade interneuronal medular e nos tratos descendentes da formação reticular. Os efeitos colaterais são: ataxia, agitação, insônia, taquicardia, hipotensão postural, náusea e eosinofilia.

Tiocolchicosídeo

É um derivado semissintético do colchicosideo, que apresenta ação analgésica, relaxante muscular e antinflamatória. Atua nos centros superiores e no corno posterior da medula espinhal, interagindo com o receptor GABA A. Excitação, ansiedade, insônia e diarreia podem ocorrer com o seu uso.

Opioides

Os analgésicos opioides são uma classe de medicamentos utilizados para o alívio da dor aguda e crônica, de intensidade moderada a intensa, de diversas etiologias.[18] O uso racional de opioides para as condições álgicas se baseia no conhecimento de conceitos como tolerância, dependência química, rotação de opioides, controle de efeitos adversos, que são comuns no emprego desses agentes.[19] Na dor crônica, devem ser administrados considerando os riscos e benefícios, quando outras terapias farmacológicas e não farmacológicas falharem em garantir o alívio adequado.[20]

Os opioides agem em receptores específicos no SNC, principalmente nos receptores (mu), κ (kappa) e δ (delta) que estão localizados principalmente na substância cinzenta periaquedutal, no núcleo magno da rafe, no tálamo medial, na substância gelatinosa da medula. Estão presentes também no sistema simpático, monócitos, linfócitos e macrófagos. A analgesia promovida pelos opioides ocorre pela ligação à proteína G (PTN G) acoplada aos receptores supracitados, levando a inibição da enzima adenilciclase, e queda da concentração intracelular de monofosfato cíclico de adenosina (AMPc). Isto acarreta a inibição dos canais de cálcio voltagem dependente nas terminações pré-sinápticas e, consequentemente a diminuição da quantidade de neurotransmissores excitatórios liberados na fenda neuronal. Além disso, acarreta a ativação e abertura dos canais de potássio, promovendo a hiperpolarização do neurônio. Outro mecanismo de ação é a ativação de vias inibitórias descendentes envolvendo serotonina e noradrenalina. Todos esses eventos resultam no bloqueio da transmissão do estímulo doloroso.[21]

Algumas recomendações de uso são bem estabelecidas:

- Respeitar os intervalos respectivos de administração de cada opioide
- O uso crônico de opioides leva a necessidade de rotação, ou seja, mudar para outro opioide para evitar o mecanismo de tolerância
- Ter cautela na prescrição de opioides para pacientes adictos
- Observar o uso de outros medicamentos, como benzodiazepínicos, que podem aumentar o risco de depressão respiratória
- Educar o paciente sobre o uso adequado de opioides enfatizando a necessidade de mudança no estilo de vida para hábitos saudáveis.
- Controlar os efeitos adversos como náusea, constipação e sedação.
- Evitar o uso de dois ou mais opioides concomitantemente, salvo em situações de dose resgate.
- Evitar a suspensão abrupta, principalmente no uso crônico de opioides fortes, pela possibilidade da ocorrência da síndrome de abstinência
- Obedecer a tabela de conversão de doses dos opioides.

Os opioides são classificados como fracos ou fortes, com indicação para dores moderadas ou fortes respectivamente são listados a seguir.

Tramadol

É considerado um opioide fraco, com indicação para dores moderadas, e atua de forma mista, ou seja, com atuação fraca nos receptores μ e inibindo a recaptação e, logo, aumentando a liberação de serotonina na fenda sináptica. Em função deste mecanismo misto, há de se ter cautela com o uso concomitante de antidepressivos, a fim de evitar a ocorrência de crise serotoninérgica.

Codeína

Assim como o tramadol, é considerado um opioide fraco, recomendado para dor moderada.[22] Apresenta pequena afinidade pelo receptor μ. O efeito analgésico se deve à conversão metabólica hepática em morfina (potência analgésica de 1/10). O uso de apresentações combinadas ao paracetamol limita a dose máxima diária pelo risco de hepatotoxicidade.

Oxicodona

É um opioide semissintético, agonista μ e κ, indicada para dores de moderada a intensa com excelente biodisponibilidade via oral. A oxicodona é um agonista opioide com forte afinidade pelos receptores μ. É um opioide potente com perfil de efeitos colaterais semelhante ao da morfina, com risco significativo de dependência. No Brasil, é comercializada na apresentação de liberação controlada com a opção da associação com a naloxona para redução de constipação.

Tapentadol

O tapentadol é um opioide com ação mista, atuando no receptor μ e na inibição de recaptação de noradrenalina.[23] Promove efeito sinérgico opioide e inibitório descendente da dor no sistema nervoso central. Não apresenta metabólitos ativos, não interage com alimentos, e tem pouca interação com outros fármacos. Não necessita de reajuste de dose em insuficiência renal leve a moderada, assim como na insuficiência hepática leve. É indicado para dores moderadas a fortes.

Buprenorfina

Indicada para dor moderada a forte, é uma opção de tratamento para paciente com Insuficiência renal. Disponível na apresentação transdérmica. Tem perfil farmacodinâmico e metabólico favorável e boa tolerabilidade, tornando-se uma opção frente a ocorrência de efeitos adversos comuns aos opioides usados frequentemente.[24]

Morfina

A morfina é o opioide de escolha para dor intensa e deve ser administrada a cada 4 horas, salvo em condições de nefropatia e hepatopatias, quando a dose deve ser espaçada. Não apresenta dose máxima, e o equilíbrio entre analgesia e efeitos adversos toleráveis define a dose ideal ou a rotação para outro opioide.

Fentanil

Um dos opioides mais potentes, usado para dor intensa, muitas vezes em pacientes com câncer ou em situações de dor aguda grave, como após cirurgias. Está disponível no Brasil na forma injetável e na forma de adesivos transdérmicos, o que possibilita a administração em pacientes com dificuldade de deglutir.[25]

Metadona

A metadona é considerada um opioide forte. É agonista sintético dos receptores opioides (delta), antagonista dos receptores N-metil--D-aspartato (NMDA) e também pode bloquear a recaptação pré-sináptica da serotonina. É necessária uma avaliação cuidadosa dos pacientes a fim de prescrever uma dosagem individualizada, em razão do risco de acúmulo de doses repetidas principalmente em idosos e pacientes debilitados. Não apresentam metabólitos ativos, o que é favorável para pacientes com insuficiência renal. O seu efeito antagonista nos receptores NMDA favorece a sua indicação no alívio da dor neuropática.

O desenvolvimento de tolerância e dependência física no uso de opioides reforça a necessidade de acompanhamento criterioso do paciente.

Antidepressivos

Embora os antidepressivos não tenham sido originalmente projetados para atuar como analgésicos, são usados para tratar dor crônica, especialmente a dor neuropática e fibromialgia.[26] O efeito analgésico destes medicamentos se manifesta mais rapidamente do que o efeito antidepressivo, o que sugere a existência diferentes mecanismos de ação. Os antidepressivos mais específicos e utilizados para o tratamento da dor são os antidepressivos tricíclicos (ADTs) e os inibidores de recaptação de serotonina e noradrenalina (IRSN).[26]

Estudos recentes de modelos animais de dor neuropática mostraram a relevância do neurotransmissor noradrenalina no controle da dor neuropática. A inibição da recaptação da noradrenalina na fenda sináptica leva ao aumento deste neurotransmissor no corno dorsal da medula espinhal com consequente atuação nos receptores α2-adrenérgicos. Os receptores α2-adrenérgicos são acoplados à proteína G inibitória (Gi/o), que inibe os canais de cálcio dependentes de voltagem pré-sinápticos, inibindo a liberação de neurotransmissores excitatórios das fibras aferentes primárias.[27] Concomitantemente, os canais de potássio acoplados à proteína G são abertos nas células pós-sinápticas do corno dorsal da medula espinhal, levando à hiperpolarização das membranas celulares diminuindo a excitabilidade neuronal. Os receptores α2-adrenérgicos estão relacionados à diminuição da alodínia e da hiperalgesia associadas à dor neuropática. Os antidepressivos também atuam no locus ceruleus (que contém a maior quantidade de noradrenalina no sistema nervoso central) e ativam o sistema inibitório noradrenérgico descendente. Os neurotransmissores serotonina e dopamina reforçam os efeitos noradrenérgicos na inibição da dor neuropática.

Outras ações dos antidepressivos, além de aumentar as monoaminas, são:

A) Bloqueio dos canais de sódio.
B) Antagonismo dos receptores NMDA, expressos nos neurônios do corno dorsal da medula espinhal, evitando a manutenção da dor neuropática.
C) Bloqueio dos canais de cálcio.
D) Ativação dos canais de potássio.
E) Modulação do sistema de adenosina.
F) Ativação do receptor GABA-B.
G) Inibição da produção de óxido nítrico e prostaglandina E2.[28]

Antidepressivos Tricíclicos (ADTs)

A amitriptilina é o modelo que representa essa classe de antidepressivos, sendo muito utilizada para o tratamento de dor, principalmente como primeira linha para a dor neuropática. Os ADTs também são indicados no tratamento da fibromialgia por melhorar a dor, a fadiga e a qualidade do sono.[29] Outros exemplos desta classe de medicamentos são a nortriptilina, a imipramina, a desipramina e a clomipramina. Os efeitos adversos dos ADTs são sonolência, hipotensão postural, boca seca, retenção urinária, constipação, arritmia cardíaca e ganho de peso podendo levar a uma taxa significativa de abandono do tratamento. Além disso, há restrição do seu uso em pacientes idosos, nos portadores de glaucoma de ângulo fechado, de arritmias cardíacas e de hipertrofia prostática em função dos efeitos anticolinérgicos. Aminas denominadas secundárias, como a nortriptilina e desipramina, são derivadas da amitriptilina e imipramina, respectivamente. Ambas são responsáveis pela inibição da recaptação de noradrenalina e parecem ser mais bem toleradas devido a menos efeitos colaterais anticolinérgicos.[30]

Inibidores da Recaptação de Serotonina e Noradrenalina (IRSN)

Os IRSNs, também conhecidos como duais, são empregados no tratamento de dores crônicas, especialmente dor neuropática, fibromialgia e dor lombar. Atuam elevando os níveis de serotonina e noradrenalina na fenda sináptica por bloqueio seletivo. Os principais exemplos são a duloxetina e a venlafaxina, os quais foram testados para o tratamento da neuropatia diabética e neuralgia pós herpética. A duloxetina e a venlafaxina não apresentam interações com receptores histamínicos, muscarínicos e adrenérgicos. Como resultado, ocorrem efeitos colaterais reduzidos em relação aos ADTs. No entanto, os ADTs podem produzir respostas adicionais naqueles que não responderam aos IRSN devido ao bloqueio do receptor NMDA e dos canais de sódio.

Anticonvulsivantes

Os anticonvulsivantes têm sido utilizados como analgésicos há décadas. Assim como os antidepressivos, não foram designados para o tratamento da dor genuinamente. O primeiro anticonvulsivante utilizado para este fim, em particular para o tratamento da neuralgia do trigemio foi a fenitoína e, posteriormente, a carbamazepina e a hidantoína. Diversos anticonvulsivantes são utilizados para o tratamento da dor, porém os gabapentinoides se destacam como primeira linha no tratamento das neuropatias pós-herpética, diabética e outras dores neuropáticas.[31] O início do tratamento com anticonvulsivantes deve ser titulado, iniciando-se com doses mais baixas e o aumento gradual até que se atinja o efeito analgésico e se evite os efeitos adversos abruptos.[32]

Gabapentinoides

Os gabapentinoides, como a gabapentina e a pregabalina, se ligam à subunidade alfa-2-delta dos canais de cálcio voltagem-dependentes dos neurônios pré-sinápticos no sistema nervoso central. Esta ligação evita o influxo de cálcio nestes canais quando ocorre um estímulo nocivo, impedindo a liberação de neurotransmissores excitatórios (como o glutamato) no corno posterior da medula espinhal, reduzindo a excitabilidade neuronal, a transmissão da dor e da sensibilização central. É importante lembrar que os gabapentinoides não interagem com receptores gabaérgicos e também não inibem a recaptação ou a degradação do neurotransmissor GABA. A pregabalina e gabapentina são ambos indicados para o tratamento de neuralgia pós-herpética e como terapia adjuvante para distúrbios convulsivos. A pregabalina também é usada para o tratamento de fibromialgia e dor por polineuropatia diabética ou lesão da medula espinhal. Existem muitos ensaios clínicos avaliando o uso de gabapentina e da pregabalina na redução da dor e do uso de opioides pós-operatórios.[31] O perfil metabólico dessas drogas favorece o uso concomitante com outras medicações, já que não sofrem metabolização hepática e não se ligam a proteínas plasmáticas. A eliminação é renal necessitando de reajustes de dose em pacientes com disfunção renal. Os principais efeitos adversos dos gabapentinoides são sonolência, tontura, ganho de peso, vertigem, xerostomia, fadiga e edema de membros inferiores.

Bloqueadores de Canais de Sódio Voltagem Dependente

Os anticonvulsivantes bloqueadores dos canais de sódio voltagem dependente mais utilizados na prática clínica são a carbamazepina, a oxcarbazepina e o topiramato. De um modo geral, este mecanismo de ação resulta em prolongamento do período refratário efetivo das fibras nervosas, limitando o disparo de alta frequência e aumenta a inibição sináptica central. Em outras palavras, atuam na dor de caráter fulgurante e paroxístico, mais do que nas dores em queimação.[33] A carbamazepina tem como sua principal indicação a neuralgia do trigêmeo sendo considerado fármaco de primeira linha. A oxcarbazepina é um metabólito da carbamazepina e apresenta melhor tolerabilidade. Os riscos associados ao uso dessas medicações são hiponatremia, e mais raramente, discrasias sanguíneas e Síndrome de Stevens-Johnson. Os efeitos adversos mais comuns são visão turva e sedação, náusea, vômito, diarreia e leucopenia transitória. É importante o acompanhamento mensal através de exames de sangue no início do tratamento (hemograma, funções renal e hepática, dosagem de sódio sérico). O topiramato é mais usado para a profilaxia de migrânea. Os efeitos adversos mais comuns são sonolência, tontura, dificuldade de memória, redução dos níveis de bicarbonato sérico (necessitando acompanhar pelo exame de sangue).

Drogas para Infusão Venosa

Cetamina

A cetamina atua como antagonista do receptor NMDA, tem atividade nos receptores opioides e inibe a recaptação de dopamina e serotonina. Em doses subanestésicas tem efeitos analgésicos e anti-hiperalgésicos. É indicada para dores refratárias, como na síndrome dolorosa complexa regional.[34] Pode apresentar efeitos psicomiméticos, disforia, alucinação, tonturas assim como hipertensão arterial, mesmos nas doses analgésicas.

Lidocaína

A lidocaína é um anestésico local e é também antiarrítmico. Inibe os canais de sódio e potássio, o receptor NMDA e tem ação anti-inflamatória. A administração por via venosa (IV) tem sido utilizada na dor crônica nociceptiva e neuropática refratária aos opioides.

Drogas de Uso Tópico

Emplastro de Lidocaína

A lidocaína atua como bloqueador não seletivo dos canais de sódio nas fibras nervosas, além de atuar no receptor TRPV1.[35] O emplastro de lidocaína é considerado a primeira linha no tratamento da dor neuropática localizada, sendo um tratamento seguro por não apresentar efeitos colaterais sistêmicos.[36]

Capsaicina

A capsaicina, derivada da pimenta, atua nos receptores vaniloides tipo 1 (TRPV1) e é indicado para dor neuropática, reduzindo a sensibilidade local. O efeito colateral mais comum é a queimação e a hiperemia local.[37] É utilizada em diferentes concentrações.

Canabinoides

Os canabinoides são substâncias derivadas da planta Cannabis. Atuam nos receptores canabinoides, CB1 e CB2, que estão amplamente distribuídos nas vias de modulação da dor. A atividade do receptor canabinoide inibe a transmissão nociceptiva ascendente, ativa a via inibitória descendente e modula os componentes emocionais e cognitivos relacionados a dor. Desta forma, a ativação do sistema endocanabinoide atua em vários níveis: periférico, espinhal e supraespinhal. Além do alívio da dor crônica, há relato de melhora na qualidade de sono, apetite, humor e na qualidade de vida. A combinação de dois canabinoides, o delta 9 tetrahidrocanabinol (Δ 9 THC) e o canabidiol (CBD), por efeitos sinérgicos, se faz necessária para o controle da dor. Alguns estudos validam uma redução significativa do uso de opioides com o início do tratamento com canabinoides.[38]

MEDIDAS TERAPÊUTICAS NÃO FARMACOLÓGICAS PARA O ALÍVIO DA DOR

Os métodos não farmacológicos de controle da dor podem ser uma alternativa terapêutica equilibrada, segura, bem tolerada, com bom custo-benefício e, em associação aos medicamentos, potencializar o efeito terapêutico global, reduzindo as doses farmacológicas e minimizando os efeitos colaterais e adversos. Além disso, essas terapias podem ajudar no conforto, redução da ansiedade e estresse, o que pode contribuir para a diminuição da dor e melhora na qualidade de vida.[39]

As terapias não farmacológicas da dor podem ser classificadas em dois tipos:

1. As terapias físicas que compreendem exercícios ativos e modalidades físicas passivas (fisioterapia, terapia ocupacional, termoterapia, crioterapia, balneoterapia, posicionamento, controle do ambiente, conforto).
2. As terapias psicológicas e contemplativas (educação ao paciente, terapia cognitivo comportamental, imaginação guiada, distração, relaxamento).[40]

Além disso, as Práticas Integrativas e Complementares em Saúde (PICS) fazem parte da Política Nacional de Práticas Integrativas e Complementares (PNPIC) do Sistema Único de Saúde (SUS) por meio da portaria nº 971.[41] As PICS buscam estimular os mecanismos naturais de prevenção e recuperação da saúde, por meio de técnicas eficazes e seguras, com ênfase na escuta acolhedora, no desenvolvimento do vínculo terapêutico e na integração do ser humano com o meio ambiente e a sociedade que vive. Estas abordagens compartilham a visão ampliada do processo saúde-doença e a promoção integral do cuidado humano, principalmente do autocuidado.[42] Tal abordagem para o manejo da dor permite maior autonomia aos profissionais de saúde, que com qualificação adequada podem utilizar diversas possibilidades terapêuticas.

Tendo em vista a abrangência de atuação para as intervenções não farmacológicas no manejo da dor, apresentaremos algumas abordagens com evidências demonstrando bons resultados na experiência clínica.

Psicoeducação para Melhor Adesão e Controle da Dor

A educação do paciente é o padrão ouro das terapias não farmacológicas. E tem como objetivo principal encorajá-lo a envolver-se com o tratamento, componente vital para a sua recuperação. Sendo este conhecimento estendido aos familiares e rede de apoio.[43]

A educação em dor é uma ferramenta que auxilia os profissionais de saúde na abordagem biopsicossocial e no manejo desses pacientes, capaz de interferir na percepção da dor com estratégias de enfrentamento com o objetivo de mudar crenças, medos, mitos do paciente sobre a dor, além de aumentar o conhecimento sobre o agravo, conferindo mais segurança e autonomia.[44]

Estudos evidenciam que é necessário conhecer o significado da dor, suas causas e possibilidades de tratamento, para que ocorra uma boa adesão aos protocolos traçados. Através deste conhecimento, torna-se mais fácil o envolvimento com o tratamento e a escolha pelo melhor caminho terapêutico. Mediante a isto, os programas educativos para dor, têm recebido destaque, pois costuma trazer o paciente para o centro da sua reabilitação.[45]

Quando educamos as pessoas sobre o que é dor, seus mecanismos, fatores que influenciam e que são influenciados por ela e como efetivamente prevenir ou tratar a dor, estamos contribuindo para a redução de suas repercussões negativas, controle dos sintomas e otimização do uso dos serviços de saúde, além de estarmos oferecendo maior autonomia ao indivíduo para as resoluções sobre a sua saúde.

Terapia Cognitivo-Comportamental (TCC)

A terapia comportamental e a educação em dor do paciente são formas de auxiliar o paciente a compreender que a dor não é apenas um fenômeno somático, mas também que é influenciada por fatores psicológicos como percepção, atenção, pensamentos e sentimentos. A terapia cognitivo-comportamental (TCC) propõe que emoções e comportamentos não são influenciados somente por eventos e acontecimentos, mas pela forma que se percebe e atribui significados a determinadas situações.[46]

Neste modelo, a pessoa se orienta em relação às suas vivências com base na sua matriz de esquemas. Um esquema é uma estrutura cognitiva que filtra, codifica e avalia os estímulos aos quais o organismo é submetido. Esquemas primitivos mal adaptativos podem se tornar extremamente duradouros. Na TCC o paciente aprende a avaliar de maneira crítica os pensamentos que emergem automaticamente e a gerar pensamentos alternativos mais adaptativos. A partir daí, crenças subjacentes aos pensamentos automáticos são identificadas e questionadas, buscando a reestruturação cognitiva.[46]

Alguns estudos demonstram que crenças disfuncionais e pensamentos catastróficos contribuem para o aumento da intensidade dolorosa e que a crença no sucesso terapêutico leva o indivíduo a tolerar melhor a sua dor.[46] Desse modo, fatores cognitivos e comportamentais podem exacerbar a dor e o sofrimento, além de contribuir para a incapacidade e mudanças nos estados de humor.[47] A utilização de técnicas da abordagem cognitiva-comportamental em pessoas com dor crônica advém do fato que as crenças, atitudes, valores e comportamentos relacionados à dor são culturalmente adquiridos e podem ser modificados.[48] A TCC tem se mostrado eficaz para redução da dor e melhora da funcionalidade nos domínios social e ocupacional, com redução das incapacidades. Existem evidências de que essa abordagem também pode facilitar o retorno do indivíduo às suas atividades laborais e no desmame de opioides. A frequência e duração do tratamento dependerá das necessidades do indivíduo e da avaliação do profissional responsável.[49]

Medidas Físicas no Tratamento da Dor

As modalidades de agentes físicos são geralmente compreendidas como aquelas que produzem uma resposta terapêutica em tecidos moles por meio do uso de luz, água, som ou eletricidade. Elas podem incluir o uso de fontes de aumento ou diminuição de temperatura, ondas de choque e ultrassom terapêutico, *laser* de baixa potência e dispositivos de estimulação elétrica transcutânea (TENS) para alívio de dor.[50]

Termoterapia

Aplicação de métodos de aquecimento superficial e profundo. O aquecimento causa vasodilatação e relaxamento dos músculos na área tratada. Desta forma, a oxigenação é aumentada, bem como a aceleração do metabolismo celular. A sensação inicial de um calor suave pode ter efeitos analgésicos e resulta na diminuição da dor local e do espasmo muscular. Há uma grande variedade de meios físicos que utilizam o calor como forma de terapia: bolsa de água quente, ondas curtas, ultrassom, infravermelho.[51]

Crioterapia

A utilização de baixas temperaturas para fins terapêuticos. O efeito analgésico é obtido por meio de atividades metabólicas, retardando a condução nervosa na região tratada, diminuindo a atividade do mediador inflamatório, bem como de enzimas responsáveis por alterações destrutivas em algumas doenças reumáticas inflamatórias.[51]

O uso terapêutico do frio pode ser realizado nas seguintes formas: compressas com sacos contendo gelo picado ou bolsas de gel, massagem com gelo, spray para resfriamento, equipamentos que mantém a água gelada em baixas temperaturas para aplicação em segmentos corporais (Cryo *Cuff* e Polar Care) e imersão em água gelada. A aplicação terapêutica do gelo pode ser feita nas situações de lesões ou traumas agudos, processos inflamatórios agudos ou crônicos, controle da espasticidade, dor e edema.[44]

Estimulação elétrica nervosa transcutânea (TENS) – Procedimento fisioterapêutico básico para modulação da dor e seus efeitos são baseados na teoria do controle do portão de entrada da dor e na modulação neuro-humoral da dor, via sistema opiáceo endógeno. TENS é o uso de correntes de baixa frequência com impulsos retangulares de certa duração; a analgesia é obtida com estimulação elétrica do sistema inibitório dos neurônios do último corno da medula espinhal, via vias descendentes mediadas por opiáceos (endorfinas e encefalinas).[51]

Estudos evidenciam que as dores relacionadas ao movimento, decorrentes de problemas musculoesqueléticos ou de condições dolorosas agudas são diminuídas com o uso da TENS. Em portadores de lombalgia além da diminuição da dor, houve um menor consumo de analgésicos nos pacientes que fizeram uso da TENS.[44]

Práticas Integrativas e Complementares em Saúde

Aromaterapia

O aroma é uma das principais características dos óleos essenciais. O olfato capta as informações, produzindo sensação de bem-estar, harmonizando e promovendo relaxamento, estimulando a memória e as emoções. O uso de óleos essenciais no alívio da dor se deve aos compostos químicos presentes nessas substâncias que dentre várias ações, podem apresentar ações anti-inflamatórias e analgésicas, dependendo do constituinte químico majoritário presente no óleo essencial. Sua ação ocorre a nível periférico e central.[52]

Alguns estudos apresentam resultados promissores com a utilização de óleos essenciais isolados e outros, associado a outras PICS.

Dentre eles, um estudo utilizando o óleo essencial de lavanda, eucalipto e gengibre apresenta o efeito da massagem com aromaterapia na dor no joelho e no estado funcional em indivíduos com osteoartrite, reduzindo os escores de dor, diminuindo a rigidez matinal e melhorando a capacidade funcional.[53]

Os óleos Rosemary (*Rosmarinus officinalis*), gerânio (*Pelargonium graveolens*) e camomila (*Chamaemelum recutita*) têm efeito analgésico, antinociceptivo, anti-inflamatório, antineurálgico, neuroprotetor e relaxante muscular; a lavanda (*Lavandula angustifolia*) e o eucalipto (*Eucalyptus citriodora*) têm propriedades similares. Várias revisões sistemáticas, ensaios pré-clínicos e relatos de casos sugerem que alecrim, gerânio, lavanda, eucalipto e camomila mostram efeitos promissores no alívio e gravidade da dor neuropática. Nesse estudo, alecrim, gerânio, lavanda, eucalipto e camomila formaram uma sinergia a 5% para massagem local para dor neuropática e melhoria da qualidade de vida, resultado alcançado após 4 semanas de intervenção.[54]

Acupuntura

A acupuntura em trabalhos recentes vem sendo apontada como tratamento complementar em vários tipos de doenças, principalmente onde haja dor aguda ou crônica. Na visão da Medicina Tradicional Chinesa da qual a acupuntura é um dos pilares, a dor resulta de um forte desequilíbrio energético e para que seja sanada é necessário um diagnóstico e terapia específica para cada paciente.[55]

Uma revisão sistemática e meta-análise avaliou a acupuntura *versus* terapia convencional com uso de tratamento farmacológico no tratamento da dor pós-operatória aguda de cirurgia de coluna. O estudo mostrou que a técnica de acupuntura pode ser uma maneira acessível, conveniente, econômica, relativamente segura, eficaz e com raros eventos adversos.[56]

Mindfulness

Mindfulness é descrito por Kabbat-Zinn como um estado de consciência que emerge por meio de prestar atenção em um objetivo, sem julgamentos e no momento presente, o desenrolar de uma experiência, momento a momento. É a prática da meditação baseada na percepção do momento presente com objetivo de promover um pensamento nítido e de aceitação em relação ao que está acontecendo e criar uma sensação de equilíbrio emocional e bem-estar.[57]

As intervenções baseadas em mindfulness (IBMs) ou atenção plena tem sido alvo de inúmeras evidências científicas, com resultados cada vez mais promissores, as principais técnicas se baseiam na atenção plena na respiração, no escaneamento profissional, na caminhada meditativa e nos movimentos conscientes baseados na ioga e no pilates, podendo ser realizadas por indivíduos com diferentes níveis de capacidade e limitações físicas. Essas práticas agregam experiência no momento presente, nos pensamentos, nas emoções e sensações corporais ao observar as sensações que surgem e desaparecem.[44]

Essa prática tem se mostrado promissora na melhora da intensidade e na redução da dor e de distúrbios psicológicos em vários estudos recentes. Um estudo do Hospital Ottawa, no Canadá conclui que a prática serve como um analgésico natural contra dores crônicas e pode ser uma alternativa promissora à terapia cognitivo-comportamental (TCC). Os resultados mostraram que tanto a atenção plena quanto a terapia comportamental são eficientes na melhora do funcionamento físico, na promoção do alívio de dores e na redução de condições associadas como a depressão.[58]

Musicoterapia

A musicoterapia, também conhecida como atividade que proporciona relaxamento, foi estudada pelos autores que utilizaram músicas suaves, pop, clássicas, sagradas e de sons da natureza, durante três dias antes e dois dias após a cirurgia, e evidenciaram estabilização dos batimentos cardíacos de 60-72 bpm/min, redução da ansiedade, pressão arterial e dor nos participantes, sugerindo que a oferta de música pode melhorar o bem-estar do paciente no perioperatório.[56]

Outro estudo aponta para a música como capaz de interferir positivamente nos sinais vitais e na percepção de dor de pacientes internados, com redução da dor e diminuição da pressão arterial e frequência respiratória. Tratando-se de uma terapia de baixo custo e eficaz. A intervenção com musicoterapia também é uma opção efetiva no tratamento e prevenção de sintomas depressivos e na melhora da qualidade de vida.[59]

Diante do exposto, podemos dizer que o manejo da dor envolve uma abordagem holística, considerando não apenas a intensidade da dor, mas também as suas causas e efeitos sobre o paciente. É importante que os profissionais de saúde estejam cientes das várias opções de tratamento disponíveis para a dor e através da comunicação eficaz com o paciente possam garantir que suas necessidades sejam atendidas adequadamente.

Em suma, a gestão da dor é um aspecto crítico do cuidado ao paciente e requer uma abordagem abrangente e personalizada. Como profissionais de saúde é nosso dever garantir que nossos pacientes recebam o tratamento adequado e eficaz para a dor, ajudando-os a alcançar o bem-estar físico e emocional.

REFERÊNCIAS BIBLIOGRÁFICAS

1. Eziliano MS, Silva AD, Lourenço AM, et al. Estratégias de analgesia multimodal no manejo da dor aguda em adultos na emergência. Revista Eletrônica Acervo Científico. 2021;31:e7963.
2. Costa ANE, Napoli AER. Revisão bibliográfica da abordagem do tratamento da dor crônica não oncológica, com base na escada analgésica da Organização Mundial de Saúde: Brazilian Journal of Health Review. 2022;5(4):14365-14381.

3. Tewatia S, et al. Non-steroidal Anti-inflammatory Drugs (NSAIDS): Chemistry, Mechanism and their adverse events. American Journal of Pharmacy & Health Research. 2020;8(05).
4. Neto AO, et al. Dor: princípios e prática. Porto Alegre: Artmed; 2009
5. Graham DJ, et al. Risk of acute myocardial infarction and sudden cardiac death in patients treated with cicloxigenase2 selective and non selective non steroidal anti-inflammmatory drugs: nested case control study. Lancet. 2005;365(9458):475-481.
6. Michellin ADF, Ferreira AAP, Bitar VG, Lopes LC. Toxicidade renal de inibidores seletivos da ciclooxigenase-2: celecoxib e rofecoxib. Revista de Ciências Médicas. 2012;15(4).
7. Borgesa RS, et al. Avanços químicos no planejamento e desenvolvimento de derivados do paracetamol. Quim. Nova. 2018;41(10):1167-1177.
8. Bertolini A et al. Paracetamol: new vistas of na old drug. CNS Drug Ver. 2006; 12:250-275.
9. Sznejder H, et al. Real world evidence of the use of metamizole (dipyrone) by the Brazilian population. A retrospective co-hort with over 380,000 patients. São Paulo. 2022.
10. Ferreira JÁ, et al. Uso crônico de dipirona (metamizol) e o desenvolvimento de anemia aplástica e agranulocitose: uma revisão de literatura. Hematology, Transfusion and Cell Therapy. 2023;45(4):S12-S13.
11. Eleutério OHP, et al. Safety of metamizole (dipyrone) for the treatment of mild to moderate pain—an overview of systematic reviews. Naunyn-Schmiedeberg's Arch Pharmacol. 2024.
12. Kotter T, Costa BR, Fassler M, et al. Metamizole associated adverse events: a systematic review and metanalysis. PLOS One. 2015;10(4):e 0122918.
13. Topuz RD, Gündüz Ö, Karadağ ÇH, Ulugöl A. Non-opioid Analgesics and the Endocannabinoid System. Balkan Med J. 2020;37:309-15.
14. Vasquez E, Vanegas H. The antinociceptive effect of PAG-microinjected dipyrone in rats is mediated by endogenous opioids of the rostral ventromedial medulla. Brain Res. 2000;854:249-52.
15. Francisco IFG, Fernando QC, Thiago MC. Peripheral nitric oxide signaling directly blocks inflammatory pain; 2020.
16. Lutz M. Metamizole (Dipyrone) and the Liver: A Review of the Literature. J Clin Pharmacol. 2019 59(11):1433-1442.
17. Chou R, Peterson k, Helfand M. Comparative Efficacy and Safety of Skeletal Muscle Relaxants for Spasticity and Musculoskeletal Conditions: A Systematic Review. J Pain Symptom Manage. 2004;28:140-175.
18. Chou R, et al. The effectiveness and risks of long-term opioid therapy for chronic pain: a systematic review for a National Institutes of Health Pathways to Prevention Workshop. Ann internal Med. 2015;162(4):276-286.
19. Kraychete DC, Sakata RK. Uso e Rotação de Opioides para Dor Crônica não Oncológica. Rev Bras Anestesiol ARTIGO DE REVISÃO; 2012;62(4):554-562.
20. Grossi BJ, Barros CM. Farmacologia da dor crônica em dor: perspectivas e práticas no tratamento clínico. São Paulo. 2024;167-186.
21. Ballantyne JC, Sullivan MD. Discovery of endogenous opioid systems: what it has meant for the clinician's understanding of pain and its treatment. Pain. 2017;158(12):2290-2300.
22. Tobias JD, Green TP, Coté C. Codeine: time to say no. Pediatrics. 2016;138(4).
23. Schröder W, et al. Synergistic interaction between the two mechanisms of action of tapentadol in analgesia. J Pharmacol Exp Ther. 2011; 337(1):312-20.
24. Karlsson M, Berggren AC. E cacy and safety of low-dose transdermal buprenorphine patches (5, 10, and 20 µg/h) versus prolonged-release tramadol tablets (75, 100, 150, and 200 mg) in patients with chronic osteoarthritis pain: a 12-week, randomized, open-label, controlled, parallel-group non-inferiority study. Clin Ther. 2009;31:503-513.
25. Heiskanen t, et al.Pharmacokineticsof transdermal fentanyl in normal and cachectic patients with cancerrelated pain. Pain. 2009;144:218-22.
26. Finnerup NB, et al. Pharmacotherapy for neuropathic pain in adults: A systematic review and meta-analysis. Lancet Neurol. 2015;14:162-173.

27. Obata H. Analgesic Mechanisms of Antidepressants for Neuropathic Pain. Internat J Molecular Scie. 2017;18(11):2483.
28. Matsuoka H, Suto T, Saito S, Obata H. Amitriptyline, but not pregabalin, reverses the attenuation of noxious stimulus-induced analgesia after nerve injury in rats. Anesth. Analg. 2016;123:504-510.
29. Arnold LM, Keck PE, Welge JA. Antidepressant treatment of fibromyalgia. A meta-analysis and review. Psycosomatics. 2000;41(2):104-13.
30. Davis MP, et al. What is new in neuropathic pain? Support Care Cancer. 2007;15:363-372.
31. Hennemann-Krause L, Sredni S. Farmacoterapia sistêmica da dor neuropática. Rev. Dor. 2016;17(1).
32. Pereira KM, Pereira TMVM. Medicamentos adjuvantes no tratamento da dor neuropática. Em Dor: perspectivas e práticas no tratamento clínico. São Paulo. 2024:168-171.
33. Oliveira LF. Princípios gerais do tratamento farmacológico da dor. em Dor: princípios e prática. Artmed; 2009:1038.
34. Xu J, Yang J, Lin P, et al. Intravenous Therapies for Complex Regional Pain Syndrome: A Systematic Review. Anesth Analg. 2016;122(3):843-856.
35. Argoff CE. New analgesics for neuropathic pain: the lidocaine patch. Clin J Pain. 2000;16(2):S62-S66.
36. Moisset X, et al. Pharmacological and non-pharmacological treatments for neuropathic pain: Systematic review and French recommendations. Rev Neurol. 2020;176(5):325-352.
37. Barros C M. Dor: perspectivas e práticas no tratamento clínico. São Paulo: Leitura Médica. 2024.
38. Montagner P, Quiroga AS. Potencial Terapêutico:Pricipais aplicações clínicas. Em Tratado de Medicina Endocanabinoide. 1 ed, Florianópolis, SC. Wecann Academy. 2023;340-350.
39. Peixoto SDA. Métodos não farmacológicos de controlo da dor. Lisboa. Dissertação – Mestrado Integrado de Medicina Lisboa; 2016.
40. Park J, Lavin R, Stahnke B. Choice of nonpharmacological pain therapies by ethnically diverse older adults. Pain Manag. 2014;4(6):389-406.
41. Brasil. Ministério da Saúde. Portaria n.971, de 3 de maio de 2006. Aprova a Política Nacional de Práticas Integrativas e Complementares (PNPICS) no Sistema Único de Saúde (SUS). Brasília: Ministério da Saúde. 2006.
42. Gouveia GDA. Práticas integrativas em saúde: Uma realidade na atenção primária, especializada e hospitalar. Jundiaí, SP: Paco. 2021.
43. De Oliveira, Janaína B, et al. Educação em saúde em terapia intensiva na perspectiva de enfermeiros. Braz J Devel. 2021;7(4):42292-42307.
44. Gouvêa AL, Saleh CMR, Ashmawi HA. Enfermagem Atuação no Tratamento da Dor. Rio de Janeiro: Atheneu; 2023;1:245.
45. Antunes JM, et al. Programa Integrador e o cuidado de enfermagem frente à dor crônica: relato de experiência. Enfermagem em Foco; 2020;11(5).
46. Vandenberghe L. Abordagens comportamentais para a dor crônica. Vol. 18, Psicologia: Reflexão e Crítica. Scielo. 2005:47-54.
47. Pimenta CAM, Cruz DALM. Crenças em dor crônica: validação do Inventário de Atitudes frente à Dor para a língua portuguesa. Vol. 40, Revista da Escola de Enfermagem da USP. Scielo. 2006:365-73.
48. Pimenta C. Dor cronica, terapia cognitiva comportamental e o enfermeiro. Rev psiquiatr clín – São Paulo. 2001;28(6):288-94.
49. American College of Occupational and Environmental Medicine. Chronic Pain Guideline. Hegmann KT, editor. Reed Group. 2017.
50. National Institute for Health and Care Excellence (NICE). Chronic pain in over 16s: assessment and management (Draft). NICE. 2020.
51. Ksenija B, Todorovic TS. Therapeutic effects of physical agents in the treatment of chronic pain. Medical review. 2016;70:137-140.

52. Baudux D. O grande manual de aromaterapia. Tradução: Mayara Corrêa e Castro. 1 ed. Belo Horizonte. Editora LASZLO; 2018.
53. Efe AD, Kutluturkan S. Korkmaz M. O efeito da massagem de aromaterapia na dor no joelho e no estado funcional em participantes com osteoartrite. Pain Manag Nurs. 2019;20(1):62-69.
54. Buckle J. Clinical aromatherapy: Essential oils in practice (3rd ed.). St. Louis, MO: Elsevier Health Sciences; 2015.
55. Morete M, Brandão E. Gerenciamento da dor e a enfermagem. São Paulo: Editora Casa do Novo Autor. 2017.
56. Nascimento SS, et al. Tratamento farmacológico e não farmacológico no manejo da dor de pacientes em pós-operatório imediato (POI). Revista Contexto & Saúde; 2020:20(40):102-117.
57. Streck JNZ, et al. Mindfulness: Uma terapia complementar na Dor Crônica. Rev Bras Neurol. 2021;57(1):22-29.
58. Khoo E, Small R, Cheng W, et al. Comparative evaluation of group-based mindfulness-based stress reduction and cognitive behavioural therapy for the treatment and management of chronic pain: A systematic review and network meta-analysis BMJ Ment Health. 2019;22:26-35.
59. Brazoloto TM. Intervenções musicais e musicoterapia no tratamento da dor: revisão de literatura. BrJP. 2021;4(4):369-373.

Seção 10.3 ▪ Medicina Intervencionista da Dor

Mariana Musauer

INTRODUÇÃO

A medicina intervencionista da dor é uma subárea de atuação, proveniente da Medicina da Dor, exercida por diversas especialidades médicas como Ortopedia, Anestesiologia e Neurocirurgia. Tem como objetivo o tratamento da dor de difícil controle utilizando técnicas minimamente invasivas como bloqueios anestésicos, injeções articulares e de partes moles, neurólise, neuromodulação, bloqueios simpáticos, terapias com biológicos, entre outros. A especialidade está representada no Brasil pela Sociedade Brasileira de Médicos Intervencionistas em Dor (SOBRAMID), criada em 2012.

Dentre as técnicas mais comumente utilizadas em pacientes ortopédicos, podemos citar: injeções intramusculares, bloqueios anestésicos perineurais, bloqueios na coluna vertebral, bloqueios e injeções intra-articulares e periarticulares, ablação ou denervação articular por radiofrequência e as terapias regenerativas.

O tema vem sendo muito estudado na atualidade, levando ao aprimoramento das técnicas, especialmente pelo maior entendimento da anatomia e transmissão da dor e pelo uso dos métodos de imagem para guiar os procedimentos como radioscopia, tomografia e com destaque a ultrassonografia, que é uma ferramenta portátil, ambulatorial e sem radiação.

INDICAÇÕES

As intervenções para o controle da dor podem ser aplicadas em diversos contextos clínicos. Na Ortopedia, destacam-se o período pós-operatório, dor pós-operatória persistente, dor crônica com incapacidade funcional com ou sem indicação cirúrgica e dores neuropáticas que se apresentam como sequela de traumas, cirurgias, entre outras.

Esses procedimentos possibilitam abreviar a recuperação do paciente, diminuir tempo de internação, diminuir consumo de analgésicos e seus efeitos colaterais incluindo os opioides, melhorar funcionalidade e qualidade de vida e ainda adiar ou substituir cirurgias.

PÓS-OPERATÓRIO E DOR PÓS-OPERATÓRIA PERSISTENTE

A dor pós-operatória deve ser prontamente avaliada e tratada, buscando um melhor desfecho clínico-cirúrgico. Sabe-se que a dor de forte intensidade e mal conduzida é fator de risco para o surgimento de dor persistente ou crônica.[1]

Nesse cenário, estão indicados procedimentos como:

- Bloqueio contínuo de nervos periféricos com infusão de anestésico local via cateter perineural.
- Bloqueio contínuo do neuroeixo com infusão de anestésico local via cateter peridural.
- Bloqueios simples de nervos periféricos, a depender do sítio cirúrgico.
- Analgesia multimodal.

DOR CRÔNICA COM INCAPACIDADE FUNCIONAL

A dor crônica é um grande problema de saúde pública, com prevalência estimada entre 20-30% da população mundial, sendo as principais causas as patologias musculoesqueléticas.[2] Atualmente está classificada como uma doença em separado, caracterizada por alterações da percepção, transmissão, processamento e regulação pelo sistema nervoso periférico e central. Dada a complexidade do quadro, podemos entender que o tratamento deve ser multidisciplinar e multimodal.

Dentre as dores crônicas ortopédicas, as causas que mais cursam com incapacidade são as osteoartrites ou outras doenças que acometem as grandes articulações e a coluna vertebral.

Dentre os tratamentos disponíveis para manejo da dor crônica, as intervenções têm papel fundamental, com o objetivo primário de alívio da dor e também de modular as alterações descritas no funcionamento do sistema nervoso. Essa modulação pode ocorrer das seguintes maneiras: bloqueio anestésico por injeção única ou contínuo através de cateter perineural, lesionamento químico ou térmico da inervação de uma ou mais estruturas; neuroestimulação através do implante de eletrodos, inibição ou diminuição de inflamação periférica mantida (p. ex., osteoartrite) através da injeção de substâncias anti-inflamatórias ou estimuladoras de regeneração (p. ex., glicose hipertônica), infusões de medicações intravenosas como cetamina e lidocaína, entre outros.[3]

Esses procedimentos são minimamente invasivos e seguros e podem por exemplo ser oferecidos a pacientes que não têm indicação cirúrgica ou em casos em que a cirurgia foi contraindicada pelo risco elevado ou ainda quando o paciente não deseja cirurgia. A Figura 10.3-1 demonstra um procedimento de denervação articular do joelho com injeção de fenol (substância neurolítica), guiado por ultrassonografia, realizado ambulatorialmente com alta imediata.

DORES NEUROPÁTICAS

A dor neuropática é um grande desafio pela dificuldade no manejo, desde seu diagnóstico até o tratamento. Ela pode ser suspeitada na presença de sintomas como queimação, disestesias, sensação de choque ou agulhadas, adormecimento, coceira, entre outros. Existem escalas clínicas como o questionário de dor neuropática 4 (DN4) de fácil aplicação e leitura, que validam seu diagnóstico. Normalmente está presente em pacientes que apresentam dor de forte intensidade e que não melhoram com a analgesia comum instituída, mesmo que prescrita de forma correta.

Para esses pacientes estão indicadas as técnicas intervencionistas para controle de dor, com o objetivo de permitir uma reabilitação adequada e o restante do tratamento multidisciplinar, indispensável nos casos de dor crônica. Todas as técnicas já descritas estão aqui igualmente indicadas, podendo-se destacar também a hidrodissecção de nervos guiada por ultrassonografia, que pode ser realizada na presença de encarceramento neural por fibrose cicatricial.

CONTRAINDICAÇÕES

As contraindicações absolutas são a recusa do paciente, presença de infecção local, hemorragia ativa ou impossibilidade de realização do procedimento por distorção anatômica significativa. Além destas, infecção a distância com ou sem instabilidade hemodinâmica, uso de anticoagulantes, doenças de base descontroladas como diabetes ou hipertensão arterial, distúrbios psiquiátricos graves, entre outras contraindicações, também são relatadas. Existem fluxogramas específicos com as recomendações da suspensão adequada dos anticoagulantes prévia ao procedimento.[4] Cabe ao médico que irá realizar o procedimento esclarecer riscos e benefícios e obter termo de consentimento livre e esclarecido para tal.

PREPARAÇÃO PARA PROCEDIMENTOS INTERVENCIONISTAS

Para a maioria dos procedimentos está preconizada a técnica asséptica e em alguns casos o procedimento deve ser realizado em ambiente cirúrgico, como por exemplo quando há necessidade de sedação por médico anestesiologista ou do uso de radioscopia intraoperatória. Nos casos de procedimentos realizados em coluna vertebral, implante de eletrodos ou na instalação de cateteres, está indicada antibioticoprofilaxia.[5]

CONCLUSÕES

A medicina intervencionista da dor é fundamental no tratamento adequado das dores de difícil controle e pode ser indicada precocemente no manejo desses pacientes, gerando benefícios não só ao próprio, mas também à instituição e ao sistema de saúde, inclusive com economia de recursos financeiros. Dentro desta abordagem, os pacientes apresentam alto grau de satisfação e aumento do engajamento em seu tratamento, que é fundamental para conseguir melhores resultados. O acesso facilitado às técnicas de imagem para guiar os procedimentos os tornou muito mais seguros e eficazes. O conhecimento crescente sobre anatomia e fisiopatologia da dor mantém o aperfeiçoamento contínuo das técnicas. Finalmente, o médico intervencionista da dor deve, se possível, estar disponível para consulta ou fazer parte do corpo clínico multidisciplinar para manejo do paciente ortopédico de alta complexidade.

REFERÊNCIAS BIBLIOGRÁFICAS

1. Oweidat A, Kalagara H, Sondekoppam RV. Current concepts and targets for preventing the transition of acute to chronic postsurgical pain. Curr Opinion Anaesthesiol. 2024;37(5):588-596.
2. Jo DA. Comprehensive Overview And Scope Of Interventional Pain Management. Korean J Pain. 2024;37(2):89-90.
3. Vos T, et al. Global Burden Of 369 Diseases And Injuries In 204 Countries And Territories, 1990–2019: A Systematic Analysis For The Global Burden Of Disease Study 2019. Lancet. 2020;396(10258):1204-1222.
4. Manchikanti L, et al. Perioperative Management Of Antiplatelet And Anticoagulant Therapy In Patients Undergoing Interventional Techniques: 2024 Updated Guidelines From The American Society Of Interventional Pain Physicians (Asipp). Pain Physician. 2024;27(S6):S1-S94.
5. Lim S, Yoo YM, Kim KH. No More Tears From Surgical Site Infections In Interventional Pain Management. Korean J Pain. 2023;36(1):11-50.

CUIDADOS COM A PELE

Seção 11.1 ▪ Manejo de Feridas Cirúrgicas

Amanda Campos Macedo Ramos

INTRODUÇÃO

As feridas cirúrgicas no campo ortopédico estão diretamente relacionadas com o sistema musculoesquelético e surgem de intervenções de média a alta complexidade, como osteotomias, osteossínteses, artrodeses, artroplastias, além de procedimentos com fixações internas ou externas, dentre outros.

Na avaliação inicial da ferida cirúrgica, o *timing* é essencial, pois sinais de inflamação, como calor, eritema, edema, descoloração e dor nos primeiros dias após a cirurgia são comuns e não indicam, necessariamente, problemas na cicatrização.[1]

A monitorização cuidadosa do sítio cirúrgico é fundamental para detectar complicações. Feridas com risco de complicação podem exibir sinais de inflamação além do período esperado de cicatrização, prolongando-se depois do quinto dia pós-operatório. A identificação precoce dessas complicações exige vigilância rigorosa, com atenção a quaisquer alterações mínimas no leito da ferida ou na pele ao redor.[1,2]

Uma complicação de ferida cirúrgica é caracterizada por qualquer alteração no processo normal de cicatrização da incisão após a cirurgia. Isso inclui, mas não se limita a infecções no local da incisão, deiscência, hipergranulação, maceração e reações adversas aos adesivos médicos. Além disso, condições como abscessos, seromas, hematomas, isquemia da pele ou do tecido subcutâneo e fístulas também podem ocorrer na área operada.[1,3]

Na ocorrência da deiscência de ferida cirúrgica, há a separação das margens de uma incisão feita na pele, o que pode resultar em exposição de tecidos subjacentes, órgãos ou implantes. Essa separação pode afetar uma ou várias regiões da incisão, abrangendo todas as camadas de tecido, e pode apresentar ou não sinais de infecção.[2]

O Sistema de Classificação Sandy do WUWHS, em 2018, visa auxiliar no diagnóstico e manejo das deiscências cirúrgicas, categorizando a gravidade da ruptura em diferentes graus.[2] As classificações incluem:

- *Grau 1*: apenas epiderme, sem exposição do tecido subcutâneo; sem sinais de infecção.
- *Grau 1a*: como o Grau 1, mas com sinais de infecção.
- *Grau 2*: camada subcutânea exposta, fáscia não visível; sem sinais de infecção.

- *Grau 2a*: como o Grau 2, com sinais de infecção.
- *Grau 3*: camadas subcutâneas e fáscia expostas; sem sinais de infecção.
- *Grau 3a*: como o Grau 3, com sinais de infecção.
- *Grau 4*: área de deiscência fascial com exposição de órgãos, vísceras, implantes ou osso; sem sinais de infecção.
- *Grau 4a*: como o Grau 4, com sinais de infecção (p. ex., infecção do sítio cirúrgico de órgão/espaço).

Os sinais de infecção incisional incluem hiperemia ou escurecimento da pele ao redor da ferida, dor, calor local, edema e/ou presença de celulite. Pode haver exsudato purulento, esverdeado ou amarelado, e deiscência, com abertura das bordas da ferida. Manifestações sistêmicas, como mal-estar; perda de apetite; febre ou hipotermia; taquicardia; taquipneia; proteína C reativa (PCR) elevada; contagem elevada ou suprimida de glóbulos brancos; sepse; choque séptico.[2]

A identificação da infecção na ferida frequentemente é o resultado do julgamento clínico e dos testes microbiológicos. Segundo o Centers for Disease Control and Prevention (CDC/USA), as Infecções do Sítio Cirúrgico (ISC) se situam vizinhas ou no local da incisão e/ou espaços de tecido e órgãos subjacentes mais profundos dentro de 30 dias após um procedimento cirúrgico ou até 90 dias para próteses implantadas.[4,5]

O acontecimento da ISC está associado a múltiplos fatores de risco como presença de comorbidades, idade avançada, obesidade, uso de álcool e tabaco, aumento glicêmico no perioperatório, tipo de antibioticoprofilaxia operatória, potencial contaminação da ferida operatória, classificação anestésica ASA ≥ II, tempo cirúrgico, técnicas assépticas e técnicas operatórias.[6]

A presença de infecção compromete várias etapas da cicatrização, inibindo a fase inflamatória e a epitelização, o que pode criar um ciclo patológico que favorece a proliferação bacteriana e intensifica a inflamação.[2] Na cirurgia ortopédica, o risco de infecções é particularmente elevado, especialmente em procedimentos que envolvem fraturas expostas, onde o local da incisão pode estar contaminado, e a necessidade de usar implantes em certos procedimentos pode aumentar ainda mais a possibilidade de infecções.[7]

Sandy-Hodgetts *et al.*, em 2023,[2] recomendam cinco princípios gerais para a cicatrização eficiente de feridas: avaliação cuidadosa, limpeza adequada, troca de curativos, escolha de curativos apropriados e uso criterioso de antibióticos. Compreender um conjunto lógico de ações é essencial para alcançar resultados satisfatórios, especialmente na seleção da cobertura ideal para a ferida.

A ferramenta TIME, que abrange os componentes *tissue* (características do tecido), *infection/inflammation* (presença de sinais de infecção ou inflamação), *moisture* (equilíbrio da umidade) e *edge* (aspecto das bordas), conforme preconizado no último Consenso de Deiscência de Ferida Cirúrgica,[2] desempenha um papel importante no suporte à decisão clínica em relação ao manejo adequado das feridas. Essa abordagem fornece diretrizes claras para a condução do tratamento, permitindo uma avaliação abrangente e intervenções focadas nos quatro elementos que impactam o processo de cicatrização.

Ao realizar o cuidado inicial da ferida cirúrgica, é relevante destacar que as últimas recomendações indicam a limpeza do sítio cirúrgico com solução salina estéril a 0,9%, empregando técnica asséptica para minimizar o risco de contaminação.[8] Além disso, nas cirurgias ortopédicas, a formação de seroma na região operada é uma possibilidade a ser considerada, tornando necessária a expressão manual durante a limpeza. Essa prática tem como objetivo remover adequadamente os fluidos acumulados, promovendo um ambiente propício à cicatrização.[9]

Painéis cirúrgicos em reuniões de consenso concordaram sobre uma lista de propriedades desejáveis para um curativo ideal para feridas, que incluem: flexibilidade; boa fixação, absorção do exsudato; proteção da área perilesional; impermeabilidade à água; capacidade de preenchimento do espaço morto; facilidade na utilização e remoção; apresentação de bordas transparentes no curativo.[10]

Com relação ao tempo de troca dos curativos em incisões cirúrgicas deve-se considerar fatores como a escolha da cobertura e a sua saturação, sangramento excessivo, suspeita de infecção e risco de deiscência. A permanência dos curativos por um tempo mais prolongado na incisão, que pode variar de 48 horas a 14 dias, traz benefícios como otimização da cicatrização, redução do risco de contaminação e infecção, além de diminuição de custos e do tempo de tratamento. Contudo, é fundamental seguir os protocolos institucionais estabelecidos e avaliar a capacidade do paciente de se envolver em cuidados compartilhados.[11]

O tratamento de feridas tem avançado significativamente com o desenvolvimento de novas tecnologias. Dentre essas inovações, destacam-se os curativos inteligentes, terapia com células-tronco e fatores de crescimento, matriz dérmica e bioengenharia de tecidos, a terapia com pressão negativa, a oxigenoterapia hiperbárica, a ozonioterapia, a laserterapia de baixa intensidade ou fotobiomodulação, a matriz de fibrina leucoplaquetária autóloga (L-PRF).[12]

A implementação de tratamentos inovadores para feridas cirúrgicas começa desde a primeira avaliação do enfermeiro e é orientada pelos diagnósticos de enfermagem, com intervenções adequadas para o processo cicatricial. Entre as principais intervenções, incluem-se:

- *Controle da dor*: utilização de coberturas inteligentes, como espuma de poliuretano com ibuprofeno, coberturas atraumáticas, tratamento com a fotobiomodulação e ILIB (*Intravascular Laser Irradiation of Blood*) e encaminhamento para a clínica de dor.
- *Integridade da pele prejudicada e/ou Integridade do tecido prejudicado*: implementação de tratamentos tópicos com base em ferramentas de avaliação, incluindo hidrogéis, espumas de poliuretano, alginatos, hidralginatos e hidrofibras; supervisão contínua da integridade da pele; e educação do paciente e cuidador sobre o processo da doença.
- *Recuperação cirúrgica retardada*: controle da infecção por meio da seleção de coberturas com propriedades antimicrobianas e antibiofilme, como prata, cério, iodo cadexômero, PHMB (poli-hexanida biguanida e betaína), EDTA (ácido etilenodiaminotetra-acético) e BEC (cloreto de benzetônio), além da matriz TLC-Ag e da terapia fotodinâmica (PDT); cuidados com a ferida cirúrgica incluindo a aplicação de curativos semipermeáveis; e abordagem interdisciplinar para o gerenciamento do caso.
- *Risco de infecção*: cuidado na prevenção de complicações (terapia de pressão negativa em incisões fechadas), além de cuidados direcionados para lesões de cicatrização difícil, utilizando práticas avançadas como a fotobiomodulação, terapia por pressão negativa (espuma com ou sem prata), oxigenoterapia hiperbárica e ozonioterapia; realizar supervisão contínua da pele; e o ensino ao paciente/cuidador sobre o processo da doença.

Os consensos destacam a terapia de pressão negativa como uma opção eficaz para o tratamento de feridas agudas e crônicas. Essa abordagem pode ser considerada tanto para a prevenção de complicações no sítio cirúrgico quanto para o manejo de feridas que cicatrizam por segunda intenção, além de preparar o leito para uma eventual reconstrução cirúrgica.

Esta terapia exerce uma pressão negativa controlada sobre feridas abertas ou incisões cirúrgicas, facilitando a aproximação das bordas da pele.[2] Quando aplicada em incisões fechadas, utiliza-se curativos de espuma para o gerenciamento, reduzindo a tensão e o edema, além de garantir uma vedação hermética.[13] No tratamento de feridas complexas, essa técnica oferece diversos benefícios, como proteção contra contaminações externas, promoção de um ambiente úmido favorável à cicatrização e estimulação da angiogênese. Isso resulta na diminuição do exsudato e do edema, além de aumentar a formação de tecido de granulação e a perfusão sanguínea.[2]

Observamos que essas práticas avançadas têm proporcionado tratamentos personalizados e eficazes para feridas, especialmente as de cicatrização difícil, resultando em melhores desfechos clínicos e na redução de complicações.

O manejo eficaz de feridas cirúrgicas vai além do ambiente hospitalar, exigindo a participação ativa do paciente no processo de cicatrização. A orientação durante o pré e pós-operatório, incluindo a alta hospitalar, é crucial para prevenir complicações e garantir uma recuperação adequada.

É essencial implementar estratégias baseadas em evidências e elaborar diretrizes nas instituições hospitalares para a prevenção de complicações no sítio cirúrgico. A abordagem deve ser multidisciplinar e personalizada, com a Enfermagem desempenhando um papel fundamental na avaliação contínua da ferida e no tratamento precoce de intercorrências. Aliado ao uso de tecnologias avançadas, esse manejo está em constante evolução, fundamentado em novas evidências científicas. Assim, o futuro do tratamento de feridas cirúrgicas promete resultados ainda mais eficazes, garantindo maior segurança e proporcionando uma recuperação mais rápida e satisfatória.

REFERÊNCIAS BIBLIOGRÁFICAS

1. Sandy-Hodgetts K, et al. International best practice recommendations for the early identification and prevention of surgical wound complications. London: Wounds International; 2020.
2. Sandy-Hodgetts K, Leung E, Andrews E, et al. Surgical wound dehiscence (SWD): International consensus statement on assessment, diagnosis and management. London: Wounds International; 2023.
3. González CVS, Carvalho EO, Galvão NS, et al. Prevalence of complicated surgical wounds and related factors among adults hospitalized in public hospitals. Revista Escola de Enfermagem da USP. 2022;56:e20210477.
4. Bowler PG, Duerden BI, Armstrong DG. Wound microbiology and associated approaches to wound management. Clin Microbiol Rev. 2001;14(2):244-69.
5. Ipsky BA, Berendt AR, Cornia PB, et al. Infectious Diseases Society of America clinical practice guideline for the diagnosis and treatment of diabetic foot infections. Clin Infect Dis. 2012;54(12):e132-73.
6. Bade KSS, Oliveira Alves R, Abreu KMB, et al. Prevenção de infecção de sítio cirúrgico em cirurgias ortopédicas: revisão integrativa. Revista Científica Multidisciplinar Núcleo do Conhecimento, ano 8 ed. 2023;12(02):61-78.
7. Chen X, Wang T, Li Q, et al. Comparison of improved surgical eight-step handwashing combined with ATP fluorescence in detecting the infection rate at the site of seven-step surgical handwashing and 30-day orthopaedic surgery: a randomized study. Scanning, 2022/Retratação em: Scanning; 2023.
8. Brasil. Agência Nacional de Vigilância Sanitária. Medidas de Prevenção de Infecção Relacionada à Assistência à Saúde. Brasília: Anvisa; 2017.

9. Smith D, Berdis G, Singh V, et al. Postoperative fluid collections in total joint arthroplasty: a narrative review. Orthoped Res Rev. 2022;14:43-57.
10. Sandy-Hodgetts K, et al. Care of the incision and dressing selection in surgical incision wounds: findings from an international meeting of surgeons in Australia. London: Wounds International; 2024.
11. Morgan-Jones, R, Bishay M, Hernández-Hermoso JÁ, et al. Incision care and dressing selection for surgical wounds: findings from an international surgeons' meeting. Wounds; 2019.
12. Piaggesi A, Läuchli S, Bassetto F, et al. EWMA document: advanced therapies in wound management: cell and tissue based therapies, physical and bio-physical therapies smart and IT based technologies. J Wound Care. 2018;27(6).
13. Willy C, Agarwal A, Andersen CA, et al. Closed incision negative pressure therapy: international multidisciplinary consensus recommendations. Internat Wound J. 2017;14(2):385-98.

Seção 11.2 ▪ Prevenção e Tratamento de Lesões por Pressão em Ortopedia

Renata Alves Teixeira da Costa

INTRODUÇÃO

A National Pressure Injury Advisory Panel (NPIAP), European Pressure Ulcer Advisory Panel (EPUAP) e a Pan Pacific Pressure Injury Alliance (PPPIA) definem lesão por pressão como um dano localizado na pele e/ou tecidos moles subjacentes como resultado da pressão ou da pressão em combinação com o cisalhamento, geralmente sobre uma proeminência óssea ou relacionadas com dispositivos médicos ou outros objetos. A lesão pode-se apresentar com pele intacta ou uma ferida aberta e pode ser dolorosa.[1]

Os pacientes ortopédicos são propensos ao desenvolvimento de lesão por pressão (LP) após um trauma que acarrete fraturas, luxações, lesões nos ligamentos, tendões e medula, por evoluírem com imobilidade, restrição ao leito ou à cadeira de rodas, com comprometimento da percepção sensorial e em restrição mecânica (p. ex., em uso de aparelho gessado ou trações),[2] assim como a capacidade de alívio de uma pressão elevada ou de um desconforto em alguma região corporal é prejudicada e, deste modo, este paciente dependerá de orientações assertivas sobre a prevenção desta lesão, assim como de cuidados de enfermagem.[1]

No Brasil, em 2013, foi instituído o Programa Nacional de Segurança do Paciente (PNSP) pelo Ministério da Saúde (MS), por meio da publicação da Portaria GM nº 529. Na meta 6, uma das ações que deve estar prevista no PNSP é a prevenção de lesões por pressão em serviços de saúde.[3]

Segue a classificação das lesões por pressão de acordo com a NPIAP, EPUAP, PPPIA:[1]

- *Lesão por pressão estágio 1*: pele íntegra com hiperemia não branqueável, que pode ser verificada através do teste de digitopressão. Antes dessa mudança na cor, pode ocorrer alteração na sensibilidade, na consistência ou na temperatura. Em clientes negros, pode apresentar uma área mais escurecida em relação à pele ao redor.
- *Lesão por pressão estágio 2*: perda da pele em sua espessura parcial com exposição da derme. O leito da ferida é viável, de coloração rosa ou vermelha, úmido e pode também apresentar-se como uma flictena intacta (preenchida com exsudato seroso) ou rompida.
- *Lesão por pressão estágio 3*: perda da pele em sua espessura total na qual a gordura é visível e, frequentemente, tecido de granulação e epíbole estão presentes, podem ocorrer descolamentos e túneis.
- *Lesão por pressão estágio 4*: perda da pele em sua espessura total e perda tissular com exposição ou palpação direta da fáscia, músculo, tendão, ligamento, cartilagem ou osso.
- *Lesão por pressão não classificável*: perda da pele em sua espessura total e perda tissular na qual a extensão do dano não pode ser confirmada, porque está encoberta pelo esfacelo ou escara. Escara estável (isto é, seca, aderente, sem eritema ou flutuação) em membro isquêmico ou no calcâneo não deve ser removida.
- *Lesão por pressão tissular profunda*: pele intacta ou não, com área localizada de descoloração vermelha-escura, marrom ou púrpura que permanece após palpação ou separação epidérmica que mostra lesão com leito escurecido ou bolha com exsudato sanguinolento.
- *Lesão por pressão relacionada a dispositivos médicos*: é descrita como resultado do uso de dispositivos criados e aplicados para fins diagnósticos e terapêuticos. A lesão por

pressão resultante geralmente apresenta o padrão ou forma do dispositivo. Essa lesão deve ser categorizada usando o sistema de classificação de lesões por pressão descrito anteriormente.
- *Lesão por pressão em membranas mucosas*: encontrada quando há histórico de uso de dispositivos médicos no local do dano. Devido à anatomia do tecido, essas lesões não podem ser categorizadas.

Elementos facilitadores para a implementação de práticas de segurança envolvem o suporte institucional e o fornecimento de recursos materiais e humanos para a proposição e implementação do protocolo de prevenção de incidentes, com destaque para o de lesão por pressão.[4]

Quando se realiza a investigação de problemas, a coleta de dados torna-se o primeiro momento do processo de planejamento.[5]

Essa coleta de dados ocorre por meio da avaliação do paciente para identificação do risco para o desenvolvimento de lesões por pressão. Trata-se da etapa em que o enfermeiro obtém dados subjetivos e objetivos das pessoas de quem cuida, de forma deliberada e sistemática, proporcionando uma intervenção direcionada e individualizada, devendo ser uma avaliação focalizada e de acompanhamento.[5]

AVALIAÇÃO DO RISCO

A prevenção desse agravo é crucial no contexto ortopédico e exige uma abordagem sistemática e individualizada de uma equipe multiprofissional. Isso começa com a avaliação dos fatores de risco intrínsecos (do paciente) e extrínsecos (como pressão, cisalhamento, fricção e microclima) desde a admissão, durante a internação e no período perioperatório até a alta hospitalar, permitindo a implementação de medidas preventivas adequadas. A avaliação dos riscos deve ser estruturada, ocorre o mais rápido possível após (e no prazo de 8 horas) a internação.[6]

Dentre os fatores intrínsecos, podemos destacar a idade avançada, a deficiência nutricional, o nível de consciência, redução da mobilidade ou imobilidade, déficit sensorial, doenças agudas e crônicas, graves ou terminais, o uso de medicamentos e a história prévia de lesão por pressão.[7]

Sendo assim, a utilização de ferramenta validada para avaliação de risco é essencial para a correta identificação dos pacientes, e adoção de medidas preventivas em tempo hábil,[8] como por exemplo, as escalas de *Waterlow*, *Braden* e *Braden* Q e ELPO. Cabendo ao enfermeiro escolher a que melhor atende a demanda hospitalar no qual está inserido.

Abaixo conceituaremos os principais diagnósticos de enfermagem possíveis, de acordo com,[9] e intervenções em pacientes com riscos reais e em potenciais riscos:

- *Integridade da pele prejudicada*: epiderme e/ou derme alteradas.
- *Integridade do tecido prejudicado*: danos à membrana mucosa, córnea, sistema tegumentar, muscular fáscia, músculo, tendão, osso, cartilagem, cápsula articular e/ou ligamento.

Cuidados Preventivos à Pele

Diariamente, tendo em vista algumas áreas vulneráveis, incluir a avaliação de calor localizado, edema ou endurecimento, devido à dificuldade de identificação visual de áreas com hiperemia, na pele escura, manter a pele limpa e devidamente hidratada, limpar a pele imediatamente após episódios de incontinência, evitar uso de sabonetes ou produtos alcalinos, utilizar curativo de silicone suave com espuma multicamadas em áreas de proeminências ósseas, proteger a pele da umidade com creme barreira, evitar fricção vigorosa na pele em risco, usar produtos para incontinência com elevada capacidade de absorção em indivíduos com incontinência urinária (com lesões ou em risco de as desenvolve). Manter os calcâneos afastados da superfície da cama, ou seja, flutuantes.[1]

MOBILIDADE FÍSICA PREJUDICADA

Limitação no movimento independente e proposital do corpo, de uma ou mais extremidades.

Reposicionamento e Mobilização Precoce

Instalar relógio de mudança de decúbito individualizado, exceto se contraindicado. Usar um ângulo de 30° em decúbito lateral, evitando a posição de 90° e a pronação, a menos que necessário. Promover a posição sentada em cadeirão ou cadeira de rodas por períodos limitados, preferindo uma posição reclinada que eleve as pernas, quando possível. Garantir que os pés estejam apoiados corretamente e inclinar o assento para evitar deslizamento. Ensinar e incentivar manobras de alívio de pressão para quem permanece sentado por longos períodos. Assegurar que a área da cama permite o reposicionamento sem contato com as grades e avaliar o uso de colchão pneumático. Utilizar superfícies de redistribuição de pressão no bloco operatório em indivíduos em risco ou com LP e sujeitos à cirurgia.[1]

Associadas a Dispositivos Médicos

Avaliar frequentemente a pele sob e em torno do dispositivo, reduzir ou redistribuir a pressão na interface da pele-dispositivo: reposicionando ou rodando regularmente o dispositivo médico e/ou a pessoa. Proteger a pele sob dispositivos. Se apropriado, substituir ou remover o colar cervical rígido logo que a situação clínica o permita, por profissional qualificado.[1]

DOR AGUDA

Experiência sensorial e emocional desagradável associada a real ou potencial dano ao tecido inicial, com início súbito ou lento de qualquer intensidade (de leve a grave), com um fim previsto ou previsível, e com duração inferior a 3 meses.

Controle da Dor

Efetuar uma avaliação do nível de dor nas pessoas com lesão por pressão. Utilizar estratégias não farmacológicas de gestão da dor em primeiro lugar e como terapia coadjuvante para redução da dor associada a LP controle da etiologia da lesão, aplicação de coberturas inteligentes como: espuma de poliuretano com Ibuprofeno, coberturas atraumática, fotobiomodulação, tratamento por ILIB e encaminhamento para clínica da dor, aplicação de analgesia conforme prescrição médica.

ALTERAÇÃO NO ESTADO NUTRICIONAL

Mudanças no estado nutricional em virtude de fatores como doenças ou condições metabólicas.

Nutrição na Prevenção e Tratamento de Lesões por Pressão

Considerando peso, altura, IMC e histórico alimentar. Otimizar ingestão calórica proteica e/ou suplementos alimentares em indivíduos em risco de lesão por pressão e que se encontrem desnutridos ou em risco nutricional para a otimizar a cicatrização e a manutenção da integridade da pele. Incentivar a hidratação oral em indivíduos em risco e/ou com LP. Encaminhar a nutricionista.[1]

RISCO DE INFECÇÃO

Possibilidade aumentada devido à integridade comprometida da pele e à presença de lesão por pressão.

Manejo da Lesão

Avaliar a LP no início e reavaliar semanalmente para melhor monitorizar a cicatrização. Usar uma ferramenta de monitorização da cicatrização validada. Efetuar o desbridamento de tecido desvitalizado quando indicado e por profissional especializado, bem como se existir suspeita de biofilme. Aplicar a cobertura adequada a cada aspecto de lesão.

CARACTERÍSTICAS DA COBERTURA IDEAL PARA A REDUÇÃO DE LP

Selecione e aplique coberturas de prevenção de lesões por pressão em áreas da pele em risco; certifique-se de que a pele sob a cobertura seja avaliada no mínimo diariamente e que a cobertura seja trocada conforme as instruções do fabricante, a pele sob as coberturas aplicadas com dispositivos médicos deve ser avaliada quando e se o dispositivo puder ser movido ou removido, utilizar uma cobertura que faça o controle do microclima, considere utilizar uma cobertura com multicamadas.[6]

Com isso, conclui-se que a prevenção e o tratamento de lesões por pressão em pacientes ortopédicos exigem uma abordagem proativa e multidisciplinar, baseada em evidências. A identificação precoce dos riscos, a implementação de estratégias preventivas e o manejo eficaz das lesões são fundamentais para melhorar os resultados clínicos e a qualidade de vida dos pacientes. A educação contínua e o envolvimento da equipe de saúde são essenciais para garantir a adesão às melhores práticas.

REFERÊNCIAS BIBLIOGRÁFICAS

1. NPIAP, EPUAP, PPPIA. Prevention and treatment of pressure ulcers: quick reference guide [Internet]. Emily Haesler (Ed.). Osborne Park (AU): Cambridge Media; 2019.
2. Borges EL, Fernandes FP. Manual para prevenção de lesões de pele: recomendações baseadas em evidências. Rio de Janeiro: Editora Rubio; 2012.
3. Brasil. Ministério da Saúde. Agência Nacional de Vigilância Sanitária. NOTA TÉCNICA GVIMS/GGTES Nº 03/2017: práticas seguras para prevenção de lesões por pressão em serviços de saúde [Internet]. Brasília (DF); 2017.
4. Brasil. Agência Nacional de Vigilância Sanitária – Anvisa. Resolução da Diretoria Colegiada da Anvisa – RDC nº 36, de 25 de julho de 2013. Institui ações para a segurança do paciente em serviços de saúde e dá outras providências. Diário Oficial da União; 2013.
5. NANDA-North American Nursing Diagnosis Association International. Diagnósticos de Enfermagem da I: definições e classificações. 2021-2023.
6. WUWHS-World Union of Wound Healing Societies. Documento de consenso: o papel das coberturas na prevenção de lesões por pressão; 2016.
7. Brandão EL, Santos I. Enfermagem em dermatologia: cuidados técnicos, diálogo e solidário. Rio de Janeiro: Editora Cultura Médica; 2006.
8. Domansky RC, Borges EL. Manual para prevenção de lesões de pele: recomendações baseadas em evidências. Rio de Janeiro: Editora Rubio; 2014.

Seção 11.3 • Enfermagem Regenerativa em Pacientes Ortopédicos

Danielle Soraya Lourenço Fernandes Gomes

INTRODUÇÃO

A enfermagem regenerativa, no contexto de cuidados com a pele em pacientes cirúrgicos de alta complexidade na ortopedia, foca na utilização de tecnologias e terapias avançadas para otimizar o processo de cicatrização e regeneração tecidual, nesse cenário, a enfermagem desempenha um papel fundamental ao integrar técnicas inovadoras, como a terapia por pressão negativa, fotobiomodulação e o uso de matrizes regenerativas (fibrina, colágeno, dentre outros), que favorecem a reparação tecidual.

No Brasil, a enfermagem regenerativa é uma área emergente e inovadora, principalmente no contexto do tratamento de feridas com aplicação de novas tecnologias como o uso de biomateriais.

Publicações relevantes na área estão começando a ganhar força, e o Conselho Federal de Enfermagem (COFEN) tem demonstrado interesse em apoiar a regulamentação da prática de enfermagem regenerativa, criando grupo de trabalho para debater essa inovação. Apesar de ser um campo em desenvolvimento, há potencial para enfermeiros especialistas se destacarem na utilização de terapias regenerativas.

Pacientes submetidos a procedimentos ortopédicos, como artroplastias, cirurgias de fraturas graves ou revisões de próteses, ficam muitas vezes imobilizados por longos períodos, o que aumenta significativamente o risco de lesões por pressão, além disso, enfrentam um maior risco de complicações, como infecções, deiscências, necrose tecidual e retardo na cicatrização, especialmente quando há comorbidades, como obesidade, diabetes ou má perfusão.

A condição da pele pode ser agravada pelo uso prolongado de corticosteroides e anti-inflamatórios, medicamentos frequentemente utilizados no manejo de pacientes cirúrgicos ortopédicos de alta complexidade. Esses fármacos, apesar de essenciais para o controle da inflamação e da dor, têm efeitos adversos que comprometem a integridade da pele e o processo de cicatrização.

Os corticosteroides, por exemplo, são conhecidos por provocar afinamento da pele, redução na produção de colágeno e fragilidade capilar. Esses efeitos tornam a pele mais suscetível a lesões e retardam a reparação tecidual pós-operatória.[1,2]

Da mesma forma, o uso crônico de anti-inflamatórios não esteroidais (AINEs) pode interferir na cicatrização por inibir a resposta inflamatória necessária à regeneração tecidual, além de contribuir para a desidratação da pele, pois eles têm um impacto indireto na barreira cutânea, principalmente por interferir na função dos lipídios epidérmicos, que são essenciais para a manutenção da hidratação da pele. Os AINEs, ao reduzirem a síntese de prostaglandinas, comprometem os mecanismos naturais de reparação e proteção da barreira cutânea, levando à perda de água transepidérmica e, consequentemente, à desidratação da pele.[1,2]

A cicatrização de feridas é um dos processos mais complexos do corpo humano, pois envolve a sincronização espacial e temporal da fase inflamatória com a regeneração e remodelação do tecido. A fase inflamatória inicia imediatamente após a lesão, ocorre, então, a vasoconstrição e a formação de um coágulo; em seguida há uma vasodilatação que permite a entrada de células do sistema imunológico, como neutrófilos e macrófagos, para limpar o local da lesão, eliminando bactérias e restos celulares. Todos esses eventos ocorrem para evitar uma perda excessiva de sangue, fluidos e o desenvolvimento de infecções, e para facilitar a remoção de tecido morto ou desvitalizado. A hemostasia é alcançada pela geração de coágulos plaquetários, seguida pela formação da matriz de fibrina, que atua como um arcabouço para infiltração celular.[3]

O processo de reepitelização, caracterizado pela proliferação e migração dos queratinócitos em direção à parte central da lesão, tem origem na fase proliferativa, pois a área entre o fundo e as bordas da ferida é preenchida por tecido de granulação. Isso representa a matriz na qual os queratinócitos, residentes nas bordas da lesão, migram e proliferam.[3]

As células do tecido de granulação são os fibroblastos, responsáveis pela síntese do componente fibrilar; os miofibroblastos são envolvidos no mecanismo de contração da ferida e as células endoteliais responsáveis pelo processo de neoangiogênese.[3]

Na fase de remodelação, o colágeno é reorganizado e fortalecido para conferir resistência à pele recém-formada, a cicatriz se torna mais firme e as fibras de colágeno se reorientam para se alinhar com as linhas de tensão da pele. Esse processo pode durar meses ou até anos, e ao final, a cicatriz se torna mais estável e o tecido se aproxima ao máximo da integridade anterior.[3]

As fases da cicatrização são etapas essenciais à reparação tecidual, cada uma com funções específicas para restaurar a integridade do tecido. Nesse processo, o uso de derivados de plaquetas tem se destacado, pois são recursos terapêuticos autólogos que promovem uma cicatrização mais eficaz e acelerada.

Durante a fase inflamatória, atua controlando a inflamação e estimulando a chegada de células de defesa ao local da lesão. Na fase proliferativa, esses produtos enriquecem o ambiente com fatores de crescimento, acelerando a formação de novos vasos sanguíneos e tecidos. Já na fase de remodelação, ajudam a reorganizar as fibras de colágeno, promovendo uma cicatriz mais resistente e funcional. O uso dessa matriz, portanto, potencializa cada etapa do processo de cicatrização, favorecendo uma recuperação tecidual mais rápida e eficiente.

O termo plasma rico em plaquetas (PRP) é usado indistintamente, segundo Dohan *et al.* em 2009, o concentrado de plaquetas se classifica em quatro categorias, dependendo do seu conteúdo de leucócitos e fibrina, que são: plasma rico em leucócitos e plaquetas (P-PRP), plasma rico em leucócitos e plaquetas (P-PRP), fibrina rica em plaquetas pura (P-PRF) e fibrina rica em leucócitos e plaquetas (L-PRF). Tendo em vista outros sistemas de classificação o principal ponto de divisão com base nas indicações atuais para PRP: a presença ou a ausência de leucócitos.[4]

Falando mais especificamente da L-PRF, resumidamente, o processo inicia-se com a retirada de pequeno volume de sangue do paciente em tubos sem anticoagulantes e centrifugação, processo esse, que é utilizado para separar os componentes do sangue de acordo com sua densidade em uma baixa velocidade por 10 minutos, o gel intermediário obtido após a centrifugação é o L-PRF, ou seja, como resultado as plaquetas e glóbulos brancos permanecem em alta concentração no coágulo e estas células serão fonte de diferentes moléculas que são liberadas e aprisionadas na matriz de fibrina, o que aumentará nos diferentes processos.[5]

A composição do PRF é semelhante à do PRP, mas a densidade de fibrina é maior no PRF e a conexão é mais firme, a eficiência de coleta de glóbulos brancos, plaquetas e fatores de crescimento também é maior.[4,5] A fibrina do PRF forma conexões trimoleculares equiláteras, conferindo uma rede de fibrina delicada e flexível com alta elasticidade.[5]

Hoje, está bem estabelecido que os concentrados de plaquetas atuam como um potente mitógeno capaz de acelerar a revascularização dos tecidos, potencializar o recrutamento de diversas células e ativar a proliferação de vários tipos celulares.[5-7]

A fibrina rica em leucócitos e plaquetas compreende em plaquetas, leucócitos, algumas células-tronco circulantes, fatores de crescimento, citocinas e outras proteínas, aliadas em uma rede de fibrina que atua como arcabouço biológico e reservatório, permitindo uma liberação sustentada dessas moléculas durante a degradação da fibrina.[5,7]

As plaquetas além de minimizar a perda de sangue promovem a cicatrização do tecido danificado a partir da liberação de citocinas, quimiocinas e fatores de crescimento que estão envolvidos na promoção da regeneração do tecido, pois seu efeito fisiológico causa crescimento e migração celulares significativos, angiogênese e granulação.[5,7,8]

As plaquetas produzem fatores de crescimento estimulando a migração de fibroblastos e a proliferação de elementos importantes, como o colágeno tipo I e a fibronectina tanto em tecidos duros quanto moles.[7,8]

Os subtipos de leucócitos infiltrantes participam de diferentes maneiras nas fases de cicatrização de feridas. Os monócitos/macrófagos desempenham uma função central no reparo tecidual, exibem um papel como regulador imunológico por meio da secreção de citocinas imunes essenciais e se tornam incorporadas na rede de fibrina para formar uma barreira contra patógenos.[5,7,9]

Os macrófagos também secretam colagenase, que estimula o processo de limpeza da ferida, e excretam fatores de crescimento transformadores, estimulando assim, os queratinócitos, além de estimular os fibroblastos a produzirem colágeno e melhorar a angiogênese.[5,7,9]

Pela liberação sustentada de citocinas, que desempenham um papel fundamental na cicatrização vascular e tecidual, há uma redução no edema bem como um efeito analgésico local.[5,7,10]

O alto conteúdo de glicoproteínas plasmáticas protege os fatores de crescimento que se encontram desprendidos de leucócitos e plaquetas interagindo com células do leito da lesão.[11] A regeneração, sob a indução dos fatores de crescimento, acontece de forma contínua onde a matriz de fibrina, de estrutura tridimensional, organiza os tecidos neoformados.[11]

Os principais fatores de crescimento contidos no L-PRF, são: fator de crescimento derivado de plaquetas (PDGF) que estimula células do tecido adiposo, como fibroblastos, indispensável no tecido de granulação; fator de crescimento insulínico (IGF) que atua no crescimento de ossos e cartilagens além de estimular ação anti-inflamatória; fator de crescimento epidérmico (EGF), que, além de estimular a proliferação, contribui na regeneração da epiderme; fator de crescimento fibroblástico (FGF) e fator de crescimento do endotélio vascular (VEGF) que desempenham um papel essencial na angiogênese e cumprindo um papel importante na modulação da atividade celular; a matriz também possui o fator de crescimento transformador beta (TGF-β) que possui um papel crucial na regulação da resposta inflamatória.[8,12]

A enfermagem regenerativa pode avançar com esta inovação terapêutica, visto ser uma prática segura, não maleficência, de baixo custo e com altos índices de sucesso terapêutico. Aplicada com uma técnica apropriada, protocolo definido, com adequado preparo do leito da ferida e uma terapia multidisciplinar associada, resultará na estimulação do processo fisiológico da cicatrização, auxiliará na regeneração tecidual reduzindo a necessidade de intervenções repetidas e o tempo de recuperação, o que é vital em cenários de alta complexidade, como nos casos das cirurgias ortopédicas.

Além disso, a adoção dessa tecnologia permite que os enfermeiros atuem como protagonistas no tratamento de feridas, colaborando diretamente na redução de complicações como lesões por pressão e infecções. Isso fortalece a prática baseada em evidências, aprimora a qualidade do cuidado e contribui para a evolução da enfermagem enquanto profissão autônoma e especializada, se estendendo também ao impacto econômico, com potencial para reduzir custos hospitalares ao melhorar os desfechos clínicos.

REFERÊNCIAS BIBLIOGRÁFICAS

1. Flori E, Mosca S, Kovacs D, et al. Skin Anti-inflammatory potential with reduced side effects of novel glucocorticoid receptor agonists. Int J Mol Sci. 2024;25:267.
2. Axon E, Chalmers JR, Santer M, et al. Safety of topical corticosteroids in atopic eczema: an umbrella reviewBMJ Open. 2021;11:e046476.
3. Tottoli EM, Dorati R, Genta I, et al. Skin wound healing process and new emerging technologies for skin wound care and regeneration. Pharmaceutics. 2020;12:735.
4. Dohan Ehrenfest DM, Rasmusson L, Albrektsson T. Classification of plateletconcentrates: from pure platelet-rich plasma (P-PRP) to leucocyte- and platelet-richfibrin (L-PRF). Trends Biotechnol ; [online]. 2009;27(3):158-67.
5. Ren S, Wang H, Ma S, et al. New strategy of personalized tissue regeneration: when autologous platelet concentrates encounter biomaterials. Front Bioeng Biotechnol. 2023;11:1297357.
6. Miron RJ, Fujioka-Kobayashi M, Sculean A, Zhang Y. Optimization of platelet-rich fibrin. Periodontol. 2000. 2024;94(1):79-91.
7. Blanco J, García Alonso A, Hermida-Nogueira L, Castro AB. How to explain the effbeneficial ects of leukocyte- and platelet-rich fibrin. Periodontol. 2000. 2024.
8. Ding ZY, Tan Y, Peng Q, et al. Novel applications of platelet concentrates in tissue regeneration (Review). Exp Ther Med. 2021;21(3):226.
9. Tanaka R, Saito Y, Fujiwara Y, et al. Preparation of fibrin hydrogels to promote the recruitment of anti-inflammatory macrophages. Acta Biomaterialia. 2019.
10. Vaheb M, Karrabi M, Khajeh M, et al. Evaluation of the effect of platelet-rich fibrin on wound healing at split-thickness skin graft donor sites: a randomized, placebo-controlled, triple-blind study. Int J Low Extrem Wounds. 2021;20(1):29-36.
11. Carvalho CKL, Fernandes BL, Souza MA. Autologous matrix of platelet-rich fibrin in wound care settings: a systematic review of randomized clinical trials. J Funct Biomater. 2020;11(2):31.
12. Anitua E, Nurden P, Prado R, et al. Autologous fibrin scaffolds: when platelet - and plasma - derived biomolecules meet fibrin. Biomaterials. 2019;192:440-60.

USO DA TERAPIA INFUSIONAL NO PERCURSO TERAPÊUTICO DO PACIENTE ORTOPÉDICO

CAPÍTULO 12

Raquel de Souza Dantas ▪ Karla da Silva Baptista

INTRODUÇÃO

A assistência à saúde da população é prestada por meio das redes básicas e hospitalares, em que os pacientes realizam a busca direta, na tentativa de atender as suas necessidades e resolver problemas, esperando que haja um atendimento mais resolutivo e integral.

Porém, tal realidade constitui-se em um desafio a esses serviços, principalmente no que tange ao acesso a hospitais especializados, como no caso das demandas de assistência ortopédica.[1]

O perfil dos pacientes com necessidades ortopédicas é proveniente não só dos acometimentos dos traumas automobilísticos, como também das disfunções musculoesqueléticas, que geram uma incapacidade crônica. Essa está relacionada com a genética, a idade e o ambiente.[1,2]

Diante disso, a fim de manter o paciente ativo e independente em suas atividades diárias e na sociedade, podendo assim restabelecer a melhoria da sua qualidade de vida, as intervenções cirúrgicas ortopédicas são necessárias, sejam eletivas ou de emergência.[2]

Sob essa ótica cirúrgica, dentre as muitas ações desenvolvidas no ambiente hospitalar, encontram-se as práticas relacionadas com a terapia infusional, sendo considerada um importante recurso para o cuidado, tratamento e até mesmo a manutenção da vida do paciente, em que os acessos vasculares são amplamente utilizados e imprescindíveis, para a administração medicamentosa endovenosa.

Portanto, necessariamente o paciente receberá um dispositivo para canulação venosa para a submissão a uma abordagem cirúrgica eletiva. Em se tratando desse perfil, a previsão mínima de internação poderá ser de três dias, contemplando assim infusões, como as hidratações venosas, hemotransfusões, analgesias para controle da dor e quimioprofilaxias cirúrgicas.

Por outro lado, podem passar por processos de internações prolongadas, em que se enquadram nos perfis com diagnóstico de osteomielite, que se trata de uma infecção óssea complexa e potencialmente debilitante, causada por uma variedade de patógenos, em que o diagnóstico e tratamento exigem uma abordagem multifacetada, podendo variar em dias, e até mesmo esquemas de terapia antibiótica, de acordo com o agente causador, como proposta a erradicação eficaz da infecção, minimizando os riscos de resistência bacteriana e efeitos adversos associados.[3]

Baseado nisso, o tratamento endovenoso pode ocorrer com as mais diversas classes de antimicrobianos e analgésicos, dispositivos venosos variados e tempo de internação prolongado, superior a 21 dias. Assim, tempo de invasão com dispositivos e propostas medicamentosas irá depender do diagnóstico, intervenções, evolução do quadro e necessidade do paciente.[4]

A assistência, relacionada com a implantação e manipulação de acessos vasculares, tornou-se complexa, devido ao grande investimento tecnológico na constituição de materiais disponíveis, o que aumenta os riscos ao paciente, mas também compete na minimização dos danos.

Dentre os riscos que o paciente está exposto associados a terapia infusional, o mais preocupante e que tem importante impacto na taxa de aumento de permanência do paciente no hospital, além de morbimortalidade e aumento dos custos, é a infecção de corrente sanguínea relacionada com cateteres centrais (ICSRC).[5]

Vale ressaltar que a ICSRC e outras complicações associadas são completamente preveníveis, pois dependem diretamente dos cuidados de enfermagem para manutenção de cateteres.

Diante disso, o enfermeiro tem grande responsabilidade na assistência, em que a enfermagem é a categoria essencial e insubstituível nos cuidados, pois promove ações a fim de melhorar a experiência do paciente durante a sua internação, como também ações para a mitigação dos eventos adversos.

É atribuição do enfermeiro supervisionar e garantir que o paciente certo receba o medicamento certo, na dose certa, na hora certa, pela via e dispositivo certos. Há como consequência, o registro certo, a ação esperada certa, de forma certa e a resposta certa.[6]

Com base nisso, cerca de 85% das atividades desempenhadas pela equipe de enfermagem englobam ações relacionadas com a terapia infusional, assim traz a grande responsabilidade em realizar toda a continuidade e finalização dos processos assistenciais que englobam essa prática.[7]

Portanto, a especialidade terapia infusional no percurso terapêutico do paciente ortopédico engloba um amplo processo de cuidados. Esse se inicia em promover e prestar assistência livre de danos e focada na segurança do paciente. Cada vez mais requer das enfermeiras especialistas atualizações, conhecimento, capacitação e desenvolvimento de habilidades e competências para que possam manter o nível de segurança a ser oferecido ao paciente, visto que a prática das infusões e os procedimentos são muito invasivos e podem gerar danos irreversíveis.

Assim sendo, faz-se necessário conhecimento de anatomia e farmacologia, planejamento da terapia, seleção do tipo de dispositivos venosos e do local mais adequado, inserção habilidosa, administração dos medicamentos, monitoramento e reconhecimento das complicações relacionadas com as terapias infusionais (flebite, obstrução, infecção de corrente sanguínea, dentre outras), assim como as intervenções imediatas, gestão de recursos materiais, gestão de indicadores, alinhamento e padronização das práticas assistenciais, além dos programas educacionais de atualização, conhecimento e desenvolvimento de habilidades, cuja as práticas avançadas são guiadas por padrões dos *Guidelines* nacionais e internacionais, com base em evidências para a tomada de decisões clínicas.[8]

Ao longo dos últimos anos, várias recomendações internacionais e nacionais para as boas práticas assistenciais têm sido fortemente sugestionadas, como medidas de intervenções preventivas para criação de barreiras e implantação de Times de Terapia Infusional.[8,9]

Segundo a INS, em 2024,[8] a composição dos Times é uma boa prática, e torna-se necessária por haver profissionais referência nas instituições de saúde que agregam não só a *expertise* técnica, mas também o conhecimento científico específico. Profissionais dedicados a essa área atuam como intermediadores e interlocutores entre os demais colaboradores da instituição, e mantém os processos e fluxos relacionados com a terapia infusional atualizados, visto os últimos avanços conquistados no mercado mundial.

O fato de não haver um Time pode desencadear um cenário de processos obsoletos ou descontinuados dentro de uma unidade hospitalar, quando responsabilizados a quem não atua exclusivamente, impactando diretamente na segurança do paciente.

Reduzir complicações infecciosas e mecânicas relacionadas com os dispositivos endovenosos, reduzir custos hospitalares, realizar a gestão de materiais, proporcionar a atualização e educação de profissionais baseadas em evidências, elaborar protocolos relacionados com a prática em terapia infusional e atender a necessidade do paciente e da instituição quanto a eficácia, segurança e assistência de alta qualidade são os princípios que norteiam os Times de Terapia Infusional.[8]

Diante disso, mais atribuições e autonomia o enfermeiro passou a conquistar ao longo dos anos, sendo necessário o respaldo dos conselhos de classe para as execuções de muitas ações, por meio dos inúmeros pareceres técnicos emitidos, que subsidiam as práticas na terapia infusional, não somente quando se trata de punções venosas mais complexas, mas também quanto ao uso da tecnologia de visualização em prol de práticas mais seguras para a assistência ao paciente.

O uso dessas tecnologias tem sido associado com maior sucesso de inserção na primeira vez e diminuição do tempo de procedimento em comparação com a avaliação visual tradicional e palpação em algumas populações.

Assim, faz-se necessário o desenvolvimento da CHAVE da competência profissional, que requer Conhecimentos + Habilidades + Atitudes + Valores + Experiências, para que o profissional possa se engrandecer sistematicamente em seu desempenho nas ações laborais.

Considerando as melhores práticas, inserir o paciente na participação do seu cuidado e nas tomadas de decisões permite que ele se sinta mais seguro e acolhido, como, também, confie claramente na equipe que o aborda.

Dessa forma, apesar das rotinas hospitalares de horários e cuidados, permitir ao paciente a sua inclusão no processo assistencial, desde a discussão do seu caso, prescrição e administração dos medicamentos, horários, curativos e outros procedimentos que merecem esclarecimentos e concordância, viabiliza a sua crença, a autoconfiança, maior adesão ao tratamento, para que ele não desista, visto que tratamentos de osteomielites são lentos e demorados.

Assim, estimular e encorajar o paciente à sua adaptação a uma nova realidade relacionada às suas restrições de locomoção e ao uso de dispositivos endovenosos melhora a sua experiência na hospitalização e favorece implementar o autocuidado de forma mais eficaz, visto a possibilidade de longa permanência de um "artefato que invade a veia" para o tratamento com antibióticos.

Isso favorece a mitigação das possíveis falhas infusionais relacionadas, e pode ainda evitar a interrupção do tratamento pela perda do cateter, ou até mesmo outras complicações associadas que evoluam para o desdobramento de infecções, sendo essas responsáveis pelo aumento do tempo de internação. Nesse sentido, o paciente é uma das barreiras para a sua própria segurança, conforme a teoria de James Reason.[10]

O paciente é cada vez mais complexo, considerando seu quadro clínico e comorbidades. O cuidado oferecido é desafiador e tem-se tornado complexo, diante de tantas oportunidades geradas por meio de estudos e tecnologias, que permitem tratamentos variados e o aumento da taxa de sobrevida desses pacientes.

Nesse cenário, a enfermagem encontra-se como protagonista junto ao paciente, implementando as ações de cuidados para a promoção do conforto e as medidas de tratamentos e a prevenção de complicações.

Portanto, para prover cuidados aos pacientes, a enfermagem necessita dispor de recursos humanos com domínio das práticas seguras a fim de implementar as barreiras necessárias para a mitigação de possíveis danos ao paciente, com competência profissional que permita exercer seu trabalho, objetivando resultados com eficiência.

Essa eficiência engloba não só investimentos materiais, mas também recursos humanos quantitativamente adequados, pois permite uma escala de trabalho justa e aumenta a participação dos colaboradores nas ações educativas, com consequente adesão as boas práticas no manejo de cateteres e redução dos índices de infecções associadas a cateteres institucionais.

Mas desafios existem, pois é requerida a atualização constante dos profissionais envolvidos, tanto os especialistas quanto os demais colaboradores, em que estratégias de educação cada vez mais diferenciadas são necessárias não só para aumentar a adesão, mas também para atingir a eficácia das propostas que é melhorar cada vez mais a experiência do paciente com necessidades ortopédicas.

REFERÊNCIAS BIBLIOGRÁFICAS

1. Lopes CCS, Silva LKP, Augusto VG, Dâmaso SFT. Perfil epidemiológico e funcional dos pacientes atendidos em uma clínica escola na área de ortopedia e traumatologia. Revista científica da UNIFENAS. 2020;2(2).
2. Santos HR, Mendonça HPE, Lima BSS. Perfil epidemiológico dos traumas ortopédicos e seus prejuízos: uma revisão descritiva. Brazilian Journal of Health Review, Curitiba. 2024;7(3).
3. Vasconcelos JLM, Dias AP, Sandri A, et al. Eficácia e segurança de regimes antibióticos no tratamento da osteomielite em pacientes adultos: Revisão sistemática. Brazilian Journal of Implantology and Health Sciences, [S. l.]. Disponível em: Almeida, TM, et al. 2018 [internet]. 2024;6(6):491-8.
4. Pereira RCC, Zanetti ML, Ribeiro KP. Tempo de permanência do dispositivo venoso periférico, in situ, relacionado ao cuidado de enfermagem, em pacientes hospitalizados. Medicina, Ribeirão Preto. 2001;34:79-84.
5. Buetti N, et al. Strategies to prevent central line-associated bloodstream infections in acute-care hospitals: Update. Infection Control & Hospital Epidemiology. 2022.
6. COREN-SP. Uso seguro de medicamentos: guia para preparo, administração e monitoramento. COREN-SP. 2017.
7. Harada MJCS, Pedreira MCG. Terapia intravenosa e infusões. São Paulo: Yedis ; 2012.
8. INS. Infusion Nursing Society. Infusion terapy standards of pratice [internet]. 9ª ed. 2024.
9. Brasil. Agência Nacional de Vigilância Sanitária. Medidas de prevenção de infecção relacionada à assistência à saúde. Brasília: Anvisa; 2017.
10. Wiegmann DA, Wood LJ, Cohen TN, Shappell SA. Understanding the Swiss Cheese Model and its application to patient safety. J Patient Saf. 2022;18(2):119-23.

Parte V DESOSPITALIZAÇÃO

PLANEJAMENTO DA ALTA E REABILITAÇÃO

CAPÍTULO 13

Seção 13.1 ▪ Atuação de Enfermagem na Alta Hospitalar

Elaine Manoel dos Santos da Costa ▪ *Regina Garofalo*

INTRODUÇÃO

A alta hospitalar é um processo fundamental dentro de uma unidade hospitalar, pois garante a continuidade da assistência aos pacientes e impacta diretamente na taxa de giro de leitos, possíveis reinternações, produtividade e custo financeiro. Precisamos compreender que a Constituição Federal de 1988 determina, em seu artigo 196, que a saúde é um direito fundamental de todos, devendo o Estado garantir esse direito de forma igualitária, universal e equânime. Portanto, uma Alta Hospitalar bem estruturada é essencial para que esse direito seja assegurado de maneira adequada.[1]

Segundo a Word Health Organization (WHO), a alta hospitalar é a liberação do paciente de uma instituição de saúde, e deve ser planejada com antecedência por uma equipe multiprofissional responsável pelo cuidado e tratamento do paciente.[2] É fundamental que o plano de alta seja realizado de maneira disciplinada para assegurar uma transição segura e eficiente do paciente para o ambiente domiciliar.

O Brasil consolidou suas práticas de saúde com a criação do Sistema Único de Saúde (SUS) e as leis nº 8.080 de 19 de setembro de 1990 e nº 8.142 de 28 de dezembro de 1990. Essas leis dispõem sobre as condições para a promoção, proteção e recuperação da saúde, assim como a organização e funcionamento dos serviços de saúde correspondentes. Como resultado, temos estruturas consolidadas para garantir um sistema de saúde mais eficiente e justo em nosso país.[3,4]

De acordo com a Lei nº 12.842/2013, que trata do exercício da Medicina, a indicação de internação e alta médica nos serviços de atenção à saúde são atividades privativas do médico, como descrito no Art. 4, inciso XI.[5] Por outro lado, o Decreto nº 94.406/87, que regulamenta a Lei nº 7.498/86, estabelece as atribuições dos profissionais de Enfermagem, e, segundo o Art. 8, inciso II, alínea a), cabe ao enfermeiro, como parte da equipe de saúde, participar do planejamento, execução e avaliação da programação de saúde.[6]

Em dezembro de 2013, foi instituída a Política Nacional de Atenção Hospitalar (PNHOSP) no âmbito do Sistema Único de Saúde (SUS), por meio da portaria nº 3.390 de 30 de dezembro de 2013. Essa política estabelece diretrizes para a organização do componente hospitalar da Rede de Atenção à Saúde (RAS), com o objetivo de atender às necessidades da população por meio de uma equipe multiprofissional, horizontalização do cuidado, organização de linhas de cuidado e regulação do acesso. Segundo o Art. 16 da portaria, a alta hospitalar responsável é entendida como transferência do cuidado, sendo realizada por meio de orientação aos pacientes e seus familiares quanto à continuidade do tratamento, reforçando a autonomia do indivíduo, incentivando o autocuidado e articulando a continuidade do cuidado com outros pontos da Rede de Atenção à Saúde, especialmente a Atenção Básica. Devem ser implantados mecanismos de desospitalização, visando a oferecer alternativas às práticas hospitalares, como os cuidados domiciliares pactuados na RAS.[7]

A alta hospitalar responsável é uma abordagem que envolve ações coordenadas entre as instituições de saúde e os pontos da Rede de Atenção à Saúde (RAS). Essa abordagem é especialmente indicada para idosos, pacientes com condições crônicas, portadores de doenças cardiovasculares, respiratórias e oncológicas, além daqueles que utilizam dispositivos e equipamentos de saúde em casa. Essa abordagem prioriza a autonomia do paciente e/ou da família, visando a integrar a rede hospitalar, a atenção primária e outros níveis de atenção, por meio de ações interprofissionais centradas no paciente e na família.[8,9]

Para que tenhamos um processo de alta adequado, devemos considerar aspectos como planejamento, estruturação, organização familiar e apoio das redes de atenção à saúde. Este processo começa quando os pacientes são hospitalizados e dever seguir etapas padronizadas para garantir transições seguras e identificação das necessidades do paciente antes da alta hospitalar.[10]

Ainda, segundo Gheno, em 2024,[10] o momento da alta hospitalar pode ser vulnerável, especialmente para pacientes com múltiplas comorbidades, porém o uso de instrumentos estruturados desde o dia da admissão tem-se mostrado benéfico internacionalmente. Auxilia na educação diária do paciente, organização da equipe multiprofissional e redução de eventos adversos relacionados com a transferência de dados. Além disso, a continuidade do cuidado melhora a individualização do tratamento, fortalece as relações entre profissionais de saúde, pacientes e familiares, e reduz custos.

O Processo de Enfermagem, de acordo com a resolução COFEN 736/2024, é um método que orienta o cuidado e o pensamento clínico do enfermeiro. Ele deve ser realizado de forma sistemática e fundamentado em suporte teórico, como teorias e modelos de cuidado, linguagens padronizadas e protocolos com base em evidências. No Art. 4 da resolução, o processo organiza-se em cinco etapas inter-relacionadas, interdependentes, recorrentes e cíclicas: avaliação, diagnóstico, planejamento, implementação e evolução de enfermagem. É privativo do enfermeiro o diagnóstico e prescrição de enfermagem, conforme disposto no Art. 6. A consulta de enfermagem deve ser registrada de acordo com as etapas do processo.[11]

No Instituto Nacional de Traumatologia e Ortopedia (INTO), o planejamento da alta é realizado nas consultas de pré-internação e no momento da admissão do paciente de forma multiprofissional por meio dos Centros de Atenção Especializada (CAEs), compostos pelos seguintes centros: Centro de Cirurgia das Dismetrias, Centro Ortopédico da Criança e do Adolescente, Centro de Cirurgia de Joelho, Centro de Cirurgia do Pé e Tornozelo, Centro de Cirurgia de Quadril, Centro de Microcirurgia Reconstrutiva e Cirurgia Plástica Reparadora, Centro de Oncologia Ortopédica, Centro de Cirurgia Crânio-Maxilofacial, Centro de Cirurgia da Mão, Centro de Trauma Ortopédico, Centro de Doenças da Coluna Vertebral e Centro de Cirurgia do Ombro e Cotovelo.

O Instituto entende que a assistência à saúde é integral e não se finda com a Alta Hospitalar; com isso, esse planejamento precoce tem como objetivo dar continuidade aos cuidados recebido pelo paciente no hospital, trazendo benefícios para pacientes, profissionais e instituição. O Plano de Alta Hospitalar do INTO deve ser aplicado a todas as unidades de internação do Instituto, mantendo o caráter educativo e preventivo, para que possa reduzir o risco de reinternação.

Com o intuito de orientar não somente a equipe multiprofissional do INTO, mas também os pacientes e familiares, a Instituição possui um folheto informativo de Orientação para Alta Hospitalar que fica disponível no *site* do INTO. Além desse folheto, há também cartilhas com objetivo de orientação dentro das especificidades de cada CAEs e serviços.

Segundo Costa, em 2021,[12] enfermeiras hospitalares realizam entrevistas com pacientes e seus familiares desde a admissão, avaliando a condição clínica e planejando o cuidado pós-alta. Entretanto, somente um hospital em Curitiba/Brasil conta com uma Enfermeira de Ligação ou Continuidade de Cuidados, que desempenha um papel abrangente, acompanhando o paciente durante toda sua internação e alta, seguindo protocolos e garantindo a continuidade do cuidado. Essa profissional é responsável por entrevistas, avaliação clínica, elaboração de relatórios e contato com a Atenção Básica de Saúde, tendo acesso ao prontuário eletrônico em rede para facilitar a contrarreferência entre serviços municipais de saúde. A comunicação eficaz é fundamental para garantir uma transição bem-sucedida entre o hospital e a Atenção Básica de Saúde.

A maioria dos países desenvolvidos adotam abordagens inovadoras para melhorar a prestação de cuidados e reduzir as reinternações e os orçamentos de saúde. Enfermeiras Hospitalares de Enlace e Enfermeiras de Ligação, na Espanha e em Portugal, são solicitadas pela enfermeira assistencial para avaliar a necessidade de continuidade do cuidado após a alta, por meio de interconsulta com a equipe multiprofissional ou busca ativa no programa informatizado hospitalar. Essas enfermeiras têm conhecimento dos recursos necessários ao paciente para realizar contato com profissionais da área de origem do paciente.[12]

Ao paciente e familiar, oferece-se um relatório de continuidade do cuidado que inclui informações médicas e de enfermagem, plano de cuidados, orientações para o cuidado em casa e informações sobre o Centro de Saúde ao qual o paciente está vinculado. Enfermeiras de Continuidade de Cuidados também ensinam estratégias adaptativas para membros da família e prestadores de cuidados, reduzindo a ansiedade dos familiares e aumentando a confiança para o cuidado em casa, o que ajuda a continuar os cuidados e diminuir hospitalizações desnecessárias.[12]

O INTO tem como teórica a Callista Roy, e, segundo Coelho, em 2011,[13] a teoria da adaptação de Roy entende a pessoa como um ser adaptável com mecanismos que permitem a adaptação de comportamentos em resposta aos estímulos ambientais, centrando nos processos de vida humanos, com ênfase à promoção da saúde dos indivíduos, grupos e sociedade como um todo. Assim, a ciência e a prática expandem a capacidade de adaptação e melhoram a transformação ambiental da pessoa, pois todos se encontram expostos a uma série de condições, circunstâncias, ou influências que rodeiam e afetam o seu desenvolvimento, sendo o ambiente em mudança o estimulador principal das respostas de adaptação do indivíduo.

O Modelo de Adaptação de Callista Roy possui como foco central dos cuidados de enfermagem o indivíduo, a família e/ou a comunidade, com o objetivo de melhorar os cuidados prestados com base em pesquisas, considerando a promoção da adaptação das pessoas e dos grupos nos quatro modos de adaptação (modo adaptativo físico-fisiológico, identidade de autoconceito, interdependência e desempenho de papel), contribuindo assim para a qualidade de vida, a saúde e a morte com dignidade. Pode ser um instrumento valioso na orientação prática dos enfermeiros, levando à formulação de diagnósticos preditores das intervenções de enfermagem, facilitando a coleta de dados, estabelecendo objetivos, intervenções e avaliação.[13]

Coelho, em 2011,[13] ainda destaca que a teoria de Roy pode ser aplicada durante o processo de alta hospitalar para avaliar a capacidade de adaptação do paciente após a hospitalização, identificar estímulos ambientais que possam afetar a adaptação do paciente, desenvolver intervenções de enfermagem para promover uma transição suave para casa e avaliar continuamente o progresso do paciente após a alta, ajustando os cuidados, se necessário. Essa abordagem proporciona aos enfermeiros uma melhor compreensão das necessidades de adaptação dos pacientes, facilitando a criação de uma prática baseada em evidências para melhoria contínua dos cuidados.

Para Sousa, em 2020,[14] o aumento da necessidade de giro de leito e otimização dos recursos e despesas, decorrentes da internação hospitalar, influencia diretamente na decisão de alta dos pacientes. Diante disso, tem-se observado o aumento da alta hospitalar precoce e a transferência de cuidados para o ambiente domiciliar. Portanto, um processo de alta mal definido e aplicado pode expor o paciente a complicações e, consequentemente, a readmissões e/ou óbitos. É ainda mais importante um bom plano de alta para os pacientes cirúrgicos no pós-operatório, pela elevada probabilidade de complicações no domicílio.

De acordo com Rocha, em 2021,[15] e Sousa, em 2020,[14] o pós-operatório é um período de alto risco de complicações que é compreendido em três etapas específicas: imediato, mediato e tardio. A primeira etapa, o pós-operatório imediato, refere-se ao período pós-anestésico e dura até 24 horas após a cirurgia. A segunda etapa, o pós-operatório mediato, inicia-se após as primeiras 24 horas pós-procedimento e estende-se até a alta hospitalar. Por fim, a terceira etapa, o pós-operatório tardio, é definida como a fase de convalescença que compreende desde a alta hospitalar até a recuperação esperada. O sucesso deste período está diretamente relacionado com as etapas anteriores, pois o cuidado ao paciente deve seguir uma linha de planejamento em que cada passo é pensado cuidadosamente para promover um ganho para o paciente na etapa seguinte.

Embora exista uma predominância maior dos riscos associados ao pós-operatório imediato, não cabe desconsiderar os demais existentes, principalmente quando se pensa nas cirurgias de alta complexidade realizadas na ortopedia, pois as complicações no pós-operatório tardio podem ter sérias repercussões, sobretudo se o paciente se encontra no ambiente domiciliar.[14]

Pacientes com doenças degenerativas, muitas vezes, necessitam de próteses para a cura ou melhora do quadro, o que requer cirurgias complexas e prolongadas. O cuidado especializado é fundamental para prevenir complicações, como a luxação da prótese. Estudos ressaltam que os pacientes cirúrgicos enfrentam complicações pós-operatórias comuns, como problemas respiratórios, hipoxemia e embolia pulmonar, distúrbios circulatórios, como hemorragia e choque, distúrbios urinários, infecções do sítio cirúrgico, deiscência e evisceração, que variam em frequência e gravidade e podem ser influenciadas pelo tipo de cirurgia, condições e eventos do pré e pós-operatório, bem como fatores intrínsecos e extrínsecos ao paciente.[14]

A infecção de sítio cirúrgico, no Brasil, compreende entre 14% e 16% das infecções diagnosticadas em pacientes hospitalizados, em que 93% dessas são graves chegando a órgãos ou espaços acessados durante o procedimento cirúrgico. Esse tipo de infecção pode ocorrer em qualquer momento do período perioperatório, e, em pacientes ortopédicos, tende a prolongar o tempo de internação em média por duas semanas, duplicando as taxas de reospitalização, com aumento dos custos em mais de 300%. Pode causar limitações físicas e reduções significativas na qualidade de vida dos pacientes.[16,17]

Por definição, infecção de sítio cirúrgico ocorre nos primeiros 30 dias após a cirurgia (sendo o 1º dia de infecção a data do procedimento) ou até 90 dias após o procedimento cirúrgico, se houver colocação de implantes, segundo a Nota Técnica GVIMS/GGTES Nº 03/2023. Alguns dos fatores associados a estes períodos podem ser: local de cirurgia, tempo de cirurgia, tipo de cirurgia realizada, tempo de internação hospitalar, fatores relacionados com microrganismos e fatores relacionados com o paciente. Logo, esses fatores devem ser identificados e controlados desde o primeiro contato do paciente com a instituição, por meio de coleta de informações relacionadas com o plano de cuidados.[17]

A osteomielite é umas das complicações recorrentes em cirurgia ortopédicas. Trata-se de uma doença inflamatória, aguda ou crônica, causada por bactérias ou fungos que afeta as estruturas ósseas após traumas, cirurgias ou complicações pós-implante metálico e próteses. Por vezes, a depender de sua evolução, traz consequências bastante limitantes para a vida do paciente, inclusive como novas internações para antibioticoterapia.[18]

Durante o pós-operatório mediato, é fundamental que o paciente receba orientações precisas por uma equipe de enfermagem capacitada para garantir que ele possa realizar parte do seu autocuidado de forma adequada. Além disso, é importante considerar que todo o processo envolve conexões entre pacientes, profissionais da saúde e familiares, bem como entre os próprios profissionais da saúde.[15] Como principal elo de ligação entre esses atores, o enfermeiro tem a capacidade de identificar as necessidades, habilidades e capacidade de compreensão dos pacientes, fornecendo informações valiosas para o acompanhamento adequado do pós-operatório mediato e permitindo um planejamento mais eficiente da alta hospitalar.[14]

O estímulo ao autocuidado é crucial para a recuperação de pacientes submetidos a cirurgias mais complexas. Para garantir uma alta hospitalar bem-sucedida, é essencial fornecer informações precisas e seguras ao paciente e seu acompanhante durante o processo de aprendizagem, e estímulo do autocuidado. Durante a preparação para a alta hospitalar, o enfermeiro deve explicar ao paciente e seu acompanhante sobre os riscos e os sinais e sintomas a serem observados em casa.[8,9,14]

O enfermeiro deve orientar o paciente a ficar atento à evolução da ferida, ao aspecto do membro operado, bem como sinalizar os primeiros sinais, como edema e hiperemia local, e possíveis sinais de febre baixa. A dor também é um importante sinal a ser observado, pois espera-se que ela diminua com o passar dos dias e o uso adequado de medicamentos. O aumento da dor pode indicar uma complicação e deve ser informado imediatamente ao enfermeiro.[14]

A alta hospitalar é um processo multidisciplinar, e cada serviço deve fornecer as orientações específicas para o paciente. No entanto, cabe ao enfermeiro reunir essas informações e esclarecer quaisquer dúvidas dos pacientes e familiares durante a alta hospitalar, pois a preparação para a alta hospitalar inclui a explicação do sumário de alta, a marcação da data de retorno, a orientação sobre cuidados pós-operatórios, curativos, sinais de complicações, reforço quanto ao uso de órteses e medicação. O enfermeiro também ensina ao paciente e/ou acompanhante como cuidar da ferida e aplicar medicamentos de forma adequada e segura.

É importante ressaltar que o momento da alta, embora traga um alívio ao paciente, pode também ser permeado por insegurança e medo e, por esta razão, todas as explicações dadas devem utilizar uma linguagem compreensível ao paciente e seu familiar. Após esse momento educacional, é imprescindível que o enfermeiro relate em prontuário as condições de alta do paciente e quais as orientações fornecidas.

REFERÊNCIAS BIBLIOGRÁFICAS

1. Brasil. Congresso Nacional. Constituição da República Federativa do Brasil 1988. Diário Oficial da União, Brasília, DF. 1988.
2. World Health Organization (WHO). Centre for Health Development. A glossary of terms for community health care and services for older persons. Kobe, Japan: WHO Centre for Health; 2004.
3. Brasil. Lei nº 8080, de 19 de setembro de 1990. Dispõe sobre as condições para a promoção, proteção e recuperação da saúde, a organizaçao e o funcionamento dos serviços correspondentes e dá outras providências. Diário Oficial da União, Brasília, DF. 1990a.
4. Brasil. Lei nº 8142, de 28 de dezembro de 1990. Dispõe sobre a participação da comunidade na gestão do Sistema Único de Saúde – SUS e sobre as transferências intergovernamentais de recursos financeiros na área da saúde e dá outras providências. Diário Oficial da União, Brasília, DF. 1990b.
5. Brasil. Lei nº 12.842, de 10 de julho de 2013. Dispõe sobre o exercício da Medicina; 2013.
6. Brasil. Decreto nº 94.406, de 08 de junho de 1987. Regulamenta a Lei nº 7.498, de 25 de junho de 1986, que dispõe sobre o exercício da Enfermagem, e dá outras providências. Conselho Federal de Enfermagem, Brasília, DF [internet]. 1987.
7. Brasil. Ministério da Saúde. Portaria n. 3390, de 30 de dezembro de 2013. Institui a Política Nacional de Atenção Hospitalar (PNHOSP) no âmbito do Sistema Único de Saúde (SUS), estabelecendo-se as diretrizes para a organização do componente hospitalar da Rede de Atenção à Saúde (RAS). Brasília (DF): Ministério da Saúde [internet]; 2013.
8. Zanetoni TC, Cucolo DF, Perroca MG. Interprofessional actions in responsible discharge: contributions to transition and continuity of care. Rev Esc Enferm USP. 2023;57:e20220452.
9. Zanetoni TC, Cucolo DF, Perroca MG. Operacionalização e tempo dedicado pelo enfermeiro na alta hospitalar responsável. Acta Paul Enferm. 2023;36:eAPE018131.
10. Gheno J, Lombardini AA, Araújo KC, Weis AH. Alta hospitalar de pacientes adultos e idosos: elaboração e validação de checklist. Acta Paul Enferm. 2024;37:eAPE0229.
11. Brasil. Resolução Cofen nº 736/2024. Dispõe sobre a implementação do Processo de Enfermagem em todo contexto socioambiental onde ocorre o cuidado de enfermagem – COFEN; 2024.
12. Costa MFBNA, Perez EIB, Ciosak SI. Práticas da enfermeira hospitalar para a continuidade do cuidado na atenção primária: um estudo exploratório. Texto Contexto Enferm. 2021.
13. Coelho SMS, Mendes IMDM. Da pesquisa à prática de enfermagem aplicando o modelo de adaptação de Roy. Esc Anna Nery (impr.). 2011;15(4):845-50.
14. Sousa ÁFL, et al. Monitorização de complicações pós-operatórias no ambiente domiciliar. Revista Rene [internet]. 2020;21:e43161.
15. Rocha FC. Melhoria da qualidade no planejamento da assistência cirúrgica- ortopédica. Dissertação de Mestrado. 2021.
16. Ribeiro JC, et al. Ocorrência e fatores de risco para infecção de sítio cirúrgico em cirurgias ortopédicas Acta Paul Enferm. 2013;26(4):353-9.
17. Martins TM, et al. Fatores de risco para infecção do sítio cirúrgico em cirurgias potencialmente contaminadas. Texto Contexto Enferm. 2018;27(3):e2790016.
18. Viana TVA, et al. Osteomielite: uma revisão bibliográfica. Research, Society and Development. 2023;12(6):e4612642030.

Seção 13.2 ▪ Atuação da Fisioterapia e da Terapia Ocupacional na Alta Hospitalar

Raphael Batista de Rezende ▪ *Martha Cristina Paula de Menezes Lucas*

INTRODUÇÃO

Nas últimas décadas, a organização de serviços especializados com equipe multidisciplinar de assistência hospitalar tornou-se fundamental para acompanhar o rápido avanço das cirurgias ortopédicas de alta complexidade em todo mundo, incluindo o Brasil.[1,2] Esses serviços seguem ganhando protagonismo recente porque conseguem assimilar os desafios específicos do pós-operatório (PO) imediato de modo a promover avanços na qualidade do cuidado aos pacientes.

Considerando o contínuo crescimento na demanda pela realização de artroplastias de membros inferiores como tratamento cirúrgico dos casos avançados de osteoartrite do joelho e do quadril,[3] tais serviços despontam como recurso imprescindível para alcançar resultados efetivos.[4] Em linhas gerais, a inserção da Fisioterapia e da Terapia Ocupacional nessas equipes multidisciplinares tem o papel de iniciar prontamente a reabilitação pós-operatória visando a rápidos avanços na retomada das atividades funcionais e garantir a alta hospitalar com efetividade e segurança, contemplando orientações voltadas para o retorno ao ambiente doméstico.[5,6]

EQUIPES MULTIDISCIPLINARES NO PO IMEDIATO DE ARTROPLASTIAS DE MEMBROS INFERIORES

Marcadamente, desde o início do presente século, a assistência hospitalar após a artroplastia total do joelho (ATJ) e a artroplastia total do quadril (ATQ) vem seguindo as tendências dos programas acelerados de reabilitação pós-operatória, que originalmente almejam minimizar o trauma cirúrgico e otimizar a recuperação dos pacientes.[7] Tais programas adotam diversas descrições vinculadas às experiências de centros ortopédicos internacionais, mas podem ser agrupados como modelos de assistência *Fast Track* ou *Enhanced Recovery* que justamente remetem aos conceitos e práticas aceleradas de reabilitação e alta hospitalar.[8-11] Com isso, contribuem para minimizar complicações clínicas e cirúrgicas no pós-operatório, reduzir o tempo de internação e os custos com tratamentos hospitalares, além de promover maior satisfação com os procedimentos cirúrgicos.[12-14]

A adoção destes programas em serviços especializados vem revolucionando a assistência hospitalar no PO de ATJ e ATQ porque busca cumprir rotinas e condutas baseadas em evidências por meio da aplicação de um conjunto interdisciplinar de componentes que qualificam o cuidado e confluem para a alta precoce (Quadro 13.2-1).[2,8,9,12,15,16] De fato, o tempo de internação hospitalar preconizado nesses modelos assistenciais circula entre 1 e 3 dias, com incidência de complicações próximo de 1% do total de artroplastias – o que no mínimo se assemelha aos resultados encontrados em serviços mais conservadores.[7] Também é importante pontuar que a adequada avaliação pré-operatória é essencial para tais desfechos no sentido de identificar e manejar pacientes com elevado risco de complicações.[4]

A alta hospitalar precoce permite um adequado andamento da reabilitação, uma vez que minimiza a perda de força muscular decorrente de internações prolongadas e promove a rápida evolução dos pacientes para o ambiente domiciliar, onde as próximas fases do

Quadro 13.2-1. Componentes dos Programas Acelerados de Reabilitação para Artroplastias

▪ Educação pré-operatória	▪ Avanços na anestesia	▪ Inovação nas técnicas cirúrgicas
▪ Redução de sangramento intra e pós-operatório	▪ Nutrição otimizada	▪ Materiais cirúrgicos modernos
▪ Profilaxia para TVP	▪ Medicamentos e recursos para analgesia	▪ Cuidados apurados com a ferida operatória
▪ Mobilização precoce	▪ Fisioterapia hospitalar otimizada	▪ Alta com critérios específicos

programa podem transcorrer de forma ainda mais dinâmica.[17-19] Ou seja, o raciocínio de recuperação acelerada é estendido para além dos limites do hospital, com o objetivo de incentivar a independência e autonomia logo nas primeiras semanas de pós-operatório.

ATUAÇÃO FISIOTERAPÊUTICA NA FASE HOSPITALAR DE REABILITAÇÃO APÓS ATJ E ATQ

Na medida em que a reabilitação acelerada se consolida como realidade nos serviços e hospitais ortopédicos, a atuação fisioterapêutica no PO de ATJ e ATQ vem assumindo grande relevância, com abordagens efetivas e seguras.[20-24] Nesse contexto, a fase hospitalar do tratamento está diretamente orientada para a alta precoce com cumprimento de critérios funcionais, sempre equilibrando agilidade na mobilização do segmento operado e na reabilitação da marcha com a segurança do paciente durante a internação, principalmente no quesito prevenção de quedas.

Aqui é pertinente destacar que as atuais técnicas cirúrgicas das Artroplastias do Joelho e do Quadril autorizam o apoio conforme tolerância do segmento operado horas após o procedimento, salvo em variações e complicações, que devem ser comunicadas à equipe multidisciplinar para os necessários ajustes no programa de reabilitação. Diante disso, o tratamento fisioterapêutico deve ser iniciado em até 12 horas após os procedimentos (considerando a estrutura e as rotinas do serviço), buscando efetivar os objetivos listados no Quadro 13.2-2.

Com efeito, o início precoce do tratamento fisioterapêutico vem sendo destacado como um dos quesitos mais decisivos para o sucesso da reabilitação em médio prazo.[5,23,24] As demais condutas colaboram para iniciar o programa pós-operatório com níveis apropriadamente elevados de estímulos físicos e funcionais. Por isso, merecem comentários detalhados a seguir.

Quadro 13.2-2. Objetivos Fisioterapêuticos no Tratamento Hospitalar após ATJ e ATQ

- Iniciar precocemente o programa de reabilitação
- Promover mobilização e exercícios fisioterapêuticos ativos
- Realizar treino de marcha com dispositivos auxiliares
- Otimizar a prevenção de complicações, principalmente quedas
- Incentivar rápida independência para atividades cotidianas
- Planejar a alta hospitalar adotando critérios funcionais específicos
- Oferecer orientações pós-operatórias precisas

Indicação e Treinamento de Dispositivos Auxiliares de Marcha

Sabendo que a principal causa de complicações das artroplastias é a ocorrência de quedas,[25-27] um dos pontos-chave da atuação fisioterapêutica é a prescrição de dispositivos efetivos para qualificar o equilíbrio e a marcha. A escolha precisa entre andadores e muletas deve considerar o histórico de doenças dos pacientes, sobretudo aquelas que afetam os sistemas neurológico e musculoesquelético, assim como as preferências pessoais para o manejo dos dispositivos. Em todos os casos, é fundamental que o primeiro atendimento pós-operatório priorize o treinamento da marcha e atividades funcionais com o dispositivo auxiliar, pois este é o critério mais decisivo para a alta hospitalar.

Prevenção de Quedas

Além do uso dos dispositivos auxiliares, a implementação de medidas institucionais para prevenir quedas (como pulseiras de estratificação de risco, campanhas de conscientização sobre o tema e folhetos informativos) é importantes para garantir segurança no ambiente hospitalar com níveis mínimos de complicações.

Orientações Pós-Operatórias para Pacientes e Familiares

No sentido de produzir resultados rápidos e efetivos após artroplastias, as orientações da equipe multidisciplinar são determinantes para a continuidade do cuidado com curativos e do andamento da reabilitação no ambiente domiciliar. Assim, a atuação fisioterapêutica deve contemplar instruções precisas sobre os exercícios preconizados nas primeiras semanas do programa pós-operatório e orientações acerca da mobilidade geral para atividades cotidianas. Neste ponto, a utilização de cartilhas institucionais e outros recursos tecnológicos são iniciativas concretas para a transmissão dessas valiosas informações.

Peculiaridades das Cirurgias de ATQ

Atualmente, considera-se que as quedas também são o principal motivo de complicações mecânicas e luxações de próteses de quadril.[28,29] Isto indica que, nos casos de cirurgias com acesso posterolateral, a realização de movimentos amplos de flexão, abdução e rotação interna não representam o principal risco para instabilidades.[30] Ainda assim, segue recomendado que tais movimentos sejam efetuados com cuidado ponderado, limitando amplitudes finais, enquanto o foco das orientações pós-operatórias se concentra na prevenção de quedas.[31-33] Esse sutil ajuste na atuação fisioterapêutica visa a reduzir preocupações excessivas com os movimentos e, assim, evitar fenômenos, como cinesiofobia e hipervigilância, que dificultam severamente o processo de reabilitação.

Planejamento de Alta com Critérios Funcionais Específicos

Vem sendo destacado como quesito crucial para resultados pós-operatórios satisfatórios[5,7] porque contribui para um andamento linear da reabilitação, também prevenindo reinternações hospitalares. De forma objetiva, é indicado valorizar a segurança da marcha e a independência para atividades cotidianas como principais indicadores de alta.

ATUAÇÃO DA TERAPIA OCUPACIONAL NA FASE HOSPITALAR DE REABILITAÇÃO APÓS ATJ E ATQ

Seguindo o ritmo otimizado de reabilitação no PO imediato das artroplastias de membros inferiores, o tratamento hospitalar especializado da terapia ocupacional é decisivo no planejamento de alta, principalmente, por elaborar junto aos pacientes estratégias para aprimorar o desempenho nas atividades de vida diária (AVD) e atividades instrumentais de vida diária (AIVD), promover segurança na transição para o ambiente doméstico e, assim, elevar rapidamente a qualidade de vida.[34] A atuação na fase hospitalar objetiva diretamente melhorar o desempenho ocupacional, incluindo a discussão das preocupações que o usuário possa ter em relação às habilidades funcionais atuais e em relação ao autocuidado, produtividade e lazer, seus papéis e ocupações, tanto em casa quanto na dimensão da participação social.[35]

Com o objetivo de contribuir para a alta planejada, o terapeuta ocupacional deve realizar a avaliação do desempenho ocupacional logo nas primeiras horas de PO, já considerando os seguintes quesitos: desigualdade no comprimento dos membros, controle domiciliar, segurança e acessibilidade no lar, indicação de equipamentos de adaptação e necessidade de assistência de outras pessoas.[36] Além disso, é fundamental orientar os pacientes quanto à progressão da sustentação de peso sobre o membro operado e quanto aos cuidados com o posicionamento e movimentos nas diversas posturas e atividades do cotidiano, enfatizando as amplitudes de movimento que devem ser prevenidas na fase inicial da reabilitação (Quadro 13.2-3).[37,38]

De fato, a educação é um elemento-chave do tratamento da terapia ocupacional. Para uma efetiva desospitalização no PO de ATJ e ATQ, um fator importante é avaliar a dimensão cognitiva dos usuários e suas condições para realmente compreender e seguir as medidas educativas.[36] De todo modo, é interessante contemplar também os cuidadores tanto para maximizar a independência do usuário, como para reduzir o estresse associado ao ato de cuidar. Assim, o plano educacional na alta hospitalar envolve o aconselhamento em áreas como conservação de energia, autoproteção, estimulação e possíveis modificações de tarefas.[35] Isso qualifica a adesão ao programa de reabilitação individualizado, que otimiza a recuperação da autonomia e da qualidade de vida.

Pensando também nas limitações nas ADVs e AIVDs que podem perdurar em médio e longo prazo (6 a 12 meses de PO), a atuação da terapia ocupacional engloba a orientação de mudanças adaptativas em casa. Principalmente no caso das ATQs, atividades como para pegar objetos no chão, cortar as unhas dos pés, lavar os pés, vestir ou despir peças do vestuário dos membros inferiores e calçar meias ou sapatos com cadarços podem permanecer desafiadoras. Já no momento da alta hospitalar, o papel do terapeuta ocupacional é orientar estratégias e adaptações para desempenhar tais atividades, conforme é destacado nos Quadros 13.2-4 e 13.2-5.

Quadro 13.2-3. Terapia Ocupacional: Cuidados com Posicionamento e Movimentação no PO de Artroplastias de Membros Inferiores

- Posição neutra do membro operado, evitando rotações (dedos para o teto)
- Cuidados ao dormir em decúbito lateral sobre o lado operado
- Uso de almofada para elevar assentos, por exemplo, em automóveis
- Uso do triângulo abdutor nas primeiras semanas, sobretudo, em decúbito lateral*
- Evitar o cruzar das pernas e sentar-se em lugares baixos (além de 90° de flexão) *

*Cuidados específicos no PO de ATQ.

Quadro 13.2-4. Adaptações no Ambiente Doméstico para Segurança e Facilitação de AVDs

- Instalação de barras de apoio no boxe e próximas ao vaso sanitário
- No vaso sanitário: usar cadeira higiênica ou dispositivo para elevar assento
- Banho: uso de cadeira higiênica ou banqueta e tapete antiderrapante no piso
- Remoção de tapetes, fios soltos e outros obstáculos do chão da casa
- Ajuste da altura e firmeza de camas, cadeiras e poltronas
- Adequação do espaço para comportar o uso do andador ou muletas

Quadro 13.2-5. Prescrição de Adaptações no PO de Artroplastias de Membro Inferior

- Indicação de calçados sem cadarços ou com cadarço elástico
- Utilização de calçadeiras longas e adaptações para calçar meias
- Indicação de prolongador para pegar objetos no chão
- Uso de escovas de cabo longo para lavar as extremidades das pernas e pés
- Uso de bastão de vestimentas com cabo longo e escolha de peças do vestuário com tecidos macios e aberturas laterais para facilitar colocação e retirada

CONSIDERAÇÕES FINAIS

A prática conjunta das condutas mencionadas confere consistente relevância à atuação do fisioterapeuta e do terapeuta ocupacional em todas as etapas relacionadas com a alta hospitalar no PO de ATJ e ATQ. Ainda que a crescente qualidade de conhecimento e experiência das equipes multidisciplinares nessa área assegure números satisfatórios de alta precoce, é necessário que os profissionais também estejam preparados para os casos que fogem da evolução preconizada. Geralmente, a internação pode ser prolongada em razão de complicações pós-operatórias, como infecções, trombose venosa profunda, lesões nervosas e falhas mecânicas dos componentes das próteses. Doenças clínicas do histórico de saúde dos pacientes também contribuem para aumentar a morbidade após as cirurgias, exigindo conhecimentos refinados e esforços terapêuticos mais complexos.

Tais situações cirúrgicas e clínicas carecem de procedimentos e tratamentos hospitalares mais alongados, com o objetivo de aproximar os pacientes dos critérios funcionais estabelecidos para uma desospitalização segura. Nesses casos, é igualmente importante avaliar a necessidade de acompanhamento domiciliar por equipe multidisciplinar no sentido de incentivar os resultados físicos e funcionais esperados para as artroplastias, bem como agilizar a chegada dos pacientes nos serviços ambulatoriais para sequência da reabilitação em médio e longo prazos.

REFERÊNCIAS BIBLIOGRÁFICAS

1. Khan F, Ng L, Gonzalez S, Hale T, Turner-Stokes L. Multidisciplinary rehabilitation programmes following joint replacement at the hip and knee in chronic arthropathy. Cochrane Database Syst Rev. 2008 Apr 16;2008(2):CD004957.
2. Husted H. Fast-track hip and knee arthroplasty: clinical and organizational aspects. Acta Orthop Suppl. 2012;83(346):1-39.
3. Safiri S, et al. Global, regional and national burden of osteoarthritis 1990-2017: a systematic analysis of the Global Burden of Disease Study 2017. Ann Rheum Dis. 2020;79(6):819-28.
4. Berkovic D, et al. A systematic review and meta-analysis of short-stay programmes for total hip and knee replacement, focusing on safety and optimal patient selection. BMC Medicine. 2023;21(1):511.

5. Jette DU, et al. Physical therapist management of total knee arthroplasty. Phys Ther. 2020;100(9):1603-31.
6. Lenssen AF, et al. Efficiency of immediate postoperative inpatient physical therapy following total knee arthroplasty: an RCT. BMC Musculoskelet Disord. 2006;7:1-9.
7. Zhu S, et al. Enhanced recovery after surgery for hip and knee arthroplasty: a systematic review and meta-analysis. Postgrad Med J. 2017;93(1106):736-42.
8. Larsen K, et al. Accelerated perioperative care and rehabilitation intervention for hip and knee replacement is effective: a randomized clinical trial involving 87 patients with 3 months of follow-up. Acta Orthop. 2008;79(2):149-59.
9. Ibrahim MS, et al. Peri-operative interventions producing better functional outcomes and enhanced recovery following total hip and knee arthroplasty: an evidence-based review. BMC Med. 2013;11:1-9.
10. Den Hertog A, et al. Pathway-controlled fast-track rehabilitation after total knee arthroplasty: a randomized prospective clinical study evaluating the recovery pattern, drug consumption, and length of stay. Archives of Orthopaedic and Trauma Surgery. 2012;132:1153-63.
11. Smith TO, et al. Rehabilitation implications during the development of the Norwich Enhanced Recovery Programme (NERP) for patients following total knee and total hip arthroplasty. Orthop Traumatol Surg Res. 2012;98(5):499-505.
12. Khan SK, et al. Reduced short-term complications and mortality following enhanced recovery primary hip and knee arthroplasty: results from 6,000 consecutive procedures. Acta Orthop. 2014;85(1):26-31.
13. Christelis N, et al. An enhanced recovery after surgery program for hip and knee arthroplasty. Med J Aust. 2015;202(7):363-8.
14. Büttner M, et al. Economic analyses of fast-track total hip and knee arthroplasty: a systematic review. European Journal of Orthopaedic Surgery & Traumatology. 2020;30:67-74.
15. Mcdonald S, et al. Preoperative education for hip or knee replacement. Cochrane Database Syst Rev. 2014(5).
16. Raphael M, Jaeger M, Vlymen JV. Easily adoptable total joint arthroplasty program allows discharge home in two days. Un programme facile aadopter d'arthroplastie par prothese totale permet de donner le congé de l'hôpital apres deux jours. Can J Anesth/J Can Anesth. 2011;58:902-10.
17. Bandholm T, Kehlet H. Physiotherapy exercise after fast-track total hip and knee arthroplasty: time for reconsideration? Arch Phys Med Rehabil. 2012;93(7):1292-4.
18. Skoffer B, Dalgas U, Mechlenburg I. Progressive resistance training before and after total hip and knee arthroplasty: a systematic review. Clin Rehabil. 2015;29(1):14-29.
19. Chen X, et al. Effects of progressive resistance training for early postoperative fast-track total hip or knee arthroplasty: a systematic review and meta-analysis. Asian J Surg. 2021;44(10):1245-53.
20. Lowe CJM, et al. Effectiveness of physiotherapy exercise after knee arthroplasty for osteoarthritis: systematic review and meta-analysis of randomised controlled trials. BMJ. 2007;335(7624):812.
21. Lowe CJM, et al. Effectiveness of physiotherapy exercise following hip arthroplasty for osteoarthritis: a systematic review of clinical trials. BMC Musculoskelet Disord. 2009;10:1-14.
22. Artz N, et al. Effectiveness of physiotherapy exercise following total knee replacement: systematic review and meta-analysis. BMC Musculoskelet Disord. 2015;16:1-21.
23. Konnyu KJ. et al. Rehabilitation for total hip arthroplasty: a systematic review. Am J Phys Med Rehabil. 2023;102(1):11-18.
24. Konnyu KJ, et al. Rehabilitation for total knee arthroplasty: a systematic review. Am J Phys Med Rehabil. 2023;102(1):19-33.
25. Lo CWT, et al. Risk factors for falls in patients with total hip arthroplasty and total knee arthroplasty: a systematic review and meta-analysis. Osteoarthritis Cartilage. 2019;27(7):979-93.

26. Riddle DL, Golladay GJ. Preoperative risk factors for postoperative falls in persons undergoing hip or knee arthroplasty: a longitudinal study of data from the osteoarthritis initiative. Arch Phys Med Rehabil. 2018;99(5):967-72.
27. Smith TO, et al. Assistive devices, hip precautions, environmental modifications and training to prevent dislocation and improve function after hip arthroplasty. Cochrane Database Syst Rev. 2016(7).
28. Ikutomo H, et al. Incidence and circumstances of falls in women before and after total hip arthroplasty: a prospective co-hort study. J Arthroplasty. 2018;33(7):2268-72.
29. Ikutomo H, et al. Incidences and circumstances of falls among women following total hip arthroplasty on long-term follow-up. J Orthop Sci. 2023;28(3):577-82.
30. Reimert J, et al. Are hip movement precautions effective in preventing prosthesis dislocation post hip arthroplasty using a posterior surgical approach? A systematic review and meta-analysis. Disabil Rehabil. 2022;44(12):2560-6.
31. Hunter SW, et al. Prevalence and risk factors of falls in adults 1 year after total hip arthroplasty for osteoarthritis: a cross-sectional study. Am J Phys Med Rehabil. 2020;99(9):853-7.
32. Hopewell S, et al. Multifactorial and multiple component interventions for preventing falls in older people living in the community. Cochrane Database Syst Rev. 2018(7).
33. Smith TO, Pearson M, Latham SK. Are people following hip and knee arthroplasty at greater risk of experiencing a fall and fracture? Data from the Osteoarthritis Initiative. Arch Orthop Trauma Surg. 2016;136:865-72.
34. Florin MM, Negrut N, Uivaraseanu B, et al. Benefícios da combinação de fisioterapia com terapia ocupacional de artroplastia do quadril. J Pers Med. 2021;1131(11).
35. College of Occupational Therapists (COT). The professional body for occupational therapy staff. London [online]. 2013.
36. Newman E. Disfunção ortopédica e músculo-esquelética em adultos – Seção 1: disfunção ortopédica em adultos. In: Neistadt ME, Crepeau EB. Willard & Spackman´s occupational therapy. Rio de Janeiro: Guanabara Koogan SA; 2002.
37. Radomski MV, Latham CAT. Terapia ocupacional para disfunção física. Santos: Livraria Santos Editora; 2013.
38. Barros EC, Cambruzzi GS, Souza J, et al. Cuidados e orientações ao paciente submetido a artroplastia de quadril. Florianópolis: Perse [online]; 2017.

Seção 13.3 ▪ Educação do Paciente para o Autocuidado em Casa

Weise de Oliveira Carneiro Marques Monteiro

INTRODUÇÃO

De acordo com o Ministério da Saúde, a educação em saúde é o processo educativo de construção de conhecimentos em saúde que visa à apropriação temática pela população [...]. Conjunto de práticas do setor que contribui para aumentar a autonomia das pessoas no seu cuidado e no debate com os profissionais e os gestores a fim de alcançar uma atenção de saúde de acordo com suas necessidades.

A educação em saúde não é responsabilidade única do profissional que está diretamente ligado aos cuidados do paciente. E, para que ela aconteça, é importante a integração de três principais sujeitos distintos: os profissionais de saúde, os gestores e o paciente. Os profissionais atuarão com a prevenção, promoção e práticas curativas; os gestores oferecendo apoio a esses profissionais; e os pacientes com a necessidade de construir seus conhecimentos e aumentar sua autonomia nos cuidados. Apesar do envolvimento dessa tríade, a educação em saúde acontecerá independentemente do consentimento do paciente, por meio das interações inerentes ao cuidado, como as palavras, gestos, troca de afeto e informações, pelos profissionais de saúde, durante seus atendimentos. O profissional realiza, junto ao paciente e sua família, atividades diferenciadas a fim de realizar promoção, prevenção, recuperação e reabilitação da saúde. Porém, vale ressaltar que, para acontecer positivamente a educação em saúde, é necessário que os profissionais envolvidos na assistência ao paciente atuem de forma multidisciplinar e compreendam a educação como instrumento do cuidado.

O processo de educar em saúde precisa ser pedagógico, com uma linguagem acessível, pois vai revelar a realidade e propor ações transformadoras, possibilitando a autonomia do cuidado e trazendo a participação ativa nas decisões de saúde no autocuidado ou no cuidado com seu familiar. Dessa forma, a educação do paciente envolve a entrega de informações claras e descomplicadas sobre sua condição. Ao compreender seu estado de saúde, esse paciente se torna parceiro no processo de recuperação, retoma seu senso de responsabilidade por sua própria saúde, resgata sua autonomia e possibilita uma melhor convivência com sua nova condição física, impactando diretamente em melhores resultados.

A educação para o autocuidado em casa é uma etapa essencial do processo de alta hospitalar e é fundamental que o paciente compreenda sua condição e seja capacitado para assumir o papel ativo em seu tratamento e recuperação. Um paciente educado aumenta sua capacidade em aderir ao tratamento, o que leva a uma redução de complicações, evita novas hospitalizações, além de melhorar a sua qualidade de vida e o seu bem-estar geral. Estimular a participação ativa desse paciente em seu tratamento diário, devolve-lhe um aumento da sua autonomia, implica uma conscientização para mudança de comportamentos e atitudes, e mais conhecimentos e aptidões específicas necessárias para continuidade do cuidado em sua residência, além da diminuição das suas inseguranças.

As falhas mais comuns que prejudicam o autocuidado estão relacionadas com o déficit de conhecimento da doença e do tratamento a falta de apoio ao tratamento e manifestações clínicas da doença, a não aceitação da doença, a ausência de apoio familiar, a discreta melhora dos sintomas, a terapêutica medicamentosa complexa, os efeitos colaterais dos medicamentos e o tratamento prolongado sem possibilidade de cura. Dessa forma, estima-se que a aquisição do conhecimento para o autocuidado é a chave para o sucesso do tratamento.

A hospitalização ou realização de cirurgias impacta diretamente no processo de saúde-doença do paciente, interferindo diretamente na qualidade de vida, visto que o mesmo pode receber alta utilizando dispositivos invasivos como sondas, cateteres, feridas, bem como um regime terapêutico farmacológico a ser continuado em domicílio.

Dessa forma, faz-se adequado que a alta hospitalar seja planejada a partir do momento da internação do paciente, sendo o paciente orientado sobre sua patologia e preparado para o autocuidado, desde o início do seu tratamento. Importante ressaltar que o paciente mais debilitado, ou com uma capacidade de entendimento diminuído, pode depender de uma terceira pessoa para auxiliá-lo, o cuidador, que também necessita ser capacitado para prestar ajuda de qualidade ao paciente.

Ainda que a desospitalização precoce seja uma prática frequentemente utilizada, pois o domicílio apresenta-se como um espaço potencializador de mudanças no processo de cuidado no sentido da integralidade, favorecendo a ampliação do olhar e do agir desinstitucionalizado, indo além das questões especificamente técnicas, permitindo que a prática clínica seja reinventada e reconhecendo a pessoa em suas múltiplas relações, o processo de alta hospitalar deve acontecer de forma planejada pela equipe multidisciplinar, desde a admissão do paciente.

Nesse sentido, a implementação das práticas de educação em saúde busca consolidar suas ações no uso de ferramentas que possibilitem uma forma eficaz de construção e difusão de saberes para o empoderamento do indivíduo. Para atender essa expectativa, é importante adotar instrumentos que contemplem informações práticas e estratégicas do processo de educação visando a identificar: nível educacional, linguagem, barreiras emocionais, motivações, limitações físicas e cognitivas, a vontade do paciente de receber informações e a capacidade de aprendizagem.

O planejamento da alta tem o objetivo de que, ao retornar para casa, o paciente compreenda todos os aspectos do seu tratamento e saiba quando buscar apoio profissional. Dessa forma, para garantir um processo educativo de qualidade capaz de preparar o paciente e o familiar para a continuidade do cuidado em casa, é necessário instrumentalizar disponibilizando cartilhas, *folders*, vídeos, além é claro da ação do ensinamento na prática. Importante solicitar ao paciente ou familiar que verbalizem seu entendimento, pedindo inclusive que eles expliquem sobre os cuidados com suas próprias palavras.

As principais orientações, informações teóricas e treinamentos práticos são:

- Adesão ao tratamento medicamentoso.
- Curativos e cuidados com a ferida.
- Dieta e hidratação.
- Exercícios de reabilitação.
- Higiene pessoal.
- Monitoramento de sinais de alerta.
- Prevenção de quedas.
- Repouso.

A prontidão e segurança do paciente para a alta deve ser resultado de um planejamento que o prepare para tal. Por isso, deve-se prezar por uma educação livre ao diálogo, consciente da tomada de decisões, aberta a escuta, segura, competente e generosa. Só assim, é possível envolver o paciente e o familiar e estimular a participação deles no tratamento diário, pois isso traz consciência na mudança de comportamentos, maneiras e capacidades que nutrem autoestima, vontade de aprender e autonomia que resultam na melhora da patologia e da reabilitação.

BIBLIOGRAFIA

Andrietta MP, Moreira RSL, Barros ALBL. Plano de alta hospitalar a pacientes com insuficiência cardíaca congestiva. Rev Latino-Am Enfermagem [internet]. 2011;19(6).

Beraldinel LM, et al. Tecnologia educacional como estratégia de empoderamento de pessoas com enfermidades crônicas. Rev Enferm UERJ. 2014;22(5):603-9.

Brasil. Ministério da Saúde (MS). Secretaria de Gestão do Trabalho e da Educação na Saúde. Departamento de Gestão e da Regulação do Trabalho em Saúde. Câmara de Regulação do Trabalho em Saúde. Brasília: MS; 2006. p. 45.

Brito CGN, Silva NC, Montenegro L. Metodologia de Paulo Freire no desenvolvimento da educação permanente do enfermeiro intensivista. Rev Enf Revista [internet]. 2012;16(3).

Colomé JS, Oliveira DLLC. A educação em saúde na perspectiva de graduandos de Enfermagem. Rev Gaúcha de Enf, Porto Alegre. 2008;29(53):347-53.

Ferreira PBP, et al. Educação para a saúde do paciente hospitalizado na assistência de enfermagem: uma análise conceitual. Rev Bras Enferm. 2022;75(2):1-10.

Machado MFAS, Monteiro EMLM, Queiroz DT, et al. Integralidade, formação de saúde, educação em saúde e as propostas do SUS – uma revisão conceitual. Cien Saúde Colet. 2007;12(2):335-42.

Souza LM, Wegner W, Gorini MIPC. Educação em saúde: uma estratégia de cuidado ao cuidador leigo. Rev Latino-Am Enfermagem. 2007;15(2):337-43.

Merhy EE, Feuerwerker LCM. Atenção domiciliar: medicalização e substitutividade. Rio de Janeiro; 2007. p. 21.

Suzuki VF, Carmona EV, Lima MH. Planejamento da alta hospitalar do paciente diabético: construção de uma proposta. Rev Esc Enferm USP [internet]. 2011;45(2):527-32.

REABILITAÇÃO FUNCIONAL E MOBILIZAÇÃO

CAPÍTULO 14

Seção 14.1 ▪ Mobilização e Ortostase Precoce

Bráulio Rodrigues França de Oliveira ▪ *Dângelo José de Andrade Alexandre*

INTRODUÇÃO

Os protocolos de mobilização precoce são uma realidade em diversas especialidades e têm-se tornado cada vez mais frequentes e seguros. Eles são particularmente relevantes em unidades de terapia intensiva e ambientes hospitalares pós-cirúrgicos. Embora a efetividade e segurança destes protocolos seja amplamente reconhecida, a sua adoção ainda enfrenta barreiras culturais e estruturais. Estas barreiras englobam desde a concepção arquitetônica de unidades de saúde até a resistência dos próprios profissionais, o que perpetua o modelo de imobilismo prolongado. No entanto, a mobilização precoce, quando realizada com técnicas adequadas e supervisionada por profissionais experientes, confere aos pacientes e ao sistema de saúde benefícios substanciais que superam os riscos potenciais, especialmente, no âmbito da traumatologia e ortopedia.

A partir de uma revisita aos conceitos básicos de fisiologia humana, encontramos a chamada lei de remodelagem óssea. Postulada pelo cirurgião alemão Julius Wolff (1836-1902), ela preconiza que o tecido ósseo de um indivíduo saudável possui a capacidade intrínseca de se adaptar às solicitações mecânicas impostas. Esse processo adaptativo, denominado mecanotransdução, consiste na conversão de estímulos mecânicos em sinais bioquímicos que modulam o metabolismo ósseo. Em outras palavras, a aplicação de cargas controladas sobre o tecido ósseo desencadeia uma cascata de eventos celulares e moleculares que culminam na remodelação da sua estrutura, otimizando-a para suportar as demandas funcionais.

No contexto do tratamento de fraturas, a mecanotransdução desempenha um papel crucial na consolidação óssea. Durante o processo de reparo, a aplicação de carga no local da fratura pode estimular a atividade osteoblástica, acelerando a formação de calo ósseo e, consequentemente, a consolidação. A estabilidade do foco de fratura, obtida por meio de diferentes técnicas cirúrgicas, influencia diretamente a magnitude e o tipo de carga que pode ser aplicada. Técnicas que proporcionam estabilidade absoluta, como métodos de compressão interfragmentária (placa de compressão, parafuso de tração, método de banda de tensão), permitem a aplicação de carga precoce e a mobilização imediata. Por outro lado, técnicas que conferem estabilidade relativa, como diversos outros métodos que não àqueles de compressão interfragmentária (órtese gessada em tratamento conservador, haste intramedular, placas em ponte, fios cirúrgicos), requerem um controle mais rigoroso da carga aplicada, permitindo micromovimentos no foco de fratura que estimulam a formação de calo ósseo.

A compreensão dos princípios da lei de Wolff e da mecanotransdução evidencia a importância da mobilização e ortostase precoces após cirurgias em traumatologia e ortopedia, particularmente em fraturas dos membros inferiores. A mobilização precoce, definida como a realização de movimentos ativos e/ou passivos logo após a intervenção cirúrgica, promove muitos benefícios, incluindo a ativação da musculatura, a manutenção/restauração da amplitude de movimento articular, a melhora o fluxo sanguíneo local e a prevenção de complicações tromboembólicas. A ortostase, por sua vez, caracteriza-se pela posição vertical do corpo, implicando na aplicação de carga axial sobre os membros inferiores. A ortostase precoce, além de estimular a consolidação óssea, auxilia na recuperação da função sensório-motora, incluindo equilíbrio, agilidade, coordenação motora e marcha, e ainda na prevenção de complicações cardiovasculares e respiratórias.

É fundamental destacar que a prescrição de protocolos de mobilização e ortostase precoce deve ser individualizada, considerando fatores como o tipo de fratura, a técnica cirúrgica empregada e as características do paciente. A intensidade e a duração da mobilização e ortostase devem ser gradualmente aumentadas, sob a supervisão de fisioterapeutas experientes, visando a otimizar a recuperação funcional e minimizar o risco de complicações.

Embora os princípios da mobilização e ortostase precoce sejam aplicáveis a cirurgias em qualquer segmento corporal, este capítulo se restringiu ao pós-cirúrgico imediato de membros inferiores em traumatologia e ortopedia, uma vez que cirurgias de outras regiões frequentemente não impõem restrições substanciais à mobilidade e a ortostase.

CONSIDERAÇÕES GERAIS: AVALIAÇÃO FISIOTERAPÊUTICA E FATORES DE RISCO NO PÓS-CIRÚRGICO

A avaliação fisioterapêutica após cirurgias de membros inferiores requer grande atenção, especialmente no que tange à segurança e a progressão da mobilização. Ela deve abranger uma análise completa do estado físico e cognitivo do paciente, permitindo a seleção criteriosa do momento ideal para o início da mobilização, bem como dos dispositivos auxiliares de locomoção mais adequados às suas necessidades. Após cuidadosa avaliação, é recomendado, pelas diretrizes contemporâneas, o início da intervenção fisioterapêutica nas primeiras seis horas após o procedimento cirúrgico, com a maior frequência possível de visitas fisioterapêuticas ao leito (ao menos uma ao dia).

Em geral, o sucesso da mobilização precoce, inclusive a progressão da ortostase e marcha, é influenciado por diversos aspectos. Os fatores cirúrgicos incluem o momento da cirurgia (admissão/cirurgia no fim de semana, tempo para a cirurgia), o acesso cirúrgico e o modo de anestesia. Fatores não agudos de saúde do paciente incluem a idade (especialmente aquela biológica) e o estado de saúde prévio. Os fatores agudos envolvem o estado mental (delírio, confusão), a dor e o estado de saúde pós-cirúrgico (hipotensão, anemia). Os fatores psicológicos do paciente incluem seu envolvimento e compreensão do tratamento, o que afeta a adesão ao tratamento. Por fim, alguns dos relacionados com os profissionais de saúde são a *expertise* em mobilização precoce e a presença/envolvimento da equipe multidisciplinar.

A seguir, serão exibidas considerações específicas relacionadas com a mobilização e ortostase precoces em diferentes cirurgias de membros inferiores, com ênfase nas expectativas de progressão nos primeiros dias após a cirurgia. O Quadro 14.1-1 exibe algumas considerações e progressão esperada relacionadas com a mobilização e ortostase precoces após cirurgias de membros inferiores.

Quadro 14.1-1. Mobilização e Ortostase Precoces após Cirurgias de Membros Inferiores: Considerações e Progressão Esperada

Aspecto / Cirurgia	Posicionamento pós-cirúrgico	Descarga de peso	Meio auxiliar de locomoção	Complicações ortopédicas	Progressão nas posturas - Sedestação	Progressão nas posturas - Ortostase	Marcha
Artroplastias de quadril	Postergar a flexão de quadril acima de 90° e abdução além da linha média, além de manter o quadril em abdução quando em decúbito (uso de almofada de abdução)	Conforme a tolerância	Andador (preferencialmente)	Luxação/ soltura da prótese, fratura periprotética/ protética	Dificuldade pela necessidade de flexionar o quadril	Ausência de dificuldades substanciais	Indicado treino de transferência de peso, com dificuldade de acordo com a saúde geral do paciente. Ausência de dificuldades substanciais nas primeiras 24 h
Osteossínteses de terço proximal de fêmur	No caso de fixação de colo de fêmur com parafuso ou parafuso dinâmico de quadril (DHS), ou fratura intertrocantérica/ peritrocantérica com parafuso dinâmico de quadril ou haste femoral proximal antirrotação, postergar a abdução além da linha média, além de manter o quadril em abdução quando em decúbito (uso de almofada de abdução). No caso de fratura subtrocantérica fixada com haste femoral proximal antirrotação, haste femoral anterógrada, placa angulada ou realização de cirurgia de controle de danos, nada digno de nota	Em jovens (< 60 anos de idade), fazer descarga de peso parcial; em pessoas idosas (> 60 anos de idade), fazer descarga de peso conforme a tolerância	Muletas para os mais jovens; andador para as pessoas idosas	Imobilismo prolongado, falha na fixação	A depender do tempo de acamamento e integridade óssea	Moderada dificuldade em pessoas idosas pela menor integridade óssea	Indicado treino de transferência de peso, com dificuldade de acordo com a saúde geral do paciente

(Continua.)

Quadro 14.1.1. (Cont.) Mobilização e Ortostase Precoces após Cirurgias de Membros Inferiores: Considerações e Progressão Esperada

Aspecto Cirurgia	Posicionamento pós-cirúrgico	Descarga de peso	Meio auxiliar de locomoção	Complicações ortopédicas	Progressão nas posturas Sedestação	Ortostase	Marcha
Osteossínteses de diáfise de fêmur e tíbia	No caso de fixação com placa estável, postergar a flexão de quadril acima de 90°	No caso de fixação com placa estável, fazer descarga de peso parcial (considerar a adesão do paciente e o padrão de fratura para descarga de peso conforme a tolerância). No caso de fixação estável com haste intramedular bloqueada, fazer descarga de peso conforme a tolerância	Muletas (preferencialmente)	Falha na fixação, consolidação retardada por limitação excessiva descarga de peso	Usualmente sem dificuldades	Usualmente sem dificuldades	Indicado treino de transferência de peso, com dificuldade de acordo com a saúde geral do paciente
Osteossínteses dos côndilos e platô tibial	Uso de imobilizador de joelho em extensão	Descarga de peso parcial por período mais prolongado	Muletas ou andador, usualmente por período mais prolongado	Falha na fixação, artrofibrose, cinesiofobia	Usualmente sem dificuldades	Moderada dificuldade pela inibição muscular artrogênica do quadríceps femoral, restrição de carga e dor	Moderada dificuldade pela inibição muscular artrogênica do quadríceps femoral, restrição de carga e dor

Artroplastias de joelho	Nenhuma orientação especial	Conforme a tolerância	Muletas ou andador	Artrofibrose, soltura da prótese, fratura periprotética, protética, cinesiofobia	Usualmente sem dificuldades	Moderada dificuldade pela inibição muscular artrogênica do quadríceps femoral	Indicado treino de transferência de peso, com dificuldade de acordo com a saúde geral do paciente, inclusive o controle motor do joelho
Cirurgias de pé e tornozelo	No caso de fixação de fratura do pilão tibial e maleolares, usar tala em **U** No caso de fraturas de calcâneo, usar tala removível para prevenir o pé equino	No caso de fraturas maleolares, fazer descarga de peso conforme a tolerância No caso de placa de compressão dinâmica de contato limitado (LC-DCP) ou placa de compressão bloqueada (LCP), fazer descarga de peso parcial No caso de fixação de fratura de pilão tibial, descarga de peso proprioceptiva No caso de fraturas de calcâneo, fazer descarga de peso zero	Muletas ou andador, usualmente por período mais prolongado	Falha na fixação, artrofibrose, edema	Usualmente sem dificuldades	Moderada dificuldade pela inibição muscular artrogênica do quadríceps femoral, restrição de carga e dor

CONSIDERAÇÕES ESPECÍFICAS POR CIRURGIA
Artroplastias do Quadril

Considerada a cirurgia do século XX, as endopróteses de quadril demonstram alta efetividade na redução da dor e restauração da função articular. A percepção de melhora sintomática e ganho de amplitude de movimento é frequentemente imediata, com relatos de benefícios funcionais já no primeiro dia após a cirurgia.

Apesar dos avanços na técnica cirúrgica e no *design* de implantes, a luxação permanece como uma complicação potencial. Por exemplo, o tradicional acesso posterolateral implica na dissecção da musculatura estabilizadora do quadril, tornando-o mais vulnerável à luxação nas primeiras semanas após a cirurgia. Nesse período, movimentos que combinam flexão acima de 90°, adução além da linha média e rotação medial devem ser evitados. O uso de almofadas abdutoras de espuma, durante a permanência no leito/cama, no hospital ou no domicílio, pode ser indicado para minimizar o risco de luxação. Já o acesso anterior, cada vez mais popular, preserva a integridade da musculatura glútea, permitindo uma progressão mais rápida do tratamento e com menor risco de luxação. Independentemente da via de acesso utilizada, a mobilização precoce é essencial para a recuperação funcional do paciente.

Nos primeiros dias de pós-cirúrgico, o paciente submetido a artroplastia total de quadril pode apresentar dificuldades na transferência de deitado para sentado e na manutenção da posição sentada devido ao desconforto provocado pela flexão do quadril. Recomenda-se a utilização de apoio reclinado para o dorso, visando a otimizar o conforto e facilitar a adaptação à sedestação (o desconforto tende a diminuir/desaparecer em poucos dias). A transferência de sentado para de pé é geralmente mais fácil, podendo ser realizada com o auxílio de andador, muletas e/ou com a assistência do fisioterapeuta.

Após atingir ortostase, exercícios de transferência de peso para o membro submetido à cirurgia são incentivados, permitindo ao paciente a percepção da estabilidade do implante e a confiança para iniciar a deambulação. A carga deve ser progressiva, respeitando a tolerância individual do paciente. Na maioria dos casos, a deambulação com auxílio de andador ou muletas é iniciada em até 24 horas após a cirurgia. O desmame progressivo dos dispositivos auxiliares de marcha é iniciado ao longo da primeira semana, à medida que a descarga de peso no membro submetido à cirurgia aumenta.

Osteossínteses do Terço Proximal de Fêmur

As fraturas do terço proximal de fêmur, predominantemente observadas na população idosa com osteoporose (fraturas por fragilidade), representam um desafio para a fisioterapia. A fragilidade óssea e o risco aumentado de complicações pós-cirúrgicas demandam uma abordagem individualizada e multidisciplinar. O imobilismo prolongado, mesmo por curtos períodos, pode resultar em declínio funcional substancial (e até óbito) nestes pacientes, comprometendo a força muscular, a mobilidade e a independência. Estratégias que visam a mobilização precoce e a redução do tempo de internação são fundamentais para interromper o ciclo de imobilismo e suas consequências deletérias.

Os avanços no *design* de implantes, especialmente daqueles intramedulares, têm permitido a descarga de peso precoce em muitos casos de fraturas de terço proximal do fêmur. No entanto, a decisão final sobre o início e a progressão da carga deve ser individualizada pelo cirurgião, considerando aspectos como a estabilidade da fratura, o tipo de implante utilizado e a qualidade óssea do paciente.

O tratamento fisioterapêutico pós-cirúrgico para pacientes submetidos à osteossíntese do terço proximal do fêmur assemelha-se ao da artroplastia do quadril. Contudo, as particularidades da pessoa idosa, como a presença de comorbidades e o declínio funcional preexistente, podem influenciar o ritmo de progressão e a duração do tratamento.

Osteossínteses de Diáfise de Fêmur e Tíbia

As fraturas diafisárias de fêmur e tíbia, geralmente resultantes de trauma de alta energia, acometem predominantemente adultos jovens e impõem substanciais incapacidades no período pré-cirúrgico. A dor e a dificuldade de mobilizar o membro afetado comprometem a deambulação e as atividades de vida diária. A fixação cirúrgica com hastes intramedulares tem sido o tratamento de escolha na maioria dos casos, proporcionando estabilidade e permitindo a descarga de peso conforme tolerância do paciente, mediante liberação pelo cirurgião.

As transferências de deitado para sentado e de sentado para de pé costumam ser facilmente realizadas imediatamente após a cirurgia. Exercícios fisioterapêuticos de transferência de peso em ortostase para o membro submetido à cirurgia podem ser necessários para que o paciente desenvolva confiança e segurança para iniciar a deambulação.

A carga precoce, assim que autorizada pelo cirurgião, acelera o processo de consolidação óssea e favorece a remodelação do calo ósseo. Pacientes jovens com fraturas de tíbia costumam ter mais facilidade para deambular com muletas sem apoiar o membro submetido à cirurgia, buscando maior agilidade na locomoção. No entanto, é fundamental orientá-los sobre a importância da carga controlada para a consolidação óssea e a recuperação funcional. Este aspecto não deve ser negligenciado nos casos em que for indicada a descarga de peso.

Osteossínteses de Côndilos e Platô Tibiais

As fraturas de côndilos e platô tibiais, intrinsecamente complexas por envolverem a superfície articular do joelho, demandam atenção especial na fisioterapia. Frequentemente associadas a lesões de partes moles, como ligamentos e meniscos (tipicamente abordadas secundariamente), tais fraturas podem comprometer a estabilidade articular e, assim, influenciar a progressão da mobilização e ortostase. A conscientização do fisioterapeuta sobre a extensão do dano tecidual é crucial para a elaboração de um plano de tratamento seguro e efetivo.

Em casos de instabilidade articular substancial, o uso de órteses de imobilização (*braces*) pode ser necessário para proporcionar suporte adicional durante a ortostase e a marcha, mesmo em pacientes com restrição de carga. A mobilização precoce do joelho é essencial para prevenir a artrofibrose, uma das complicações ortopédicas mais comuns em cirurgias de alta complexidade do joelho. A recuperação do arco de movimento completo deve ser priorizada, especialmente em pacientes jovens e ativos, que requerem funcionalidade articular plena para a realização de suas atividades diárias, ocupacionais, recreacionais e esportivas.

O manejo adequado da dor é fundamental para o sucesso do tratamento. A dor pós-cirúrgica pode limitar a participação do paciente no tratamento fisioterapêutico e comprometer sua progressão. Esquemas analgésicos efetivos, associados a técnicas de controle da dor não farmacológicas, contribuem para o conforto do paciente e facilitam a adesão ao programa de reabilitação.

A descarga de peso no membro submetido à cirurgia é inicialmente restrita nestas fraturas, com o objetivo de proteger a fixação cirúrgica e promover a consolidação óssea. O treino de marcha com dispositivos auxiliares de locomoção (andador, muletas) deve ser intensificado durante o período de restrição de carga, permitindo que o paciente mantenha a mobilidade e a independência funcional. A duração da restrição de carga varia de acordo com aspectos, como a gravidade da fratura, o tipo de tratamento cirúrgico, as características do paciente e sua evolução clínica, podendo-se estender por seis semanas ou ainda mais tempo em alguns casos.

Artroplastias de Joelho

As artroplastias de joelho figuram entre os procedimentos cirúrgicos ortopédicos mais realizados no mundo. Após a cirurgia, o paciente beneficia-se do reestabelecimento do alinhamento biomecânico do membro inferior. Entretanto, a presença de uma extensa cicatriz cirúrgica na região anterior do joelho constitui um desafio para a fisioterapia. A localização da incisão cirúrgica interfere diretamente na mobilidade do joelho, tornando a recuperação da flexão um processo delicado. O fisioterapeuta deve balancear a necessidade de mobilização precoce com a proteção do tecido em processo de reparo, evitando tensões excessivas que possam ser comprometedoras. A artrofibrose, complicação ortopédica mais comum após esta cirurgia, está intimamente relacionada com a dificuldade em iniciar a mobilização do joelho e o manejo inadequado da dor.

O restabelecimento dos movimentos de flexão e extensão do joelho é essencial. Espera-se que o paciente atinja 90° de flexão do joelho até o final da primeira semana após a cirurgia. A flexão persistente do joelho altera o padrão de marcha, sobrecarrega as estruturas articulares e pode levar à instabilidade e dor crônica. Além do restabelecimento do movimento de flexão, a extensão completa do joelho é fundamental. A impossibilidade de estender o joelho, mesmo que apenas por poucos graus, prejudica enormemente a biomecânica articular e é suficiente para resultar em claudicação durante a marcha. Deve-se evitar, quando em decúbito dorsal, o apoio de almofadas na região poplítea para que o joelho não fique posicionado viciosamente em semiflexão. Entretanto, a progressão da amplitude de movimento pode variar consideravelmente em função de fatores individuais, como a condição pré-cirúrgica do paciente, o controle da dor, a presença de cinesiofobia (medo de movimento) e a adesão ao programa de tratamento. Estudos recentes têm demonstrado a alta prevalência de cinesiofobia em pacientes submetidos a artroplastias de joelho, o que pode impactar negativamente a recuperação funcional.

A ortostase e a transferência para a posição sentada geralmente não representam dificuldades substanciais para estes pacientes, desde que articulação seja mantida em extensão ou flexionada lentamente de acordo com a sua tolerância. O principal desafio reside no início da descarga de peso no membro submetido à cirurgia, que deve ser gradual e progressiva, respeitando a tolerância individual do paciente. A inibição muscular artrogênica, especialmente do músculo quadríceps femoral, é comumente observada após estas cirurgias e pode comprometer a estabilidade do joelho durante a ortostase e a marcha, além de aumentar o risco de quedas.

Exercícios neuromusculares para ativação do músculo quadríceps femoral, realizados ainda no leito e antes da primeira tentativa de ortostase, são essenciais para o treinamento da musculatura e a prevenção de quedas. A marcha com auxílio de andador ou muletas deve ser iniciada precocemente e o desmame desses dispositivos auxiliares de locomoção depende da evolução de aspectos como a força e controle neuromusculares do quadríceps femoral, podendo ser iniciado em torno de quatro semanas após a cirurgia. Em alguns casos, o uso prolongado de uma muleta pode ser necessário, especialmente em situações que exigem maior esforço físico ou que apresentam maior risco de quedas.

Cirurgias de Pé e Tornozelo

As cirurgias de pé e tornozelo, mesmo àquelas de alta complexidade, caracterizam-se por um período de recuperação relativamente rápido, com reestabelecimento precoce da mobilidade. Na maioria dos casos, a ortostase e a posição sentada são atingidas com mais facilidade quando comparada às cirurgias de quadril e joelho, frequentemente com alta hospitalar no mesmo dia da cirurgia. A restrição da carga no membro submetido à cirurgia é comum, variando em duração conforme o procedimento cirúrgico realizado e a critério do cirurgião responsável.

Assim como nas fraturas diafisárias de tíbia, pacientes submetidos a cirurgias do pé e tornozelo demonstram habilidade em utilizar muletas para locomoção sem realizar carga no membro submetido à cirurgia, o que favorece a adesão às restrições pós-cirúrgicas. No entanto, é fundamental reforçar a importância de seguir as orientações quanto à progressão da carga, visando à consolidação óssea adequada e à prevenção de complicações.

Edema e dor do pé e tornozelo após a cirurgia são ocorrências comuns. A elevação do membro afetado, com o auxílio de apoios e almofadas, constitui uma medida simples e efetiva para minimizar o edema e promover maior conforto. A crioterapia com compressão e outras modalidades fisioterapêuticas também podem ser utilizadas e contribuir para a recuperação funcional.

CONSIDERAÇÕES FINAIS

A mobilização e ortostase precoces são intervenções essenciais na recuperação de pacientes submetidos a cirurgias de membros inferiores em traumatologia e ortopedia. É crucial que a equipe multidisciplinar adote uma abordagem efetiva, segura e individualizada, considerando fatores como tipo de fratura, técnica cirúrgica, condições clínicas do paciente e protocolos institucionais com base em evidências científicas. A avaliação fisioterapêutica criteriosa e a progressão gradual das atividades são fundamentais para garantir a segurança e otimizar os resultados do tratamento.

BIBLIOGRAFIA

Alaparthi GK, Gatty A, Samuel SR, Amaravadi SK. Effectiveness, safety, and barriers to early mobilization in the Intensive Care Unit. Crit Care Res Pract. 2020:7840743.

Bahrami M, Khonakdar H, Moghaddam A, et al. A review of the current status and future prospects of the bone remodeling process: Biological and mathematical perspectives. Prog Biophys Mol Biol. 2024;194:16-33.

Buckley R, Moran CG, Apivatthakakul T. AO principles of fracture management - Vol. 1: Principles, Vol. 2: Specific fractures. Germany: Thieme Stuttgart; 2018:9783132423091.

Gimigliano F, Liguori S, Moretti A, et al. Systematic review of clinical practice guidelines for adults with fractures: identification of best evidence for rehabilitation to develop the WHO's package of interventions for rehabilitation. J Orthop Traumatol. 2020;21(1):20.

Learmonth ID, Young C, Rorabeck C. The operation of the century: total hip replacement. Lancet. 2007;370(9597):1508-19.

Mcdonough CM, Harris-Hayes M, Kristensen MT, et al. Physical therapy management of older adults with hip fracture: clinical practice guidelines linked to the International Classification of Functioning, Disability and Health from the Academy of Orthopaedic Physical Therapy and the

Academy of Geriatric Physical Therapy of the American Physical Therapy Association. Journal of Orthopaedic & Sports Physical Therapy. 2021;51(2):CPG1-CPG81.

NICE. Joint replacement (primary): hip, knee and shoulder. Methods. 2020.

Rawal H, Bakhru RN. Early mobilization in the ICU. CHEST Critical Care. 2024;2(1):100038.

Singam A. Mobilizing progress: A comprehensive review of the efficacy of early mobilization therapy in the Intensive Care Unit. Cureus. 2024;16(4):e57595.

Switzer JA, O'Connor MI. AAOS management of hip fractures in older adults evidence-based clinical practice guideline. J Am Acad Orthop Surg. 2022;30(20):e1297-e1301.

Seção 14.2 ▪ Exercícios Fisioterapêuticos e Atividades da Terapia Ocupacional para Recuperação Funcional em Artroplastias

Dângelo José de Andrade Alexandre ▪ *Doralice das Graças de Melo Calvo*
Eduarda Missick Guaraná Mureb de Azevedo ▪ *Lucia Helena Dias de Oliveira Bastos*

INTRODUÇÃO

A atuação da fisioterapia e da terapia ocupacional após cirurgias de alta complexidade desempenham um papel crucial na reabilitação do paciente em traumatologia e ortopedia. O exercício é um componente central nesse processo, assim como as ocupações do cotidiano. Este capítulo visa a trazer à reflexão do fisioterapeuta alguns parâmetros e diretrizes gerais de um programa de exercícios fisioterapêuticos após artroplastias de ombro, joelho e quadril. Além disso, explora também as atividades terapêuticas ocupacionais de acordo com a fase da reabilitação. As informações aqui apresentadas foram baseadas na experiência clínica dos autores e apoiadas por evidências científicas.

DETERMINANTES DE UM PROGRAMA DE EXERCÍCIOS FISIOTERAPÊUTICOS

De forma a garantir a efetividade e segurança dos exercícios após artroplastias de ombro, quadril e joelho, diversos fatores devem ser considerados. Compreender e manipular estes fatores permite ao fisioterapeuta individualizar o programa de exercícios e otimizar seus benefícios. O Quadro 14.2-1 exibe alguns dos principais fatores.[1]

EXERCÍCIOS FISIOTERAPÊUTICOS EM CADA FASE DO TRATAMENTO

A prescrição e progressão dos exercícios nas diferentes fases do tratamento levam em consideração diversos aspectos, como proteção das estruturas reparadas/reconstruídas, monitoramento da evolução do paciente, existência de comorbidades, identificação de eventuais contraindicações à intervenção, adequação à fase de tratamento pós-cirúrgico e estado funcional em que o paciente se encontra.[1-3] A seguir, serão abordados os objetivos específicos de cada fase, bem como as estratégias e modalidades de exercícios recomendadas para alcançar sucesso nos desfechos pós-cirúrgicos em artroplastias de ombro, quadril e joelho.[4-8]

Quadro 14.2-1. Determinantes de um Programa de Exercícios Fisioterapêuticos[1]

- Alinhamento e estabilização dos segmentos do corpo, de forma a prevenir compensações e lesões, e ainda aumentar a efetividade
- Ajuste de parâmetros (frequência, intensidade, tempo, tipo, repetições, séries, intervalos) de acordo com as necessidades e capacidades do paciente
- Ordem dos exercícios, pois a sequência na qual os grupos musculares são exercitados pode influenciar os resultados
- Integração dos exercícios em atividades funcionais
- Progressão sempre que possível, com segurança e conforme a tolerância do paciente

Fase Inicial (Semanas 4-6)

Já nas primeiras horas após a cirurgia, os exercícios são considerados fundamentais. No caso de modelos *fast-track*, orienta-se que a primeira consulta fisioterapêutica ocorra nas primeiras seis horas após a cirurgia. Os exercícios realizados nesta fase devem ocorrer e progredir conforme a tolerância do paciente, com o uso de dispositivo auxiliar de locomoção (andador ou muletas, no caso de quadril e joelho) ou de tipoia com almofada de abdução (no caso do ombro).

Alguns dos objetivos dos exercícios e suas estratégias nesta fase são:

- *Controlar dor, inflamação e edema*: a partir de exercícios ativos em segmentos adjacentes àquele submetido à cirurgia.
- *Desinibir a musculatura no segmento submetido à cirurgia*: a partir de exercícios ativos na área em questão e adjacências.
- *Manter a mobilidade nas áreas adjacentes ao segmento submetido à cirurgia, inclusive na coluna vertebral*: a partir de exercícios de amplitude de movimento ativos livres e/ou resistidos leves nas áreas em questão.
- *Prevenir complicações circulatórias e pulmonares (p. ex., trombose venosa profunda, tromboembolismo pulmonar, pneumonia)*: a partir de ortostase e deambulação precoces, além de mobilização precoce (passiva ou ativa, mediante autorização fisioterapêutica/médica) da articulação submetida à cirurgia. O uso de dispositivo de mobilização passiva contínua, tanto para os membros superiores quanto para os inferiores, está indicado apenas em casos selecionados.
- *Restaurar a independência*: com atividades de vida diária básicas e instrumentais modificadas em função da cirurgia.

Fase Intermediária (Semanas 7-12)

O papel do fisioterapeuta durante esta fase é crítico, pois os sinais e sintomas flogísticos e o desconforto ao longo de toda a amplitude de movimento já são muito menores. A chave é mais uma vez prescrever exercícios seguros e progredir conforme a tolerância do paciente.

Alguns dos objetivos dos exercícios e suas estratégias nesta fase são:

- **Restaurar valências miotendíneas no segmento submetido à cirurgia**, incluindo resistência, força e flexibilidade. Alguns dos parâmetros principais para estes exercícios encontram-se no Quadro 14.2-2.
- Progredir com a **restauração da funcionalidade**.

Fase Final (Semanas 13-24)

Não deve haver sinais e sintomas flogísticos nesta fase. Entretanto, é normal algum desconforto à medida que o nível de atividade progride, mas não deve durar mais do que 2 a 3 horas.

Alguns dos objetivos dos exercícios e suas estratégias nesta fase são:

- Progredir e consolidar a **restauração das valências miotendíneas no segmento submetido à cirurgia**, incluindo resistência, força e flexibilidade.
- Consolidar a restauração da funcionalidade.
- Maximizar o desempenho muscular e funcional, inclusive adquirindo ou reaprendendo habilidades motoras específicas.

Quadro 14.2-2. Parâmetros para a Execução de Exercícios Fisioterapêuticos[9]

Parâmetro/ objetivo	Força muscular	Resistência muscular	Função sensório-motora	Flexibilidade
Frequência	Cada grupo muscular principal deve ser exercitado 2-3×/semana		≥ 2-3×/semana	2-3×/semana, sendo o diário mais efetivo
Intensidade (carga)	Início muito leve a leve (40-50% de 1-RM), com progressão gradual até 70% de 1-RM		Conforme a tolerância	Até o ponto de sentir leve tensão ou leve desconforto
Tempo	Conforme a tolerância		≥ 20-30 minutos	Alongamento estático por 10-60 segundos; 60 segundos de tempo total para cada grupamento muscular
Tipo	Exercícios multiarticulares que afetam mais de um grupo muscular e visam a grupos musculares agonistas e antagonistas		Exercícios envolvendo habilidades motoras, treinamento proprioceptivo e atividades multifacetadas	Flexibilidade estática (ativa ou passiva), flexibilidade dinâmica, flexibilidade balística ou facilitação neuromuscular
Repetições	8-15	15-25	--	1-4; pode ser mais efetivo quando o músculo é aquecido por meio de atividade aeróbica leve a moderada ou passivamente por métodos externos
Séries	2-4	1-2	--	--
Intervalo entre séries	2-3 minutos		--	--
Intervalo entre programas	48 horas		--	--
Progressão	Gradual para maior intensidade e/ou repetições e/ou frequência		Conforme a tolerância	

PARÂMETROS PARA A EXECUÇÃO DE EXERCÍCIOS FISIOTERAPÊUTICOS

Para que um programa de exercícios atenda às necessidades individuais de cada paciente e tenha desfechos de sucesso, é fundamental que alguns parâmetros para a sua execução sejam aplicados. Os Quadros 14.2-2 e 14.2-3 apresentam alguns dos principais parâmetros de execução e fatores que devem ser considerados na prescrição e progressão dos exercícios após artroplastias de ombro, quadril e joelho, permitindo individualizar o tratamento e garantir que o paciente seja continuamente desafiado, com alta efetividade e segurança.[1,9]

Quadro 14.2-3. Fatores a Considerar na Progressão dos Exercícios Fisioterapêuticos[1]

Fatores	Progressão
Intensidade (carga)	Mínima → submáxima → máxima (ou quase máxima)
Volume (repetições e séries)	Baixo → alto
Frequência	A depender da intensidade e do volume do exercício
Tipo de contração muscular	Estático (isométrico) → dinâmico (isotônico)
Amplitude de movimento	Arco curto → arco completo Porção da amplitude estável → porção da amplitude menos estável
Plano do movimento	Uniplanar → multiplanar
Velocidade do movimento	Lenta → rápida
Controle neuromuscular	Proximal distal
Base de apoio	Sentado: pés no solo → pés fora do solo Em pé: base alargada → estreita; apoio sobre os dois pés → diminuição da base de apoio com os pés alinhados → apoio sobre um pé
Superfície de apoio	Superfície estacionária, firme ou plana → superfície móvel, macia, irregular (bola, prancha de equilíbrio, prancha deslizante, areia, cascalho, grama) Superfície larga → estreita (trave de equilíbrio, meio rolo de espuma)
Perturbações	Previstas → não previstas Baixa magnitude → alta magnitude Velocidade baixa → velocidade alta
Padrões de movimento funcionais	Simples → complexo Uniarticular → multiarticular

ATIVIDADES DA TERAPIA OCUPACIONAL PARA RECUPERAÇÃO FUNCIONAL

Promover o engajamento do indivíduo em suas ocupações restaurando o desempenho ocupacional é o objetivo primordial da terapia ocupacional (TO) nas afecções traumato-ortopédicas. A ocupação é objeto de estudo e intervenção do terapeuta ocupacional, ele a utiliza para alcançar a saúde e o bem-estar.[10] Um trauma ou uma afecção traumato-ortopédica afeta a competência do indivíduo no envolvimento nas suas ocupações diárias. Neste caso, a intervenção terapêutica ocupacional pode ser necessária na estrutura do corpo afetada, na ocupação prejudicada ou no contexto em que ela ocorre. A abordagem é centrada no cliente, considerando seu perfil ocupacional, aspectos biomecânicos, neuromusculares, sensoriais, cognitivos e psicossociais. Para tanto, é necessário identificar as habilidades e limitações, a complexidade da ocupação, as necessidades e suportes ambientais ou ocupacionais do indivíduo.[11,12]

Nas artroplastias, de acordo com o procedimento cirúrgico, protocolos específicos com mudança do padrão de movimento, modificações e/ou adaptações das ocupações e do ambiente são necessários para a recuperação funcional do indivíduo.[12]

A segurança na realização das AVDs é a principal preocupação da TO após uma artroplastia total do quadril.[11] Aspectos da funcionalidade do indivíduo antes da cirurgia interferem na recuperação funcional. Indivíduos com melhor desempenho antes da cirurgia têm maior possibilidade de retorno ou melhora do seu desempenho ocupacional. Intervenções educativas desde o pré-operatório quanto à cirurgia, as precauções e as estratégias de autogestão são importantes e estão relacionadas com uma redução da ansiedade do paciente.[11-13]

Medidas de proteção e segurança na realização das AVDs e os recursos de tecnologia assistiva que dão o suporte às AVDs, como os alcançadores, potencializam o desempenho ocupacional. Medidas de proteção incluem, para o acesso posterolateral, o uso do triângulo abdutor, evitar a flexão do quadril além de 90°, a adução e a rotação interna do MI. Para o acesso anterolateral, evitar a flexão do quadril além de 90°, evitar a adução e a rotação externa do MI.[11-13]

No pós-operatório, o paciente deve ser incentivado a mobilidade no leito com segurança e a realização da alimentação independente, assim que possível, evoluindo para a sedestação à beira do leito, ortostase e marcha, com auxílio de dispositivo externo e carga gradual, e banho na cadeira higiênica. As primeiras semanas são de proteção. De início, após a alta hospitalar, o indivíduo necessita de ajuda externa, e, aos poucos, retoma as suas ocupações diárias, evoluindo na independência do vestir, mobilidade, suporte de peso na perna operada e flexão adequada do quadril. Após 12 semanas, ocorre o retorno às atividades esportivas, sendo contraindicados esportes de impacto.[11]

Na avaliação do ambiente domiciliar, modificações e adaptações são efetuadas, para a proteção da prótese, realização segura das AVDs e prevenção de quedas. Aspectos a serem observados incluem a organização do ambiente, tipo de piso, ressaltos e degraus, largura das portas, espaço de circulação, altura do vaso sanitário, cadeiras, cama e barras de apoio.[11]

As artroplastias do ombro trazem alterações significativas no desempenho ocupacional do indivíduo. O ombro é de suma importância nas atividades do cotidiano, desde as mais simples para as de maior destreza manual. Ele posiciona o membro superior, estabiliza, permite o alcance e a preensão dos objetos. A fase inicial após artroplastia reversa de ombro é de proteção, sendo indicado o uso da tipoia. Deve ser evitada a mobilização ativa de ombro, movimentos bruscos, de suporte de peso, rotação interna e externa, abdução excessiva, assim como transporte de objetos. Cuidados com o membro operado (MO), como tratamento da cicatriz, controle do edema, mobilidade do cotovelo, punho e dedos são importantes para a função manual.[14]

A realização das AVDs nesta fase é adaptada. O paciente é treinado e orientado nas atividades de vestuário e higiene pessoal (Quadro 14.2-4). Caso o MO seja o mesmo da dominância, ele é encorajado a trocar provisoriamente a lateralidade nos cuidados pessoais. Em decúbito dorsal, o uso de suporte embaixo do braço evita hiperextensão do ombro, alongamento da cápsula articular e do subescapular. Enquanto estiver em uso de tipoia, o paciente não deverá dirigir. Nos idosos, o risco de quedas e alterações de equilíbrio devem ser observados.[14]

Quadro 14.2-4. Orientações Iniciais para o Vestuário e Higiene Pessoal

Higiene pessoal	Vestuário
Higiene da axila do membro operado: uso de faixa como tipoia, inclinação suave para frente liberando a axila	Vestir e ajustar a tipoia
Roupa aberta ou bem larga: vestir o MO primeiro, colocar a tipoia

Na segunda fase, mantêm-se as precauções, porém o uso da tipoia é descontinuado. Iniciam-se movimentos ativos, rotadores externos, e, gradualmente com orientações e/ou treino, o paciente inicia os movimentos funcionais do MO nas atividades de cuidado pessoal leves, como alimentação, cuidado com o rosto, banho, vestir e higiene pessoal após uso do vaso sanitário. A rotação externa melhora com o uso na AV.[14]

Na terceira fase, ocorre a restauração gradual da força e as atividades funcionais, como atividades de gestão da casa e preparo de refeição. Continuam as precauções em relação ao peso e aos movimentos bruscos. Por volta de 12 a 16 semanas, há melhora da força e resistência com retorno gradual às atividades funcionais completas, às atividades laborativas, esportivas e recreativas.[14]

Nas artroplastias de joelho, o desempenho nas ocupações referentes a mobilidade, higiene e vestir, na metade inferior, está prejudicado. A dor impacta as habilidades de desempenho e a qualidade de vida. Estratégias para manejo da dor com foco na participação traz benefícios para a realização das atividades do cotidiano. A prevenção de quedas e o uso de recursos de tecnologia assistiva, com modificações do ambiente, dos objetos e das tarefas, são aplicações importantes da terapia ocupacional nos casos de ATJ.[15,16]

CONSIDERAÇÕES FINAIS

A reabilitação após artroplastias de ombro, quadril e joelho apresenta-se como um processo complexo que demanda uma abordagem abrangente e individualizada. A fisioterapia e a terapia ocupacional, com suas intervenções específicas e complementares, mostram-se essenciais para o sucesso do tratamento, promovendo a restauração da função física, o desempenho ocupacional e a qualidade de vida dos pacientes. A integração dessas áreas de atuação, aliada à consideração dos fatores determinantes para a prescrição e progressão dos exercícios, garante uma reabilitação efetiva e segura, permitindo que os indivíduos retomem suas atividades cotidianas e alcancem o máximo de seu potencial funcional.

REFERÊNCIAS BIBLIOGRÁFICAS

1. Kisner C, Colby LA. Exercícios terapêuticos: fundamentos e técnicas. 7. ed. Barueri: Manole; 2019.
2. Dutton M. Fisioterapia ortopédica: exame, avaliação e intervenção. 2. ed. Porto Alegre: Artmed; 2010.
3. Voight ML, Hoogenboom BJ, Prentice WE. Técnicas de exercícios terapêuticos: estratégias de intervenção musculoesquelética. 6. ed. Barueri: Manole; 2018.
4. Brasil. Ministério da Saúde. Instituto Nacional de Traumatologia e Ortopedia (INTO). Cartilha de orientações pós-operatórias: ombro e cotovelo. Rio de Janeiro: INTO [internet]; 2020a.
5. Brasil. Ministério da Saúde. Instituto Nacional de Traumatologia e Ortopedia (INTO). Cartilha para pacientes submetidos a artroplastia total do quadril. Rio de Janeiro: INTO [Internet]; 2020b.
6. Brasil. Ministério da Saúde. Instituto Nacional de Traumatologia e Ortopedia (INTO). Cartilha para pacientes submetidos a artroplastia total do joelho. Rio de Janeiro: INTO [Internet]; 2020c.
7. NICE. Joint replacement (primary): hip, knee and shoulder - NICE Guideline Methods. 2020.
8. Weber KL, Jevsevar DS, Mcgrory BJ. AAOS clinical practice guideline: surgical management of osteoarthritis of the knee: evidence-based guideline. The Journal of the American Academy of Orthopaedic Surgeons, Rosemont. 2016;24(8):e94-e96.
9. Bayles MP. ACSM's exercise testing and prescription. Lippincott Williams & Wilkins ; 2023.
10. American Occupational Therapy Association. Occupational therapy practice framework: domain & process. 4th ed. Am Jf Occupatl Ther. 2020;74(2):7412410010p1-7412410010p87.
11. Radomski MV, Trombly Latham CA. Terapia ocupacional para disfunções físicas. 6. ed. São Paulo: Santos; 2013.

12. Royal College of Occupational Therapists Limited. Occupational therapy for adults undergoing total hip replacement: practice guideline. 2nd ed. London: RCOT [Internet]; 2017.
13. Marcu FM, et al. Benefits of combining physical therapy with occupational therapy in hip arthroplasty. J Personal Med. [S.l.]. 2021;11(11):1131.
14. Boston Shoulder Institute. Total shoulder replacement post operative rehab protocol. Boston: Massachusetts General Hospital [Internet]; 2020.
15. Hara R, Hiraga Y, Hirakawa Y. Occupational therapy using coping lists after total knee arthroplasty: a case series. Cureus, [S.l] 2022;14(7):e27374.
16. Mcnaught J, Paul L. The use of adaptive equipment following total knee replacement. Br J Occupat Ther. [S.l.]. 2015;78(3):187-95.

Seção 14.3 ▪ Acompanhamento e Ajustes no Plano de Reabilitação

Danielle Cristine Carvalho Muniz e Silva ▪ *Maria da Conceição Soares de Oliveira*

INTRODUÇÃO

As cirurgias de alta complexidade demandam atenção especial de toda equipe assistencial. As disfunções ortopédicas podem ser causadas por um evento traumático súbito ou crônico. As limitações são provocadas principalmente por dor, imobilização, redução da amplitude de movimento e força e déficits sensoriais. As limitações funcionais podem ser temporárias ou se manterem por períodos prolongados, levando a diminuição da qualidade de vida. Nesses casos, a solução pode ser a indicação de uma artroplastia. A intervenção irá variar de acordo com a história clínica e as limitações apresentadas.[1] No pós-operatório imediato, podem ser observados os mesmos déficits funcionais anteriores nas áreas de desempenho, devido ao edema e a dor pós-cirúrgicos. Os objetivos da terapia ocupacional visam o aumento da mobilidade, a independência nas atividades de vida diária bem como nas atividades de vida prática.

Os protocolos de reabilitação deverão ser específicos para o tipo de cirurgia ao qual o paciente foi submetido e o objetivo final é alcançar a função máxima com o membro afetado nas atividades de vida diária e prática. A terapia ocupacional no atendimento a essas disfunções irá avaliar os componentes de desempenho ocupacional, a amplitude de movimento ativa, a sensibilidade, a força, a cicatriz, a dor, a presença de edema, a mobilidade funcional, os cuidados pessoais, a atividade sexual, o uso do vaso sanitário e a vida em comunidade, bem como o posicionamento no leito, a acessibilidade domiciliar, o retorno a comunidade, dirigir veículos e avaliação cognitiva para verificar a capacidade de seguir orientações. Os protocolos de tratamento passam por diversas etapas e as complicações podem ocorrer exigindo uma revisão e/ou alteração no plano de cuidados.

ARTROPLASTIA DE QUADRIL

Nas artroplastias de quadril, o terapeuta ocupacional deverá orientar o paciente quanto ao desempenho das atividades de vida diária com segurança e evitar o risco de uma luxação ou queda. Para tanto, será necessário um trabalho em conjunto com toda a equipe e a participação ativa do paciente e familiares, é preciso que se entenda esse processo e que a maneira de fazer algumas atividades no período pós-operatório sejam modificadas. Esses cuidados deverão ser seguidos durante os três primeiros meses para evitar a luxação da prótese, devendo ser evitadas certas posições ou movimentos.

Durante o período de reabilitação, será necessário seguir algumas orientações no que diz respeito a como se sentar, deitar-se, dormir, ficar de pé. Sendo assim, são necessários alguns cuidados para diminuir a possibilidade de luxação do quadril.

Em acessos cirúrgicos posterior ou lateral uma flexão do quadril superior a 90 graus, adução que ultrapasse a linha média e rotação interna devem ser evitadas, para prevenir uma eventual luxação posterior da prótese. Porém em acessos anteriores, a extensão e rotação externa do quadril são os movimentos com maior potencial de causarem uma luxação.

Em relação à atividade sexual com segurança no pós-operatório de ATQ, um estudo feito por Charbonnier et al., 2014, indica algumas posições recomendadas para homens e mulheres. Com base nesse estudo, 5 posições para homens e 3 para mulheres foram indicadas como mais seguras no pós-ATQ (Fig. 14.3-1). Nestas posições o paciente diminuiu a amplitude de movimento do quadril e, assim, apresenta menor risco de luxação.

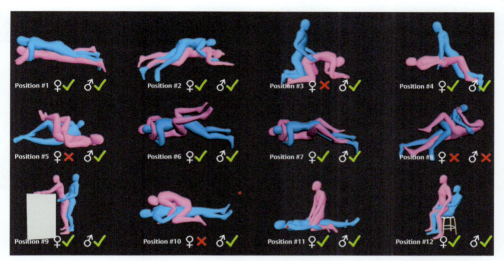

Fig. 14.3-1. Posições sexuais recomendadas após ATQ para homens e mulheres. Nessas imagens, o homem está representado em azul e a mulher em rosa. Um "x" ao lado do símbolo indica que a posição deve ser evitada; um tique significa que a posição é recomendada. (Modificada de Charbonnier et al., 2014).

Nos dados desse estudo, foram detectados maiores impactos na área anterossuperior do acetábulo para as mulheres, levando a uma subluxação posterior. Já para as posições masculinas, os impactos localizaram-se na região posteroinferior do acetábulo, levando a uma subluxação anterior. De modo geral, as posições sexuais femininas exigem grande amplitude na movimentação do quadril (flexão combinada com abdução e rotação externa), enquanto as posições sexuais masculinas exigem menos mobilidade (porém com rotação externa). Há um risco real principalmente para as mulheres, de acordo com os autores.

No artigo de revisão de Bittencourt (2014), foi relatado que os homens tendem ao retorno da atividade sexual mais cedo que as mulheres, devido a menor força aplicada às estruturas articulares durante o ato sexual (não há abdução nem rotação externa). Diferente das mulheres que no período pré-operatório preferem posições que requerem pouca mobilidade, e no período pós-operatório optam pelas posições que envolvem abdução e rotação externa numa posição supina. Estas posições apresentam um baixo risco de luxação e permitem um retorno mais precoce à sexualidade.

No pós-operatório imediato, as posições em decúbito lateral não são aconselhadas por promoverem adução e rotação interna.

O retorno às atividades de prática esportiva também gera bastante dúvida, sendo os fatores de maior risco a luxação, o desgaste da prótese, o descolamento asséptico e a fratura periprotética. Recomenda-se que atividades com carga devam ser evitadas até a consolidação em próteses cimentadas.

Em Bittencourt (2014), os esportes foram divididos em muito baixo impacto, baixo impacto, impacto intermediário e alto impacto (Quadro 14.3-1).

Alguns estudos sugerem que o retorno à condução de automóveis depende, principalmente, de qual lado foi a artroplastia, visto que no carro automático a perna esquerda não é recrutada durante a direção, restando apenas o cuidado para entrar e sair do veículo.

Quadro 14.3-1. Classificação da atividade esportiva por grau de impacto

Muito baixo impacto	Baixo impacto	Impacto intermediário	Alto impacto
Bicicleta estática	Boliche	Patinação	Basebol
Exercícios de relaxamento	Esgrima	Caminhadas	Basquetebol
Golfe	Remo	Passeios a cavalo	Voleibol
Esqui (air ski erg)	Tênis de mesa	Patinação no gelo	Futebol americano
Natação	Vela	Escalada	Raquetebol, handbol
Marcha	Marcha rápida	Aeróbia de baixo impacto	Corrida
Dança de salão	Ballet	Tênis	Lacrosse
Hidroginástica	Ciclismo		Futebol
			Esqui aquático
			Karatê

Adaptado de Bittencourt, 2014.

A força excessiva, que é utilizada em freadas bruscas e o deslocamento entre os pedais, é o fator mais preocupante. O Quadro 14.3-2, adaptado de Bittencourt (2014), traz os tempos indicados para a retomada das atividades sexuais, esportivas e a direção de veículos por cada estudo.

A ATQ não impedirá o retorno às atividades habituais, porém, é importante que o paciente seja orientado e acompanhado pela equipe sobre o que esperar e como proceder no período pós-operatório até a reabilitação completa, de modo a não correr o risco de uma luxação ou outra complicação pós-cirúrgica. A paralisia ciática apresenta risco maior em acesso posterior.[5] Podem ocorrer dismetrias pós-ATQ, neste caso, será indicado o uso de uma palmilha para compensação.

A tecnologia assistiva apresenta-se como uma ferramenta que, quando bem-indicada, pode auxiliar no período de pós-operatório, trazendo comodidade, segurança e auxílio nas atividades de vida diária (Fig. 14.3-2).

Quadro 14.3-2. Tempo médio para retomada das atividades esportivas

Atividade	Tempo para retomada	Literatura
Dirigir	4 a 8 semanas	Sociedade Americana de Ortopedia
	> semanas	Sociedade de Artroplastia da Austrália
	> 8 semanas	MacDonald et al.
	≥ 12 semanas	Abbas et al.
Atividade sexual	1 a 2 meses	Stern et al.
	1 a 3 meses	Dahm et al.
Prática esportiva	3 a 6 meses	Wilson et al.

Adaptado de Bittencourt, 2014.

CAPÍTULO 14 • REABILITAÇÃO FUNCIONAL E MOBILIZAÇÃO 281

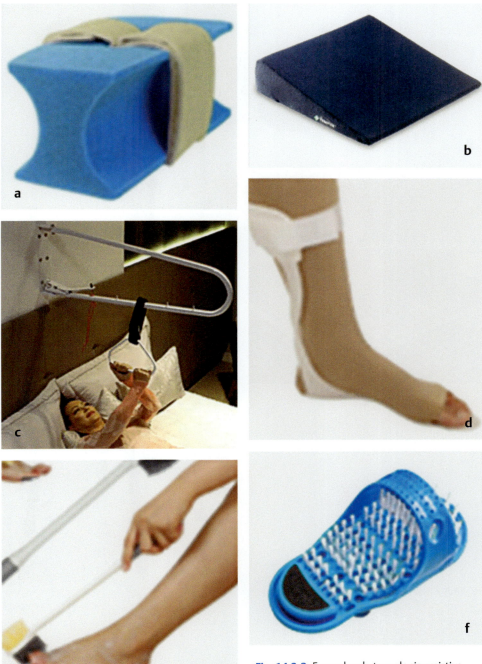

Fig. 14.3-2. Exemplos de tecnologia assistiva para evitar luxações, facilitar as atividades de vida diária, prevenir quedas e promover a deambulação com segurança. *(Continua.)*

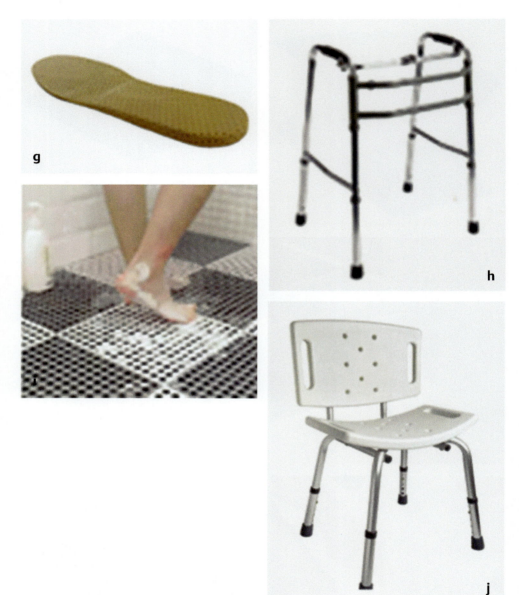

Fig. 14.3-2. *(Cont.)*

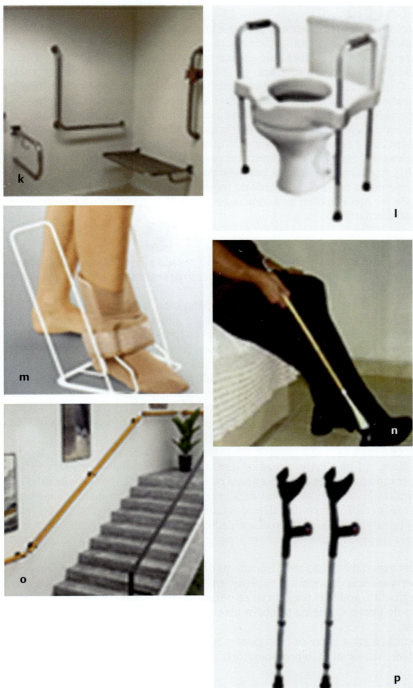

Fig. 14.3-2. *(Cont.)*

ARTROPLASTIA DE JOELHO

Após uma cirurgia de artroplastia de joelho, é importante seguir algumas orientações e alguns cuidados para evitar complicações e garantir uma boa recuperação.

Prevenir o risco de quedas liberando espaço para a deambulação com meios auxiliares de locomoção, usar o vaso sanitário e banhar-se com segurança são importantes nesse período. O uso da tecnologia assistiva também é uma importante ferramenta até a recuperação funcional do paciente e pode auxiliar na execução das atividades de vida diária com independência (Fig. 14.3-1c-q). Outro cuidado importante é deixar os utensílios mais utilizados no dia a dia próximos para evitar locomoção desnecessária antes da total recuperação, bem como evitar o uso de escadas quando possível.

A dor crônica também é um fator limitante para a melhoria funcional dos pacientes submetidos à ATJ. A terapia ocupacional, por meio do uso de um diário de atividades[7] para o autogerenciamento da dor e da atividade de interesse do paciente, com metas claras e executáveis pode ser meio auxiliar no gerenciamento da dor e no retorno a um desempenho ocupacional satisfatório.

ARTROPLASTIA TOTAL DE OMBRO

Nas artroplastias totais de ombro, em que já é esperado alguma limitação na amplitude de movimento, as atividades de vida diária podem necessitar de alguns ajustes para sua execução com independência.

As tarefas como vestir-se e despir-se com independência, bem como pentear o cabelo, banhar-se e alimentar-se, são difíceis para a pessoa que se recupera de uma cirurgia do membro superior. Neste momento, o profissional da terapia ocupacional desempenha seu papel e contribui para a recuperação funcional do paciente. Essa atuação pode-se dar pela adaptação da tarefa ou pelo uso da tecnologia assistiva.

O uso de instrumento de avaliação para o membro superior (Disabilities of the Arm, Shoulder and Hand DASH) a partir da percepção do paciente, auxilia no direcionamento da reabilitação. Essa sempre deverá ter como ponto inicial a proteção da região submetida ao procedimento cirúrgico e a disfunção ocupacional de maior importância relatada pelo paciente.

A reabilitação é feita a partir do uso de atividades para recuperação da força, coordenação motora global e fina, destreza manual e sensibilidade. É possível utilizar tecnologias assistivas, como adaptações ou órteses para o auxílio nas atividades de vida diária no período de reabilitação, mantendo assim a independência no desempenho ocupacional no período de recuperação funcional, além dos cuidados com a queda (Fig. 14.3-3) além de orientações personalizadas. O plano de cuidados é feito de forma singular, de acordo com os objetivos traçados juntamente com o paciente visando a melhora na qualidade de vida dele.

É preciso ter especial atenção aos dispositivos de imobilização no período pós-operatório, pois a permanência do membro superior em tipoia por longos períodos visando a proteção do segmento, pode ser prejudicial ao nervo ulnar, pois em 90° há um certo grau de estiramento do nervo. O edema também precisa ser monitorado, para evitar a compressão nervosa.

A comunicação efetiva entre os cirurgiões e a equipe de reabilitação é fundamental, desde o planejamento e avaliação pré-operatória até a reabilitação propriamente dita.

ACOMPANHAMENTO DOMICILIAR APÓS ARTROPLASTIA

CAPÍTULO 15

Seção 15.1 ▪ **Cuidados Clínicos e de Enfermagem no Domicílio ao Paciente em Pós-Artroplastia**

Ilmeire Ramos Rosembach de Vasconcellos ▪ *Luciana de Almeida Marques Oliveira*

INTRODUÇÃO

Procedimentos cirúrgicos requerem um manejo cuidadoso no período pós-internação, o que não é diferente em pacientes que se encontram em pós-operatório de artroplastia de joelho e quadril.

Ao iniciar o processo de acompanhamento domiciliar desse paciente, é fundamental que haja planejamento prévio do atendimento, com base nas informações contidas no prontuário hospitalar e no que motivou a solicitação do atendimento domiciliar (AD).

Ao chegar ao domicílio, a equipe necessita observar o ambiente quanto a estrutura e condições para a recuperação do paciente (luminosidade, ventilação, ruídos, temperatura, higiene, condições do piso, disposição dos móveis, presença de animais domésticos), funcionalidade familiar,[1] e realizar uma breve anamnese do paciente.

Na anamnese, os aspectos importantes são: estado cognitivo, condições clínicas, comorbidades, uso de medicações, existência de alergias, cirurgia realizada, tempo de internação, avaliação da dor, grau de dependência para as atividades de vida diária (AVDs) pré e pós-artroplastia, histórico de quedas, mobilidade, padrão de sono, padrão alimentar e ingestão de líquidos e eliminações vesicointestinais.

No exame físico deve-se avaliar: a ferida operatória e outras lesões, sinais de trombose venosa e aferir os sinais vitais. É necessário investigar se o paciente faz acompanhamento em outras instituições de saúde para tratamento de alguma comorbidade preexistente.

A primeira avaliação é crucial, pois, nesse momento, é traçado, com base nas principais demandas do paciente, o plano de cuidados de enfermagem com as intervenções e orientações necessárias para uma boa recuperação pós-operatória. São ainda programados os atendimentos subsequentes e os pacientes são orientados sobre rotinas e protocolos do AD. Novas demandas podem ser identificadas numa visita posterior; assim, o plano de cuidado deve ser ajustado ao longo do acompanhamento, se necessário.

PROTOCOLO PÓS-INTERNAÇÃO
Estado de Orientação

O estado de orientação do paciente irá influenciar em muitos aspectos, os cuidados a serem realizados no domicílio no pós-operatório de artroplastia.

Quando o paciente não compreende bem as orientações, terá mais dificuldades para realizar as AVDs, a troca dos curativos ficará comprometida, não executará os exercícios de forma adequada e poderá não fornecer informações precisas sobre a dor e uso de medicamentos ou possíveis complicações pós-operatórias. Nesses casos, os familiares ou cuidadores serão o ponto-chave para realização dos cuidados, dos exercícios e auxílio ao retorno às AVDs. Esses pacientes apresentam maior risco de queda e agravamento das doenças crônicas,[2] e necessitam de maior supervisão dos familiares/cuidadores.

Prevenção de Queda

O estado cognitivo, padrão alimentar, padrão de sono, histórico de queda e uso de dispositivo para deambular são elementos que podem aumentar o risco de queda.

A limitação funcional e diminuição da força muscular decorrente do procedimento cirúrgico ocasiona um maior risco de queda.[3] Idosos têm perda de massa muscular e a alimentação inadequada associada à menor absorção de nutrientes acentua esse processo.[4] Além disso, pacientes que utilizam medicações para dormir podem ficar sonolentos durante o dia.

Os familiares devem ser orientados sobre o risco aumentado de complicações e quando houver necessidade de intervenção de outros serviços de saúde. Nesse caso, é preciso encaminhar o paciente para iniciar o acompanhamento, como, por exemplo, os pacientes que apresentam algum grau de perda cognitiva,[2] anemia, emagrecimento, irregularidade no sono ou insônia.

Na recuperação cirúrgica, o paciente necessitará utilizar dispositivos para auxiliar a marcha (andador, muletas e bengalas), que, quando usados da forma correta, reduzem a possibilidade de queda. Algumas medidas de segurança como a instalação de barras de apoio próximo à cama e no banheiro, a organização do espaço domiciliar, por exemplo, retirada de objetos que podem ser obstáculos para deambulação, remoção de tapetes e fios do chão, e afastar animais domésticos, quando possível, podem ser indicados. Os familiares devem ser orientados a supervisionar o paciente durante a deambulação, principalmente, nos primeiros dias de retorno ao domicílio, quando o paciente pode estar inseguro.

Padrão Alimentar, Ingestão de Líquidos e Eliminações Vesicointestinais

Durante a internação hospitalar, a alimentação e hidratação do paciente estão, de certa forma, sendo ofertadas com base nas suas necessidades individuais e uma boa recuperação cirúrgica. Por outro lado, no domicílio, a alimentação baseia-se nos hábitos familiares e, muitas vezes, pode não suprir as necessidades do paciente.

O paciente que realiza artroplastia de quadril e joelho pode apresentar anemia, devido à perda sanguínea, ou agravar quadro existente anterior à cirurgia. O excesso de peso, por exemplo, dificulta realização dos exercícios e o retorno a AVDs, e as eliminações intestinais podem ser dificultadas pela menor mobilidade do paciente e a falta da ingestão de fibras e líquidos.

As informações básicas sobre uma alimentação saudável e adequada para a recuperação pós-cirúrgica devem ser fornecidas ao paciente, com ingestão, preferencialmente, de verduras, legumes e proteínas, redução de frituras e alimentos muito calóricos, e ingestão adequada de líquidos. Nos casos que o paciente apresenta alterações importantes, como anemia, obesidade ou emagrecimento, entre outras, ele deve ser encaminhado para um serviço especializado para avaliação e acompanhamento.

Uso de Medicações e Avaliação de Dor

É muito comum o paciente em pós-operatório de artroplastia, por ser idoso, ter múltiplas patologias e consequentemente polifarmácia. Algumas patologias podem ser descobertas durante a internação hospitalar. Assim, ao retornar para o domicílio, o paciente e familiares devem gerenciar o uso das medicações rotineiras e as medicações prescritas para uso durante a recuperação pós-artroplastia.

O paciente deve continuar com as medicações que já fazia uso antes da internação para tratamento de outras doenças e retomar o acompanhamento regular. Caso não realize acompanhamento em nenhuma unidade de saúde, deve-se encaminhar o paciente para a Rede de Atenção à Saúde (RAS) mais próxima de seu domicílio para que ele seja vinculado. Além disso, é preciso orientar sobre o uso das medicações prescritas para o controle da dor, anemia e prevenção de trombose venosa (oral ou subcutânea).

A enfermeira, durante a VD, deve verificar a adequação do horário da medicação anticoagulante injetável (subcutânea) e supervisionar a aplicação realizada por cuidador. Deve também inspecionar o abdome do paciente e as áreas do corpo onde está sendo administrada a medicação, com objetivo de identificar hematomas e sangramentos.

É comum os pacientes, após realizarem artroplastia, sentirem dor. Essa é uma das suas principais queixas.[5] Ao retornarem para seu domicílio, é importante continuarem o uso de medicamentos para dor (em geral dipirona e tramadol, seguindo o protocolo institucional). Durante a VD, é fundamental que o enfermeiro(a) realize algumas perguntas, que irão auxiliar no efetivo controle da dor e o bom andamento da reabilitação. É necessário saber se o paciente está utilizando a medicação conforme a prescrição médica, alternando os horários e tomando antes da realização dos exercícios de reabilitação.

O uso de forma incorreta das medicações não trará uma ação efetiva sobre a dor e influenciará na redução da mobilidade e resistência na realização dos exercícios propostos pela equipe. O paciente terá dificuldade em deambular e retornar às AVDs, tendo com isso mais risco de desenvolver TVP, entre outras complicações.[6]

Alguns familiares, com a preocupação em não medicar o paciente em excesso, tendem a oferecer medicação somente na dor intensa. Entretanto, no início do pós-operatório, no domicílio, o paciente precisa estar sem dor para realizar o exercício de forma efetiva e uma adequada recuperação. Assim, deve-se orientar o paciente a fazer uso da medicação regularmente, conforme prescrição, intercalando os horários, e um pouco antes dos exercícios ou quando for realizar AVDs que vão exigir maior mobilidade e esforço.

A evolução do padrão de dor deve ser avaliada em cada visita subsequente e idealmente realizada, mediada com escalas padronizadas. No Instituto Nacional de Traumatologia e Ortopedia a Escala Visual Analógica (EVA), para adultos, é uma das escalas que faz parte dos protocolos institucionais para a avaliação de dor. É de fácil aplicação domiciliar, variando de zero (0 – nenhuma dor) a quatro (4 – grau máximo da dor). Em casos de dor intensa, não controlável por medicação, o paciente deve ser avaliado por um ortopedista, para investigar complicações, como trombose venosa profunda, luxação da prótese ou, até mesmo, infecções no sítio cirúrgico.

Prevenção de Trombose Venosa

O risco TVP, no pós-operatório de artroplastias de quadril e joelho, é relativamente importante. Nas artroplastias de quadril, a incidência pode variar entre 45-70%[5] e, nas artroplastias de joelho, pode chegar a 60%, até 90 dias após a cirurgia, se as medidas de prevenção não forem adotadas.[7] Há, ainda, o risco de agravamento do quadro e uma evolução para o tromboembolismo pulmonar (TEP), muitas vezes, fatal.[7]

Uma das causas principais da TVP é a imobilidade prolongada. Por isso, fazer o uso de anticoagulantes (por via subcutânea ou via oral), iniciar exercícios e deambular, o mais precocemente, são passos importantes do protocolo da prevenção.

Na primeira visita, o enfermeiro(a) supervisiona a administração do antitrombótico, para treinar o cuidador na técnica adequada, e orientar sobre sinais e sintomas de TVP. Nas visitas subsequentes, esse profissional avalia o paciente a fim de identificar precocemente sinais e sintomas de suspeição de TVP (sinal de Homans, aumento da circunferência e endurecimento da panturrilha, assimetria unilateral, ausência de pulso, calor, dor e rubor)[8] e inspeciona a área de administração para verificar hematomas e sangramentos.

Nos casos de suspeita de TVP, o paciente deve ser orientado a ficar em repouso e buscar atendimento médico de emergência para avaliação.

Prevenção de Luxação da Prótese

A artroplastia de quadril é uma cirurgia, que apresenta risco de luxação no pós-operatório. Os sinais e sintomas comumente presentes são: a dor ao se movimentar e a rotação interna dos pés do membro operado.

Diante da suspeita de deslocamento da prótese, o paciente necessita ser avaliado por um ortopedista, e ser reinternado, e, por vezes, pode necessitar de uma nova abordagem cirúrgica.

No AD, os pacientes e familiares devem ser orientados sobre a mobilidade durante a realização das AVDs, do curativo e troca de fraldas, quando necessário. O paciente não deve fazer ângulo menor de 90° entre quadril e coxa ao sentar, levantar ou em qualquer movimento que for realizar. Não cruzar as pernas e usar sempre travesseiro triangular de espuma rígida entre os membros inferiores, principalmente, durante o sono (retirar apenas durante a deambulação e ao vaso sanitário).

Frente a algumas especificidades dessa cirurgia, o paciente pode precisar de algumas mudanças no domicílio, como: elevar a altura da cama e do vaso sanitário (com tampa para essa função), ou adquirir uma cadeira higiênica. Essa avaliação deve ser feita pela equipe de AD, considerando as características de estatura do paciente.

Cuidados com Sítio Cirúrgico

O sítio cirúrgico pode ser definido como sendo uma ferida criada por um procedimento cirúrgico, ou pós-operatória, de qualquer cavidade, como: osso, articulação, tecido ou próteses, sempre envolvidas com o local onde ocorreu a incisão cirúrgica. É a via de acesso para o procedimento cirúrgico.

Quanto à contaminação, a ferida operatória (FO) pode ser classificada em: limpas, potencialmente contaminadas, contaminadas e infectadas.[9]

O desejável é que a FO cicatrize por primeira intenção, ou seja, as bordas da incisão são aproximadas por pontos, grampos, colas, entre outros, ocorrendo a reconstrução do tecido, com mínima cicatriz, e que não haja infecção no sítio cirúrgico (ISC) ou complicações. Por isso, o adequado cuidado pós-operatório é imprescindível.

Os pacientes com ISC de uma forma geral, se comparados aos que não apresentaram essa complicação, têm mais chances de reinternação, e mais chances de evoluir para casos mais graves e danos permanentes.[9] Os pacientes ortopédicos, que necessitam de uso de ferramentas ou implantes, como nas cirurgias artroplastias, estão mais expostos a ISC.[10]

O protocolo, para realização do curativo é traçado por cada instituição que realiza a cirurgia. A aplicação tópica nas FO de pomadas, pós ou soluções antimicrobianas é contraindicada em muitos estudos.[11]

No domicílio, o cuidado com a FO também busca proteger e prevenir ISC, e é durante a troca do curativo que a enfermeira tem oportunidade de avaliar possíveis alterações. Alguns hábitos e rotinas do paciente podem influenciar no manejo desse curativo, como, por exemplo, a presença de animais domésticos.

As principais orientações sobre os cuidados com a FO são sobre a realização do curativo conforme protocolo institucional, e identificação de sinais e sintomas de infecção no sítio cirúrgico (ISC). Antes de realizá-lo, as mãos devem ser devidamente higienizadas e o material disposto em local limpo. Os principais sinais e sintomas a se observar na ISC são: edema, rubor, calor local, dor no local da FO. Familiares/cuidadores e pacientes devem ser orientados a observar a presença de exsudatos purulentos na FO e febre. É fundamental que seja ressaltado que, caso ocorra algum desses sinais e sintomas, busquem avaliação médica.

Os pacientes e cuidadores podem apresentar algum grau de ansiedade e insegurança quanto aos cuidados com a FO, sobrepondo o foco sobre os outros fatores importantes para a reabilitação. Cabe ao enfermeiro buscar trazer segurança ao paciente e seus familiares ou cuidadores, por meio da orientação sobre o manejo e cuidados com a FO, e a evolução esperada da cicatrização.

Caso ocorra uma ISC e o paciente siga seu tratamento no domicílio, o enfermeiro deve reforçar as orientações sobre a antibioticoterapia prescrita, e caso a via de escolha de administração do antibiótico seja IM, este deverá sempre observar as possíveis alterações no local da aplicação.

Prevenção de Lesões por Pressão

As lesões por pressão (LP) acometem comumente em pacientes mais restritos ao leito. Sua prevenção é responsabilidade da equipe de saúde que está assistindo ao paciente, considerando todos os níveis de assistências.[12]

No acompanhamento domiciliar de pacientes em pós-operatório de artroplastia, um dos principais fatores que contribuem para o surgimento de LP é a imobilidade. Se há pressão exercida e prolongada nos tecidos, ocorre necrose tissular e trombose em pequenos vasos ocasionando a LP. Outros fatores associados podem intensificar os riscos, como: idade, maior déficit cognitivo, paciente pouco cooperativo, usando fraldas e suporte familiar/cuidador frágil, ou que apresente inaptidão para realizar os cuidados. Um dos principais objetivos do(a) enfermeiro(a) do atendimento domiciliar é orientar cuidadores, e o próprio paciente, sobre as medidas de prevenção desse tipo de lesão, incentivá-lo a deambular e voltar, o quanto antes, a realizar as suas AVDs.

Para os pacientes restritos ao leito, com prognóstico para deambular restrito, as principais orientações baseiam-se na mudança de decúbito, boa hidratação da pele, ingesta hídrica e alimentação adequada. As medidas de higiene para manter a pele limpa e adequadamente hidratada, com trocas de fralda logo após eliminações vesicointestinais e troca de lençóis úmidos e sujos também são importantes.

A cada visita, o(a) enfermeiro(a) deve inspecionar as áreas de proeminência óssea para avaliar o surgimento de área de hiperemia e novas lesões. Deve também intervir ao primeiro sinal de alteração tissular, visando a proteção, evitando agravamento da LP. Escalas de avaliação e estabelecimento de escore, quanto ao grau de dependência do paciente e a possibilidade do surgimento de LP, facilitam identificar quais pacientes precisam de maior vigilância. Nesse sentido, cada serviço deve escolher a escala que melhor se adequa ao cotidiano assistencial.[12]

REFERÊNCIAS BIBLIOGRÁFICAS

1. Ramos G, et al. Fragilidade e funcionalidade familiar de idosos da Atenção Domiciliar: estudo transversal analítico. Acta Paulista de Enfermagem. 2022;35:eAPE039009234.
2. Cruz DT, et al. Associação entre capacidade cognitiva e ocorrência de quedas em idosos. Cadernos Saúde Coletiva. 2015;23(4):386-93.
3. Ferreira MGR, et al. Fatores de riscos intrínsecos para queda entre idosos institucionalizados. Acta Fisiátr. 2023;30(2):73-80.
4. Pires DAM. Estado nutricional e risco de quedas em idosos institucionalizados na cidade de Salvador- BA. Dissertação (Mestrado em Alimentos, Nutrição e Saúde), Universidade Federal da Bahia, Escola de Nutrição. 2017.
5. Soares AB, Silva AM, Silva GD, et al. A assistência de enfermagem ao paciente submetido à artroplastia total de quadril e a importância dos cuidados no período pós-operatório. Revista Recien - Revista Científica de Enfermagem, [S. l.]; [internet]. 2013;3(7):11-18.
6. Pinto MCM, Correa AFS. Strategies for the management of postoperative pain in total knee arthroplasty: integrative review. BrJP. 2021;4(3):245-56.
7. Colleoni JL, et al. Profilaxia do tromboembolismo venoso após artroplastia total de joelho: aspirina vs. rivaroxabana. Rev Bras Ortop. 2018;53(1):22-7.
8. Kazanowski MK, Laccetti MS. Dor: Fundamentos, abordagem clínica, tratamento. Rio de Janeiro: Editora Guanabara Koogan; 2005. p. 91.
9. Costa AC, Cruz FS, Ferraz ÁAB. What's new in infection on surgical site and antibioticoprophylaxis in surgery? ABCD. Arquivos Brasileiros de Cirurgia Digestiva (São Paulo). 2020;33(4):e1558.
10. Batista J, Souza JTJ, Pondelek AFG, et al. Infecção de sítio cirúrgico em pacientes submetidos a artroplastias de quadril e joelho. Revista SOBECC, [S. l.]; [internet]. 2024;29.
11. Allegranzi B, Zayedb B, Bischoff P, et al. New WHO recommendations on intraoperative and postoperative measures for surgical site infection prevention: an evidence-based global perspective. Lancet Infect Dis. 2016;16(12):e288-e303.
12. Brasil. Agência Nacional de Vigilância Sanitária. NOTA TÉCNICA GVIMS/GGTES/Anvisa no 05/2023 (1° Versão atualizada da NOTA TÉCNICA GVIMS/GGTES N° 03/2017). 2023.

Seção 15.2 ▪ Reabilitação e Mobilidade em Domicílio

Alexandre Prieto Valente

INTRODUÇÃO

O tempo de internação hospitalar no pós-operatório imediato (POI) deve ser o mais breve possível, sendo este o tempo necessário para que haja uma monitorização e acompanhamento adequado de possíveis intercorrências relacionadas com o pós-operatório nas primeiras horas, estendendo-se até, pelo menos, às primeiras 48 horas. As possíveis intercorrências são:

- Sangramento do sítio cirúrgico: pode haver rompimento de algum vaso que possa apresentar necessidade de um curativo compressivo bem aplicado ou até mesmo lesões vasculares com necessidade de intervenção por um cirurgião vascular.
- Deiscência de pontos de sutura, geralmente associados a uma área de flutuação importante, erro na técnica de sutura ou má interação (rejeição) entre o tecido do paciente e o material utilizado.
- Alterações laboratoriais, quadros de anemia, leucocitoses, alteração na função renal ou distúrbios eletrolíticos podem surgir e devem ser identificados precocemente.
- Luxação da prótese geralmente mais associada a casos em que o paciente ou cuidador não siga corretamente as orientações quanto aos movimentos permitidos e ao posturamento do corpo e o membro operado, assim como o uso do triângulo abdutor quando indicado (dependente da via de acesso cirúrgico). Também pode ocorrer devido à técnica cirúrgica ou ao material utilizado.
- Trombose venosa profunda (TVP): alguns fatores preexistentes, como obesidade, uso de anticoncepcionais, tabagismo, aumento na viscosidade sanguínea (policitemia, por exemplo), podem, associados ao imobilismo do POI, levar à formação de trombos na luz de vasos profundos, representando um perigo iminente à vida do paciente. Atentar para os pacientes vítimas de traumas que possuirão um risco aumentado para este tipo de intercorrência.
- Alterações hemodinâmicas, como variações na pressão arterial ou no ritmo cardíaco.
- Alterações ventilatórias: a equipe que realiza os cuidados ao paciente deve estar sempre atenta às mudanças no padrão ventilatório e queixas de dispneia que o paciente possa apresentar, assim como observar sinais sugestivos de pneumonia, congestão pulmonar e tromboembolismo pulmonar.

Tais intercorrências no POI têm-se tornado cada vez menos numerosas, dado o aprimoramento contínuo na técnica cirúrgica empregada, assim como a qualidade dos materiais.[3]

Ao receber alta hospitalar e retornar para o seu domicílio, o paciente, familiares e cuidadores deparam-se com um novo cenário repleto de dúvidas, incertezas, inseguranças e novos desafios nunca vivenciados. Haverá uma necessidade de adaptação do paciente ao meio que o cerca, ou seja, seu próprio domicílio. Alguns ajustes nesse ambiente deverão ocorrer também.

Neste momento, cabe ao fisioterapeuta assistente, já desde o seu primeiro encontro com o paciente as providências a seguir.

INVESTIGAR E IDENTIFICAR
Potenciais Positivos
- Rede de cuidados, como médico ortopedista cirurgião assistente, e rede hospitalar de referência, caso haja alguma intercorrência.
- Principais personagens nos cuidados, cuidador principal, nível de instrução e organização do cuidador.
- *Status* funcional do paciente na fase pré-operatória, qualidade dos movimentos, trofismo e força muscular prévios à cirurgia.
- Já possuir dispositivos auxiliares para marcha, assim como cama e assentos elevados. Ambiente com poucos riscos de quedas.

Potenciais Negativos
- Não possui um médico ou instituição de saúde de referência.
- Não há um cuidador responsável ou pessoa comprometida em assumir o papel na manutenção do tratamento e cuidados.
- Paciente muito idoso, gênero feminino, com múltiplas comorbidades, sedentarismo, obesidade, fragilidade ou fraqueza já desde o período pré-operatório, persistência de dor, problemas psicológicos, doenças psiquiátricas.
- Residência de difícil acesso, ambiente com potenciais riscos para quedas ou lesões. Não possui dispositivos auxiliares da marcha ou dispositivos de adaptação do ambiente.

A anamnese do fisioterapeuta objetiva o conhecimento do maior número de informações relevantes sobre o quadro do paciente e seu *status* funcional tanto na sua fase pré-operatória como, principalmente, no seu momento pós-operatório. O fisioterapeuta deve estar atento à técnica cirúrgica que foi utilizada, e a qualquer possível intercorrência tanto no perioperatório quanto no pós-operatório imediato.[1]

Inicia-se assim o processo de reabilitação na fase domiciliar. O profissional deve perguntar se o paciente deambulava antes da cirurgia e como era a qualidade dos movimentos e capacidade de realização de tarefas do dia a dia. Deve questionar também sobre existência de quadro álgico, assim como sua localização, intensidade e o que lhe causa mais conforto e desconforto no local.

Em seguida, fará uma inspeção e palpação do membro operado, buscando informações, como edema, calor, rubor, hematomas, presença de secreções ou sangue em ferida operatória, trofismo e tônus muscular.[2]

A avaliação cinético-funcional será o próximo passo. O paciente é posicionado em decúbito dorsal em sua própria cama onde o fisioterapeuta avaliará o arco de movimento (ADM) alcançado tanto ativamente quanto passivamente, observando atentamente possíveis restrições de movimento causados por dor, medo ou insegurança por parte do paciente. Se houver restrições ao movimento de ordem osteomioarticular, ainda que em estruturas adjacentes à área operada, identificar por meio do *end-feel point* que tipo de estrutura está sendo responsável por interferir na fluidez do movimento. Por exemplo, paciente não consegue realizar uma flexão de quadril satisfatória devido um quadro de gonartrose avançada no mesmo membro, ou alguma limitação no ritmo de movimento da cintura pélvica (como na articulação sacroilíaca hipomóvel).[2]

Alguns testes devem ser empregados já desde o primeiro encontro do fisioterapeuta com o paciente, como: *Timed Get Up Test* (TGUT), Teste de Caminhada de 6 Minutos (TC6'), *Stair Climbing Test* (SCT) e algumas ferramentas mensuráveis, como escalas da dor:

Oxford Hip Scale (OHS), *Short-Form Health* Surveys (SF-36, SF-12), Escala Analógica da Dor e *Likert Scale*.[3]

Podemos definir reabilitação como atividade física estruturada com planejamento objetivando alcançar a redução de deficiências e a melhoria na função relacionada com o movimento, conforme definido pela Classificação Internacional da Função, Incapacidade e Saúde em 2018.[4]

Apesar de alguns estudos não conseguirem comprovar a eficácia de protocolos de tratamentos para reabilitação, ou podemos chamar de Programas de Reabilitação, o tratamento voltado para reabilitação deve ter como objetivos principais otimizar a função pós-operatória, reduzir a dor e o retorno às atividades de vida diária (AVDs).[3,5] Para alcançar esses objetivos, qualquer Programa de Reabilitação deve constar dos seguintes itens:

A) *Aerobic* (exercícios aeróbicos): desde os momentos iniciais, o fisioterapeuta irá implementar uma série de exercícios para o membro operado, com baixa carga e alta repetição, favorecendo o metabolismo e atuando na função antitrombótica deste membro. Pode-se utilizar bomba tibiotársica livre ou com pouca carga, tríplice flexão e tríplice extensão em cadeia cinética aberta, assim como exercícios ativos livres ou até mesmo ativo assistido de abdução e adução do membro. Esse tipo de atividade auxilia ainda na prevenção de complicações em decorrência da cirurgia.

B) *Balance-Motor-Learning-Agility Exercise*: refere-se a um tipo de exercícios físicos que combina componentes de Equilíbrio (melhoram capacidade de manter a estabilidade e controle corporal em superfícies instáveis ou durante movimentos complexos), Aprendizagem Motora (processos que envolvem a prática e a repetição de movimentos para aperfeiçoar habilidades motoras) e Agilidade (exercícios que melhoram a velocidade de reação e habilidade de mudar de direção rapidamente e com controle adequado). Esses exercícios buscam melhorar a capacidade de resposta rápida do indivíduo a eventuais distúrbios do equilíbrio ou à sua postura, promovendo a integração entre o controle motor e o equilíbrio, evitando assim episódios de quedas. Como exemplos de exercícios podemos citar a caminhada em linha reta modificada em que o paciente caminhará com a base aproximada, porém não andará com um pé na frente do outro e a caminhada com mudança de direção utilizando cones em zigue-zague, números ou letras no chão em ordens aleatórias nos quais o paciente deverá pisar com um dos pés ou ambos, placas de cores diferentes que ele deverá desviar, dentre outros. Pode-se ainda utilizar discos proprioceptivos nos quais o paciente deverá pisar com um dos pés ou ambos para treinar o equilíbrio e lateral *shuffle*, ou deslocamento lateral, no qual o paciente caminhará lateralmente utilizando seu dispositivo auxiliar da marcha. Outro exercício é colocar o paciente em pé e alternar a elevação dos braços em linha reta e depois cruzando-os tentando alcançar um objeto ou a mão do fisioterapeuta.[1]

C) Dispositivos auxiliares: antes de iniciar o treinamento de marcha, a escolha do dispositivo auxiliar da marcha ideal será de fundamental importância para a melhor adaptação, segurança, conforto e adesão do paciente. Pacientes idosos beneficiam-se mais de andadores do que muletas, ao passo que pacientes jovens evoluirão uma marcha mais segura com um par de muletas, podendo, num curto espaço de tempo, evoluir para apenas uma muleta. Pacientes portadores de artrite reumatoide em fase avançada ou que apresentem deformidades ou fraquezas em mãos, cotovelos ou ombros necessitarão de uma adaptação com muletas axilares.

D) Educação do paciente: tornar o paciente parte integrante do Programa de Reabilitação em tempo integral, mesmo quando não estiver sendo supervisionado pelo fisioterapeuta. Orientar o paciente sobre que tipo de cirurgia fez, e tudo o que esta cirurgia implica no seu dia a dia daqui para frente. Sanar suas dúvidas sobre as limitações nos movimentos (angulações permitidas), posicionamentos e posturas. Explicar claramente que não é permitido a flexão de quadril num ângulo mais fechado do que 90°, cruzar as pernas ou aduzir o membro operado além da linha média, que não deve permitir que o membro fique posicionado em rotação externa ou interna por tempo prolongado, e que o uso do triângulo abdutor se faz necessário durante as transferências decúbito-sedestação e sentado para deitado, assim como na mudança de decúbito e no momento de dormir, por, pelo menos, 60 dias, para que evite eventuais luxações da prótese. Orientar também que não deve se sentar em assento baixo ou de baixa densidade e não deve usar calçados fechados e com cadarços, assim como não pode ele mesmo calçar as próprias meias.

E) *Flexibility exercises* (exercícios de flexibilidade): apesar de possuírem baixa força de evidência, devem ser aplicados de forma gradual respeitando os limites de dor, nunca abruptos ou que imponham muita pressão sobre a prótese do paciente. São importantes a fim de melhorar a mobilidade articular, evitar rigidez e restaurar a amplitude de movimento. Alongamentos assistidos (*stretch*) e movimentos ativo assistidos de amplitude são exemplos que podem ser utilizados com essa finalidade.[2,6]

F) *Pain control* (controle da dor): a dor pode ser contínua, intermitente, episódica ou esporádica, porém o mais importante é tentar definir a etiologia da dor, principalmente, descartando a possibilidade deste quadro de dor ser derivado de uma infecção de sítio cirúrgico ou uma luxação ou subluxação da prótese. De maneira geral, um quadro de dor está mais relacionado com a lesão muscular causada pela manipulação cirúrgica e a sutura em planos musculares e tendem a regredir com o passar dos dias. Porém, o paciente deve ser orientado a fazer analgesia medicamentosa, conforme prescrição médica, respeitando a cautela quanto à possibilidade de geração de úlcera por estresse, como no caso da utilização de anti-inflamatórios não esteroidais (AINEs). Há ainda a analgesia não farmacológica, por meio de recursos naturais e manuais, como: crioterapia (várias vezes ao dia, em períodos de 10-15 minutos); eletroestimulação transcutânea nervosa (TENS) em modo convencional ou acupuntura, podendo ser realizada antes ou após os exercícios resistidos; massagem terapêutica, realizada com a finalidade de melhorar a ativação da circulação sanguínea local e como efeito proprioceptivo significativo.

G) *Strengthening exercises* (exercícios de fortalecimento): são fundamentais para restaurar a força muscular circundante do quadril, sustentar a prótese e melhorar a estabilidade articular. Devem ser realizados de forma progressiva, evitando *overcharge* e *overtraining*. Enfatizar os músculos propulsores da marcha (glúteos, quadríceps, gastrocnêmios e flexores plantares). Não negligenciar o fortalecimento dos isquiotibiais e do tibial anterior que gerarão harmonia durante a marcha. Deve-se realizar: isometria sustentada por 5 a 10 polegadas de glúteos e quadríceps; elevação da perna estendida; abdução do quadril em decúbito lateral oposto; ficar em ortostatismo na ponta dos pés; marcha estacionária; treino de sentar-se e levantar-se (utilizando dispositivo auxiliar da marcha); caminhada com faixa elástica.[6]

H) Treinamento de tarefa específica: visa à reaprendizagem motora, que levará a uma transferência de aprendizagem, melhorando assim a funcionalidade. Ou seja, é promover uma maior independência nas AVDs por meio de uma repetição (muitas vezes com adaptação) dessas atividades de vida diária. Consiste no treinamento sequencial de mudanças de decúbito, transferências decúbito para sedestação, sentar-se e levantar-se, treinar subir-descer degraus ou escadas, caminhada funcional (com dispositivos auxiliares da marcha em diferentes tipos de solo), treinar o ato de vestir-se, treinar entrar e sair do banco do carona do carro etc.[7]

REFERÊNCIAS BIBLIOGRÁFICAS

1. Konnyu K, Pinto D, Cao W, et al. Rehabilitation for total hip arthroplasty: A systematic review. Am J Phys Med Rehabil. 2023;102:11-18.
2. McGee SR. Evidence-based physical diagnosis. 4th ed. Elsevier Hearth Science; 2021.
3. Karimijashni M, et al. Pre- and Post-operative rehabilitation interventions in patients at risk of poor outcomes following knee or hip arthroplasty: Protocol for two systematic reviews. Advances in Rehabilitation Science and Practice. 2023;12:275363512311709.
4. International Classification of Functioning, Disability and Health (ICF). Genova, Switzerland: World Hearth Organization; 2018.
5. Di Monaco M, Vallero F, Tappero R, et al. Rehabilitation after total hip arthroplasty: A systematic review of controlled trials on physical exercise programs. Eur J Phys Rehabil. 2004;45:303-17.
6. Dutton M. Orthopedic examination, evaluation and intervention. 4th ed. McGrow Hill Education; 2016.
7. Becck H, Beyer F, Gering F. Sports therapy interventions following total hip replacement: a randomized controlled trial. Deutsches Aeyzteblatt International. 2019;116(1/2):1-8.

Seção 15.3 ▪ Educação e Suporte à Família

Claudia Mendes de Araújo

INTRODUÇÃO

A educação do paciente e da família é um processo que se inicia desde antes da cirurgia com orientações sobre o ato cirúrgico, suas possíveis intercorrências e limitações iniciais até o processo de recuperação completa do paciente com a retomada completa das suas atividades de vida diária. No domicílio, o processo de educação é de extrema relevância, pois paciente e familiares serão protagonistas do cuidado.

No âmbito familiar, o cuidado do paciente fica a cargo de um cuidador que pode ser formal ou informal. A distinção entre cuidadores formais e informais é essencial no contexto do cuidado de pacientes em recuperação pós-operatória, pois a orientação destes deve ser diferenciada para se alcançar os objetivos da recuperação do paciente. Os cuidadores formais são profissionais treinados, geralmente remunerados, que possuem habilidades específicas e, muitas vezes, certificação para oferecer cuidados a pessoas que necessitam de assistência. Já os cuidadores informais são, em sua maioria, familiares ou amigos próximos que, apesar de não terem formação profissional, desempenham um papel fundamental no cuidado do paciente.[1]

De acordo com Figueiredo, em 2021, o planejamento da assistência deve respeitar o perfil do cuidador e as tarefas relacionadas com a promoção e a recuperação da saúde do paciente.[2]

COMPETÊNCIAS DO CUIDADOR

Um bom cuidador, seja ele formal ou informal, precisa ter competências cognitivas, psicomotoras, emocionais e relacionais. As competências envolvem adquirir os seguintes conhecimentos:

- *Competência cognitiva:* abrange conhecer o cuidado a ser prestado e planejar como este será realizado.
- *Competência psicomotora:* está relacionada com adquirir a habilidade para a execução das atividades planejadas e realizá-las com destreza e eficácia.
- *Competência emocional:* envolve a capacidade do cuidador em lidar com suas emoções e as do paciente, como a dor, estresse e ansiedade, relacionadas com o procedimento realizado e as expectativas do processo de recuperação.
- *Competência relacional:* abrange a capacidade de manter um diálogo efetivo com a pessoa que é cuidada, tratando-a com empatia, sensibilidade e respeito, mesmo com todas as dificuldades enfrentadas no processo de cuidar, que é desgastante ao longo do tempo para o cuidador, principalmente, se ele não tem com quem revezar o cuidado.

Os cuidadores precisam ter competências relacionais, cognitivas e psicomotoras para a prestação dos cuidados que podem ser providas por planos de ensino, orientação e formação dos cuidados por meio de treinamento e orientações fornecidas pela equipe multidisciplinar que realiza as visitas domiciliares, pois os ensinamentos passados são adaptados ao ambiente do contexto domiciliar.[3]

No processo de treinamento do cuidador, as principais informações a serem passadas estão relacionadas com a doença e sua evolução, como realizar o curativo, e as principais características do processo evolutivo deste, como ajudar o paciente na realização das atividades de vida diária (AVDs), os recursos da comunidade e como acessá-los, a realização de exercícios que auxiliam na reabilitação do membro operado, as orientações sobre medicamentos utilizados pelo paciente, os horários e os cuidados, entre outros.

Um aspecto positivo neste sentido é que pacientes e familiares, por estarem num ambiente onde, geralmente, têm maior liberdade para tomada de decisão, possuem maior autonomia no seu autocuidado, favorecendo o paciente retornar a sua rotina e AVDs.

Por outro lado, os hábitos e costumes familiares podem conflitar com orientações e objetivos traçados pela equipe de visita domiciliar. A própria estrutura do domicílio pode dificultar a realização de alguns cuidados. O conhecimento sobre a dinâmica familiar é um ponto importante a ser observado na visita domiciliar a fim de construir um vínculo entre cuidadores/familiares e a equipe[4] tornando a educação em saúde mais efetiva.

A equipe de visita domiciliar deve ter em mente que o domicílio apresenta diferenças do ambiente hospitalar, e, por isso, o cuidado realizado deve observar as peculiaridades deste espaço de cuidado e que a orientação e a educação em saúde são imprescindíveis para conduzir a um bom atendimento. Um dos principais objetivos é treinar os cuidadores e familiares que irão acompanhar e realizar os cuidados nos pacientes.

O vínculo entre equipe de VD e família/cuidador influencia na condução da assistência do paciente. É necessário estabelecer uma linguagem clara e objetiva, e promover uma escuta ativa. Não é raro que o cuidador se sinta sobrecarregado e/ou inapto para realizar as tarefas necessárias para uma boa reabilitação pós-cirúrgica. Uma vez que o vínculo é estabelecido, o trabalho da equipe é fortalecido e possibilita o cuidador sentir-se amparado e capaz de lidar com as demandas físicas e emocionais do paciente.

Para que familiares e o paciente sejam adequadamente orientados e possam reproduzir os cuidados domiciliares, os procedimentos devem ser executados pela equipe algumas vezes para que o cuidador observe e tire suas dúvidas. Posteriormente o cuidador executa os mesmos procedimentos sob supervisão da equipe. Essa sequência deve ser repetida quantas vezes necessário para que o cuidador se sinta seguro para realizar os cuidados com autonomia. O enfermeiro deve conhecer as fragilidades e funcionalidades da família no domicílio para uma adequada atuação.[5]

Essas orientações englobam o cuidado com o paciente tanto na realização do autocuidado e cuidado com o sítio cirúrgico bem como com o ambiente domiciliar e a adaptação deste à nova realidade do paciente após a realização da cirurgia. As orientações ao paciente e aos familiares e/ou cuidadores que acompanharão o paciente em pós-operatório de artroplastia são cruciais para garantir uma recuperação bem-sucedida e segura no ambiente domiciliar. O apoio emocional, a supervisão adequada e o auxílio nas atividades diárias desempenham um papel fundamental no período de reabilitação do paciente.

A seguir, estão detalhadas as orientações a serem compartilhadas com o paciente e familiares e/ou cuidadores.

Apoio nas Atividades Diárias

O paciente, especialmente nos primeiros dias após a alta hospitalar, pode necessitar de ajuda para realizar atividades cotidianas, como:

- *Vestir-se:* dar preferência a roupas confortáveis, mais fáceis de colocar, que o paciente possa colocar sozinho ou que precise de pouca ajuda, preservando ao máximo sua autonomia na realização das atividades.
- *Tomar banho:* se possível, adaptar a casa com uma cadeira de higiênica e barras de apoio no banheiro perto do chuveiro, e piso antiderrapante, para que o paciente possa realizar seu asseio com segurança e com o menor nível de ajuda, além de privacidade se assim o desejar e caso seja possível.
- *Eliminações vesicointestinais:* providenciar, se possível, um elevador de assento sanitário, caso o paciente consiga usar o banheiro, pois evita que ele tenha que se abaixar muito e diminui o risco de luxação de prótese de quadril. Nos pacientes restritos ao leito e em uso de fraldas, estas devem ser trocadas sempre que estiverem sujas com urina ou fezes, e o familiar e/ou cuidador devem estar atentos a isso, higienizando o local com lenço umedecido, algodão ou gaze umedecido em água morna (preferencialmente). No caso de fezes em mulheres, limpe a região genital e ânus separadamente, seque a região molhada, e, se preferir, para prevenir ou tratar assaduras, passe uma pomada indicada para esta situação.
- *Alimentação e hidratação:* nos primeiros dias, alguém deve ser responsável por preparar as refeições do paciente, seguindo as orientações da nutricionista e do médico. Levando em consideração as doenças preexistentes do paciente e suas restrições, geralmente são recomendadas dietas leves e equilibradas, garantindo que o paciente mantenha uma dieta rica em proteínas, vitaminas e minerais para facilitar a cicatrização e recuperação muscular. Incentivar a ingestão adequada de líquidos para evitar a desidratação e a constipação.

Monitoramento da Medicação

- *Seguir a prescrição médica rigorosamente:* orientar o paciente e a família/cuidador a familiarizar-se com o cronograma de medicações novas prescritas após a alta hospitalar em função da cirurgia realizada, que pode incluir analgésicos, anticoagulantes e anti-inflamatórios. Supervisionar a administração dos medicamentos para evitar esquecimentos ou superdosagem.
- *Reconhecer efeitos colaterais:* é importante que o paciente e a família/cuidador estejam atentos a possíveis reações adversas aos medicamentos, como tontura, náuseas ou alergias, e contacte o médico se houver dúvidas.
- *Medicamentos de uso contínuo:* é importante manter o uso dos medicamentos que o paciente já fazia uso anteriormente para doenças preexistentes, exceto quando for indicada a suspensão pelo médico-cirurgião, clínico ou especialista que faz o acompanhamento. Nesses casos, deve-se perguntar quando retornar o uso da medicação.

Quando o paciente necessitar fazer uso de anticoagulante subcutâneo no período pós-operatório, o cuidador deve ser orientado não só sobre a administração do medicamento, mas sobre o descarte do material perfurocortante, para evitar acidentes dentro do domicílio, como os coletores de lixo. Se possível, coloque os perfurocortantes dentro de um recipiente resistente, como garrafas PET vazias, caixas de leite, latas e até caixas de papelão que podem ser utilizados como forma de proteção. Sinalize por fora do recipiente que ali tem material perfurocortante ou leve o recipiente até uma Unidade Básica de Saúde para ser descartado.

Auxílio na Fisioterapia e Exercícios

Na reabilitação do pós-operatório de cirurgia ortopédica, é essencial que o cuidador e o paciente sigam as orientações da equipe multidisciplinar que realiza as visitas domiciliares, visto que a reabilitação ativa é essencial para a recuperação. Então, o familiar/cuidador deve:

- *Incentivar a realização dos exercícios:* a fisioterapia, mesmo em casa, é fundamental para restaurar a mobilidade e prevenir complicações, como trombose venosa profunda e rigidez articular. Ajude o paciente a seguir o cronograma dos exercícios recomendados pelo fisioterapeuta.
- *Ajudar na mobilidade*: nos primeiros dias, o paciente poderá precisar de assistência para levantar-se ou deitar-se da cama, levantar-se ou sentar-se da cadeira ou sofá, locomover-se e usar o andador ou as muletas. Acompanhe-o nas atividades diárias, oferecendo suporte, conforme for preciso, sem deixar que o paciente se torne dependente além do necessário.
- *Mobiliário:* o paciente, a família/cuidador devem estar atentos se os móveis utilizados pelo paciente são muito altos, baixos ou se estão na altura adequada à estatura do paciente.
- *Altura Adequada:* Certifique-se de que as cadeiras e a cama **do paciente** tenham uma altura que permita que ele se levante sem esforço excessivo no quadril ou joelho.
- *Assentos firmes:* utilize assentos com encosto firme e evite cadeiras muito macias ou que afundem. Certifique-se de que o ambiente esteja livre de obstáculos, como tapetes soltos ou móveis em locais de passagem, para evitar quedas.

Apoio Emocional e Psicológico

- *Promover a paciência e encorajamento:* a recuperação pode ser lenta e frustrante, especialmente quando há dor e limitações físicas. O suporte emocional é vital para manter o paciente motivado e comprometido com o processo de reabilitação. É muito importante que o familiar/cuidador tenha paciência e encoraje o paciente em todas as etapas do processo de recuperação.
- *Evitar o isolamento:* muitos pacientes podem se sentir isolados ou ansiosos por não conseguirem realizar suas atividades normais. A presença constante da família, além de conversas e momentos de lazer, ajuda a manter o paciente engajado. Incluir o paciente nas atividades é um estímulo importante, como, por exemplo, ajudar a dobrar as roupas íntimas para guardar, ajudar a arrumar a mesa para as refeições, entre outras atividades simples.

Autonomia e Independência

É importante encontrar um equilíbrio entre ajudar o paciente e incentivar sua independência. Sempre que possível, estimule o paciente a realizar atividades que ele possa fazer com segurança, promovendo sua autonomia e confiança.

Supervisão Geral e Segurança

- *Apoio na prevenção de quedas:* auxilie o paciente a caminhar com segurança e supervisione suas movimentações, especialmente ao utilizar escadas ou superfícies irregulares. Fique atento à necessidade de mudar a disposição de alguns móveis dentro do domicílio, pelo menos, no período de recuperação após a cirurgia. Atenção especial às crianças pequenas e aos animais que também podem contribuir para quedas, então, quando o paciente precisar se locomover, a família/cuidador devem estar atentos a presença deles no ambiente.

- *Vigilância para sinais de complicações:* familiarize-se com os sinais de alerta, como febre, dor intensa, vermelhidão ou inchaço anormais, que podem indicar infecção ou complicações cirúrgicas. Caso algum sintoma fora do comum apareça, procure assistência médica imediatamente, conforme orientado pela equipe médica no momento da alta hospitalar.

A recuperação de uma artroplastia de quadril ou joelho exige paciência, disciplina e apoio. Seguindo essas orientações o paciente e a família/cuidador têm maiores chances de obter uma reabilitação bem-sucedida, retomando suas atividades diárias com segurança e conforto. Se surgir qualquer dúvida ou preocupação, o paciente não deve hesitar em contatar a equipe médica.

REFERÊNCIAS BIBLIOGRÁFICAS

1. IBGE-Instituto Brasileiro de Geografia e Estatística. Censo Demográfico; [internet]. 2022.
2. Figueiredo MLF, et al. Cuidadores formais de idosos dependentes no domicílio: desafios vivenciados. Ciência & Saúde Coletiva [internet]. 2021;26(1):37-46.
3. Nogueira MAA, Azeredo, Aguiar Z, Santos AS. Competências do cuidador informal atribuídas pelos enfermeiros comunitários: um estudo Delphi. Rev Eletr Enf [internet]. 2012;14(4):749-59.
4. Brasil. Ministério da Saúde. Secretaria de Atenção à Saúde. Departamento de Atenção Básica. Caderno de atenção domiciliar/Ministério da Saúde, Secretaria de Atenção à Saúde, Departamento de Atenção Básica. – Brasília. 2013.
5. Ramos G, et al. Fragilidade e funcionalidade familiar de idosos da Atenção Domiciliar: estudo transversal analítico. Acta Paulista de Enfermagem. 2022;35:eAPE039009234.

Seção 15.4 ▪ Acompanhamento e Continuidade do Cuidado em Domicílio

Ilmeire Ramos Rosembach de Vasconcellos ▪ *Claudia Mendes de Araújo*
Alexandre Prieto Valente

INTRODUÇÃO

A assistência domiciliar no Brasil desempenha um papel fundamental na promoção da saúde e na recuperação de pacientes, especialmente da população idosa e aqueles que passaram por procedimentos cirúrgicos, como a artroplastia de quadril e joelho. À medida que o país enfrenta o desafio do envelhecimento populacional e o aumento das doenças crônicas, torna-se imperativo que o sistema de saúde se adapte e evolua para atender a essas demandas crescentes.

Nas últimas décadas, no mundo todo, o perfil etário dos países tem sofrido alterações. No Brasil, segundo o Instituto Brasileiro de Geografia e Estatística (IBGE), com base nos dados do Censo Demográfico 2022, ocorreu um aumento de 57,4% no número de pessoas com mais de 65 anos nos últimos 12 anos. Chega a aproximadamente 22,2 milhões de pessoas nessa faixa etária com expectativa de média de 75,5 anos. Por outro lado, o número de crianças diminuiu e a idade média subiu para 35 anos.[1]

Com o crescimento da população idosa no país, muitos desafios surgem na sociedade,[2] mas principalmente em relação às políticas públicas e o Sistema Único de Saúde (SUS) que devem estar prontos para responder às novas demandas e necessidades da população. As ações devem ser pautadas principalmente em serviços e modalidades de atendimento multidisciplinar para serem capazes de abarcar toda a complexidade trazida pelo envelhecimento populacional.

A população idosa é particularmente vulnerável a uma série de problemas de saúde, que frequentemente coexistem, aumentando a complexidade do cuidado.

Entre os principais problemas de saúde da população idosa estão, em destaque, as doenças crônicas degenerativas, incapacidades físicas e cognitivas[3] e seus agravamentos, o que leva o idoso a conviver, por longos anos, com doenças que limitam suas atividades da vida diária e participação social.[4]

No campo da ortopedia, a prevalência de doenças osteoarticulares (associadas à dor), deformidades articulares e incapacidade funcional vem aumentando conforme o envelhecimento populacional. A osteoartrite figura como uma das doenças articulares mais comuns entre os idosos.[5] Para alívio dos sintomas e melhora da qualidade de vida, em muitos casos, é indicado procedimento cirúrgico, como as artroplastias.[6] Após o procedimento cirúrgico e alta hospitalar, o paciente necessitará prosseguir com seu tratamento.

O acompanhamento e a continuidade dos cuidados prestados a um paciente, ortopédico ou não, estão pautados nos princípios Sistema Único de Saúde (SUS): universalidade, equidade e integralidade.[7] Cada paciente necessitará de diferentes suportes após a sua alta, sendo necessário acionar a rede de saúde do SUS disponível para cada situação.

O processo de desospitalização de pacientes em pós-operatório de artroplastia de joelho ou quadril deve ser realizado de forma integrada desde o início da internação até o momento da alta[7] para uma transição do cuidado, visando à continuidade após alta hospitalar para outros níveis de atenção à saúde. Assim, o paciente, uma vez em casa, não será desassistido e terá subsídio suficiente para se reabilitar.

A visita domiciliar é uma prática essencial para pacientes que necessitam de cuidados contínuos após cirurgias, como a artroplastia de quadril e joelho. À medida que a população brasileira envelhece, a demanda por este tipo de atendimento tende a aumentar. Este modelo de cuidado oferece uma série de benefícios, como a promoção da recuperação em um ambiente familiar, que podem reduzir a ansiedade e melhorar a adesão ao tratamento.

A continuidade do cuidado envolve a colaboração de uma equipe multiprofissional, que pode incluir médicos, enfermeiros, fisioterapeutas, terapeutas ocupacionais, assistentes sociais, entre outros. Essa abordagem integrada permite que o paciente receba um atendimento mais abrangente e coordenado, sendo possível adaptar o cuidado às particularidades de cada idoso, levando em consideração suas limitações, preferências e modo de vida. Essa personalização é essencial para promover a adesão ao tratamento e melhorar os resultados de saúde. O foco desse processo multidisciplinar deve estar ligado a prevenção de complicações, promoção da saúde, ações de educação em saúde e reabilitação do paciente.

O planejamento da alta deve estar essencialmente ligado às necessidades do paciente, ou seja, o centro das atenções de todo o processo de desospitalização para uma alta segura deve partir das demandas do paciente mudando apenas os níveis e cenários de intervenção.[7] Esse planejamento deve incluir o próprio paciente e seus familiares na tomada de decisões sobre o seu cuidado.[8]

Um serviço de saúde que deseja uma alta hospitalar responsável, visando a uma adequada transferência de cuidados, necessita orientar o paciente quanto à continuidade do cuidado, reforçando autonomia e autocuidado, e os familiares e cuidadores também devem ser orientados. Além disso, há a necessidade de articulação com a rede de atenção à saúde (RAS) da área de residência do paciente, especialmente a Atenção Básica. Práticas alternativas às hospitalares também fazem parte desse processo.[9]

Cirurgias complexas, como as artroplastias, requerem atenção especial para uma adequada reabilitação no pós-operatório. Quando paciente retorna para seu domicílio, os cuidados e o auxílio necessário no pós-operatório ficam a cargo, frequentemente, de familiares sem experiência.[3]

Considerando que nas cirurgias complexas na área da ortopedia há um alto investimento no corpo técnico especializado, financeiro e tecnológico nas próteses e outros materiais, é imprescindível um planejamento para continuidade dos cuidados, assegurando otimização dos recursos empregados e melhora do paciente.

A visita domiciliar (VD), uma das estratégias da desospitalização, é uma importante ferramenta para o acompanhamento dos pacientes submetidos às cirurgias de artroplastias, garantindo, assim, a continuidade dos cuidados e proporcionando uma alta segura e responsável. Além disso, durante as visitas domiciliares, é possível fazer a vigilância do paciente quanto a possíveis complicações no pós-operatório, como infecções no sítio cirúrgico e luxações de prótese, intervindo o mais precocemente possível, e evitando agravamentos e reinternações. É relevante considerar também que o paciente recebe uma série de orientações, após a cirurgia, quanto a exercícios e cuidados com a ferida operatória. Porém, no domicílio, geralmente, a realidade é muito diferente do ambiente hospitalar. É comum a existência de degraus, pisos escorregadios, iluminação inadequada, presença de animais domésticos, entre outros aspectos, que podem lentificar o retorno às atividades da vida diária (AVD) e aumentar o risco de queda. Nesse sentido, durante a VD, é possível incorporar as peculiaridades de cada domicílio às orientações necessárias para a continuidade da assistência.[10]

Além disso, a visita domiciliar proporciona ao paciente maior bem-estar, como o seu retorno ao convívio familiar, e pode trazer bons resultados institucionais, como a otimização de leitos por meio da antecipação da alta hospitalar e redução de reinternações. Os idosos com maior risco de queda e déficit de mobilidade são os pacientes prioritários para essa modalidade de atendimento na ortopedia.

No Instituto Nacional de Traumatologia e Ortopedia do Rio de Janeiro (INTO), que realiza cirurgias de alta complexidade, o acompanhamento domiciliar, realizado por uma equipe multidisciplinar, tem desempenhado importante papel ao longo de 20 anos para assegurar a transferência de cuidados para o domicílio e promover uma alta responsável.

Os pacientes que mais necessitam desse acompanhamento são os idosos que realizaram cirurgias complexas que afetam sua mobilidade, como as artroplastias de joelho e quadril. Eles precisam de orientações para o retorno das atividades de vida diária.

REFERÊNCIAS BIBLIOGRÁFICAS

1. IBGE-Educa. Conheça a população brasileira - Pirâmide etária, c; [internet].2024.
2. Guarez JP, Tonet RS. Mudanças no perfil etário da população brasileira: novas demandas e o papel do Estado/Changes in the age profile of the brazilian population: new demands and the role of the State. Braz Jf Development. 2022;8(6):44563-8.
3. Oliveira MS, Mazollo M, Filippin L. O idoso, a desospitalização e a família: os desafios para a prática do cuidado domiciliar. Revista Uruguaya de Enfermería. 2021;16(2):e2021.
4. Brasil. Ministério da Saúde. Saúde da Pessoa Idosa, c; [internet]. 2024.
5. Pacca DM, Campos GC, Zorzi AR. Prevalence of joint pain and osteoarthritis in obese Brazilian population. Abcd. Arquivos Brasileiros de Cirurgia Digestiva (São Paulo). 2018;31(1):e1344.
6. Lenza M, et al. Epidemiology of total hip and knee replacement: a cross-sectional study. Einstein (São Paulo). 2013;11(2):197-202.
7. Brasil. Ministério da Saúde. Secretaria-Executiva. Superintendência Estadual do Ministério da Saúde no Rio de Janeiro. Desospitalização: reflexões para o cuidado em saúde e atuação multiprofissional [recurso eletrônico] /Ministério da Saúde, Secretaria Executiva, Superintendência Estadual do Ministério da Saúde no Rio de Janeiro. Brasília: Ministério da Saúde; 2020.
8. Zanetoni TC, Cucolo DF, Perroca MG. Responsible hospital discharge: content validation of nurse's activities. Revista Gaúcha de Enfermagem. 2022;43:e20210044.
9. Brasil. Ministério da Saúde. Secretaria de Atenção à Saúde. Departamento de Atenção Básica. Caderno de atenção domiciliar/Ministério da Saúde, Secretaria de Atenção à Saúde, Departamento de Atenção Básica. Brasília: Ministério da Saúde; 2013.
10. Friedlander MR, Lage OC. O acompanhamento do paciente pós-cirúrgico por meio da visita domiciliária. Acta Paul Enferm. 2003;16(1):49-55.

EXPECTATIVA DA QUALIDADE DE VIDA APÓS ARTROPLASTIA

CAPÍTULO 16

Juliane de Macedo Antunes ▪ Eliana Antunes
Sandra Tie Nishibe Minamoto

INTRODUÇÃO

A osteoartrite (OA) é a doença mais prevalente do sistema musculoesquelético, acometendo aproximadamente 240 milhões de pessoas em todo o mundo. No Brasil, a OA é a quarta maior causa de afastamento do trabalho, atingindo cerca de 27% da população. Fatores como sobrepeso, obesidade, fraqueza muscular e idade avançada têm grande influência no comprometimento articular dos pacientes. É causa importante de incapacidade e redução de qualidade de vida, especialmente em idosos.

A OA pode acometer pequenas, médias e grandes articulações, embora, em termos de doença dolorosa, o joelho seja mais frequentemente acometido em até 10% dos homens e 13% das mulheres acima de 60 anos. Essa enfermidade está associada à dor e à rigidez da articulação levando, em alguns casos, a deformidades. Consiste em uma doença que acarreta grande impacto socioeconômico em decorrência das limitações funcionais, dores crônicas e incapacidade, além dos altos custos com medicamentos e fisioterapia, sendo a cirurgia a última proposta terapêutica.

HISTÓRICO

A artroplastia, ou substituição articular, é uma intervenção cirúrgica que tem como objetivo restaurar a função e aliviar a dor em articulações comprometidas por doenças degenerativas, como a osteoartrite, ou por traumas. Com o avanço das técnicas cirúrgicas e o desenvolvimento de próteses cada vez mais eficientes, a artroplastia tornou-se um procedimento comum e altamente eficaz, especialmente, em pacientes com diversas limitações funcionais e significativas. Contudo, a expectativa em relação à qualidade de vida após essa intervenção é um tema complexo e multifacetado, que envolve aspectos físicos, emocionais e sociais.

Outra causa que pode condicionar a artroplastia é o trauma ortopédico. Para Santos *et al.*, 2016, é definido como um agravo nocivo à saúde e cujas características principais são alterações estruturais e fisiológicas, muitas vezes, devido a acidentes automobilísticos. São eventos de alta morbimortalidade, com consequências significativas no cenário socioeconômico do país, uma vez que a maioria dos pacientes, vítimas de traumas ortopédicos, estão em idade economicamente ativa.

Ambas as causas podem impactar na qualidade de vida (QV) e os pacientes acabam depositando expectativas após a artroplastia.

Em uma revisão crítica na literatura sobre o conceito de qualidade de vida (QV), os autores Ruidiaz-Gómez e Cacante-Caballero dizem que a QV nasceu nas ciências econômicas e é incorporada nas ciências sociais e da saúde. Possui domínios comuns, como: saúde, bem-estar social, econômico, político, psicológico-espiritual, familiar e subjetivo. De acordo com a Organização Mundial da Saúde, qualidade de vida é "a percepção do indivíduo de sua inserção na vida, no contexto da cultura e sistemas de valores nos quais ele vive e em relação aos seus objetivos, expectativas, padrões e preocupações". Ou seja: Qualidade de vida é um conceito multidimensional influenciado pela saúde física, estado psicológico, nível de independência, condições de vida e relações sociais do indivíduo.

Durante a última década, houve aumento no interesse em avaliar a maneira pela qual os pacientes percebem o impacto da doença, isto é, a qualidade de vida relacionada com a saúde. A QV relacionada com a saúde é, portanto, uma construção multidimensional que captura o impacto do estado de saúde, incluindo doença e tratamento em três domínios: físico, psicológico e função social. Tanto a QV quanto a satisfação de expectativas a cada dia ganham atenção como fortes indicadores para avaliar os resultados obtidos após as artroplastias. Para Silva *et al.*, 2014, esses dois parâmetros são os únicos capazes de apresentar os resultados do ponto de vista dos próprios pacientes e permitir melhor entendimento dos reais efeitos da cirurgia, incluindo benefícios físicos e psicossociais, que também deveriam ser levados em conta nas decisões e nas condutas terapêuticas.

Os estudos sobre QV passaram a ser feitos e valorizados pela sua fundamental importância também no âmbito da saúde coletiva e das políticas públicas, nos campos de promoção da saúde e da prevenção de doenças, como indicadores para avaliar eficácia e impacto de tratamentos, especialmente daqueles de alto custo. Deve-se ressaltar ainda que a presença de diversas variáveis de confundimento, como idade, gênero, condições de saúde física, psicológica, grau de instrução, condições sociais e econômicas, expectativas prévias e presença de complicações, dentre outras, revelam a necessidade de maior compreensão dos verdadeiros resultados propiciados pela artroscopia na QV dos pacientes.

No estudo apresentado por Silva *et al.*, em 2014, a dor e a função estão entre os mais importantes preditores de melhoria da QV, mesmo quando a função permanece inferior à de pacientes saudáveis. Outros fatores que estiveram associados positivamente à QV após ATJ foram melhoria do equilíbrio dinâmico e da claudicação, melhoria na qualidade do sono, prática de atividade física anterior ao procedimento, suporte sociofamiliar adequado e preenchimento das expectativas do paciente em relação aos resultados da cirurgia. Os fatores associados negativamente foram obesidade, idade avançada, comorbidades, persistência de dor após o procedimento e espera demorada pela cirurgia.

Já Oliveira *et al.*, em 2023, constataram que os escores de dor, de função e qualidade de vida, assim como o índice de satisfação, são semelhantes entre os pacientes < 65 anos e aqueles > 65 anos.

Pensando na mensuração da qualidade de vida, há instrumentos de medida validados. Contudo, ainda não existe, conforme estudo de Lopes e Souza, em 2016, um consenso sobre o melhor instrumento a ser utilizado na avaliação da qualidade de vida após artroplastia, assim como afirmar que ações educativas por profissionais da enfermagem, nos períodos pré e pós-operatório, são eficazes. É importante estabelecer a comunicação entre o profissional e usuário, valorizar os medos, a dor, anseios e eliminar as dúvidas de familiares e do próprio usuário do sistema de saúde.

Embora haja expectativas de melhora na qualidade de vida após artroplastia, principalmente, por parte dos pacientes, Junior *et al.*, 2022, destacam a importância de que sejam realizadas avaliações anteriores à cirurgia para determinar com precisão se a cirurgia afeta de maneira positiva a qualidade de vida.

Em 2012, foi fundado o Consórcio Internacional para Medição de Resultados em Saúde (ICHOM), pelos professores Michael Porter, da *Harvard Business School*, Stefan Larsson, do *Boston Consult Group*, e Martin Ingvar, do *Karolinka Institutet*, para difundir o potencial da saúde baseada em valor, ou seja, entregar os melhores resultados aos pacientes, com melhor custo.

Pensando no sistema musculoesquelético, principalmente em osteoartrite de joelho e quadril, o ICHOM recomenda medir os resultados a seguir, conforme instrumentos validados, para entender melhor como aprimorar a vida de seus pacientes: dor (escala numérica), funcionalidade (HOOS- para quadril e KOOS- para joelhos) e qualidade de vida (SF-12; SF-36, EQ-5D).

A dor crônica e as limitações funcionais associadas à degeneração articular afetam profundamente a vida cotidiana, desde a mobilidade até a participação em atividades sociais e de lazer. A esperança de retornar a uma vida ativa, sem dor, é um dos principais motivadores para optar-se pela cirurgia. Pesquisas mostram que muitos pacientes esperam não apenas a redução da dor, mas também a restauração completa da função articular, o que nem sempre é totalmente realizado.

A fisioterapia desempenha um papel crucial na maximização dos resultados da cirurgia. Pacientes que acompanham os protocolos de reabilitação física têm mais chances de recuperar a funcionalidade e manter os benefícios da artroplastia a longo prazo.

As ações educativas por profissionais da enfermagem, nos períodos pré e pós-operatório, demonstraram-se eficazes no ganho da QV, em vários estudos, como o apresentado por Lopes e Souza, em 2016. O estudo enfatizava a importância de estabelecer a comunicação entre o profissional e usuário, valorizar os medos, a dor, anseios e eliminar as dúvidas de familiares e do próprio usuário do sistema de saúde.

Nas ações multiprofissionais, com foco na qualidade de vida, se alinhadas a uma linha de cuidado, com envolvimento desde a Atenção Primária em Saúde até a Terciária com assistência especializada, em que acontece a artroplastia propriamente dita, os resultados relacionados com funcionalidade, gerenciamento da dor e qualidade de vida, certamente, são satisfatórios.

Um estudo realizado em 2014, que avalia qualidade de vida em pacientes submetidos à artroplastia total do joelho em Manaus, ratifica a ATJ como um procedimento consagrado, com melhoria substancial da qualidade de vida.

Portanto, a qualidade de vida não deve ser vista apenas como um aspecto tangencial da reabilitação, mas como um componente central e integrador que pode determinar o sucesso do tratamento. Proporcionar aos pacientes uma abordagem multidisciplinar e focada no bem-estar total é a chave para garantir que a artroplastia não apenas restaure a função articular, mas também recupere a qualidade de vida.

BIBLIOGRAFIA

Barenco BPM, Costa MZ, Siqueira EC. Abordagem geral da osteoartrite. Revista Eletrônica Acervo Médico. 2023;23(2):e11971.

Freitas Jr W, El Kadi S, Teixeira LS, et al. Qualidade de vida em adultos e idosos após artroplastia de quadril. Revista Eletrônica Acervo Saúde. 2022;15(12):e 11036.

Hunter DJ, Bierma-Zeinstra S. Osteoarthritis. Lancet. 2019;393(10182):1745-59.

Leão MGS, Santoro ES, Avelino RL, et al. Avaliação da qualidade de vida em pacientes submetidos à artroplastia total do joelho em Manaus. Revista Brasileira de Ortopedia. 2014;49(2):194-201.

Oliveira LSR, Costa LAV, Asfora BM, et al. Quality of life and satisfaction in patients above and under 65 years old submitted to total knee arthroplasty. Revista Brasileira de Ortopedia. 2023;58(1):30-5.

Ribeiro JPP. Efeitos de um programa de reabilitação no doente submetido a artroplastia total da anca –revisão scoping. 2023.

Ruidiaz-Gómez KS, Cacante-Caballero JV. Desenvolvimento histórico do conceito de Qualidade de Vida: uma revisão da literatura. Rev Científica Cidades [Internet]. 2021.

Santos LFS, et al. Estudo epidemiológico do trauma ortopédico em um serviço público de emergência. Cadernos Saúde Coletiva, [s.I.]. 2016;24(4):397-403.

Site: https://www.ichom.org/patient-centered-outcome-measure/hip-knee-osteoarthritis/

Parte VI SEGURANÇA DO PACIENTE

CONTEXTUALIZANDO A SEGURANÇA DO PACIENTE

Luciana Santos de Carvalho ▪ Germana Lyra Bahr

INTRODUÇÃO

Ao longo da história, diversos nomes importantes contribuíram significativamente para a qualidade e segurança no atendimento ao paciente, como Florence Nightingale, Ignaz Semmelweiss, Ernest Codman e Avedis Donabedian, entre outros. Este processo de focar no aspecto da segurança remonta à Hipócrates (460 a 370 a.C.), o pai da Medicina, que desde essa época salientava que "o cuidado poderia causar algum tipo de dano."

Um importante marco para a segurança do paciente foi o relatório Errar é Humano (*To Err is Human*), publicado em 1999, pelo Institute of Medicine (IOM). O relatório abordou a necessidade de minimizar danos aos pacientes e avaliar o cuidado em saúde, após ter sido identificado, à época, que muitos óbitos eram decorrentes de erros na assistência em saúde, nos Estados Unidos.

O relatório do IOM tem como base revisões retrospectivas de prontuários avaliados em busca de dados de incidência de eventos adversos (EA), definidos como "danos causados pelo cuidado à saúde e não pela doença de base, que prolongaram o tempo de permanência do paciente ou resultaram em incapacidade no momento da alta." Cabe destacar, ainda, que o relatório da IOM apontou, também, que a ocorrência de EA representava prejuízo financeiro para os prestadores do cuidado, pelo prolongamento da permanência hospitalar e gastos anuais desnecessários decorrentes dos EA.

Mais adiante, o IOM passou a incorporar o termo "segurança do paciente" como um dos seis atributos da qualidade, além da efetividade, centralidade no paciente, oportunidade do cuidado, eficiência e equidade. Anteriormente, Avedis Donabedian já havia estabelecido sete atributos dos cuidados de saúde, para atestar sua qualidade: eficácia, efetividade, eficiência, otimização, aceitabilidade, legitimidade e equidade.

A Aliança Mundial pela Segurança do Paciente, lançada em 2004, pela Organização Mundial de Saúde (OMS), tinha como objetivo formular ações conhecidas como "Desafios Globais para Segurança do Paciente". O primeiro Desafio Global, lançado em 2005, visava a prevenir e a reduzir as infecções relacionadas com a assistência à saúde (IRAS), tendo sido denominado: "Uma assistência limpa é uma assistência mais segura."

SEGURANÇA DO PACIENTE NO BRASIL

No Brasil, o Ministério da Saúde (MS) instituiu a Portaria nº 529 em, 1º de abril de 2013, lançando o Programa Nacional de Segurança do Paciente (PNSP), com os seguintes objetivos específicos:

A) Promover e apoiar a implementação de iniciativas voltadas à segurança do paciente em diferentes áreas da atenção, organização e gestão de serviços de saúde, por meio da implantação da gestão de risco e de Núcleos de Segurança do Paciente nos estabelecimentos de saúde.
B) Envolver os pacientes e familiares nas ações de segurança do paciente.
C) Ampliar o acesso da sociedade às informações relativas à segurança do paciente.
D) Produzir, sistematizar e difundir conhecimentos sobre segurança do paciente.
E) Fomentar a inclusão do tema segurança do paciente no ensino técnico e de graduação e pós-graduação na área da saúde.

O Programa Nacional de Segurança do Paciente (PNSP) busca valorizar o trabalho integrado, com enfoque multidisciplinar, fomentando o desenvolvimento de estratégias e ações direcionadas, com vistas à sensibilização e à capacidade para reagir às mudanças dos processos organizacionais, para que sejam focados na segurança do paciente.

Ainda neste ano de 2013, foram adotadas diretrizes essenciais nos serviços de saúde, publicadas portarias e resoluções colegiadas, além de definidos diversos protocolos voltados para a segurança do paciente, em todo o país. O Quadro 17-1 apresenta resoluções e portarias pertinentes.

Os Protocolos Básicos de Segurança do Paciente têm por características serem sistêmicos, promoverem a melhoria da comunicação e servirem para construção de práticas seguras e para o gerenciamento de riscos.

O Quadro 17-2, a seguir, apresenta definições contidas na Portaria 529, de 2013, essenciais para o entendimento das questões relacionadas com a qualidade e a segurança do paciente.

Quadro 17-1. Legislação para Referenciar o PNSP-MS

	Legislação PNSP
RDC/ANVISA nº 36/2013	Institui ações para a segurança do paciente em serviços de saúde e dá outras providências
Resolução CNE/CES nº 3, de 20 de junho de 2014	Institui diretrizes curriculares nacionais do curso de graduação em medicina e dá outras providências
Portaria GM/MS nº 529/2013	Institui o Programa Nacional de Segurança do Paciente (PNSP)
Portaria GM/MS nº 1.377, de 9 de julho de 2013	Aprova os protocolos básicos de segurança do paciente
Portaria Interministerial nº 285 de 24 de março de 2015	Redefine o programa de certificação de Hospitais de Ensino (HE)

Fonte: Ministério da Saúde

Quadro 17-2. Definições Adotadas pela Portaria 529/2013

	Definições conceituais
Segurança do paciente	Redução, a um mínimo aceitável, do risco de dano desnecessário associado ao cuidado de saúde
Dano	Comprometimento da estrutura ou função do corpo e/ou qualquer efeito dele oriundo, incluindo-se doenças, lesão, sofrimento, morte, incapacidade ou disfunção, podendo, assim, ser físico, social ou psicológico
Incidente	Evento ou circunstância que poderia ter resultado, ou resultou, em dano desnecessário ao paciente
Evento adverso	Incidente que resulta em dano ao paciente
Cultura de segurança	Definida a partir de cinco características operacionalizadas pela gestão de segurança da organização: a) Cultura na qual todos os trabalhadores, incluindo profissionais envolvidos no cuidado e gestores, assumem responsabilidade pela sua própria segurança, pela segurança de seus colegas, pacientes e familiares b) Cultura que prioriza a segurança acima de metas financeiras e operacionais c) Cultura que encoraja e recompensa a identificação, a notificação e a resolução dos problemas relacionados com a segurança d) Cultura que, a partir da ocorrência de incidentes, promove o aprendizado organizacional e) Cultura que proporciona recursos, estrutura e responsabilização para a manutenção efetiva da segurança
Gestão de risco	Aplicação sistêmica e contínua de iniciativas, procedimentos, condutas e recursos na avaliação e controle de riscos e eventos adversos que afetam a segurança, a saúde humana, a integridade profissional, o meio ambiente e a imagem institucional

Fonte: Portaria MS/GM n° 529, de 1° de abril de 2013.

PROGRAMA NACIONAL DE SEGURANÇA DO PACIENTE (PNSP)

O Ministério da Saúde instituiu o Programa Nacional de Segurança do Paciente, por meio da Portaria GM n° 529, em 2013, prevendo a criação dos Núcleos de Segurança do Paciente (NSP) nos estabelecimentos de saúde, com vistas à promoção e ao apoio da implementação de iniciativas voltadas para a segurança do paciente.

A referida portaria também estabeleceu um conjunto de protocolos básicos, definidos e recomendados pela Organização Mundial de Saúde (OMS), para implantação nos estabelecimentos de saúde:

- Protocolo de Identificação do Paciente.
- Protocolo de Segurança na Prescrição, Uso e Administração de Medicamentos.
- Protocolo para Cirurgia Segura.
- Protocolo para a Prática de Higiene das Mãos em Serviços de Saúde.
- Protocolo de Prevenção de Úlcera por Pressão.
- Protocolo de Prevenção de Quedas.

Os protocolos trazem recomendações acerca da segurança do paciente para aplicação prática nos estabelecimentos de saúde e apresentam estratégias para o monitoramento das intervenções, procedimentos operacionais e indicadores, sendo essenciais para fomento às práticas seguras em cada temática, enquanto instrumentos sistêmicos e gerenciados aplicados aos estabelecimentos de saúde.

Protocolo de Identificação do Paciente

Visa a garantir a identificação correta do paciente, reduzindo a ocorrência de incidentes e assegurando que o cuidado seja prestado, de forma correta, à pessoa a qual se destina.

Protocolo de Segurança na Prescrição, Uso e Administração de Medicamentos

Objetiva garantir práticas seguras no uso, prescrição e administração de medicamentos em estabelecimentos de saúde.

Protocolo para Cirurgia Segura

Busca aumentar a segurança no ambiente cirúrgico, garantindo a realização de procedimentos no local correto e no paciente correto, por meio da utilização da Lista de Verificação de Cirurgia Segura, desenvolvida pela OMS. Além disso, define medidas a serem implantadas a fim de não apenas reduzir a ocorrência de incidentes e eventos adversos, como também a mortalidade cirúrgica.

Protocolo de Prevenção de Úlcera por Pressão

Tem por finalidade a prevenção da ocorrência de lesão por pressão (LPP) e outras lesões da pele.

Protocolo de Prevenção de Quedas

Visa a reduzir a ocorrência de queda de pacientes em estabelecimentos de saúde e o dano que delas decorre, por meio de medidas que possibilitem ao profissional de saúde avaliar o risco do paciente, promovendo o cuidado seguro e a educação do paciente e familiar.

Esses protocolos servem para construção de práticas assistenciais seguras, sendo componentes obrigatórios nos estabelecimentos de saúde, em consonância com a RDC nº 36, de 25 de julho de 2013, que institui ações para a segurança do paciente em serviços de saúde, como, por exemplo, a criação dos Núcleos de Segurança do Paciente.

BIBLIOGRAFIA

Brasil. Agência Nacional de Vigilância Sanitária. Segurança do Paciente em Serviços de Saúde: Higienização das Mãos/Agência Nacional de Vigilância Sanitária. Brasília: Anvisa; 2009. p. 105.
Brasil. Agência Nacional de Vigilância Sanitária. Segurança do paciente e qualidade em serviços de saúde. Jan-jul. Brasília; 2011.
Brasil. Ministério da Saúde. Documento de referência para o Programa Nacional de Segurança do Paciente/Ministério da Saúde; Fundação Oswaldo Cruz; Agência Nacional de Vigilância Sanitária. Brasília: Ministério da Saúde; 2014.
Brasil. Ministério da Saúde. Gabinete do Ministro. Portaria nº 1.377, de 9 de julho de 2013. Aprova os Protocolos de Segurança do Paciente. 2013.
Brasil. Ministério da Saúde. Gabinete do Ministro. Portaria nº 529 de 1º de abril de 2013. Brasília; 2013.
Brasil. Ministério da Saúde. Protocolos Básicos de Segurança do Paciente. [Internet]. 2023.
Brasil. Protocolo para a Prática de Higiene das Mãos em Serviços de Saúde. [Internet]. 2013.

Brasil. RDC nº 36 de 25 de julho de 2013. Institui ações para a segurança do paciente em serviços de saúde e dá outras providências. Diário Oficial da União. Brasília, DF; 2013.
Kohn LT, et al. To err is human. Washington, DC: National Academy Press; 2000.
Site Proqualis. Cubo das 6 metas internacionais de segurança do paciente. [Internet]. 2013.
Sociedade Brasileira para a Qualidade do Cuidado e Segurança do Paciente – SOBRASP. Highlights na Hospitalar 2024: Os 25 anos do relatório Errar é Humano. [Internet]. 2024.

AVALIAÇÃO DE RISCO NA INTERNAÇÃO DO PACIENTE ORTOPÉDICO CIRÚRGICO

CAPÍTULO 18

Kyara Ligia de Souza e Silva ▪ Daniele de Amorim Pires Moreth
Maria Cristina Alcântara de Freitas

INTRODUÇÃO

A avaliação de risco na internação do paciente ortopédico cirúrgico é fundamental para garantir a segurança e a otimização do processo de recuperação. Envolve uma análise minuciosa das condições clínicas e dos fatores individuais que podem influenciar a evolução do paciente, como idade, comorbidades, histórico de complicações em cirurgias anteriores e fatores de risco específicos para complicações ortopédicas, como infecções e trombose venosa profunda (TVP). Além destas, atendendo ao Programa Nacional de Segurança do Paciente (PNSP), algumas ações são imprescindíveis, a fim de minimizar risco.

IDENTIFICAÇÃO DOS PACIENTES

O Protocolo de Identificação do Paciente[1] é o processo que garante a ele a realização do procedimento ou tratamento correto, evitando erros e equívocos que possam causar danos, garantindo que o atendimento seja direcionado à pessoa certa. O mesmo protocolo afirma que erros na identificação do paciente podem acontecer em qualquer etapa do atendimento, desde a admissão até a alta hospitalar.

Na área de admissão do Instituto Nacional de Traumatologia e Ortopedia (INTO), o enfermeiro é responsável por avaliar o risco do paciente e por orientar o paciente quanto à necessidade de uso da(s) pulseira(s) de identificação durante o período de internação. A identificação do paciente será sempre na pulseira branca, sendo utilizados dois identificadores: o nome completo e o número de prontuário. O membro preferencial para a colocação da pulseira é o punho direito do paciente.

As pulseiras utilizadas no Instituto são da cor branca, contendo os dados do paciente, e são obrigatórias para todos os pacientes internados. Utilizamos ainda pulseiras coloridas: vermelha (portadores de alergia medicamentosa, alimentar ou outras substâncias), azul (precaução de contato) e laranja (risco de queda).

O Protocolo de Identificação do Paciente[1] inclui as seguintes ações: identificar os pacientes, educar o paciente, acompanhante, familiar e/ou cuidador e confirmar a identificação do paciente antes do cuidado.

COMUNICAÇÃO EFETIVA NA ADMISSÃO DO PACIENTE ORTOPÉDICO

A comunicação clara e eficiente é crucial para assegurar a segurança do paciente e minimizar riscos durante o atendimento de saúde. Essa é a segunda das seis metas estabelecidas pela OMS para esse propósito.

De acordo com a Empresa Brasileira de Serviços Hospitalares,[2] o objetivo da Meta 2 é: "desenvolver uma abordagem para melhorar a comunicação entre os prestadores de cuidado, estabelecendo uma comunicação efetiva, oportuna, precisa, completa, sem ambiguidade e compreendida pelo receptor."

O processo de admissão hospitalar busca a prática da comunicação efetiva como forma prioritária a sustentar a segurança do paciente e reduzir riscos. A difusão da informação perpassa todo o processo, considerando a interação da equipe multiprofissional e o entendimento do paciente como o centro do cuidado.

Existe uma forma de organização documental que visa a facilitar a informação em prontuário físico e eletrônico, e facilitar a comunicação entre a equipe multidisciplinar e o paciente. O paciente é orientado quanto ao processo de admissão, comportamentos, direitos e deveres e aos termos aplicados. É orientado ainda em relação aos riscos e as formas de identificação segura.

Utilizamos a comunicação verbal e não verbal e contamos com um sistema de informação próprio para facilitar consultas que permeiam todo o processo, como sexo, germes multirresistentes, leitos, histórico, exames, termos, entre outros. Contamos com o painel de gestão à vista para apresentação de indicadores. Protocolos e rotinas estão descritos e divulgados para fundamentar as ações do processo de trabalho.

PREVENÇÃO DOS RISCOS DE INFECÇÃO ASSOCIADA AO CUIDADO À SAÚDE NA ADMISSÃO

Durante o processo de admissão hospitalar dos pacientes ortopédicos no INTO, uma das preocupações voltadas à segurança do paciente é a de reduzir o risco de infecções associadas aos cuidados à saúde. Desta maneira, o paciente é avaliado utilizando-se critérios padronizados pela Área de Controle de Infecções, de forma a identificar pacientes pertencentes ao grupo de risco e aqueles em que devem ser aplicados monitoramentos em saúde a fim de identificar possíveis germes multirresistentes que possam causar infecção.

Na admissão dos pacientes ortopédicos que são submetidos a cirurgias eletivas, realizamos, em equipe multidisciplinar, a avaliação dos critérios de risco, alicerçados em documentos do Ministério da Saúde em 2014.[3]

Alicerçando a prevenção de infecções hospitalares, baseamo-nos no documento da ANVISA[2] sobre a prevenção de infecções por microrganismos multirresistentes em serviços de saúde, que classifica as culturas de vigilância ativa (CVA) como as utilizadas para identificar pacientes colonizados com germes multidrogas resistentes (MDR).

Realizamos o rastreamento e a coleta de *swabs* para rastreamento de acordo com os critérios instituídos pela Área de Controle de Infecções Hospitalares, a seguir: pacientes transferidos de outras instituições (abrigo, orfanato, casa de repouso, presídio); pacientes onco-hematológicos (com doença em atividade), em tratamento de quimioterapia e radioterapia; pacientes em hemodiálise; pacientes transplantados; pacientes com internação anterior recente (até 6 meses) nesta instituição ou em qualquer outra unidade hospitalar, com permanência mínima de 72 h; pacientes com história prévia de precaução de contato por infecção ou colonização por germe multirresistente.

Pacientes submetidos ao exame são orientados sobre a sua importância e instalados à precaução de contato em prontuário eletrônico. O paciente recebe uma pulseira de identificação na cor azul na qual se padroniza na instituição a precaução de contato, evidenciando à equipe multiprofissional o cuidado, utilizando-se das medidas preventivas de disseminação de germes multirresistentes.

REDUÇÃO DOS RISCOS DE QUEDAS DOS PACIENTES NA ADMISSÃO

No contexto da admissão hospitalar, outra medida importante, que traduz a prevenção de quedas, é o cumprimento da Meta Seis (6) de Segurança ao Paciente. Nesse contexto, a adoção de medidas e cuidados ao paciente é um valioso atributo para sua segurança, como um conjunto de medidas para reduzir o risco de quedas de pacientes em pontos de assistência.

Durante a consulta de enfermagem ao paciente ortopédico, observam-se todas as condições motoras e relacionadas que possam trazer desequilíbrio, podendo ocorrer a queda.

> A utilização visa a reduzir a ocorrência de queda de pacientes nos pontos de assistência e o dano dela decorrente, por meio da implantação/implementação de medidas que contemplem a avaliação de risco do paciente, garantam o cuidado multiprofissional em um ambiente seguro, e promovam a educação do paciente, familiares e profissionais.[4]

Utilizamos a avaliação criteriosa de fatores de risco que possam acarretar a queda. Das medidas observadas, destacamos: comprometimento da marcha e do equilíbrio; agitação psicomotora/desorientação ou estado confusional agudo ou crônico; história prévia de quedas, duas quedas ou mais nos últimos 12 meses ou queda com lesões graves; idade, aqueles com idade igual ou menor de 5 anos e igual ou maior que 60 anos; uso de medicação psicoativa, inclusive aquela utilizada como pré-anestésica; déficit visual; déficit auditivo; déficit cognitivo; déficit neurológico.

Durante a consulta de enfermagem, ao realizar a anamnese, o enfermeiro, reconhecendo um dos itens citados, classifica o paciente como um paciente com risco de queda, adotando o uso da pulseira de identificação na cor laranja, como medida institucional de segurança. E, ainda, lê e aplica o Termo de Esclarecimento sobre Risco de Quedas. O documento informa sobre os cuidados a serem cumpridos durante a internação hospitalar visando à prevenção de quedas.

SEGURANÇA EM PRESCRIÇÃO, USO E ADMINISTRAÇÃO DE MEDICAMENTOS

Envolve o emprego de práticas seguras no uso de medicações em instituições de saúde, a fim de prevenir a ocorrência de erros de medicamentos. Educação permanente dos profissionais, padronização dos processos, incentivo a notificação de eventos adversos, emprego da tecnologia da informação para prescrição de medicamentos, com filtros e alertas de segurança a fim de evitar ilegibilidade, principalmente em se tratando de prescrição contendo medicamentos potencialmente perigosos ou de alta vigilância, são estratégias empregadas para mitigar a probabilidade de falhas humanas, promovendo mais segurança ao paciente.[3]

O paciente ortopédico que será submetido a um procedimento cirúrgico, em sua grande maioria, é um paciente que utiliza muitos medicamentos, com diversas comorbidades, e traz consigo seus medicamentos de uso contínuo. É imperiosa a educação do paciente na consulta da enfermagem na admissão hospitalar, para avaliar e sinalizar os riscos para alergias, bem como o grau de entendimento do paciente em relação às orientações e à importância da consulta clínica do profissional farmacêutico.

CIRURGIA SEGURA

O propósito é determinar medidas de segurança para reduzir a ocorrência de erros e letalidades em procedimentos cirúrgicos, garantido a realização de cirurgias no paciente certo e sítio operatório correto.[5]

No processo de admissão hospitalar do paciente ortopédico cirúrgico, confirma-se toda a documentação médica no prontuário, atentando para a identificação do paciente, com documentos com foto, atualização de cadastro, identificação facial no prontuário eletrônico, conferência dos termos de autorização do paciente, contendo nome completo do paciente, prontuário, leito, serviço, procedimento proposto e lateralidade, datados e assinados pelo paciente, ou responsável legal, testemunhas, enfermeiro e/ou médico ortopedista com seus devidos carimbos e/ou certificação digital.

Avaliamos, ainda, o documento denominado "Mapa do Sítio Cirúrgico Correto", que consta, além da identificação completa do paciente, o procedimento proposto, a marcação em alvo no boneco do sítio operatório e a lateralidade em concordância com o paciente, médico e enfermeiro. Esse é aplicado em três momentos distintos: consulta ambulatorial, admissão e finalização no centro cirúrgico, devidamente assinado pelo paciente, ou responsável legal, enfermeiro e médico, com seus respectivos carimbos e ou certificado digital.

REFERÊNCIAS BIBLIOGRÁFICAS

1. Brasil. Ministério da Saúde. Protocolo de Prevenção de Quedas. Protocolo integrante do Programa Nacional de Segurança do Paciente. 2023.
2. Brasil. Agência Nacional de Vigilância Sanitária. Prevenção de infecções por microrganismos multirresistentes em serviços de saúde – Série Segurança do Paciente e Qualidade em Serviços de Saúde/Agência Nacional de Vigilância Sanitária. Brasília: Anvisa; 2021. p. 103.
3. Brasil. Ministério da Saúde. Documento de referência para o Programa Nacional de Segurança do Paciente/Ministério da Saúde; Fundação Oswaldo Cruz; Agência Nacional de Vigilância Sanitária. Brasília: Ministério da Saúde; 2014.
4. Brasil. Ministério da Saúde. Protocolos Básicos de Segurança do Paciente. [Internet]. 2023.
5. Brasil. Empresa Brasileira de Serviços Hospitalares. Metas Internacionais de Segurança do Paciente. [Internet]. 2021.

METAS INTERNACIONAIS DE SEGURANÇA DO PACIENTE E SUA APLICABILIDADE

CAPÍTULO 19

Luana Armini ▪ Aline Antônio ▪ Flavia Miguelote

INTRODUÇÃO

A segurança do paciente é um assunto amplamente discutido no mundo. Com a criação da Aliança Mundial para segurança do paciente, em 2004, foram lançados Desafios Globais com a obrigatoriedade de atenção às ações focadas na segurança dos processos assistenciais em todos os países.

No Brasil, o movimento em defesa da segurança do paciente fortaleceu-se a partir da publicação da portaria 529 em 1 de abril de 2013, que instituiu o Programa Nacional de Segurança do Paciente (PNSP). O PNSP determina as ações para sua aplicação e implantação de protocolos de segurança do paciente que constituem componentes obrigatórios dos planos de segurança dos estabelecimentos de saúde.

Portanto, após a criação do PNSP, as instituições de saúde necessitaram adequar-se às recomendações contidas no documento, norteadas pelos Protocolos de Segurança do Paciente, também conhecidas como Metas Internacionais de Segurança do Paciente. Foram estabelecidos como pontos de atenção: identificação correta do paciente, comunicação efetiva, segurança na prescrição, uso e administração de medicamentos, cirurgia segura, higienização das mãos e prevenção de quedas e lesões por pressão.

O objetivo deste capítulo é apresentar a aplicabilidade das Metas Internacionais de Segurança do Paciente na atenção prestada aos pacientes elegíveis para cirurgias ortopédicas de alta complexidade. Com a finalidade de apresentar de maneira didática, clara e concisa, elas serão descritas individualmente no decorrer da jornada do paciente no hospital, considerando que o atendimento se inicia na admissão e perpetua-se até a alta hospitalar.

APLICABILIDADE DAS METAS
Meta 1: Identificar o Paciente Corretamente

Objetiva a identificação segura do paciente de maneira a garantir que se trata da pessoa a qual se destina o serviço ou tratamento. É de extrema importância e perpassa todos os processos vinculados ao atendimento à saúde do usuário. A identificação será realizada com pulseira branca (internação) ou etiqueta branca (ambulatório) contendo dois identificadores definidos por cada instituição (por exemplo: nome completo e número do prontuário).

Na internação, o paciente será devidamente identificado após confirmação por meio do documento de identidade. É necessário haver orientações quanto ao local preferencial de colocação da pulseira, devendo-se seguir um rodízio quando necessário. Destaque para condições especiais como no caso de pacientes homônimos em que a identificação correta ganha maior relevância, devido ao aumento do risco de erro. Também, nas situações em que o paciente tenha sofrido extensas queimaduras ou amputação dos quatro membros, o serviço deverá definir como identificá-lo (por exemplo: placa de identificação acima do leito, estando atento a alta e/ou mudança de leito do paciente).

A conferência das informações contidas na pulseira ou etiqueta precisa ocorrer a cada prestação de cuidado, administração de medicamentos e realização de procedimentos ou exames. Ou seja, o processo de identificação deve ser contínuo durante o percurso do paciente nos serviços de saúde. Inicia-se na recepção e deve-se repetir a cada etapa da atenção em saúde ou deslocamento pelos serviços, e durante os atendimentos realizados pela equipe multiprofissional. Faz-se necessária a correta identificação e a constante checagem de todos os documentos pertinentes aos atendimentos, medicações, procedimentos e exames do paciente. O processo seguro de identificação objetiva ausência de falhas durante a internação hospitalar.

Meta 2: Melhorar a Eficácia da Comunicação

A comunicação é um ato que envolve a transmissão e a recepção de mensagens entre o transmissor e o receptor, através da linguagem oral, escrita ou gestual, por meio de sistemas convencionados de signos e símbolos (Michaelis). Ou seja, comunicar pressupõe que a informação passada entre indivíduos foi totalmente compreendida por quem recebeu. No caso da atenção em saúde, a efetividade da comunicação é essencial para que a prestação do cuidado ao paciente seja realizada de maneira segura.

No caso, pretende-se estimular a melhoria da comunicação entre os prestadores de cuidado, de maneira efetiva, precisa, oportuna, completa, sem ambiguidade e compreendida pelo receptor. Todas as informações relativas ao cuidado do paciente são consideradas importantes, sobretudo nos casos de internação hospitalar em que há frequentes mudanças de estado de saúde. Desse modo, as informações registradas em prontuário ganham destaque. Do ponto de vista ortopédico, dados sobre as condições de deambulação, movimentação de membros, mobilização no leito, entre outros, são essenciais para assegurar a pronta recuperação pós-operatória.

Existem técnicas de comunicação que propõem uma plena efetividade, como a técnica de comunicação em alça fechada, bastante utilizada nas práticas em saúde. Um exemplo no qual se faz presente é durante o recebimento, por telefone, de resultados de exames que levem a riscos iminentes ao paciente. Ao receber resultados de exames críticos, o profissional deve escrever o que foi ouvido, ler de volta as informações para quem as transmitiu e solicitar a conferência delas. Após a confirmação, anotar as informações no prontuário do paciente.

Outra ferramenta utilizada nos momentos de transição de cuidado e situações de alteração hemodinâmica do paciente, é a SBAR, um mnemônico para **S**ituação, **B**reve Histórico, **A**valiação e **R**ecomendação. Inicia-se com a identificação do emissor, e, em seguida, do receptor da mensagem, relatando a situação atual de maneira sucinta, com um breve contexto do cenário. Simultaneamente deverá ocorrer uma avaliação e compreensão multiprofissional sobre a situação e seus cuidados imediatos ou não, finalizando com recomendações.

Meta 3: Melhorar a Segurança na Prescrição, no Uso e na Administração de Medicamentos

Ou seja, uso seguro de medicamentos. Inicialmente é imprescindível a obtenção de informações referentes a alergias e intolerâncias a partir dos dados trazidos pelo paciente e seus acompanhantes. Tais dados deverão ser registrados em prontuário de maneira que fiquem visíveis a todos e sejam sinalizados ao serem prescritos. Nos casos de pacientes alérgicos, o uso da pulseira vermelha, sinalizadora de alergia, deve ser acrescentado à pulseira de identificação.

Envolve, principalmente, as equipes médicas, de enfermagem e de farmácia. A prescrição médica deve ocorrer de maneira cuidadosa, individualizada, conferindo-se as dosagens adequadas para cada medicamento, diluição, tempo de infusão, entre outros. A dispensação, realizada pela equipe da farmácia deve ser atenciosa e criteriosa, com especial atenção às interações medicamentosas e aos equívocos de prescrição. O momento da administração das medicações é de responsabilidade da equipe de enfermagem (e de outros profissionais, como anestesiologistas e médico, em geral em determinadas situações). É fundamental a conferência da compatibilidade entre a prescrição e as medicações dispensadas, a exatidão da dose e diluição, e a efetiva administração pela via correta, com a técnica adequada e na pessoa a quem se destina.

No caso da utilização das medicações de alta vigilância, cujo uso inadvertido pode causar sérios danos ao paciente, a meta visa a prevenir possíveis incidentes relacionados com a assistência. Para o devido controle e monitoramento dessas medicações, é necessária a elaboração de uma lista de medicamentos considerados de alta vigilância e adotar precaução sistematizada na utilização deles, como a dupla checagem e sinalização dos frascos com cores que os diferenciem. Igualmente importante é o uso de lista de medicamentos com aparências semelhantes (*look-alike*) ou nomenclaturas/sonoridades parecidas (*sound-alike*). Nesses casos, o uso de letras maiúsculas e negrito em partes diferentes é recomendado.

Meta 4: Assegurar Cirurgia em Local de Intervenção, Procedimento e Paciente Corretos

É de extrema importância no hospital cirúrgico ortopédico, pois versa sobre a segurança no procedimento cirúrgico. Os protocolos de segurança para uma cirurgia segura devem ser bem estabelecidos, organizados e difundidos a todos os profissionais da instituição. É recomendado o uso de formulários para preenchimento do sítio cirúrgico com diversas etapas de confirmação e participação de diferentes profissionais.

Os cuidados referentes ao sítio cirúrgico devem ocorrer durante o atendimento ambulatorial, na internação e no centro cirúrgico. A recomendação é de que se estipule um símbolo específico para a marcação da pele do paciente, sendo sugerido a utilização de um alvo pelo Ministério da Saúde, evitando-se figuras ambíguas. Este deverá ser aplicado o mais próximo possível de onde será feita a incisão cirúrgica, respeitando a lateralidade. Tal sinalização deverá ser realizada no pré-operatório, com uso de uma caneta dermográfica (que não saia durante o banho ou ao esfregar a pele).

No centro cirúrgico, os profissionais devem seguir um passo a passo para um procedimento cirúrgico seguro, conforme recomendação da Organização Mundial de Saúde (OMS) em 2009. O *check-list* contém três momentos pré-operatórios que representam oportunidades para identificar erros e evitar danos ao paciente. O *sign in* trata-se da checagem de dados de identificação, jejum adequado, marcação da pele, alergias, medicações de uso regular, órteses, entre outros. O *time out* é o momento de confirmação dos membros da equipe, nome do paciente, alergias, procedimento a ser feito e a lateralidade, antibioticoterapia profilática, material adequado e necessidade de atendimento em unidade de terapia intensiva no pós-operatório imediato. Por fim, o *sign out* representa a conclusão do procedimento, sendo conferidos o nome do procedimento, identificação da presença de acessos venosos, drenos, curativos, verificação dos instrumentos utilizados, coleta ou não de material para anatomia patológica ou cultura e orientações pós-operatórias.

Meta 5: Higienizar as Mãos para Evitar Infecções

Dentre os principais fatores associados a infecções relacionadas com a atenção em saúde está o processo de lavagem de mãos; portanto, foi dada especial atenção a este momento do cuidado com o intuito de reduzi-las. A lavagem de mãos deve ocorrer em 5 momentos: 1. antes de tocar o paciente, 2. antes de realizar procedimento limpo/asséptico, 3. após risco de exposição a fluidos corporais, 4. após tocar o paciente, 5. após tocar superfícies próximas ao paciente.

Nos casos de pacientes colonizados ou infectados por germes multirresistentes, é recomendado o uso da pulseira de sinalização de cor azul, que significa necessidade de precaução de contato. O uso de paramentação adequada deverá ocorrer sempre que for necessário o cuidado desses pacientes.

Meta 6: Reduzir o Risco de Quedas e Úlcera por Pressão

Engloba duas situações frequentes em hospitais ortopédicos. O paciente cirúrgico ortopédico possui alguns fatores que colaboram para os riscos descritos anteriormente, como: mobilidade prejudicada relacionada com a condição motora (marcha, uso de dispositivo de auxílio à marcha), idade avançada, declínio cognitivo, comprometimento sensorial, uso de medicamentos, entre outros. As cirurgias ortopédicas geralmente ocorrem em algum dos membros inferiores ou superiores, ou até mesmo em ambos, o que modifica o centro de estabilidade do paciente, implicando em maior risco de queda. Da mesma forma, o paciente em pós-operatório de cirurgia de alta complexidade costuma permanecer acamado por longos períodos, o que implica em maior risco de apresentar lesões por pressão. É recomendada a utilização da pulseira da cor laranja como sinalizadora quando houver risco de queda.

As avaliações quanto ao risco de queda e de lesão por pressão são feitas no momento da admissão do paciente no hospital, e devem ser refeitas durante o período da internação. As escalas avaliativas devem ser aplicadas diariamente para revisão das condições dos pacientes e programação de condutas de cuidado adequadas a cada momento. Escalas como Morse e Waterlow permitem a classificação do risco de queda e de desenvolvimento de lesão por pressão, permitindo que o profissional trace a conduta de acordo com o grau identificado.

CONSIDERAÇÕES FINAIS

Ao final do capítulo, espera-se que a importância do uso das metas na prática do cuidado dentro das instituições de saúde tenha sido compreendida de maneira objetiva. É essencial a educação permanente dos profissionais por meio de campanhas de sensibilização e treinamentos contínuos quanto a aplicação das metas nos processos de cuidado atentando para a segurança do paciente. Com esse movimento educacional, espera-se que os colaboradores e profissionais que atuam na assistência entendam a existência dos riscos e a necessidade de identificá-los para que sejam evitados.

Há recomendação do Ministério da Saúde/Anvisa para que seja estimulado o envolvimento do paciente e seu acompanhante no cuidado, com orientações quanto aos riscos e possíveis práticas necessárias para garantir sua segurança durante o atendimento.

BIBLIOGRAFIA

Brasil. Portaria nº 529, de 1º de abril de 2013. Institui o Programa Nacional de Segurança do Paciente (PNSP). Diário Oficial da União; 2013.

Brasil. Ministério da Saúde. Portaria n° 1.377 de 9 de julho de 2013. Aprova os Protocolos de Segurança do Paciente. Diário Oficial da União. [Internet]. 2013.

Brasil. Agência Nacional de Vigilância Sanitária – Anvisa. Resolução da Diretoria Colegiada da Anvisa – RDC n°. 36, de 25 de julho de 2013. Institui ações para a segurança do paciente em serviços de saúde e dá outras providências. Diário Oficial da União; 2013.

Brasil. Ministério da Saúde. Fundação Oswaldo Cruz. Agência Nacional de Vigilância Sanitária. Documento de referência para o Programa Nacional de Segurança do Paciente [Internet]. Brasília: Ministério da Saúde [Internet]; 2014. p. 40.

Felipe TRL, Spiri WC, Juliani CMCM, Mutro MEG. Nursing staff's instrument for change-of-shift reporting - SBAR (Situation-Background-Assessment-Recommendation): validation and application. Rev Bras Enferm. 2022;75(6):e20210608.

Michaelis. Dicionário Brasileiro da Língua Portuguesa. [Internet].

Organização Mundial da Saúde. Segundo desafio global para a segurança do paciente: Manual - cirurgias seguras salvam vidas (orientações para cirurgia segura da OMS). Organização Mundial da Saúde; tradução de Marcela Sánchez Nilo e Irma Angélica Durán. Rio de Janeiro: Organização Pan-Americana da Saúde; Ministério da Saúde; Agência Nacional de Vigilância Sanitária; 2009. p. 29.

NOTIFICAÇÃO DE INCIDENTES EM SAÚDE – ESTRATÉGIA DE PROMOÇÃO DA SEGURANÇA DO PACIENTE

CAPÍTULO 20

Brenda Gasparini ▪ Sandra Elena Cardoso Monteiro dos Santos
Silvia Cristina Santos de Vasconcelos Sousa

INTRODUÇÃO

A segurança do paciente é um componente fundamental para garantir a qualidade na prestação de cuidados em saúde. Em um contexto de atividades organizadas, a notificação de incidentes é importante para subsidiar a implementação de ações de melhorias visando à correção de falhas e evitando, desta forma, que incidentes e/ou erros voltem a ocorrer.

Incidentes em saúde são eventos ou circunstâncias que poderiam ter resultado, ou que já teriam resultado, em um dano desnecessário ao paciente (evento adverso). Sendo assim, a notificação de incidentes é uma ferramenta essencial na construção de uma cultura de qualidade e segurança, devendo esta ser voluntária, dentro de um sistema não punitivo, que promova o aprendizado. Ao serem analisados, os incidentes notificados deverão ser classificados segundo a Classificação Internacional de Segurança do Paciente da Organização Mundial da Saúde (OMS) (Fig. 20-1).

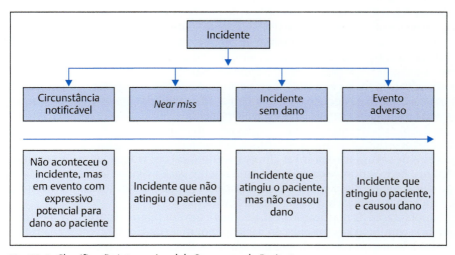

Fig. 20-1. Classificação Internacional de Segurança do Paciente.

333

Já no contexto da vigilância sanitária, alguns incidentes em saúde podem ser classificados como queixa técnica, quando há suspeita de irregularidade e/ou desvio da qualidade de um produto para saúde ou de um medicamento, ambos na fase de pós-comercialização.

No âmbito das cirurgias ortopédicas de alta complexidade, o uso de produtos para saúde e de medicamentos é parte fundamental do tratamento e da reabilitação do paciente; entretanto, eventos inesperados podem comprometer gravemente a segurança do paciente. Além disso, os processos assistenciais que envolvem a realização destas cirurgias, como o fluxo intraoperatório, o manejo pós-operatório e o cuidado intensivo, são suscetíveis a falhas. A falta de padronização de procedimentos, a comunicação não efetiva entre equipes e os erros no manuseio de equipamentos são fatores contribuintes que podem resultar em incidentes.

De acordo com a OMS, a rastreabilidade do uso dos implantes ortopédicos e dos dispositivos médicos, e o monitoramento dos equipamentos médicos são necessários para a segurança do paciente. A comunicação de incidentes com estes produtos para a saúde contribui para a criação de um banco de dados que pode orientar decisões clínicas futuras, ajustando a seleção de produtos e técnicas cirúrgicas mais seguras.

O uso de medicamentos envolve uma variedade de riscos, desde erros de medicação até reações adversas. A OMS destaca que o erro de medicação é uma das principais causas de danos evitáveis em ambiente hospitalar, sendo a notificação de erros de medicação, sejam eles relacionados com a prescrição, a dispensação ou a administração, essencial para reduzir a incidência de eventos adversos.

A notificação de incidentes possibilita a identificação precoce de padrões de falha, promovendo ajustes nos protocolos e processos institucionais, proporcionando uma cultura de aprendizagem. A cultura da notificação envolve a conscientização e a capacitação da equipe multidisciplinar, que deve estar apta a identificar e reportar possíveis erros, criando uma rede de vigilância e prevenção eficaz. Essa cultura deve ser fomentada continuamente para que a notificação seja vista como uma prática essencial de melhoria da qualidade assistencial e não como um mecanismo punitivo.

A Agência Nacional de Vigilância Sanitária (Anvisa) reforça a importância de um sistema eficiente de notificação para monitorar, avaliar e corrigir práticas inseguras, estabelecendo normas e diretrizes para a notificação de eventos adversos por meio do Programa Nacional de Segurança do Paciente (PNSP). A Rede Sentinela é uma estratégia da Anvisa que monitora a segurança e o desempenho de produtos para a saúde. O objetivo é garantir a qualidade e a segurança dos produtos, além de melhorar a vigilância sanitária. Os sistemas Notivisa e Vigimed são plataformas eletrônicas para a notificação e o monitoramento de eventos adversos em serviços de saúde, permitindo a análise e a geração de relatórios que orientam a tomada de decisão e a implementação de medidas preventivas. O Quadro 20-1 apresenta os incidentes mais comuns em Ortopedia.

Os dados provenientes das notificações permitem uma análise abrangente das falhas e incidentes ocorridos em várias instituições, fornecendo subsídios para o aprimoramento de protocolos de segurança e práticas clínicas. As notificações realizadas pelos hospitais que integram a Rede Sentinela contribuem diretamente para a vigilância pós-comercialização de produtos médicos. A Rede Sentinela também se alinha às diretrizes internacionais de segurança do paciente, como as propostas pela OMS.

A implantação da notificação de incidentes é um dos pilares centrais do PNSP que visa à melhoria contínua da segurança do paciente por meio da identificação e análise dos fatores que levam à ocorrência de eventos adversos. É estimulada a realização de busca ativa, por meio de auditoria em prontuários, assim como o uso de ferramentas rastreadoras (*trigger tools*), visando a mitigar os riscos de subnotificação de eventos.

Quadro 20-1. Principais Tipos de Incidentes Notificados em Cirurgias Ortopédicas Segundo a Anvisa

Infecções no sítio cirúrgico	São as ocorrências mais relatadas, envolvendo infecções que podem variar de superficiais a profundas, impactando diretamente a recuperação dos pacientes e aumentando o tempo de internação
Erros de medicação	Incluem administração incorreta de medicamentos, doses inadequadas ou falhas no momento de administrar antibióticos e analgésicos. Esses erros podem causar complicações no pós-operatório
Falhas relacionadas com os implantes ortopédicos	Problemas com a qualidade e desempenho dos implantes, como fraturas, deslocamentos ou desgaste precoce, especialmente em procedimentos que exigem revisões de implantes
Complicações relacionadas com a anestesia	Envolvem reações adversas a agentes anestésicos, problemas com a via aérea e dificuldades na monitorização durante o procedimento cirúrgico
Eventos tromboembólicos	Ocorrência de trombose venosa profunda ou embolia pulmonar em pacientes submetidos a cirurgias ortopédicas devido à imobilização prolongada
Falhas no processo assistencial	Incluem erros no planejamento pré-operatório, avaliação inadequada de riscos e problemas de comunicação que podem resultar em procedimentos incorretos ou cirurgias em local errado

A Figura 20-2 apresenta os aspectos fundamentais da implantação do ciclo da notificação de incidentes em saúde.

Os principais desafios para a implantação do sistema de notificação em serviços de saúde são a subnotificação (que pode ser provocada por medo de represálias ou por falta de conscientização dos profissionais), o engajamento dos profissionais (torna-se necessária a criação de uma cultura de segurança no serviço) e a cultura punitiva local.

Ao longo dos últimos 10 anos, iniciativas globais têm incentivado a notificação de eventos adversos, resultando em um aumento considerável na quantidade de dados disponíveis, permitindo uma melhor compreensão dos fatores contribuintes e prevenção desses incidentes. A crescente demanda judicial por erros médicos traz prejuízos não só

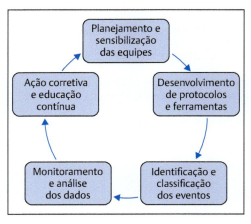

Fig. 20-2. Aspectos fundamentais da implantação do ciclo da notificação de incidentes em Saúde.

ao paciente como acarreta riscos à integridade dos profissionais e das instituições envolvidas. A relação entre a notificação de eventos adversos e a promoção da segurança do paciente está na capacidade dessa prática em gerar dados que subsidiam tomadas de decisões informadas, promovendo melhorias nos processos assistenciais e prevenindo a recorrência de eventos adversos, visando a organizações mais confiáveis. Tanto a Anvisa quanto a OMS reforçam que um sistema robusto de notificação é fundamental para proteger pacientes e profissionais.

A cultura de segurança deve estar sedimentada em cada profissional, desde a alta gestão até a ponta. Pacientes e acompanhantes devem também ser engajados de forma a contribuírem para a sua própria segurança. O Núcleo de Segurança do Paciente e a Gerência de Risco devem estimular a notificação dos incidentes por meio de campanhas de sensibilização junto aos colaboradores, mesmo que o incidente não tenha ocorrido ou atingido o paciente. As notificações demonstram o quanto a cultura de segurança institucional está fortalecida e como as barreiras de proteção estão funcionando, seja por profissionais, rotinas de serviço, protocolos institucionais ou pelo próprio paciente e/ou acompanhante. É importante que exista um mecanismo de retroalimentação aos profissionais notificadores e notificados, visando a estabelecer um sistema mais confiável e transparente, fundamentado no princípio da cultura de segurança, que prioritariamente não busca culpados, mas sim a oportunidade de aprendizagem com os erros e falhas identificados, visando à melhoria da prestação do cuidado.

BIBLIOGRAFIA

Agência Nacional de Vigilância Sanitária (Anvisa). Boas práticas de notificação de eventos adversos em Serviços de Saúde. Brasília: Anvisa; 2020.

Agência Nacional de Vigilância Sanitária (Anvisa). Nota Técnica GVIMS/GGTES/ANVISA n° 01/2015. Orientações gerais para a notificação de eventos adversos relacionados à assistência à saúde. Brasília: Anvisa [Internet]; 2015.

Silva FP. Notificação de incidentes e a segurança do paciente em tempos de pandemia. SCImago Institutions Rankings [Internet]; 2023.

Fundação Oswaldo Cruz, Instituto de Comunicação e Informação Científica e Tecnológica em Saúde. Sistemas de notificação e aprendizagem a partir de incidentes de segurança do paciente: relatório técnico e orientações. Rio de Janeiro: Fundação Oswaldo Cruz; 2014.

Leape LL, Berwick DM. Five years after to Err Is Human: What have we learned? JAMA. 2005;293(19):2384-90.

Brasil. Ministério da Saúde. Programa Nacional de Segurança do Paciente (PNSP). Brasília: Ministério da Saúde; 2013.

Organização Mundial da Saúde (OMS). Global guidelines on the prevention of surgical site infection. Geneva: WHO; 2016.

Organização Mundial da Saúde (OMS). Patient safety: Making health care safer. Geneva: WHO; 2017.

Organização Mundial da Saúde (OMS). Patient safety incident reporting and learning systems: technical report and guidance. Geneva: Organização Mundial da Saúde. Licença: CC BY-NC-SA 3.0 IGO. 2020.

Souza P, Mendes W (org). Segurança do paciente: conhecendo os riscos nas organizações de saúde. Rio de Janeiro: EAD/ENSP; 2014.

Sociedade Brasileira de Ortopedia e Traumatologia (SBOT). Diretrizes de segurança do paciente para procedimentos ortopédicos. São Paulo: SBOT; 2019.

Parte VII

HUMANIZAÇÃO NO CUIDADO

HUMANIZAÇÃO NO CUIDADO A PACIENTES ORTOPÉDICOS DE ALTA COMPLEXIDADE

Ryany Souza Mateus de Oliveira ▪ Fernanda Mello Araujo da Silva
Isis Navega Travisco da Silva

INTRODUÇÃO

A Organização Mundial da Saúde (OMS) estima que mais de 1 bilhão de pessoas em todo o mundo vivem com dor crônica devido a distúrbios osteomusculares. Os distúrbios osteomusculares são condições que afetam os ossos, músculos, articulações, tendões e ligamentos do corpo. Eles podem incluir uma variedade de doenças, como osteoporose, artrite, artrose, fraturas complexas e deformidades ósseas, entre outras. A osteoartrite é a forma mais comum e afeta cerca de 10% da população mundial acima de 60 anos. No Brasil, os distúrbios osteomusculares também representam um problema de saúde pública significativo. Segundo o Ministério da Saúde, as doenças musculoesqueléticas estão entre as principais causas de afastamento do trabalho no país.

Esses dados denotam a relevância dos distúrbios osteomusculares como um problema de saúde global, que afetam uma parcela significativa da população, interferindo na qualidade de vida, autonomia e independência das pessoas afetadas.

Essas alterações podem causar dor crônica e limitações de movimento. A dor persistente e a incapacidade funcional não apenas afetam a saúde física, mas também têm um impacto emocional e social, levando a sentimento de frustração, isolamento e até mesmo depressão.

A qualidade de vida dos indivíduos com distúrbios osteomusculares é frequentemente comprometida. Atividades cotidianas, como caminhar, subir escadas ou até mesmo realizar tarefas simples, podem-se tornar desafiadoras.

Quando as opções de tratamento conservador, como fisioterapia e medicamentos, não são suficientes para aliviar os sintomas, e a cirurgia pode ser considerada. As cirurgias ortopédicas de alta complexidade, como artroplastias, correções de deformidades ou estabilizações vertebrais, podem oferecer alívio significativo da dor, restaurar a funcionalidade e apresentar um impacto positivo na qualidade de vida.

Embora as cirurgias de alta complexidade sejam uma alternativa promissora, elas não vêm sem desafios. Inclusive, um deles é a própria internação hospitalar, que pode ser prolongada e trazer, em si, uma experiência multifacetada, que pode ser profundamente impactante, tanto fisicamente quanto emocionalmente.

Visto que a hospitalização é uma experiência que rompe com o cotidiano do usuário, devido ao afastamento do seu ambiente familiar, dos amigos, da escola, e, ainda, por estar cercada de experiências dolorosas e desconhecidas, esta se transforma em um período, por vezes, traumatizante e de difícil vivência.

Durante o período de internação, os pacientes são submetidos a uma rotina hospitalar com monitoramento constante e administração de medicamentos, sendo esta rotina fundamental para efetividade do tratamento, garantia da segurança do paciente e essencial para prevenir complicações, além de possibilitar uma boa recuperação.

Todos esses aspectos podem causar um sentimento de vulnerabilidade e desconexão, que pode ser intensificado pelo próprio ambiente hospitalar, muitas vezes frio e impessoal. É um momento crítico que exige cuidado integral, não apenas no aspecto físico, mas também emocional e social.

Diante do exposto, podemos considerar que a experiência da internação pode ser desafiadora e estressante, e a implementação de ações de humanização pode proporcionar um suporte importante durante esse processo.

A humanização no ambiente hospitalar é uma abordagem transformadora que pode beneficiar significativamente pacientes submetidos a cirurgias ortopédicas de alta complexidade e que enfrentam longos períodos de internação.

A comunicação clara sobre os procedimentos e compreensão das expectativas, dos riscos, dos desafios da internação e da recuperação ajudam a minimizar o medo e a incerteza, preparando o paciente mentalmente para o que está por vir.

Ao promover a comunicação efetiva, criar um ambiente acolhedor, oferecer suporte emocional e envolver a família, a humanização não apenas melhora a experiência do paciente, como contribui para resultados clínicos mais positivos. A interação com a equipe de saúde, orientação e apoio psicológico também são fundamentais para ajudar o paciente a enfrentar os desafios dessa etapa. Assim, ao investir em práticas humanizadas, os hospitais não só cuidam da saúde física, mas também promovem o bem-estar integral dos pacientes, favorecendo uma recuperação mais rápida e eficaz.

Além disso, no Brasil, existe uma Política Nacional de Humanização, HumanizaSUS, criada em 2003, consistindo em um movimento que visa a promover um atendimento mais acolhedor, respeitoso e centrado nas necessidades dos pacientes atendidos nos serviços de saúde, devendo estar presente e inserida em todas as políticas e programas do SUS. Portanto, é de suma importância e evidência que a humanização na saúde não pode ser vista apenas como uma abordagem estética ou uma responsabilidade ética, mas como uma necessidade fundamental do cuidado contemporâneo.

A enfermagem desempenha um papel vital na implementação das ações de humanização, já que esses profissionais são, muitas vezes, os primeiros a interagir com os pacientes e permanecem prestando assistência em tempo integral durante todo o período de internação. Podem, assim, impactar diretamente a experiência hospitalar, tornando-a mais positiva, quando este cuidado e atenção são diferenciados.

Larrosa (2002) destaca a humanização do cuidado como um ponto relevante e, sendo uma abordagem essencial na prática do cuidar, enfatiza a importância de reconhecer a dignidade e a autonomia do outro, além de promover uma relação de cuidado baseada no respeito e na compreensão mútua. Com base no conceito de humanização do cuidado defendido por Larrosa, torna-se importante a utilização de uma abordagem empática, sensível e ética no cuidado com o outro, como relevante e primordial nas atividades de enfermagem.

Consideramos que a humanização envolve reconhecer a singularidade de cada paciente, promovendo uma relação de cuidado baseada no respeito, na escuta atenta e na compreensão das necessidades e sentimentos do indivíduo.

A prática do cuidado de enfermagem diferenciado com empatia e acolhimento, respeito à autonomia e à dignidade, comunicação eficaz e clara, e cuidado integral emerge para uma prática mais sensível, ética e centrada no paciente, contribuindo assim para uma experiência mais positiva e eficaz para todos que estão envolvidos nesse processo de internação hospitalar para intervenções ortopédicas de alta complexidade.

Um convite à reflexão: é imprescindível discutir estratégias para melhoria dos processos assistenciais de enfermagem buscando fortalecer a Política Nacional de Humanização. O grande desafio para enfermagem atual é elaborar um método e recursos necessários para oferecer esse cuidado humanizado, que garanta uma melhor experiência e segurança do paciente dentro dos ambientes hospitalares.

Segundo Larrosa, em 2002, a experiência do cuidar transcende a simples execução de técnicas; ela envolve uma relação profunda e sensível entre o profissional de saúde e o paciente. Essa abordagem nos convida a refletir sobre como a sensorialidade dos cinco sentidos humanos pode enriquecer essa vivência.

Diante da análise da prática assistencial de enfermagem, considerando a experiência do paciente como uma mola propulsora, apresentamos a proposta de construção do cuidado humanizado considerando os sentidos humanos, visto que a percepção que temos do mundo é decorrente do contato sensorial, até mesmo porque é por meio dos sentidos que o ser humano é capaz de construir a percepção da realidade, moldando as suas emoções, comportamentos e a sua saúde.

Como consequência, ao considerar os cinco sentidos do paciente hospitalizado e a aplicação das ações de enfermagem que atendam a essas necessidades, contribuímos para o bem-estar durante a internação hospitalar e a sua recuperação.

Pontuamos, a seguir, algumas ações que podem ser adaptadas para atender às necessidades dos pacientes hospitalizados, levando em consideração os cinco sentidos (Fig. 21-1):

1. Visão:
- Manter um ambiente hospitalar limpo, organizado e acolhedor para promover o bem-estar visual do paciente.

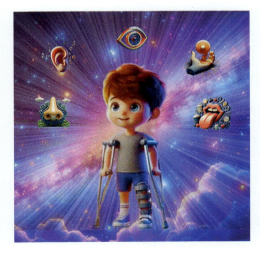

Fig. 21-1. Os cinco sentidos.

- Garantir uma iluminação adequada nos quartos e corredores para proporcionar conforto visual e facilitar as atividades diárias.
- Utilizar cores suaves e tranquilas na decoração dos ambientes para criar uma atmosfera relaxante e acolhedora.
- Utilização de óculos 3D que levem o paciente para outro cenário e/ou conduzir a realização de procedimentos.
- Manter contato visual com o paciente ao comunicar procedimentos, ao realizar orientações, gerando conexão e proporcionando segurança e tranquilidade ao paciente.

2. Audição:
- Evitar ruídos excessivos nos corredores e nos quartos para proporcionar um ambiente mais tranquilo e propício ao descanso do paciente.
- Ouvir ativamente o que o paciente tem a dizer sobre suas preocupações, medos e expectativas é essencial para entender sua experiência. Essa escuta atenta não apenas valida os sentimentos do paciente, mas também direciona intervenções mais personalizadas e efetivas.

3. Olfato:
- Manter os ambientes hospitalares limpos e bem ventilados para evitar odores desagradáveis e promover uma sensação de conforto.
- Utilizar aromaterapia ou difusores com óleos essenciais suaves, como lavanda ou camomila, para criar um ambiente mais relaxante e acolhedor, quando não houver contraindicação.
- Estar atento a possíveis odores desagradáveis nos curativos, roupas de cama ou materiais hospitalares, tomando medidas para minimizá-los.

4. Paladar:
- Oferecer opções alimentares que respeitem preferências e restrições pode melhorar o estado emocional do paciente, contribuindo para uma recuperação mais positiva.
- Garantir a ingestão adequada de líquidos e alimentos, incentivando o paciente a se alimentar de forma regular e saudável.
- Estar atento a possíveis alterações no paladar do paciente, devido a medicamentos ou condições de saúde, adaptando a dieta conforme necessário.

5. Tato:
- Demonstrar empatia, gentileza e cuidado ao tocar o paciente durante procedimentos de enfermagem, exames físicos ou cuidados de higiene.
- Utilizar técnicas suaves ou toque terapêutico para promover o relaxamento, aliviar a dor e melhorar o bem-estar do paciente.
- Garantir que os materiais utilizados nos curativos, sondas e cateteres sejam seguros e não causem desconforto ao paciente.
- Atentar para conforto térmico do paciente, visto que as instituições hospitalares, por questões sanitárias, muitas vezes, são muito frias.

Ao integrar a experiência do paciente com os sentidos, a assistência de enfermagem torna-se mais integral e humanizada. Essa abordagem sensorial favorece o estabelecimento de conexões significativas e não só enriquece o cuidado, mas também promove um ambiente mais empático e acolhedor, essencial em contextos de alta complexidade, como na ortopedia.

Neste capítulo, podemos apreender a necessidade de um conjunto de ações com potencial para melhorar a experiência do paciente durante o tempo de internação na unidade, visando a superar alguns obstáculos existentes dentro do hospital, que dificultam a promoção de um cuidado humanizado, podendo-se destacar, dentre eles, a falta de comunicação entre os atores (paciente, familiares e equipe) e o meio externo (socioeconômico-cultural).

Nessa construção da humanização como recurso para melhoria da experiência do paciente, o uso da metodologia ativa do *Design Thinking*, que tem o intuito de encontrar soluções criativas e focadas nas necessidades reais do usuário para os problemas que surgem no cotidiano da prática gerencial, surge como um aliado capaz de agregar valor na gerência de unidades, despertando o pensamento sistêmico e não linear e o olhar carregado de empatia, trabalho colaborativo, criatividade e resolução de problemas inerentes à prática.

Trata-se de uma excelente ferramenta para analisar o problema existente, gerar conhecimento, avaliar informações e propor soluções, bem como desenvolver um olhar mais amplo da questão a ser solucionada, por meio do envolvimento dos diversos atores envolvidos na situação. Além de melhorar a participação dos sujeitos a cada abordagem feita com a equipe nas discussões relacionadas com os processos assistenciais e de fluxos, possibilita construir novas formas de cuidado, a partir do entendimento da jornada do usuário no serviço ou em uma interface da unidade. Dessa forma, incluímos a força de trabalho, a qual é fundamental na prática do cuidado, sendo sua participação de suma importância.

Igualmente, consideramos que essa construção fundada nos sentidos humanos promove a comunicação positiva entre profissional de enfermagem e paciente/familiar, gerando aproximação para o cuidado, como também a participação deste familiar no processo de cuidado com propostas e sugestões possíveis dentro do ambiente hospitalar, trazendo ainda mais individualização e qualidade no cuidar.

Acrescentamos ainda que, toda esta proposta sensorial, visando a garantir a humanização, pode, inclusive, gerar um ambiente mais acolhedor para os próprios profissionais, trazendo melhora no seu cotidiano laboral que, indiretamente ou diretamente, irá afetar positivamente o seu desempenho, numa melhor *performance*, possibilitando o cuidado humanizado. Assim, potencializaremos nossa atuação, nossa prática, na expectativa de atingirmos este almejado cuidado holístico, integrado e humanizado ao paciente.

Conclui-se que o engajamento de todos os envolvidos, incluindo gestores e equipes de enfermagem, é essencial para promover mudanças que favoreçam a humanização do cuidado. A sensorialidade dos cinco sentidos humanos é um recurso para enriquecer essa vivência da experiência do paciente durante a hospitalização. Ao construir um ambiente que respeite e valorize a experiência do paciente, não apenas melhoramos a qualidade do atendimento, mas também garantimos uma recuperação mais eficaz e significativa.

BIBLIOGRAFIA

AHRQ. What is patient experience? Agency for Healthcare Research and Quality [online]. 2017.

Almeida F, Gomes R. Humanização e estímulos sensoriais no cuidado ao paciente hospitalizado. Revista de Terapias Integrativas. 2021.

Barbosa L, Ferreira R. A importância do toque terapêutico no cuidado humanizado ao paciente. Revista Brasileira de Enfermagem. 2022.

Beaird G, Geist M, Lewis EJ. Design thinking: opportunities for application in nursing education. Nurse Educ Today [online]. 2018;64:115-18.

Bittencourt GC, Paiva AC. A humanização do cuidado e sua influência na satisfação dos profissionais de enfermagem. Revista Brasileira de Enfermagem. 2021;74(1):110-16.

Brasil. Programa Nacional de Humanização da Assistência Hospitalar. Ministério da Saúde. Secretaria de Assistência à Saúde Hospitalar. 2001:60.

_____. Política Nacional de Humanização. Cadernos HumanizaSUS. 2010;2:256.

Costa P, Almeida J. Humanização e segurança do paciente: analisando a eficácia das intervenções. Cadernos de Saúde Pública. 2021.

Costa RM, Numata T, Soares P. Ambiência hospitalar e humanização: o papel do design atualizado no cuidado ao paciente. Enfermagem em Foco. 2020.

Eines TF, Vatne S. Nurses and nurse assistants' experiences with using a design thinking approach to innovation in a nursing home. J Nurs Manag [online]. 2018;26(4).

Larrosa BJ. Notas sobre a experiência e o saber de experiência. Revista Brasileira de Educação. 2002(19):20-8.

Lima CM, Alves LM. Burnout em enfermeiros e a importância da humanização no ambiente de trabalho hospitalar: uma análise crítica. Cadernos de Saúde Pública. 2020;36(4).

Martins C, Ferreira É. Humanização e a experiência do profissional de saúde. Revista de Saúde Coletiva. 2022.

Martins C, Lopes R. A nutrição sensorial: promovendo uma experiência de hospitalização mais humanizada. Revista de Enfermagem e Ciências da Saúde. 2019.

Martins RC, Gomes TT. Educação continuada e humanização na saúde: o impacto na prática dos profissionais de enfermagem. Revista Brasileira de Enfermagem. 2020;73(5):650-5.

Mota RA, Martins CGM, Véras RM. Papel dos profissionais de saúde na política de humanização hospitalar. Psicologia em Estudo. 2006;11(2):323-30.

Oliveira BRG, Collet N, Viera CS. A humanização na assistência à saúde. Rev Latino-Am Enfermagem. 2006;14;2:277-84.

Oliveira L, et al. Vivências de pacientes durante a internação: uma análise da experiência do paciente. Revista de Enfermagem. 2020.

Oliveira LM, Silva F. A humanização no trabalho em enfermagem: contribuições para o cuidado e bem-estar dos profissionais. Enfermagem em Foco. 2019;10(1):20-6.

Oliveira RSM, Silva FMA. Humanizaped: em busca da melhoria da experiência do paciente. In: Divisão de Enfermagem (DIENF), INTO (org.). Caderno de enfermagem: ações para o cuidado seguro em ortopedia de alta complexidade. 3. ed. Rio de Janeiro: INTO; 2023. p. 63-77.

Paiva ED, Zanchetta MS, Londoño C. Inovando no pensar e no agir científico: o método de Design Thinking para a enfermagem. Escola Anna Nery [online]. 2020;24(4).

Pereira GC, Santos D, Oliveira J. O uso da aromaterapia na humanização do cuidado ao paciente: um olhar sobre a saúde mental. Cadernos de Saúde Pública. 2021.

Santos A, et al. Os cinco sentidos e a humanização do cuidado: um estudo multissensorial. Revista Brasileira de Terapia Complementar. 2019.

Santos AD, Almeida F. Cuidado humanizado: a percepção sensorial e seu impacto na recuperação do paciente hospitalizado. Revista Brasileira de Terapia Intensiva. 2020.

Santos M, Silva T. Impacto da humanização no cuidado aos pacientes: revisão de literatura. Enfermeira e Cuidado. 2020.

Santos P, Ferreira L. A importância da comunicação humanizada na enfermagem: reflexões sobre as relações interpessoais no ambiente hospitalar. Revista de Enfermagem da UFMG. 2022;40(2):123-30.

Silva MM, Andrade M. A importância dos estímulos sensoriais na hospitalização: uma revisão integrativa. Revista de Enfermagem da UFMG. 2020.

Silva R, et al. Relação entre humanização do cuidado e segurança do paciente: uma revisão crítica. Revista de Qualidade do Cuidado de Enfermagem. 2019.

Vieira C, et al. A humanização no cuidado de pacientes em internação: desafios e perspectivas. Revista Brasileira de Enfermagem. 2021.

Parte VIII

INCORPORAÇÃO DE NOVAS TECNOLOGIAS DE SAÚDE

INCORPORAÇÃO DE NOVAS TECNOLOGIAS PARA CIRURGIAS ORTOPÉDICAS DE ALTA COMPLEXIDADE ORTOPÉDICA

CAPÍTULO 22

Cristiane Rocha de Oliveira ■ Grasiela Martins da Silva

INTRODUÇÃO

Este capítulo trará conceitos, reflexões e sugestões sobre o processo racional de aquisição e utilização de produtos para saúde no sistema e serviços de saúde no Brasil que prestam assistência à saúde, especificamente para os que realizam cirurgias ortopédicas de alta complexidade.

Primeiramente, é possível pensar que muitas tecnologias são utilizadas no dia a dia das equipes de saúde. E, quando se trata de cirurgias ortopédicas denominadas como de alta complexidade, o pensamento é assertivo de que muitas tecnologias estão envolvidas. Segundo Portaria nº 221, de 15 de fevereiro de 2005, a cirurgia denominada como de alta complexidade envolve alta tecnologia, alto custo, além de profissionais especializados. Então surge a questão: Estas tecnologias sofrem avaliação no processo de aquisição nos serviços de saúde?

Segundo o Ministério da Saúde (MS) do Brasil, são considerados como tecnologias em saúde os produtos destinados ao uso no cuidado dos pacientes, englobando prevenção, tratamento, diagnóstico e reabilitação. Assim, medicamentos, vacinas, dispositivos, equipamentos, materiais, procedimentos clínicos, cirúrgicos, diagnósticos e até sistemas organizacionais são considerados tecnologias em saúde.[1]

A autorização da comercialização dos produtos no país se dá mediante registro na Agência Nacional de Vigilância Sanitária (ANVISA), levando em consideração segurança e eficácia demonstradas nos resultados de estudos clínicos desenvolvidos pelo fabricante.[2] Desta forma, a agência promove a proteção da saúde da população por intermédio do controle sanitário da produção e consumo de produtos e serviços submetidos à vigilância sanitária.

O crescente desenvolvimento e aquisição de novas tecnologias resulta em aumento dos gastos e da exposição aos riscos à saúde. No âmbito do Sistema Único de Saúde (SUS), a Comissão Nacional de Incorporação de Tecnologias (CONITEC) auxilia o MS na tomada de decisões quanto à inclusão, exclusão ou alteração de tecnologias que serão disponibilizadas no sistema.[1] Para isso, é realizado um processo sistemático denominado de Avaliação de Tecnologias em Saúde (ATS) que consiste na análise e síntese dos benefícios para a saúde e consequências econômicas e sociais do uso de uma tecnologia.[3]

A CONITEC conta com a assessoria de uma Rede Brasileira de Avaliação de Tecnologias em Saúde (REBRATS) formada por Núcleos de Avaliações de Tecnologias em Saúde (NATS) que possuem recursos humanos capacitados para desenvolver estudos de ATS.

Neste processo avaliativo são observados aspectos de segurança, acurácia, eficácia, efetividade, equidade, juntamente com impactos éticos, culturais e ambientais, incluindo custos, custo-efetividade e impacto orçamentário.[3] Os resultados da ATS também colaboram para subsidiar a decisão do gestor de uma unidade prestadora de cuidados em saúde quanto à incorporação de uma tecnologia ainda não disponível de uma instituição, principalmente, para àquelas que administram o seu próprio orçamento no setor da saúde pública ou privada no país.

Os principais demandantes de incorporações de tecnologias são profissionais de saúde, pacientes, comissões, associações profissionais ou de pacientes, gestores de secretarias e departamentos do Ministério da Saúde.

É recomendável que uma tecnologia apresente, ao menos, dois importantes atributos condicionais para ser incorporada: resultados comprovados por evidência científica de boa qualidade metodológica e custo que seja compatível, tanto com os resultados quanto com o orçamento disponível.

Assim, buscando conhecer tais atributos em uma tecnologia, faz-se necessária a busca de evidências científicas que comprovem sua eficácia e segurança para alcançar os desfechos clínicos esperados na população-alvo.

Neste contexto, é recomendável pesquisar por revisões sistemáticas de ensaios clínicos randomizados, por se tratar de estudo sistemático com sumarização de resultados. Na ausência de revisão sistemática, estudos primários, preferencialmente randomizados, podem ser utilizados. A sumarização dos resultados destes estudos em metanálise ou análise descritiva pode ser capaz de gerar uma estimativa de efeito da tecnologia avaliada.[4,5]

É fato que há dificuldades em se realizar etapas importantes de um ensaio clínico, como seleção da população, randomização, cegamento e sigilo de alocação, quando se trata de procedimentos cirúrgicos.[6] Desta forma, outros desenhos de estudo podem responder melhor a questão de eficácia em saúde que se deseja investigar e responder para incorporação de tecnologias relacionadas com cirurgias ortopédicas de alta complexidade.

É recomendável que os estudos encontrados devam ser avaliados quanto à metodologia utilizada para desenvolvê-los e para que se possa ter confiança em seus resultados e conclusões.[4,5] Alguns grupos e instituições de pesquisa, como Instituto Joanna Briggs e Cochrane, desenvolvem e disponibilizam em seus *sites* instrumentos validados para serem utilizados na avaliação da qualidade de diferentes desenhos de ensaios clínicos, pontuando riscos de vieses na evidência disponível.

Também é recomendável que tanto a seleção quanto a avaliação dos estudos sejam realizadas por, pelo menos, dois profissionais, na tentativa de reduzir o risco de não contemplar estudos que possivelmente possam ser relevantes, assim como de não observar vieses que possam superestimar ou subestimar resultados. São informações importantes a serem consideradas no estudo científico do tipo ensaio clínico: amostra populacional, tecnologia avaliada, comparador(es), análise estatística adequada e a direção dos resultados para cada desfecho importante com base na avaliação e significância estatística, favorecendo a tecnologia ou o comparador.[4,5]

Após análise dos resultados, também é recomendável aplicar uma ferramenta para avaliação da qualidade da evidência dos estudos que irá subsidiar a recomendação de incorporar ou não a tecnologia no sistema ou na instituição, e disponibilizá-la para que profissionais de saúde a utilizem ao prestar assistência cirúrgica ortopédica de alta complexidade. Essa ferramenta, por sua vez, é aplicada para os principais desfechos, estando diretamente ligada ao grau de confiança nos resultados encontrados. Assim, a qualidade da evidência pode ser categorizada como alta, moderada, baixa ou muito baixa, informando as limitações metodológicas e o risco de viés.[4,5]

Outro importante ponto quando se trata de incorporação de tecnologias em saúde é o monitoramento do desempenho destas tecnologias após a incorporação. Ou seja, o processo avaliativo deve continuar para além da disponibilização e utilização da tecnologia. É necessário rastrear, coletar dados e registrá-los, mantendo tais registros para posterior análise quanto ao alcance dos resultados, ou seja, eficácia, como também da segurança da tecnologia incorporada.

Evidências do mundo real têm sido reconhecidas como importantes fontes de conhecimento para subsidiar decisões relacionadas com o baixo desempenho ou riscos à saúde.[7]

Os registros nacionais de artroplastias, por exemplo, vêm sendo desenvolvidos ao longo dos anos em diversos países, tendo a Suécia como precursora, com o Swedish Knee Arthroplasty Register (SKAR) iniciando esta prática ainda na década de 1970. O principal objetivo foi avaliar os resultados dos então recém-criados modelos de próteses de joelho. Seu exemplo foi logo seguido pela Finlândia e Noruega.[8,9]

Os registros de artroplastias encontram-se em diferentes estágios de desenvolvimento em seus vários países, e as associações ortopédicas internacionais têm declarado apoio à implantação de registros. Há o entendimento de que eles são capazes de fornecer um perfil das artroplastias em cada país, possibilitando a identificação de falha precoce dos implantes, além de aumentar o desenvolvimento profissional dos cirurgiões e a segurança do paciente.[10,11]

Nos Estados Unidos, os registros de artroplastias foram desenvolvidos na década de 1990, geralmente em nível regional, e gerenciados por universidades, centros de saúde ou associação ortopédica de um determinado estado americano. Segundo a revisão de literatura de Hughes et al.,[9] entre os RA institucionais há mais tempo estabelecidos nos EUA estão os da Clínica Mayo e os do Hospital Geral de Massachusetts.

No Brasil, houve iniciativas de implementação de um registro de artroplastia brasileiro por parte da ANVISA, Instituto Nacional de Traumatologia e Ortopedia (INTO) e Sociedade Brasileira de Ortopedia e Traumatologia (SBOT), porém, até a presente data, não se encontra implementado.[12,13]

Por fim, faz-se necessário que profissionais e gestores assumam uma postura menos reativa diante da enorme diversidade de tecnologias que se apresentam no mercado para serem incorporadas. O monitoramento ativo do horizonte tecnológico permite identificar tecnologias promissoras, em desempenho e inovação tecnológica, tornando-se um desafio a ser explorado por profissionais e gestores da saúde (Fig. 22-1).

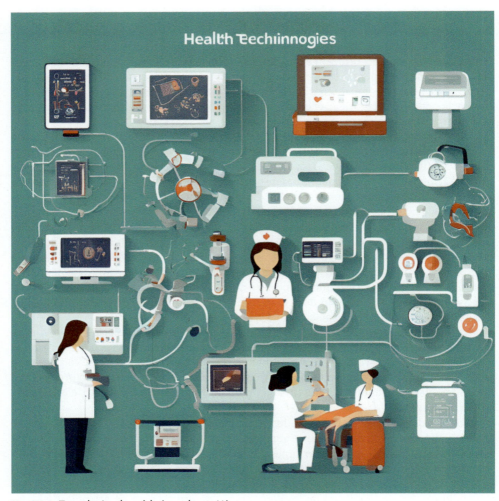

Fig. 22-1. Tecnologias de saúde (gerada por IA).

REFERÊNCIAS BIBLIOGRÁFICAS
1. Brasil. Ministério da Saúde. Gabinete do Ministro. 4.228/2022. Portaria GM/MS nº 4.228, de 6 de dezembro de 2022. Altera a Portaria de consolidação GM/MS nº 1, de 28 de setembro de 2017, para dispor sobre o processo administrativo de incorporação de tecnologias em saúde no Sistema Único de Saúde - SUS. 2022(1):180.
2. Presidência da República; Casa Civil; Subchefia para Assuntos Jurídicos. Lei n˚ 9.782, de 26 de janeiro de 1999. Define o Sistema Nacional de Vigilância Sanitária, cria a Agência Nacional de Vigilância Sanitária, e dá outras providências. 1999.
3. Brasil. Ministério da Saúde. Gabinete do Ministro. Portaria nº 2.575, de 30 de Setembro de 2019. Dispõe sobre a Rede Brasileira de Avaliação de Tecnologias em Saúde – REBRATS; [internet]. 2019.
4. Brasil. Ministério da Saúde. Secretaria de Ciência, Tecnologia, Inovação e Insumos Estratégicos em Saúde. Departamento de Gestão e Incorporação de Tecnologias e Inovação em Saúde. Diretrizes Metodológicas: elaboração de pareceres técnico-científicos [recurso eletrônico]. 1ª edição eletrônica com atualizações da 4ª edição impressa. Brasília: Ministério da Saúde; 2021.
5. Brasil. Ministério da Saúde. Gabinete do Ministro. Portaria nº 146, de 26 de Janeiro de 2021. Altera o Anexo XIV da Portaria de Consolidação GM/MS nº 3, de 28 de setembro de 2017, para dispor sobre a Rede Brasileira de Avaliação de Tecnologias em Saúde - REBRATS. 2021.
6. Fletcher GS. Epidemiologia clínica: Tradução: André Garcia Islabão. 6. ed. Porto Alegre, RS: Artmed; 2021.
7. Hak DJ, et al. Real-world evidence: A review of real-world data sources used in orthopaedic research. Journal of Orthopaedic Trauma. 2021;35(1):S6-S12.
8. Evans JT, et al. How long does a knee replacement last? A systematic review and meta-analysis of case series and national registry reports with more than 15 years of follow-up. Lancet (London, England). 2019;393(10172):655-63.
9. Hughes RE, Batra A, Hallstrom BR. Arthroplasty registries around the world: valuable sources of hip implant revision risk data. Current reviews in musculoskeletal medicine. 2017;10(2):240-52.
10. Heckmann N, et al. Early results from the American joint replacement registry: A comparison with other national registries. The Journal of arthroplasty. 2019;34(7S):S125-S134.
11. Pellegrini VD, et al. Position statement in support of national joint registries. The Journal of Bone and Joint Surgery-American Volume. 2009;91(12):2983.
12. Ministério da Saúde. Resolução da Diretoria Colegiada - ANVISA. RDC nº 15, de 24 de abril de 2015. Dispõe sobre os requisitos técnicos para a concessão de registro de produtos de higiene pessoal, cosméticos e perfumes infantis e dá outras providências. 2015.
13. Ministério da Saúde. Resolução da Diretoria Colegiada - ANVISA. RDC nº 222, de 28 de março de 2018. Regulamenta as boas práticas de gerenciamento dos resíduos de serviços de saúde e dá outras providências. 2018.

CONCILIAÇÃO MEDICAMENTOSA EM PACIENTES ORTOPÉDICOS

CAPÍTULO 23

Juliana de Castro Brasil ▪ Raquel Martins de Souza
Daniele Ferreira Porto

INTRODUÇÃO

A conciliação medicamentosa faz parte de um conjunto de serviços clínicos farmacêuticos relacionados com o cuidado direto com o paciente nos serviços de saúde. Trata-se de uma estratégia de organização dos medicamentos utilizados pelos pacientes, a fim de evitar erros de prescrição, duplicação terapêutica ou omissão do item e interações medicamentosas.

Esse serviço é realizado pelo farmacêutico em conjunto com enfermeiros e médicos, onde, no primeiro momento, é obtida uma lista dos medicamentos utilizados pelo paciente, com o máximo de informações possíveis, incluindo nome do medicamento, posologia, frequência e via de administração.[1] Esta lista deve ser comparada com a prescrição médica em toda transição de cuidado ao paciente pelo hospital, desde a sua admissão ou transferência até a alta hospitalar e, caso haja alguma discrepância entre o que foi relatado pelo paciente e o que foi prescrito, o farmacêutico deve intervir junto ao prescritor.

Durante o período de internação, o paciente pode receber prescrições de diferentes médicos e em momentos distintos, por exemplo, no pós-operatório, na transferência entre leitos e na alta hospitalar. Em cada momento, a conciliação medicamentosa ajuda a evitar erros e duplicidades, além de garantir a continuidade do tratamento correto, inclusive na saída do hospital, através da orientação ao paciente, cuidadores e familiares.

Algumas instituições internacionais, como a Organização Mundial da Saúde (OMS), a Joint Commission International (JCI) e o Institute for Healthcare Improvement (IHI) reconhecem a conciliação medicamentosa como um processo importante para aumentar a segurança do paciente,[2] e para isso é essencial que a lista de medicamentos seja coletada de forma sistemática e precisa, no momento da admissão hospitalar.

Um estudo conduzido em enfermaria ortopédica, que avaliou o efeito da conciliação realizada por farmacêuticos em pacientes antes da admissão hospitalar, verificou que houve uma diminuição da incidência de erros de medicação que ocorreram durante a hospitalização e, além de comprovar que a conciliação precisa, logo após a admissão, é uma importante estratégia para reduzir erros de discrepância de medicação e melhorar a segurança do paciente.[2]

Outros estudos demonstram que há uma taxa significativamente maior de erros de medicação em unidades cirúrgicas em comparação a outras e aproximadamente metade desses erros e 20% dos eventos adversos a medicamentos foram atribuídos à má comunicação durante a transição de cuidados. Por isso, no caso de pacientes submetidos à cirurgia, há alto risco de as repercussões clínicas poderem ser graves durante a admissão hospitalar.[3]

Além disso, alguns pacientes estão mais sujeitos a receber prescrições com discrepâncias medicamentosas no período perioperatório, especialmente os mais idosos, com condições clínicas prévias complicadas e em polifarmácia (uso de 4 ou mais medicamentos).[4] Nesses casos, o farmacêutico contribui para identificar possíveis reações adversas que, inclusive, podem representar ameaças à realização de procedimentos cirúrgicos, já que alguns autores afirmam que muitas enfermidades apresentadas pelos pacientes internados podem estar relacionadas com problemas com medicamentos, como reações adversas, interações medicamentosas, utilização incorreta, tratamentos inadequados, entre outras.

ETAPAS DA CONCILIAÇÃO MEDICAMENTOSA

A lista de medicamentos utilizada pelo paciente deve ser coletada no momento da admissão hospitalar, preferencialmente em um consultório farmacêutico, onde o paciente e seus acompanhantes se sintam à vontade para relatar o modo como faz uso dos medicamentos, suas dificuldades e dúvidas, mostrando a receita médica (se houver) ou sua bolsa de medicamentos. Neste momento o farmacêutico faz a orientação em saúde ao paciente e explica a rotina de administração dos seus medicamentos no leito, sempre sob a supervisão da enfermagem. Caso essa lista seja coletada de forma imprecisa, pode gerar inconformidades na terapia medicamentosa durante a internação e falha terapêutica, comprometendo assim a segurança do paciente.[5]

A consulta farmacêutica deve ocorrer em local adequado, com privacidade e oferecendo conforto e ambiente tranquilo para o paciente e acompanhante, contando com infraestrutura de mobiliários e equipamentos informatizados que possibilitem realizar e armazenar todos os registros coletados. Primeiramente, o farmacêutico apresenta-se e esclarece o motivo da entrevista, utilizando linguagem clara e adaptada ao nível cultural e educacional do paciente para que ele compreenda todas as informações e orientações prestadas. Essa conduta, acrescida de um tratamento respeitoso, são estratégias fundamentais para estabelecer uma relação de confiança entre farmacêutico e paciente e minimiza a omissão ou erro no relato da sua rotina medicamentosa.

Após o relato do paciente, o farmacêutico deve confrontar a lista de medicamentos com a prescrição médica feita no momento da admissão e caso haja discrepância, ele entra em contato com o prescritor solicitando a adequação. De acordo com Pippins *et al.*, a discrepância é definida como qualquer diferença entre a lista de medicamentos que o paciente faz uso em seu domicílio e a prescrição hospitalar, podendo ser do tipo justificada ou não justificada, que nesse último caso é considerada erro de medicação.[5]

As discrepâncias não justificadas ocorrem quando o médico prescreve, de forma não intencional, o medicamento de maneira diferente do relatado pelo paciente, seja alterando, adicionando ou omitindo algum item. E podem ser subdivididas em erro de dose, de via de administração, frequência, erro por omissão ou ação (quando omite um medicamento ou insere outro que não estava na lista) e erro por prescrição de medicamento diferente.

Por outro lado, as discrepâncias justificadas ocorrem quando o médico possui uma justificativa para a alteração na prescrição, seja por decisão clínica de não prescrever, pela substituição por outro medicamento padronizado na instituição, ou por protocolo clínico institucional. Além disso, as intervenções farmacêuticas relacionadas com discrepâncias podem ou não ser aceitas pelo prescritor e devem ser documentadas para acompanhamento dos dados posteriormente.

A documentação do cuidado farmacêutico, bem como dos demais profissionais de saúde envolvidos, deve ser estruturada e registrada no prontuário do paciente para propiciar disponibilidade de informação a todos, garantir o sigilo, a agilidade de consulta e a confiabilidade das informações em relação ao estado de saúde do paciente, às intervenções realizadas e aos resultados obtidos.[7]

No caso de pacientes ortopédicos em pré-operatório é comum a substituição ou a exclusão de determinados medicamentos ou mudança na via de administração, para reduzir o risco de complicações pós-cirúrgicas ou diminuir o possível risco de interações medicamentosas, como exemplo, os antitrombóticos, hipoglicemiantes orais e anticoagulantes.

Em resumo, a Figura 23-1 sintetiza os principais passos que caracterizam o serviço de conciliação medicamentosa destinado aos pacientes ortopédicos.

O processo de conciliação medicamentosa precisa ser realizado em conjunto com a equipe multiprofissional (farmacêutico, enfermeiro, que complementa a atuação deste no contato com paciente e o médico prescritor) e com o paciente e seus familiares ou cuidadores. A falta de informações corretas por parte do paciente e o não aceite da intervenção farmacêutica, sem justificativa, prejudicam o processo e aumentam o risco de erros.

Ademais, outro desafio para uma conciliação efetiva em pacientes ortopédicos cirúrgicos é a falta de informações sistematizadas entre hospitais com banco de dados padronizados, possibilitando o acesso de profissionais de saúde às informações dos usuários. Isso também facilitaria a etapa de conciliação na alta hospitalar, uma vez que seria possível a comparação dos medicamentos utilizados antes da cirurgia, além de garantir a continuidade do tratamento no retorno ao hospital de origem.

Uma forma de melhorar a etapa da conciliação no momento da alta hospitalar é escrever um resumo de alta com as informações dos medicamentos utilizados antes e durante a internação, de forma clara e compreensível para leigos, com o objetivo de informar ao paciente sobre eventos ocorridos durante a internação hospitalar, bem como alterações feitas nos medicamentos e, de preferência, com um plano de acompanhamento a ser entregue à unidade de saúde para onde o paciente retornar.

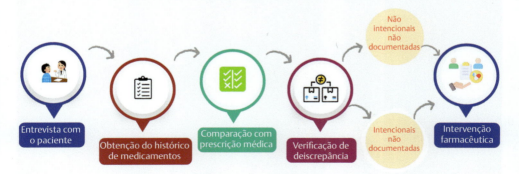

Fig. 23-1. Esquema dos principais passos da conciliação medicamentosa.

Contudo, essa é uma prática que ainda encontra muitos obstáculos, seja por problemas relacionados com recursos e infraestrutura, ou por cumprimento de rotinas e falhas na comunicação. Sendo assim, é de fundamental importância, o envolvimento da equipe multiprofissional da transição do cuidado ao paciente contribuindo com a diminuição de erros e aumento da segurança nos serviços prestados.[8]

REFERÊNCIAS BIBLIOGRÁFICAS

1. Ceschi A, Noseda R, Pironi M, et al. Effect of medication reconciliation at hospital admission on 30-day returns to hospital: a randomized clinical trial. JAMA Netw Open. 2021;4(9):e2124672.
2. Yamada Y, Kobayashi R, Yamamoto T, et al. Medication reconciliation by pharmacists for pre-admission patients improves patient safety. J Pharm Health Care Sci. 2024;10(1):19.
3. Vallecillo T, Slimano F, Moussouni M, et al. Development and validation of a ready-to-use escore to prioritise medication reconciliation at patient admission in an orthopaedic and trauma department. Eur J Hosp Pharm. 2022;29(5):264-70.
4. Zheng X, Xiao L, Li Y, et al. Improving safety and efficacy with pharmacist medication reconciliation in orthopedic joint surgery within an enhanced recovery after surgery program. BMC Health Serv Res. 2022;22(1):448.
5. Eidelwein CR, Caldeira LF, Sanches AC. Medication reconciliation in orthopedic and neurological patients in a public hospital. Rev Bras Farm Hosp Serv Saude. 2020;11(3):0354.
6. Pippins JR, Gandhi TK, Hamann C, et al. Classifying and predicting errors of inpatient medication reconciliation. J Gen Intern Med. 2008;23(9):1414-22.
7. Conselho Federal de Farmácia. Serviços farmacêuticos diretamente destinados ao paciente, à família e à comunidade: contextualização e arcabouço conceitual. Brasília. 2016.
8. Glans M, Midlöv P, Kragh Ekstam A, et al. Obstacles and opportunities in information transfer regarding medications at discharge - a focus group study with hospital physicians. Drug Healthc Patient Saf. 2022;14:61-73.

ÍNDICE REMISSIVO

Entradas acompanhadas por um *f* ou *q* em itálico indicam figuras e quadros, respectivamente.

A

Ablação
  de tecidos, 108
    no BTME, 108
Acesso
  cirúrgico, 162
    princípios e, 162
      da técnica cirúrgica, 162
    na ATQ, 128
      anterior direito, 129
      anterolateral, 129
      lateral direito, 128
      posterolateral, 128
Acolhimento
  nas visitas pré-operatórias, 56
  de enfermagem, 56
Acompanhamento
  pré-operatório, 41
    de cirurgias eletivas, 41
    telessaúde no, 41
Acompanhamento Domiciliar
  após artroplastia, 291-309
    cuidado em domicílio, 307-309
      acompanhamento do, 307-309
      continuidade do, 307-309
    cuidados ao paciente, 291-296
      clínicos, 291-296
      de enfermagem, 291-296
    família, 302-306
      educação à, 302-306
      suporte à, 302-306
    mobilidade, 297-301
    reabilitação, 297-301
Acondicionamento
  no BTME, 110

Acupuntura
  no tratamento da dor, 216
Adaptação
  teoria da, 36
    de Callista Roy, 36
ADTs (Antidepressivos Tricíclicos)
  no alívio da dor, 211
Afrouxamento
  asséptico, 157
    na ATT, 157
AINEs (Anti-Inflamatórios Não Esteroides)
  no alívio da dor, 205
  orientações pré-operatórias, 48
    suspensão, 48
Alívio da Dor
  medidas terapêuticas para, 205-217
    farmacológicas, 205-217
      analgésicos simples, 205
      anticonvulsivantes, 211
      antidepressivos, 210
      canabinoides, 213
      drogas, 212, 213
        de uso tópico, 213
        para infusão venosa, 212
      opioides, 208
      relaxantes musculares, 207
    não farmacológicas, 205-217
      práticas em saúde, 216
        complementares, 216
        integrativas, 216
      psicoeducação para melhor, 214
        adesão, 214
        controle da dor, 214
      TCC, 214
      tratamento da dor, 215

ÍNDICE REMISSIVO

medidas físicas no, 215
Alta
  planejamento da, 245-260
  e reabilitação, 245-260
    atuação, 245-255
      da fisioterapia, 251-255
      da TO, 251-255
      de enfermagem, 245-250
    autocuidado em casa, 258-260
    educação do paciente para, 258-260
Alteração(ões)
  monitoramento de, 183
    nas primeiras 24 horas, 183
      para TVP, 183
        neurológicas, 183
        vasculares, 183
Ambiente
  cirúrgico, 175
    avaliação do paciente no, 175
  doméstico, 255q
    adaptações no, 255q
      para facilitação de AVDs, 255q
      para segurança de AVDs, 255q
Analgésico(s)
  simples, 205
    no alívio da dor, 205
      AINEs, 205
      dipirona, 207
      paracetamol, 206
Anamnese
  no planejamento cirúrgico, 31
  no preparo, 62
    para artroplastia, 62
      clínica, 62
      dietética, 62
Anatomia
  da cartilagem, 10
    articular, 10
      composição celular, 10
      estratificação, 11
      matriz extracelular, 11
  óssea, 9f
  princípios de, 7-19
    articulações, 8
      da cartilagem articular, 10
      sinoviais, 10
    estrutura dos ossos, 7
    músculos, 12
    relevantes para ortopedia, 7-19
    tendões, 12
Antiagregante(s)
  plaquetários, 47, 48

orientações pré-operatórias, 48
  suspensão, 48
  uso de, 47
    na avaliação cardiovascular, 47
    pré-operatória, 47
Antibiótico(s)
  na profilaxia cirúrgica, 77q
    em cirurgias ortopédicas, 77q
    de alta complexidade, 77q
Antibioticoterapia
  profilática, 78
  tópica, 78
Anticoagulante(s)
  orientações pré-operatórias, 48
  suspensão, 48
  uso de, 47
    na avaliação cardiovascular, 47
    pré-operatória, 47
Anticonvulsivante(s)
  no alívio da dor, 211
    bloqueadores dos canais de sódio, 212
      voltagem dependente, 212
    gabapentinoides, 212
Anticorpo(s)
  irregulares, 72
    gestão para, 72
    de hemocomponentes, 72
Antidepressivo(s)
  no alívio da dor, 210
    ADTs, 211
    IRSNs, 211
Anti-Hipertensivo(s)
  orientações pré-operatórias, 48
  continuidade, 48
Antissepsia
  cirúrgica, 76
  das mãos, 76
Armazenamento
  área de, 106, 107f
    no banco de tecidos, 106
  de tecidos, 114
    no BTME, 114
Aromaterapia
  no tratamento da dor, 216
Articulação(ões)
  anatomia, 8
    classificação, 8
    sinoviais, 10
    tipos, 10
Artroplastia(s)
  acompanhamento domiciliar após, 291-309
    cuidado em domicílio, 307-309

ÍNDICE REMISSIVO

acompanhamento do, 307-309
continuidade do, 307-309
cuidados ao paciente, 291-296
   clínicos, 291-296
   de enfermagem, 291-296
família, 302-306
   educação à, 302-306
   suporte à, 302-306
mobilidade, 297-301
reabilitação, 297-301
complexas, 125-164
   principais técnicas cirúrgicas em, 125-164
      ATJ, 132-143
      ATO, 152
      ATQ, 125-130
      ATT, 154-158
      revisões em, 160-164
complicações da, 151
   reversa, 151
   total anatômica, 151
cuidados na, 171-174
   intraoperatórios, 171-174
de membros inferiores, 251, 254q, 255q
   adaptações no PO de, 255q
      prescrição de, 255q
   com movimentação, 254q
   cuidados no PO de, 254q
      com posicionamento, 254q
   POI de, 251
      equipes multidisciplinares no, 251
exercícios para, 99
   pré-operatórios, 99
      ATO, 99
      de membros inferiores, 99
monitoramento POI de, 181-191
   complicações imediatas, 187-191
      identificação de, 187-191
      manejo de, 187-191
   cuidados nas primeiras 24 horas, 181-185
      de enfermagem, 181-185
      fisioterápicos, 181-185
      médicos, 181-185
orientações pré-operatórias para, 45-53, 99
   ao paciente, 45-53
      avaliação, 45, 46
         cardiovascular, 45
         clínica completa, 45
         respiratória, 45
      banho com clorexidina, 51
      preparo, 49
         físico, 49
         nutricional, 49
      sobre medicações, 47
      tricotomia, 51
   ATO, 99
   de membros inferiores, 99
   ponto de vista médico, 45-53
      informar o paciente, 52
         sobre a cirurgia, 52
         sobre o pós-operatório, 52
preparo para, 60-66
   anamnese, 62
      clínica, 62
      dietética, 62
   avaliação, 60-66
      nutricional, 60-66
         antropométrica, 62
         ASG, 61
         bioquímica, 62
         MNA, 61
         MNA-SF, 61
         terapia nutricional, 63
         triagem, 60
      social, 60-66
         aspecto social, 63
   suporte psicológico, 60-66
      aspecto psicológico, 65
primárias de joelho, 132-143
   técnicas cirúrgicas de, 132-143
      casos clínicos, 132f
      conceito básicos, 133
      flexo grave, 139
      genovalgo grave, 138
      genovaro grave, 135
      joelho rígido, 142
      osteotomia da TAT, 142
      recurvo grave, 139
QV após, 311-313
   expectativa da, 311-313
   histórico, 311
reabilitação para, 252q
   programas acelerados de, 252q
   componentes dos, 252q
ASG (Avaliação Subjetiva Global)
   no preparo, 61
   para artroplastia, 61
Aspecto
   no preparo, 63, 65
   para artroplastia, 63, 65
      psicológico, 65
      social, 63

Assistência
　de enfermagem, 57
　　planejamento da, 57
　　　nas visitas pré-operatórias, 57
Atendimento
　protocolos de, 37
　　em ortopedia, 37
Atividade(s)
　da TO, 271-276
　　para recuperação funcional, 271-276
　　em artroplastias, 271-276
ATJ (Artroplastia Total de Joelho), 4, 132-143
　POI de, 184
　　cuidados posturais no, 184
　　tratamento hospitalar após, 252q
　　　objetivos fisioterapêuticos no, 252q
　　fase hospitalar de reabilitação após, 252
　　　atuação da TO na, 253
　　　atuação fisioterapêutica na, 252
　　　　dispositivos auxiliares de marcha, 253
　　　　　indicação de, 253
　　　　　treinamento de, 253
　　　　orientações PO, 253
　　　　　para familiares, 253
　　　　　para pacientes, 253
　　　　planejamento de alta, 253
　　　　　critérios funcionais específicos, 253
　　　　prevenção de quedas, 253
ATO (Artroplastias Total do Ombro), 152
　exercícios para, 99
　　pré-operatórios, 99
　POI de, 184
　　cuidados posturais no, 184
　técnicas cirúrgicas, 145-130
　　biomecânica, 145
　　conceitos, 145, 146
　　　básicos, 146
　　　gerais, 145
　　fraturas, 151
　　　hemiartroplastias anatômicas para, 151
　　　　complicações, 151
　　indicações, 145
　　resultados esperados, 150
ATQ(s) (Artroplastia Total de Quadril), 4
　cimentadas, 126
　fase hospitalar de reabilitação após, 252
　　atuação da TO na, 253
　　atuação fisioterapêutica na, 252
　　　dispositivos auxiliares de marcha, 253
　　　　indicação de, 253
　　　　treinamento de, 253
　　　orientações PO, 253
　　　　para familiares, 253
　　　　para pacientes, 253
　　　peculiaridades das cirurgias, 253
　　　planejamento de alta, 253
　　　　critérios funcionais específicos, 253
　　　prevenção de quedas, 253
　não cimentadas, 127
　POI de, 184
　　cuidados posturais no, 184
　pós-operatório, 130
　reabilitação após, 252
　　fase hospitalar de, 252
　　　atuação fisioterapêutica na, 252
　técnicas cirúrgicas, 125-130
　　acesso, 128
　　　anterior direito, 129
　　　anterolateral, 129
　　　lateral direito, 128
　　　posterolateral, 128
　tratamento hospitalar após, 252q
　　objetivos fisioterapêuticos no, 252q
ATT (Artroplastias Total do Joelho), 154-158
　complicações, 156
　　afrouxamento asséptico, 157
　　cicatrização de feridas, 156
　　　problemas de, 156
　　dor, 158
　　　no tornozelo, 158
　　fraturas intraoperatórias, 157
　　infecções, 157
　　instabilidade, 158
　　osteólise, 157
　　tromboembólicas, 158
　fatores de risco, 156
　protocolos, 158
　pós-operatórios, 158
Atuação
　fisioterapêutica, 252
　　na fase hospitalar, 252
　　　de reabilitação, 252
　　　　após ATJ, 252
　　　　após ATQ, 252
　multidisciplinar, 23
　　no cuidado ortopédico, 23
Autocuidado
　em casa, 258-260
　　educação para, 258-260
　　do paciente, 258-260
Avaliação
　da dor, 193-204
　　em pacientes ortopédicos, 193-204
　　　de alta complexidade, 193-204

ÍNDICE REMISSIVO

métodos de, 194
do paciente, 27-30
  para cirurgia, 27-30
inicial, 31
  no planejamento cirúrgico, 31
    anamnese, 31
    classificação, 31
    diagnóstico, 31
    exames, 31
      clínico, 31
      de imagem, 31
  nas visitas pré-operatórias, 56
    de enfermagem, 56
  pré-operatória, 45
    cardiovascular, 46
      controle de comorbidades, 46
        diabetes melito, 46
        hipertensão, 46
        uso de antiagregantes plaquetários, 47
        uso de anticoagulantes, 47
        risco de sangramento, 47
          versus trombótico, 47
    clínica completa, 45
      comorbidades, 45
      exames laboratoriais, 46
      histórico médico, 45
    respiratória, 46
Avaliação Nutricional
  no preparo, 60-66
    para artroplastia, 60-66
      antropométrica, 62
      ASG, 61
      bioquímica, 62
      MNA, 61
      MNA-SF, 61
      terapia nutricional, 63
      triagem, 60
AVDs (Atividades da Vida Diária)
  facilitação de, 255q
    adaptações para, 255q
      o ambiente doméstico, 255q
    orientações iniciais, 275q
      para higiene pessoal, 275q
      para vestuário, 275q
  segurança de, 255q
    adaptações para, 255q
      o ambiente doméstico, 255q

B

Banco de Osso(s)
  utilização do, 103-114

aspectos, 103
  históricos, 103
  legais, 103
Banco de Tecido(s)
  características física do, 106
    área, 106
      administrativa, 108
      de armazenamento, 106, 107*f*
      de processamento, 106
      de recepção, 106
  utilização do, 103-114
    aspectos, 103
      históricos, 103
      legais, 103
    BTME, 105
Banho
  com clorexidina, 51
    no pré-operatório, 51
  cuidados e, 76
    pré-operatórios, 76
Biomecânica
  osteoarticular, 15
Bloqueador(es)
  dos canais de sódio, 212
    voltagem dependente, 212
    no alívio da dor, 212
BTME (Bancos de Tecidos Musculoesqueléticos), 104, 105
  equipe do, 108
    dinâmica de atuação da, 108
      ablação, 108
      acondicionamento, 110
      armazenamento, 114
      captação, 108
      distribuição, 114
      esterilização complementar, 114
      processamento, 111
      transporte, 110
Buprenorfina
  no alívio da dor, 210

C

CAE(s) (Centro(s) de Atenção Especializada), 94
  cirurgia, 27-30
    avaliação para, 27-30
    preparação para, 27-30
  contextualizando o, 23-26
    atuação multidisciplinar, 23
      no cuidado ortopédico, 23
    condições ortopédicas crônicas, 24
      gerenciamento de, 24
    coordenação do cuidado, 25

ÍNDICE REMISSIVO

papel do enfermeiro, 25
gerenciamento do cuidado, 35-38
  pelo enfermeiro, 35-38
planejamento cirúrgico, 31-34
  abordagem, 31-34
    médica, 31-34
    multidisciplinar, 31-34
  telessaúde como ferramenta, 40-42
    para o cuidado, 40-42
Cálcio
  regulação do, 17
    homeostase mineral e, 17
Callista Roy
  teoria de, 36
    da adaptação, 36
Canabinoide(s)
  no alívio da dor, 213
Canal(is)
  de sódio, 212
    bloqueadores dos, 212
      voltagem dependente, 212
        no alívio da dor, 212
Capsaicina
  no alívio da dor, 213
Captação
  de tecidos, 108
    no BTME, 108
Carisoprodol
  no alívio da dor, 208
Cartilagem
  articular, 10
    anatomia da, 10
      composição celular, 10
      estratificação, 11
      matriz extracelular, 11
    corte da, 11f
      histológico, 11f
    fisiologia da, 11
      função mecânica, 11
      manutenção, 12
      nutrição, 12
      reparo, 12, 17
Casa
  autocuidado em, 258-260
    educação para, 258-260
      do paciente, 258-260
Centro(s)
  de especialidade, 40
    uso da telessaúde pelos, 40
Cetamina
  no alívio da dor, 212
Cicatrização
  de feridas, 156

problemas de, 156
  na ATT, 156
Ciclobenzaprina
  no alívio da dor, 208
Cirurgia(s)
  avaliação para, 27-30
  eletivas, 41
    pré-operatório de, 41
      telessaúde no acompanhamento, 41
  indicação de, 32
    escolha técnica, 32
    no planejamento cirúrgico, 32
  preparação para, 27-30
Cirurgia(s) Ortopédica(s)
  de alta complexidade, 3-6, 45-86, 347-350
    definição das, 3-6
      tipos de procedimentos, 4
    escopo das, 3-6
      impacto, 5
        na QoL, 5
        reabilitação, 5
        resultados, 5
  ortopédica, 347-350
    incorporação para, 347-350
      de novas tecnologias, 347-350
  preparação para, 45-86
    cuidados de enfermagem, 55-59
      no pré-operatório imediato, 55-59
    gestão de hemocomponentes, 68-73
      no planejamento cirúrgico, 68-73
    orientações pré-operatórias, 45-53
      para artroplastia, 45-53
    preparo para artroplastia, 60-66
      avaliação nutricional, 60-66
      avaliação social, 60-66
      suporte psicológico, 60-66
    prevenção de infecções, 74-80
    profilaxia do TEV em, 84-86
      com evidência científica, 84-86
  prevenção de infecções em, 74-80
    antibioticoterapia profilática tópica, 78
    antissepsia cirúrgica das mãos, 76
    banho, 76
    controle glicêmico, 80
    cuidados pré-operatórios, 76
    irrigação com soluções antissépticas, 79
    medidas de controle de ISC, 75, 78-80
    paramentação cirúrgica da equipe, 78
    preparo, 76, 78
      da pele, 78
      pré-operatório das mãos, 76
    profilaxia antimicrobiana, 76
    tricotomia pré-operatória, 76

hemocomponentes em, 69
    gestão de, 69
        estoque, 69
Clippers
    no pré-operatório, 51
Clorexidina
    banho com, 51
    no pré-operatório, 51
CME (Centro de Material e Esterilização)
    classificação de, 119*q*
        pela RDC 15/2012, 119*q*
    dinâmica do, 119-123
        no contexto das cirurgias ortopédicas, 119-123
        de alta complexidade, 119-123
    equipamentos, 122
    insumos, 122
    material cirúrgico, 121
        processamento do, 121
    produtos para saúde, 120
        conferência dos, 120
        recepção dos, 120
    recursos humanos, 123
Cobertura
    para redução de LP, 233
        ideal, 233
            características da, 233
Codeína
    no alívio da dor, 209
Comorbidades(s)
    na avaliação pré-operatória, 45
        cardiovascular, 46
            controle de, 46
                diabetes melito, 46
                hipertensão, 46
                uso de antiagregantes plaquetários, 47
                uso de anticoagulantes, 47
        clínica completa, 45
            importância, 45
Competência(s)
    do cuidador, 302
        apoio, 304, 305
            emocional, 305
            nas atividades diárias, 304
            psicológico, 305
        autonomia, 305
        auxílio, 305
            na fisioterapia, 305
            nos exercícios, 305
        independência, 305
        monitoramento da medicação, 304
        segurança, 305
    supervisão geral, 305
Complicação(ões)
    imediatas, 187-191
        diagnóstico de enfermagem, 188
            sistema, 188
                cardiovascular, 189
                de termorregulação, 189
                digestório, 191
                emocional, 191
                imunológico, 191
                locomotor, 190
                respiratório, 188
                sensorial, 190
                tegumentar, 190
                urinário, 190
        identificação de, 187-191
            cardiocirculatórias, 187
            pulmonares, 187
            respiratórias, 187
        manejo de, 187-191
            cardiocirculatórias, 187
            pulmonares, 187
            respiratórias, 187
    na ATT, 156
        afrouxamento asséptico, 157
        cicatrização de feridas, 156
            problemas de, 156
        dor, 158
            no tornozelo, 158
        fraturas intraoperatórias, 157
        infecções, 157
        instabilidade, 158
        osteólise, 157
        tromboembólicas, 158
Composição
    celular, 10
    da cartilagem, 11
Comunicação
    efetiva, 38
        com familiares, 38
        com pacientes, 38
Conciliação
    medicamentosa, 353-356
        em pacientes ortopédicos, 353-356
            etapas da, 354
            principais passos da, 355*f*
Condição(ões)
    ortopédicas crônicas, 24
        gerenciamento de, 24
        nos CAEs, 24
Condicionamento
    pré-operatório, 49
        benefícios do, 49

físico, 49
　　　fisioterápico, 49
Conexão
　　entre sistema, 19
　　　nervoso, 19
　　　e musculoesquelético, 19
Conferência
　　dos produtos para saúde, 120
　　no CME, 120
Consolidação
　　óssea, 16
　　　fatores que afetam a, 16
Consulta
　　pré-operatória, 58
　　　resumo da, 58
Continuidade
　　de medicamentos, 48
　　　orientações pré-operatórias, 48
　　do cuidado em domicílio, 307-309
Contração
　　muscular, 15
　　　mecanismo de, 115
Controle
　　de comorbidades, 46
　　　na avaliação cardiovascular, 46
　　　　pré-operatória, 46
　　　　　diabetes melito, 46
　　　　　hipertensão, 46
　　　　　uso de antiagregantes plaquetários, 47
　　　　　uso de anticoagulantes, 47
　　glicêmico, 80
　　　nas cirurgias ortopédicas, 80
　　　　de alta complexidade, 80
Coordenação
　　do cuidado, 25
　　　papel do enfermeiro, 25
　　　　como facilitador, 25
　　　　entre diferentes disciplinas, 25
Creme(s)
　　depilatórios, 51
　　　no pré-operatório, 51
Crioterapia
　　no tratamento da dor, 215
Cuidado(s)
　　ao paciente no domicílio, 291-296
　　　em pós-artroplastia, 291-296
　　　　clínicos, 291-296
　　　　　protocolo pós-internação, 292
　　　　de enfermagem, 291-296
　　coordenação do, 25
　　　papel do enfermeiro, 25
　　　　como facilitador, 25

　　　　entre diferentes disciplinas, 25
　　de enfermagem, 55-59, 96f
　　　intraoperatórios, 171-174
　　　　na artroplastia, 171-174
　　　no pré-operatório imediato, 55-59
　　　　visita pré-operatória, 55-59
　　　　　acolhimento, 56
　　　　　avaliação, 56
　　　　　diagnóstico, 56
　　　　　documentação, 58
　　　　　planejamento da assistência, 57
　　　　　registro, 58
　　　　　resumo, 58
　　　ortopédica, 96f
　　　　mapa mental de, 96f
　　em domicílio, 307-309
　　　acompanhamento do, 307-309
　　　continuidade do, 307-309
　　gerenciamento pelo enfermeiro, 35-38
　　　comunicação efetiva, 38
　　　　com familiares, 38
　　　　com pacientes, 38
　　　educação em saúde, 37
　　　　importância para o sucesso, 37
　　　gestão eficiente, 35
　　　　no cuidado ortopédico, 35
　　　　importância, 35
　　　　objetivos da gestão, 35
　　　　nos agravos ortopédicos, 35
　　　　teorias de gestão, 35
　　　　　aplicadas à ortopedia, 35
　　　　visão geral em ortopedia, 37
　　　　protocolos de atendimento, 37
　　humanização no, 337-343
　　　a pacientes ortopédicos, 339-343
　　　　de alta complexidade, 339-343
　　nas primeiras 24 horas, 181-185
　　　de enfermagem, 181-185
　　　fisioterápicos, 181-185
　　　　objetivos específicos, 183
　　　médicos, 181-185
　　　　dor no pós-operatório, 182
　　　　　controle efetivo da, 182
　　　　equilíbrio hidroeletrolítico, 182
　　　　estabilidade, 182
　　　　　hemodinâmica, 182
　　　　　ventilatória, 182
　　　　prevenção de infecção, 182
　　　　profilaxia para TVP, 182
　　no intraoperatório, 176
　　　planejamento dos, 176
　　ortopédico, 23

atuação multidisciplinar no, 23
plano de, 177
   implementação do, 177
transpessoal, 35
   de Jean Watson, 35
Cuidado(s) POI, 179-242
   com a pele, 225-237
   manejo da dor, 193-223
   monitoramento, 181-191
      de artroplastias, 181-191
   paciente ortopédico, 239-242
      percurso terapêutico do, 239-242
         uso da terapia infusional no, 239-242
Cuidador
   competências do, 302
      apoio, 304, 305
         emocional, 305
         psicológico, 305
         nas atividades diárias, 304
      autonomia, 305
      auxílio, 305
         na fisioterapia, 305
         nos exercícios, 305
      independência, 305
      monitoramento da medicação, 304
      segurança, 305
      supervisão geral, 305

D

Descolonização
   de portadores nasais, 75
   de *S. aureus*, 75
Desospitalização, 243-313
   alta, 245-260
      planejamento da, 245-260
      e reabilitação, 245-260
   artroplastia, 291-309, 311-313
      acompanhamento domiciliar após, 291-309
      QV após, 311-313
         expectativa da, 311-313
   mobilização, 261-288
   reabilitação, 261-288
   funcional, 261-288
Diabete(s)
   melito, 46
      controle da, 46
         na avaliação cardiovascular, 46
         pré-operatória, 46
Diagnóstico
   de enfermagem, 56
      nas visitas pré-operatórias, 56

Dipirona
   no alívio da dor, 207
Diretriz(es)
   internacionais, 86
      recomendações de, 86
         baseadas em evidências, 86
            profilaxia do TEV, 86
Distribuição
   de tecidos, 114
   no BTME, 114
Dor
   em pacientes ortopédicos, 193-204
      de alta complexidade, 193-204
         avaliação da, 193-204
            métodos de, 194
         mensuração da, 193-204
            escalas de, 195
   medicina intervencionista da, 221-223
      contraindicações, 222
      dor pós-operatória, 221
         persistente, 221
      dores neuropáticas, 222
      incapacidade funcional, 221
         dor crônica com, 221
      indicações, 221
      pós-operatório, 221
      procedimentos intervencionistas, 223
         preparação para, 223
   medidas terapêuticas para alívio da, 205-217
      farmacológicas, 205-217
         analgésicos simples, 205
         anticonvulsivantes, 211
         antidepressivos, 210
         canabinoides, 213
         drogas, 212, 213
            de uso tópico, 213
            para infusão venosa, 212
         opioides, 208
         relaxantes musculares, 207
      não farmacológicas, 205-217
         práticas em saúde, 216
            complementares, 216
            integrativas, 216
         psicoeducação para melhor, 214
            adesão, 214
            controle da dor, 214
         TCC, 214
         tratamento da dor, 215
            medidas físicas no, 215
   no pós-operatório, 182
      controle efetivo da, 182
         nas primeiras 24 horas, 182

no tornozelo, 158
    após ATT, 158
tratamento da, 215
    medidas físicas no, 215
        crioterapia, 215
        termoterapia, 215
Droga(s)
    no alívio da dor, 212
        de uso tópico, 213
            capsaicina, 213
            emplastro de lidocaína, 213
        para infusão venosa, 212
            cetamina, 212
            lidocaína, 213

E

Educação
    a família, 89-100
        redes de apoio, 89-100
    continuada, 177
        na prevenção, 177
        de LPs, 177
    do paciente, 89-100, 258-260
        para autocuidado, 258-260
            em casa, 258-260
        redes de apoio, 89-100
    em saúde, 37
        importância para o sucesso, 37
        do cuidado, 37
    tratamento fisioterapêutico, 98-100
        pré-operatório, 98-100
            fase pré-operatória, 98
            para artroplastias, 99
                exercícios, 99
                orientações, 99
Emplastro
    de lidocaína, 213
    no alívio da dor, 213
Enfermagem
    cuidados de, 181-185, 291-296
        nas primeiras 24 horas, 181-185
        no domicílio, 291-296
            após-artroplastia, 291-296
    diagnóstico de, 188
        no monitoramento POI, 188
        sistema, 188
            cardiovascular, 189
            de termorregulação, 189
            digestório, 191
            emocional, 191
            imunológico, 191
            locomotor, 190

            respiratório, 188
            sensorial, 190
            tegumentar, 190
            urinário, 190
    modelo de, 36
        de Florence Nightingale, 36
        centrado no paciente, 36
    na alta hospitalar, 245-250
        atuação, 245-250
    na sala cirúrgica, 167-174
        preparação da sala, 167-170
        instrumentação, 167
            cirúrgica, 169
        cuidados intraoperatórios, 171-174
            na artroplastia, 171-174
            posicionamento cirúrgico, 175-178
            prevenção de LPs, 175-178
    regenerativa, 234-237
        em pacientes ortopédicos, 234-237
Enfermeiro
    gerenciamento do cuidado pelo, 35-38
        comunicação efetiva, 38
            com familiares, 38
            com pacientes, 38
        educação em saúde, 37
            importância para o sucesso, 37
        gestão eficiente, 35
            no cuidado ortopédico, 35
            importância, 35
        objetivos da gestão, 35
            nos agravos ortopédicos, 35
        teorias de gestão, 35
            aplicadas à ortopedia, 35
        visão geral em ortopedia, 37
            protocolos de atendimento, 37
    papel do, 25
        como facilitador, 25
            entre diferentes disciplinas, 25
            coordenação do cuidado, 25
Equilíbrio
    hidroeletrolítico, 182
        nas primeiras 24 horas, 182
Equipamento(s)
    do CME, 122
Equipe
    do BTME, 108
        dinâmica de atuação da, 108
            ablação, 108
            acondicionamento, 110
            armazenamento, 114
            captação, 108
            distribuição, 114

ÍNDICE REMISSIVO

esterilização complementar, 114
processamento, 111
transporte, 110
paramentação da, 78
cirúrgica, 78
nas cirurgias ortopédicas, 78
Equipe(s) Multidisciplinar(es)
no POI, 251
de artroplastias, 251
de membros inferiores, 251
Estabilidade
e homeostase mineral, 18
nas primeiras 24 horas, 182
hemodinâmica, 182
ventilatória, 182
Estado Nutricional
alteração no, 232
LPs e, 232
nutrição na prevenção de, 232
Esterilização
complementar, 114
no BTME, 114
Estoque
de hemocomponentes, 69
gestão de, 69
em cirurgias ortopédicas, 69
Estratificação
da cartilagem, 11
Estrutura
dos músculos, 13
dos ossos, 7
anatomia, 7
Exame(s)
laboratoriais, 46
na avaliação pré-operatória, 46
no planejamento cirúrgico, 31
clínico, 31
de imagem, 31
Exercício(s)
fisioterapêuticos, 271-276
execução de, 273
parâmetros para, 273
para recuperação funcional, 271-276
em artroplastias, 271-276
programa de, 271
determinantes do, 271
em cada fase do tratamento, 271
inicial, 272
intermediária, 273
final, 273
progressão dos, 274q
fatores a considerar na, 274q

para artroplastias, 99
pré-operatórios, 99
ATO, 99
de membros inferiores, 99

F

Família
educação à, 302-306
suporte à, 302-306
competências do cuidador, 302
apoio, 304, 305
emocional, 305
nas atividades diárias, 304
psicológico, 305
autonomia, 305
auxílio, 305
na fisioterapia, 305
nos exercícios, 305
independência, 305
monitoramento da medicação, 304
segurança, 305
supervisão geral, 305
Fase
hospitalar de reabilitação, 252
atuação fisioterapêutica na, 252
após ATJ, 252
após ATQ, 252
pré-operatória, 21-114
centros de atenção, 23-42
especializada, 23-42
educação e treinamento, 89-100
ao paciente e sua família, 89-100
redes de apoio, 89-100
preparação para cirurgia ortopédica, 45-86
de alta complexidade, 45-86
utilização do banco, 103-114
de ossos, 103-114
de tecidos, 103-114
Fator(es) de Risco
cirurgias ortopédicas como, 84
para desenvolvimento de TEV, 84
Fentanil
no alívio da dor, 210
Ferida(s)
cirúrgicas, 225-228
manejo de, 225-228
na ATT, 156
cicatrização de, 156
problemas de, 156
Ferramenta(s)
para o cuidado, 40-42
telessaúde como, 40-42

definição, 40
história no Brasil, 40
no acompanhamento pré-operatório, 41
   de cirurgias eletivas, 41
nos centros de especialidade, 40
Fisiologia
  da cartilagem, 11
    articular, 11
      função mecânica, 11
      manutenção, 12
      nutrição, 12
      reparo, 12
  princípios de, 7-19
    osteoarticular, 15
      biomecânica, 15
      homeostase mineral, 17
      regeneração tecidual, 16
    relevantes para ortopedia, 7-19
Fisioterapia
  atuação da, 251-255
    na alta hospitalar, 251-255
  nas primeiras 24 horas, 183
    objetivos específicos, 183
      cuidados posturais no POI, 184
        de ATJ, 184
        de ATO, 184
        de ATQ, 184
Fisioterápico(s)
  cuidados nas primeiras 24 horas, 181-185
    objetivos específicos, 183
Flexo
  grave, 139
    artroplastia de joelho e, 139
Florence Nightingale
  modelo de enfermagem de, 36
    centrado no paciente, 36
Fósforo
  regulação do, 17
    homeostase mineral e, 17
Fratura(s)
  intraoperatórias, 157
    na ATT, 157
Função(ões)
  dos grupos musculares, 12
  dos músculos, 13
  mecânica, 11
    da cartilagem, 11
Fundamento(s)
  da ortopedia, 1-19
    conceitos em, 3-19
      cirurgias de alta complexidade, 3-6
        definição das, 3-6
        escopo das, 3-6
    princípios em, 3-19
      cirurgias de alta complexidade, 3-6
        definição das, 3-6
        escopo das, 3-6
      relevantes, 7-19
        de anatomia, 7-19
        de fisiologia, 7-19

G

Gabapentinoide(s)
  no alívio da dor, 212
Genovalgo
  grave, 138
    artroplastia de joelho e, 138
Genovaro
  grave, 135
    artroplastia de joelho e, 135
Gerenciamento
  de condições ortopédicas, 24
    crônicas, 24
      nos CAEs, 24
Gerenciamento do Cuidado
  pelo enfermeiro, 35-38
    comunicação efetiva, 38
      com familiares, 38
      com pacientes, 38
    educação em saúde, 37
      importância para o sucesso, 37
    gestão eficiente, 35
      no cuidado ortopédico, 35
        importância, 35
      objetivos da gestão, 35
        nos agravos ortopédicos, 35
      teorias de gestão, 35
        aplicadas à ortopedia, 35
    visão geral em ortopedia, 37
      protocolos de atendimento, 37
Gestão
  de hemocomponentes, 68-73
    no planejamento cirúrgico, 68-73
      anticorpos irregulares, 72
      estoque, 69
        em cirurgias ortopédicas, 69
  do cuidado, 35
    objetivos da, 35
      nos agravos ortopédicos, 35
    teorias de, 35
      aplicadas à ortopedia, 35
  eficiente, 35
    no cuidado ortopédico, 35
      importância da, 35

Grupo(s)
  musculares, 12
  e funções, 12

H

Hemiartroplastia(s)
  anatômicas, 151
    para fraturas, 151
      complicações da, 151
Hemocomponente(s)
  gestão de, 68-73
    no planejamento cirúrgico, 68-73
      anticorpos irregulares, 72
      estoque, 69
        em cirurgias ortopédicas, 69
Hipertensão
  controle da, 46
    na avaliação cardiovascular, 46
      pré-operatória, 46
Hipoglicemiante(s)
  orientações pré-operatórias, 48
    continuidade, 48
    suspensão, 48
Histórico
  médico, 45
    na avaliação pré-operatória, 45
      importância do, 45
Homeostase
  mineral, 17
    conexão entre sistema nervoso, 19
      e musculoesquelético, 19
    estabilidade, 18
    mobilidade, 18
    regulação, 17
      do cálcio, 17
      do fósforo, 17
      processos de, 17
Humanização
  no cuidado, 337-343
    a pacientes ortopédicos, 339-343
      de alta complexidade, 339-343

I

Identificação
  de complicações imediatas, 187-191
    no monitoramento POI, 187-191
      cardiocirculatórias, 187
      pulmonares, 187
      respiratórias, 187
Implante(s)
  princípios e, 162
    da técnica cirúrgica, 162

Incapacidade
  funcional, 221
    dor crônica com, 221
      medicina intervencionista na, 221
Infecção(ões)
  na ATT, 157
  prevenção de, 74-80, 182
    em cirurgias ortopédicas, 74-80
      de alta complexidade, 74-80
        antibioticoterapia profilática tópica, 78
        antissepsia cirúrgica das mãos, 76
        banho, 76
        controle glicêmico, 80
        cuidados pré-operatórios, 76
        irrigação com soluções antissépticas, 79
        medidas de controle de ISC, 75, 78-80
        paramentação cirúrgica da equipe, 78
        preparo da pele, 78
        preparo pré-operatório das mãos, 76
        profilaxia antimicrobiana, 76
        tricotomia pré-operatória, 76
    nas primeiras 24 horas, 182
  risco de, 233
    na LP, 233
    manejo, 233
Infusão Venosa
  drogas para, 212
    no alívio da dor, 212
      cetamina, 212
      lidocaína, 213
Instabilidade
  após ATT, 158
Instrumental(is)
  princípios e, 162
    da técnica cirúrgica, 162
Insumo(s)
  CME e, 122
Internação
  do paciente ortopédico, 323-326
    avaliação de risco na, 323-326
      cirurgia segura, 325
      comunicação efetiva na admissão, 324
      cuidado à saúde na admissão, 324
        prevenção dos riscos de infecção, 324
      identificação, 323
      redução dos riscos de quedas na admissão, 325
      segurança de medicamentos, 325

em prescrição, 325
na administração, 325
no uso, 325
Introdução
de medicamentos, 48
orientações pré-operatórias, 48
Irrigação
com soluções antissépticas, 79
nas cirurgias ortopédicas, 79
de alta complexidade, 79
IRSNs (Inibidores da Recaptação de Serotonina e Noradrenalina)
no alívio da dor, 211
ISC (Infecções de Sítio Cirúrgico), 74
medidas de controle de, 75, 78-80
ambientais, 80
intraoperatórias, 78
normotermia, 78
PO, 79
TPNI, 79
pré-operatórias, 75
descolonização de portadores nasais, 75
de *S. aureus*, 75
fatores de risco modificáveis, 75

J
Jean Watson
teoria de, 35
do cuidado transpessoal, 35
Joelho
rígido, 142
artroplastia de joelho e, 142

K
Kellgren-Lawrence
classificação de, 32*q*
de OA, 32*q*

L
Lidocaína
no alívio da dor, 213
emplastro de, 213
Ligamento(s)
estrutura dos, 15
função dos, 15
imagem esquemática, 15*f*
LPs (Lesões por Pressão)
prevenção de, 175-178, 230-233
alteração no estado nutricional, 232
nutrição na prevenção de, 232
em ortopedia, 230-233
avaliação do risco, 231

risco de infecção, 233
manejo da lesão, 233
mobilidade física prejudicada, 232
associada a dispositivos médicos, 232
mobilização precoce, 232
reposicionamento, 232
posicionamento cirúrgico na, 175-178
avaliação do paciente, 175
cuidados no intraoperatório, 176
planejamento dos, 176
educação continuada, 177
plano de cuidados, 177
implementação do, 177
redução, 233
cobertura ideal para, 233
tratamento, 230-233
dor aguda, 232
controle da, 232

M
Manejo
de complicações imediatas, 187-191
no monitoramento POI, 187-191
cardiocirculatórias, 187
pulmonares, 187
respiratórias, 187
de feridas, 225-228
cirúrgicas, 225-228
Manejo da Dor
em pacientes ortopédicos, 193-204
de alta complexidade, 193-204
avaliação, 193-204
métodos de, 194
mensuração, 193-204
escalas de, 195
medicina intervencionista, 221-223
da dor, 221-223
medidas terapêuticas, 205-217
para alívio da dor, 205-217
farmacológicas, 205-217
não farmacológicas, 205-217
Manutenção
da cartilagem, 12
Mão(s)
antissepsia das, 76
cirúrgica, 76
preparo das, 76
pré-operatório, 76
Material
cirúrgico, 121
processamento do, 121
no CME, 121

ÍNDICE REMISSIVO

Matriz
  extracelular, 11
    da cartilagem, 11
Mecanismo
  de contração muscular, 15
Medicação(ões)
  orientações sobre, 47
    pré-operatórias, 47
      AINEs, 48
      antiagregantes plaquetários, 48
      anticoagulantes, 48
      anti-hipertensivos, 48
      continuidade, 48
      hipoglicemiantes, 48
      introdução, 48
      opioides, 48
      suspensão, 48
Medicina Intervencionista
  da dor, 221-223
    contraindicações, 222
    dores neuropáticas, 222
    incapacidade funcional, 221
      dor crônica com, 221
    indicações, 221
    pós-operatória, 221
      persistente, 221
    pós-operatório, 221
    procedimentos intervencionistas, 223
      preparação para, 223
Médico(s)
  cuidados nas primeiras 24 horas, 181-185
    dor no pós-operatório, 182
      controle efetivo da, 182
    equilíbrio hidroeletrolítico, 182
    estabilidade, 182
      hemodinâmica, 182
      ventilatória, 182
    prevenção de infecção, 182
    profilaxia para TVP, 182
Medida(s) de Controle
  de ISC, 78-80
    ambientais, 80
    intraoperatórias, 78
      normotermia, 78
    PO, 79
      TPNI, 79
    pré-operatórias, 75
      descolonização de portadores nasais, 75
        de *S. aureus*, 75
      fatores de risco modificáveis, 75
Medida(s) Física(s)
  no tratamento da dor, 215
    crioterapia, 215
    termoterapia, 215
Medida(s) Terapêutica(s)
  para alívio da dor, 205-217
    farmacológicas, 205-217
      analgésicos simples, 205
      anticonvulsivantes, 211
      antidepressivos, 210
      canabinoides, 213
      drogas, 212, 213
        de uso tópico, 213
        para infusão venosa, 212
      opioides, 208
      relaxantes musculares, 207
    não farmacológicas, 205-217
      práticas em saúde, 216
        complementares, 216
        integrativas, 216
      psicoeducação para melhor, 214
        adesão, 214
        controle da dor, 214
      TCC, 214
      tratamento da dor, 215
        medidas físicas no, 215
Membro(s) Inferior(es)
  artroplastia de, 251, 254q, 255q
    adaptações no PO de, 255q
    prescrição de, 255q
    com movimentação, 254q
    cuidados no PO de, 254q
      com posicionamento, 254q
    POI de, 251
    equipes multidisciplinares no, 251
Mensuração
  da dor, 193-204
    em pacientes ortopédicos, 193-204
      de alta complexidade, 193-204
    escalas de, 195
Meta(s) Internacional(is)
  de segurança do paciente, 327-331
    aplicabilidade, 327-331
      assegurar cirurgia, 329
        em local de intervenção correto, 329
        em procedimento correto, 329
        no paciente correto, 329
      higienizar as mãos, 330
        para evitar infecções, 330
      identificar o paciente corretamente, 327
      melhorar a eficácia da comunicação, 328
      melhorar a segurança de
        medicamentos, 329
        na administração, 329
        na prescrição, 329
        no uso, 329

reduzir riscos, 330
    de quedas, 330
    de úlcera por pressão, 330
Metadona
  no alívio da dor, 210
Mindfulness
  no tratamento da dor, 216
MNA (Miniavaliação Nutricional)
  no preparo, 61
    para artroplastia, 61
MNA-SF (Miniavaliação Nutricional Reduzida)
  no preparo, 61
    para artroplastia, 61
Mobilidade
  e homeostase mineral, 18
  em domicílio, 297-301
    identificar, 298
      potenciais, 298
        negativos, 298
        positivos, 298
    investigar, 298
      potenciais, 298
        negativos, 298
        positivos, 298
Mobilização
  precoce, 261-269
    após cirurgias de membros inferiores, 263q-265q
      considerações, 263q-265q
      progressão esperada, 263q-265q
    considerações especificas, 266
      por cirurgia, 266
    considerações gerais, 262
      pós-cirúrgico, 262
        avaliação fisioterapêutica no, 262
        fatores de risco no, 262
Monitoramento
  de alterações, 183
    nas primeiras 24 horas, 183
      para TVP, 183
        neurológicas, 183
        vasculares, 183
Monitoramento POI
  de artroplastias, 181-191
    complicações imediatas, 187-191
      identificação de, 187-191
        cardiocirculatórias, 187
        pulmonares, 187
        respiratórias, 187
      manejo de, 187-191
        cardiocirculatórias, 187
        pulmonares, 187
        respiratórias, 187
    cuidados nas primeiras 24 horas, 181-185
      de enfermagem, 181-185
      fisioterápicos, 181-185
      médicos, 181-185
    diagnóstico de enfermagem, 188
      sistema, 188
        cardiovascular, 189
        de termorregulação, 189
        digestório, 191
        emocional, 191
        imunológico, 191
        intervenções, 189
        locomotor, 190
        respiratório, 188
        sensorial, 190
        tegumentar, 190
        urinário, 190
Morfina
  no alívio da dor, 210
Músculo(s)
  anatomia dos, 12
    estrutura, 13
  fisiologia dos, 12
    contração muscular, 15
      mecanismo de, 115
    função, 13
  grupos musculares, 12
    e funções, 12
Musicoterapia
  no tratamento da dor, 217

N

Normoterapia
  como medida de controle, 78
    nas ISC intraoperatórias, 78
Notificação
  de incidentes em saúde, 333-336
    implantação do ciclo da, 335f
    principais tipos de, 335q
    segurança do paciente, 333-336
      estratégia de promoção da, 333-336
NRS2002 (Triagem de Risco Nutricional/ *Nutritional Risk Screening* 2002)
  no preparo, 61
    para artroplastia, 61
Nutrição
  cartilagem e, 12
  na prevenção, 232
    de LPs, 232

O

OA (Osteoartrite), 154
  classificação de, 32q
    de Kellgren-Lawrence, 32q
Opioide(s)
  no alívio da dor, 208
    buprenorfina, 210
    codeína, 209
    fentanil, 210
    metadona, 210
    morfina, 210
    oxicodona, 209
    tapentadol, 209
    tramadol, 209
  orientações pré-operatórias, 48
    continuidade, 48
    introdução, 48
Orfenadrina
  no alívio da dor, 208
Orientação(ões) Pré-Operatória(s)
  para artroplastia, 45-53, 99
    ao paciente, 45-53
      avaliação, 45, 46
        cardiovascular, 45
        clínica completa, 45
        respiratória, 45
      banho com clorexidina, 51
      preparo, 49
        físico, 49
        nutricional, 49
      sobre medicações, 47
      tricotomia, 51
    ATO, 99
    de membros inferiores, 99
    ponto de vista médico, 45-53
      informar o paciente, 52
        sobre a cirurgia, 52
        sobre o pós-operatório, 52
Ortopedia
  conceitos em, 3-19
    cirurgias de alta complexidade, 3-6
      definição das, 3-6
      escopo das, 3-6
  cuidado em, 37
    visão geral do, 37
    protocolos de atendimento, 37
  fundamentos da, 1-19
  prevenção de LP em, 230-233
    avaliação do risco, 231
    risco de infecção, 233
      manejo da lesão, 233
  princípios em, 3-19

cirurgias de alta complexidade, 3-6
  definição das, 3-6
  escopo das, 3-6
relevantes, 7-19
  de anatomia, 7-19
  de fisiologia, 7-19
teorias aplicadas à, 35
  de gestão do cuidado, 35
    centrado no paciente, 36
      de Florence Nightingale, 36
    da adaptação, 36
      de Callista Roy, 36
    transpessoal, 35
      de Jean Watson, 35
tratamento de LP em, 230-233
  dor aguda, 232
    controle da, 232
Ortostase
  precoce, 261-269
    após cirurgias de membros inferiores, 263q-265q
      considerações, 263q-265q
      progressão esperada, 263q-265q
    considerações especificas, 266
      por cirurgia, 266
    considerações gerais, 262
      pós-cirúrgico, 262
        avaliação fisioterapêutica no, 262
        fatores de risco no, 262
Osso(s)
  adaptação do, 16
    à carga, 16
  estrutura dos, 7
    anatomia, 7
Osteólise
  na ATT, 157
Osteotomia
  da TAT, 142
    artroplastia de joelho e, 142
Oxicodona
  no alívio da dor, 209

P

Paciente(s)
  com anticorpos irregulares, 72
    gestão para, 72
      de hemocomponentes, 72
  informar o, 52
    e sobre pós-operatório, 52
      recuperação esperada, 52
    sobre a cirurgia, 52
      benefícios, 52

riscos, 52
ortopédico(s), 234-237, 239-242, 323-326, 339-343, 353-356
  avaliação de risco na internação do, 323-326
    cirurgia segura, 325
    comunicação efetiva na admissão, 324
    cuidado à saúde na admissão, 324
      prevenção dos riscos de infecção, 324
    identificação, 323
    redução dos riscos de quedas na admissão, 325
    segurança de medicamentos, 325
      em prescrição, 325
      na administração, 325
      no uso, 325
  conciliação medicamentosa em, 353-356
    etapas da, 354
    principais passos da, 355f
  de alta complexidade, 339-343
    humanização no cuidado a, 337-343
  enfermagem em, 234-237
    regenerativa, 234-237
  percurso terapêutico do, 239-242
    terapia infusional no, 239-242
Paracetamol
  no alívio da dor, 206
Paramentação
  cirúrgica, 78
    da equipe, 78
      nas cirurgias ortopédicas, 78
Pele
  cuidados com a, 225-237
    enfermagem regenerativa, 234-237
      em pacientes ortopédicos, 234-237
    feridas cirúrgicas, 225-228
      manejo de, 225-228
    LPs em ortopedia, 230-233
      prevenção de, 230-233
      tratamento de, 230-233
  preparo da, 78
    nas cirurgias ortopédicas, 78
    de alta complexidade, 78
Pelo(s)
  remoção de, 51
    no pré-operatório, 51
      métodos, 51
      momento, 52
Percurso
  terapêutico, 239-242
    do paciente ortopédico, 239-242
      terapia infusional no, 239-242

Planejamento
  da alta, 245-260
    e reabilitação, 245-260
      atuação, 245-255
        da fisioterapia, 251-255
        da TO, 251-255
        de enfermagem, 245-250
      autocuidado em casa, 258-260
        educação do paciente para, 258-260
  princípios e, 162
    da técnica cirúrgica, 162
Planejamento Cirúrgico
  abordagem, 31-34
    médica, 31-34
    multidisciplinar, 31-34
  avaliação inicial, 31
    anamnese, 31
    classificação, 31
    diagnóstico, 31
    exames, 31
      clínico, 31
      de imagem, 31
  digital, 33f
  gestão no, 68-73
    de hemocomponentes, 68-73
      anticorpos irregulares, 72
      estoque, 69
        em cirurgias ortopédicas, 69
  indicação de cirurgia, 32
    escolha técnica, 32
  relação médico/paciente, 33
    expectativa, 33
    orientação, 33
Plano
  de cuidados, 177
    implementação do, 177
Plano de Reabilitação
  acompanhamento no, 278-288
    artroplastia, 278
      de joelho, 284
      de quadril, 278
    ATO, 28
    da fisioterapia, 287
      avaliação inicial, 287
  ajustes no, 278-288
    do tratamento, 287
      avaliação, 287, 288
        inicial, 287
        objetiva, 288
PNSP (Programa Nacional de Segurança do Paciente), 319
  legislação para referenciar o, 318q

protocolo, 320
   de identificação do paciente, 320
   de prevenção, 320
     de quedas, 320
     de úlcera por pressão, 320
   de segurança de medicamentos, 320
     na administração, 320
     na prescrição, 320
     no uso, 320
   para cirurgia segura, 320
PO (Pós-Operatória), 181
   dor, 182, 221
     controle efetivo da, 182
       nas primeiras 24 horas, 182
     persistente, 221
       medicina intervencionista na, 221
   ISC, 79
     medidas de controle de, 79
     TPNI, 79
   reabilitação, 164
     em artroplastias complexas, 164
     técnicas cirúrgicas, 164
POI (Pós-Operatórios Imediatos)
   cuidados, 179-242
     com a pele, 225-237
     manejo da dor, 193-223
     monitoramento, 181-191
       de artroplastias, 181-191
     paciente ortopédico, 239-242
       percurso terapêutico do, 239-242
         uso da terapia infusional no, 239-242
   de artroplastia, 251
     de membros inferiores, 251
       equipes multidisciplinares, 251
Portador(es) Nasal(is)
   de *S. aureus*, 75
   descolonização de, 75
Posicionamento Cirúrgico
   na prevenção de LPs, 175-178
     avaliação do paciente, 175
     cuidados no intraoperatório, 176
       planejamento dos, 176
     educação continuada, 177
     plano de cuidados, 177
       implementação do, 177
Prática(s) em Saúde
   integrativas, 216
     e complementares, 216
       acupuntura, 216
       aromaterapia, 216
       mindfulness, 216
       musicoterapia, 217

Pré-Operatório
   imediato, 55-59
     cuidados de enfermagem no, 55-59
       visita pré-operatória, 55-59
         acolhimento, 56
         avaliação, 56
         diagnóstico, 56
         documentação, 58
         planejamento da assistência de, 57
         registro, 58
         resumo da, 58
Preparação
   do paciente, 27-30
     para cirurgia, 27-30
   para cirurgia ortopédica, 45-86
     de alta complexidade, 45-86
       cuidados de enfermagem, 55-59
         no pré-operatório imediato, 55-59
       gestão de hemocomponentes, 68-73
         no planejamento cirúrgico, 68-73
       orientações pré-operatórias, 45-53
         para artroplastia, 45-53
       preparo para artroplastia, 60-66
         avaliação nutricional, 60-66
         avaliação social, 60-66
         suporte psicológico, 60-66
       prevenção de infecções, 74-80
       profilaxia do TEV em, 84-86
         com evidência científica, 84-86
Preparo
   físico, 49
     condicionamento pré-operatório, 49
       benefícios do, 49
     resultados pós-operatórios, 50
   fisioterápico, 49
     condicionamento pré-operatório, 49
       benefícios do, 49
       educação fisioterápica, 50
       e plataformas virtuais, 50
   nutricional, 49
     estado nutricional, 49
       pós-operatório, 49
         impacto do, 49
       pré-operatório, 49
     jejum pré-operatório, 50
       flexibilidade no, 50
       orientações sobre, 50
       protocolo de, 50
         líquidos claros, 50
         sólidos, 50
     resultados pós-operatórios, 50
   para artroplastia, 60-66

anamnese, 62
  clínica, 62
  dietética, 62
avaliação, 60-66
  nutricional, 60-66
    antropométrica, 62
    ASG, 61
    bioquímica, 62
    MNA, 61
    MNA-SF, 61
    terapia nutricional, 63
    triagem, 60
  social, 60-66
    aspecto social, 63
  suporte psicológico, 60-66
    aspecto psicológico, 65
pré-operatório, 76, 78
  da pele, 78
  das mãos, 76
Prevenção
  de infecções, 74-80, 182
    em cirurgias ortopédicas, 74-80
      de alta complexidade, 74-80
        antibioticoterapia profilática tópica, 78
        antissepsia cirúrgica das mãos, 76
        banho, 76
        controle glicêmico, 80
        cuidados pré-operatórios, 76
        irrigação com soluções antissépticas, 79
        medidas de controle de ISC, 75, 78-80
        paramentação cirúrgica da equipe, 78
        preparo da pele, 78
        preparo pré-operatório das mãos, 76
        profilaxia antimicrobiana, 76
        tricotomia pré-operatória, 76
    nas primeiras 24 horas, 182
  de LPs, 175-178, 230-233
    em ortopedia, 230-233
      avaliação do risco, 231
      risco de infecção, 233
      manejo da lesão, 233
    nutrição na, 232
    posicionamento cirúrgico na, 175-178
      avaliação do paciente, 175
      cuidados no intraoperatório, 176
        planejamento dos, 176
      educação continuada, 177
      plano de cuidados, 177
        implementação do, 177
  para TVP, 183
    nas primeiras 24 horas, 183
    de constipação, 183
    de lesões de pele, 183
    de retenção urinária, 183
Primeira(s) 24 horas
  cuidados nas, 181-185
    de enfermagem, 181-185
    fisioterápicos, 181-185
      objetivos específicos, 183
    médicos, 181-185
      dor no pós-operatório, 182
        controle efetivo da, 182
      equilíbrio hidroeletrolítico, 182
      estabilidade, 182
        hemodinâmica, 182
        ventilatória, 182
      prevenção de infecção, 182
      profilaxia para TVP, 182
Procedimento(s)
  de alta complexidade, 4
  tipos de, 4
  intervencionistas, 223
    na dor, 223
    preparação para, 223
Procedimento(s) Cirúrgico(s), 117-178
  a enfermagem, 167-178
    na sala cirúrgica, 167-178
      cuidados intraoperatórios, 171-174
        na artroplastia, 171-174
      instrumentação cirúrgica, 169
      posicionamento cirúrgico, 175-178
        prevenção de LPs, 175-178
      preparação da sala, 167-170
  dinâmica do CME, 119-123
    no contexto das cirurgias ortopédicas, 119-123
    de alta complexidade, 119-123
Processamento
  área de, 106
    no banco de tecidos, 106
  de tecidos, 111, 113f
    etapas do, 1113f
    no BTME, 111
Produto(s)
  para saúde, 120
  CME e, 120
    conferência, 120
    recepção, 120
Profilaxia
  do TEV, 84-86
    com evidência científica, 84-86
      em cirurgias ortopédicas, 80

    diretrizes internacionais, 86
    fator de risco, 84
    tratamento, 85
  nas cirurgias ortopédicas, 76, 77q
    de alta complexidade, 76, 77q
      antimicrobiana, 76
      cirúrgica, 77q
  para TVP, 182
    nas primeiras 24 horas, 182
      monitoramento de alterações, 183
        neurológicas, 183
        vasculares, 183
      prevenção, 183
        de constipação, 183
        de lesões de pele, 183
        de retenção urinária, 183
      reconciliação medicamentosa, 183
Protocolo(s)
  de atendimento, 37
  em ortopedia, 37
  pós-internação, 292
    avaliação de dor, 293
    cuidados, 294
      com sítio cirúrgico, 294
    eliminações vesicointestinais, 292
    estado de orientação, 292
    ingestão de líquidos, 292
    padrão alimentar, 292
    prevenção, 294
      de LP, 295
      de luxação da prótese, 294
      de quedas, 292
      de trombose venosa, 294
    uso de medicações, 293
Psicoeducação
  para melhor adesão, 214
  e controle da dor, 214

Q
QV (Qualidade de Vida)
  após artroplastia, 311-313
  expectativa da, 311-313
    histórico, 311
  impacto na, 5
    das cirurgias ortopédicas, 5
      de alta complexidade, 5

R
RATJ (Revisão de Prótese Total do Joelho), 160
RDC (Resolução da Diretoria Colegiada)
  15/2012, 119q
    classificação pela, 119q

    de CME, 119q
Reabilitação
  em domicílio, 297-301
    identificar, 298
      potenciais, 298
        negativos, 298
        positivos, 298
    investigar, 298
      potenciais, 298
        negativos, 298
        positivos, 298
  fase hospitalar de, 252
    após ATJ, 252
      atuação, 252, 253
        da TO, 253
        fisioterapêutica, 252
    após ATQ, 252
      atuação, 252, 253
        da TO, 253
        fisioterapêutica, 252
  funcional, 261-288
    ortostase precoce, 261-269
    em artroplastias, 271-276
      atividades da TO para, 271-276
      exercícios fisioterapêuticos para, 271-276
    plano de, 278-288
      acompanhamento no, 278-288
      ajustes no, 278-288
  impacto na, 5
    das cirurgias ortopédicas, 5
      de alta complexidade, 5
  para artroplastias, 252q
    programas acelerados de, 252q
      componentes dos, 252q
  planejamento da alta e, 245-260
    atuação, 245-255
      da fisioterapia, 251-255
      da TO, 251-255
      de enfermagem, 245-250
    autocuidado em casa, 258-260
      educação do paciente para, 258-260
PO, 164
  em artroplastias complexas, 164
    técnica cirúrgica e, 164
Recepção
  de tecido, 106
    área de, 106
      no banco de tecidos, 106
  dos produtos para saúde, 120
    no CME, 120

Reconciliação
    medicamentosa, 183
        nas primeiras 24 horas, 183
            para TVP, 183
Recuperação
    funcional, 271-276
        em artroplastias, 271-276
            exercícios fisioterapêuticos para, 271-276
Recurso(s) Humano(s)
    CME e, 123
Recurvo
    grave, 139
        artroplastia de joelho e, 139
Rede(s) de Apoio
    educação, 89-100
        a família, 89-100
            importância, 89-91
        ao paciente, 89-100
            programas, 92-97
        treinamento, 89-100
            a família, 89-100
            ao paciente, 89-100
Redução
    de LP, 233
        cobertura ideal para, 233
        características da, 233
Regeneração Tecidual
    processos de, 16
        cartilagem articular, 17
            reparo da, 17
        consolidação óssea, 16
            fatores que afetam a, 16
        osso, 16
            adaptação à carga, 16
Registro
    nas visitas pré-operatórias, 58
    de enfermagem, 58
Regulação
    do cálcio, 17
    do fósforo, 17
    processos de, 17
        homeostase mineral, 17
Relação
    médico/paciente, 33
        no planejamento cirúrgico, 332
            expectativa, 33
            orientação, 33
Relaxante(s) Muscular(es)
    no alívio da dor, 207
        carisoprodol, 208
        ciclobenzaprina, 208
        orfenadrina, 208
        tiocolchicosídeo, 208
        tizanidina, 207
Reparo
    da cartilagem, 12, 17
    articular, 12, 17
Resultado(s)
    esperados no POI, 185
    de artroplastias, 185
Revisão(ões)
    em artroplastias complexas, 160-164
        ATJ, 160
            contraindicações, 161
            indicações para, 160
            seleção dos pacientes, 160
        técnica cirúrgica, 162
            princípios da, 162
                acesso cirúrgico, 162
                implantes, 162
                instrumentais, 162
                planejamento, 162
                reabilitação PO, 164
Risco
    de sangramento, 47
        versus trombótico, 47
            na avaliação cardiovascular, 47
            pré-operatória, 47

S

S. aureus (*Staphylococcus Aureus*)
    portadores nasais de, 75
        descolonização de, 75
Saúde
    educação em, 37
        importância para o sucesso, 37
            do cuidado, 37
    produtos para, 120
        CME e, 120
            conferência, 120
            recepção, 120
Segurança do Paciente, 315-336
    classificação internacional de, 333*f*
    contextualizando a, 317-320
        no Brasil, 318
        PNSP, 318*q*, 319
            cirurgia segura, 320
            definições adotadas, 319*q*
            identificação do paciente, 320
            legislação para referenciar o, 318*q*
            medicamentos, 320
                administração, 320
                prescrição, 320

uso, 320
   prevenção, 320
      de quedas, 320
      de úlcera por pressão, 320
estratégia de promoção da, 333-336
   notificação de incidentes em saúde, 333-336
      implantação do ciclo da, 335f
      principais tipos de, 335q
metas internacionais de, 327-331
   aplicabilidade, 327-331
      assegurar cirurgia, 329
         em local de intervenção correto, 329
         em procedimento correto, 329
         no paciente correto, 329
      higienizar as mãos, 330
         para evitar infecções, 330
      identificar o paciente corretamente, 327
      melhorar a eficácia da comunicação, 328
      melhorar a segurança de medicamentos, 329
         na administração, 329
         na prescrição, 329
         no uso, 329
      reduzir riscos, 330
         de quedas, 330
         de úlcera por pressão, 330
ortopédico cirúrgico, 323-326
   avaliação de risco na internação, 323-326
      cirurgia segura, 325
      comunicação efetiva na admissão, 324
      cuidado à saúde na admissão, 324
         prevenção dos riscos de infecção, 324
      identificação, 323
      redução dos riscos de quedas na admissão, 325
      segurança de medicamentos, 325
         em prescrição, 325
         na administração, 325
         no uso, 325
Sistema
   diagnóstico de enfermagem, 188
   no monitoramento POI, 188
      cardiovascular, 189
         intervenções, 189
      de termorregulação, 189
         intervenções, 190
      digestório, 191
         intervenções, 191
      emocional, 191
         intervenções, 191
      imunológico, 191
         intervenções, 191
      locomotor, 190
         intervenções, 190
      respiratório, 188
         intervenções, 188
      sensorial, 190
         intervenções, 190
      tegumentar, 190
         intervenções, 190
      urinário, 190
         intervenções, 190
   nervoso, 19
      e musculoesquelético, 19
      conexão entre, 19
Sódio
   bloqueadores dos canais de, 212
      voltagem dependente, 212
         no alívio da dor, 212
Solução(ões)
   antissépticas, 79
      irrigação com, 79
         nas cirurgias ortopédicas, 79
Suporte
   à família, 302-306
      competências do cuidador, 302
         apoio, 304, 305
            emocional, 305
            nas atividades diárias, 304
            psicológico, 305
         autonomia, 305
         auxílio, 305
            na fisioterapia, 305
            nos exercícios, 305
         independência, 305
         monitoramento da medicação, 304
         segurança, 305
         supervisão geral, 305
   psicológico, 60-66
      no preparo, 60-66
         para artroplastia, 60-66
            aspecto psicológico, 65
Suspensão
   de medicamentos, 48
      orientações pré-operatórias, 48

T

Tapentadol
   no alívio da dor, 209
TAT (Tuberosidade Anterior da Tíbia)
   osteotomia da, 142
      artroplastia de joelho e, 142

TCC (Terapia Cognitivo-Comportamental)
  para alívio da dor, 214
Técnica(s) Cirúrgica(s), 117-178
  a enfermagem, 167-178
    na sala cirúrgica, 167-178
      cuidados intraoperatórios, 171-174
        na artroplastia, 171-174
      posicionamento cirúrgico, 175-178
        prevenção de LPs, 175-178
      preparação da sala, 167-170
  dinâmica do CME, 119-123
    no contexto das cirurgias ortopédicas, 119-123
    de alta complexidade, 119-123
  principais, 125-164
    em artroplastias complexas, 125-164
      ATJ, 132-143
      ATO, 152
      ATQ, 125-130
      ATT, 154-158
      revisões em, 160-164
  princípios da, 162
    acesso cirúrgico, 162
    implantes, 162
    instrumentais, 162
    planejamento, 162
    reabilitação PO, 164
Tecnologia(s) de Saúde
  incorporação de novas, 345-356
    conciliação medicamentosa, 353-356
      em pacientes ortopédicos, 353-356
    para cirurgias ortopédicas, 347-350
      de alta complexidade ortopédica, 347-350
Telessaúde
  como ferramenta, 40-42
    para o cuidado, 40-42
      definição, 40
      história no Brasil, 40
      no acompanhamento pré-operatório, 41
        de cirurgias eletivas, 41
      nos centros de especialidade, 40
Tendão(ões)
  anatomia dos, 13
    estrutura, 13
    função, 13
    imagem esquemática, 14f
Teoria(s)
  de gestão do cuidado, 35
    aplicadas à ortopedia, 35
      centrado no paciente, 36
      de Florence Nightingale, 36
      da adaptação, 36
      de Callista Roy, 36
      transpessoal, 35
      de Jean Watson, 35
Terapia
  infusional, 239-242
    no percurso terapêutico, 239-242
    do paciente ortopédico, 239-242
  nutricional, 63
    no preparo, 63
    para artroplastia, 63
Termoterapia
  no tratamento da dor, 215
TEV (Tromboembolismo Venoso)
  com evidência científica, 84-86
    em cirurgias ortopédicas, 80
      profilaxia do, 84-86
        diretrizes internacionais, 86
        fator de risco, 84
        tratamento, 85
Tiocolchicosídeo
  no alívio da dor, 208
Tizanidina
  no alívio da dor, 207
TO (Terapia Ocupacional), 274
  atividades da, 271-276
    para recuperação funcional, 271-276
      em artroplastias, 271-276
  atuação da, 251-255
    na alta hospitalar, 251-255
      após ATJ, 253
      após ATQ, 253
    cuidados no PO, 254q
      de artroplastias de membros inferiores, 254q
        com movimentação, 254q
        com posicionamento, 254q
Tornozelo
  dor no, 158
    após ATT, 158
TPNI (Terapia de Pressão Negativa Incisional)
  como medida de controle, 79
    de ISC PO, 79
Tramadol
  no alívio da dor, 209
Transplante
  de tecidos, 103
    aspectos, 103
      históricos, 103
      legais, 103
Transporte
  no BTME, 110

Tratamento
    alteração no estado nutricional, 232
        nutrição na prevenção de, 232
    de LPs em ortopedia, 230-233
        dor aguda, 232
            controle da, 232
        mobilidade física prejudicada, 232
            associada a dispositivos médicos, 232
            mobilização precoce, 232
            reposicionamento, 232
        redução de, 233
            cobertura ideal para, 233
Treinamento
    a família, 89-100
        redes de apoio, 89-100
    ao paciente, 89-100
        redes de apoio, 89-100
    fisioterapêutico, 98-100
        pré-operatório, 98-100
            fase pré-operatória, 98
            para artroplastias, 99
                exercícios, 99
                orientações, 99
Triagem Nutricional
    no preparo, 60
        para artroplastia, 60
            NRS2002, 61

Tricotomia
    pré-operatória, 51, 76
        na artroplastia, 51
        nas cirurgias ortopédicas, 76
            de alta complexidade, 76
TVP (Trombose Venosa Profunda)
    profilaxia para, 182
        nas primeiras 24 horas, 182
            monitoramento de alterações, 183
                neurológicas, 183
                vasculares, 183
            prevenção, 183
                de constipação, 183
                de lesões de pele, 183
                de retenção urinária, 183
            reconciliação medicamentosa, 183

V
Visita(s)
    pré-operatórias, 56
        etapas, 56
            acolhimento, 56
            avaliação, 56
            diagnóstico, 56
            documentação, 58
            planejamento da assistência, 57
            registro, 58
            resumo, 58